中医心理学

基础及治疗方法

马恩祥　祝家胜　骆　霞◎主编

长江出版传媒

湖北科学技术出版社

图书在版编目（CIP）数据

中医心理学基础及治疗方法 / 马恩祥，祝家胜，骆霞主编 . —武
汉 : 湖北科学技术出版社 , 2023.7
　　ISBN 978-7-5706-2607-6

　　Ⅰ . ①中… Ⅱ . ①马… ②祝… ③骆… Ⅲ . ①中医学－
医学心理学 Ⅳ . ① R229

中国国家版本馆 CIP 数据核字（2023）第 095346 号

中医心理学基础及治疗方法
ZHONGYI XINLIXUE JICHU JI ZHILIAO FANGFA

责任编辑：胡晓波　王小芳
责任校对：陈横宇　　　　　　　　　　　　　　　　封面设计：曾雅明

出版发行：湖北科学技术出版社
地　　址：武汉市雄楚大街 268 号（湖北出版文化城 B 座 13—14 层）
电　　话：027-87679468　　　　　　　　　　　　邮　　编：430070
印　　刷：武汉市星际印务有限责任公司　　　　　　邮　　编：430000
787×1092　　　　1/16　　　　　　　　　33.5 印张　　　360 千字
2023 年 7 月第 1 版　　　　　　　　　　　　　　2023 年 7 月第 1 次印刷
定　　价：159.00 元

《中医心理学基础及治疗方法》编委会名单

序 一

1个月前，马恩祥教授发来《中医心理学基础及治疗方法》书稿，邀请我写序。全书近五十万文字背后的辛劳实属不易！细细浏览，无不感叹祖国医学之博大精深，中华文化所蕴藏的丰富心理学宝藏，值得吾辈心理工作者去深入学习、体味、探索与传承。因此，欣然接受了此任务。

心理学虽然有很长的过去，但直至1879年，德国心理学家冯特（Wilhelm Wundt，1832—1920）在莱比锡大学建立世界上第一座心理实验室之后，才将心理学确定为一门新的科学。由此可见，心理治疗作为一个独立的、科学的专业门类，只有很短的历史，而且来源于西方社会。

有人曾认为"中国没有自己的心理学"，但也有一批曾受过西方心理学训练，又接受过中国传统文化洗礼的学者坚信中国有自己的心理学，称"中国古代的心理学思想丰富多彩，琳琅满目，给我们建立自己的科学心理学提供了大量有益的参考资料"。

回溯中华民族五千年文明史，多元传统文化交织中蕴藏了丰富的心理治疗知识，可以说是东西方心理学与心理治疗理论的源头与沃土。中国传统心理治疗最早可追溯到上古时期的"祝由术"，祝由即"祝说病由"，最原始的心理治疗方法，主要用来医治心理不健全所致之症，虽然以现代人的眼光来看是咒语画符的迷信道术，但在中医却是一种历史悠久的治病招术。我国最早的医学典籍《黄帝内经》也说过，"治病必先治神"，治神也许就指的是现代的心理治疗。其中还提出了"告之，语之，导之，开之"等心理治疗原则。东汉末年著名的医学家华佗也认为，"善医者先医心，而后医其身"，并在《华佗神医秘传》中写道"忧者宽之，怒者悦之，悲则和之，能通斯方，谓之良医"，不仅提出了心理治疗的具体方法，而且还提出了作为一名优秀医生的基本要求。张仲景在《金匮要略》中也提出在治疗本病的过程中要注重心理调治。看来，我们的传统医学早在数千年前就认识到了心理治疗的重要性，我们的民族也世世代代仰仗这浑厚的文化滋养着心身。然而，虽然我们的先贤创造了许多心理治疗法则，还留有不少经典的心理治疗案例，如南宋名医张从正的《儒门事亲》中以敲木击声的方法治愈一位恐惧声音的患者，与当今的行为治疗异曲同工。但是，尚未形成现代意义上的心理治疗体系。

直到21个世纪20年代，英国的哲学家罗素到中国讲学，其讲座《心的分析》中提到弗洛伊德的精神分析，从此开启了西方现代心理治疗在中国的萌芽与发展。百余年过去了，不难发现这样一个事实：在我国，从事心理治疗的医师和接受心理治疗的患者，几乎是清一色的生活在中国社会的中国人，而我们所使用的心理治疗却大多来源于西方社会，它们的创立者，大多是生活在西方社会的西方人。然而，心理治疗是一门实践性很强的学科，无论是它的理论构建、价值取向还是操作方式都受到社会文化的深刻影响。每一种心理治疗都产生于特定的社会文化，因而适合特定的社会人群。西方心理治疗的发展则与西方社会文化的变迁是亦步亦趋、息息相关的。但是，东西方社会的文化差异又是不言而喻的。中国人习惯的思维方式、表达方式和接受方式与西方人也不尽相同。这就不难理解，为什么我们在照搬使用精神分析治疗时，有的患者会感到莫名其妙，中国的心理治疗师也有些"东施效颦"。因此，西方的心理治疗需要本土化，中国传统的心理治疗也需要现代化。

本书则集中医与传统文化心理治疗之大成，内容包括中医心理基础理论、中医心理基础技术，以及传统文化心理治疗技术三大部分。将中医心理基本理论与技术作为基础，借鉴现代心理治疗的形式，将每一种传统心理治疗方法从基本理论、基本操作和注意事项等三方面进行阐述。心理治疗内容涵盖道家、禅学，以及中国气功、书法、汉字、音乐等心理治疗方法，是一本难得的中医心理治疗大全。同时，本书也切合习主席提倡的要创新与发展中华优秀传统文化之精神。

作为一名心理工作者，有必要学习一些传统文化心理治疗相关理论与操作方法，古为今用，洋为中用，融会贯通，以期能更好地服务于来访者。

曹玉萍

于中南大学湘雅二医院精神卫生研究所

2023 年 4 月 15 日

序 二

  阅读马恩祥教授主编的《中医心理学基础及治疗方法》，对我而言是一次学习的机会。作者作为心理治疗师，却对中医心理技术情有独钟，并且多年来始终坚持服务患者，这让我感到非常亲切，心中敬意油然而生。

  20世纪80年代，我在上海医科大学读书时的室友马恩祥对汉字联想反映人的心理活动感兴趣，经常去图书馆阅读弗洛伊德、荣格、贝克等著名心理学家的专著。他曾经在上海医科大学和复旦大学学生会组织的活动中分别进行了汉字自由联想心理分析专题讲座，产生了轰动效应，讲座结束后每天咨询和讨论问题的信件就像雪片一样飞来，持续了好长一段时间。马恩祥的钻研精神也感染了我和周华强同学。当时，我们三人去拜访了上海医科大学中山医院心理门诊部的徐俊冕主任。徐老师博学敬业、诲人不倦的精神，以及对中国心理学发展趋势的深入分析深深吸引和鼓励了我们，打动了我们三人的心。后来，马恩祥创建了医院职业化管理网，创办了湖北阳明心理研究院并担任理事长；我成长为一名精神科一级主任医师；周华强当了企业负责人，从事了管理心理学和组织行为学方面的实践和研究。

  今天，马恩祥主编邀请我为《中医心理学基础及治疗方法》作序，使我对心理治疗本土化的重要性、可行性有了更进一步的了解。本书的编写结构分为3个部分：第一部分是中医心理基础理论，第二部分是中医心理基础技术，第三部分是传统文化心理治疗技术。全书除可作为中医心理师岗位能力培训教材外，也可供有志于做家庭健康管家的家长们学习参考。

  基于传统中医与传统文化的本土心理学技术将能很好地弥补西方心理咨询与心理治疗技术的缺陷，心理咨询师与心理治疗师学习掌握中医心理适宜技术，将能更好地发挥心理专业特长，从而促进来访者关系的建立和疗效及早呈现。

  虽然中医心理与传统文化思想源远流长，但中医心理学作为独立学科直到20世纪80年代后期才得以创立；中医心理技术的应用广泛存在于民间，但作为一个技术体系并不完善，缺乏系统归纳提炼。马恩祥及其医院职业化管理的心理团队担起了归纳提炼的这副重担。

  中医药是一个伟大的宝库，应当努力发掘，加以提高。《中医心理学基础及治疗方法》的编写是对国务院办公厅2023年2月10日颁布的《中医药振兴发展重大工程实施方案》的具体落实和实践。中医药是我国重要的卫生、经济、科技、文化和生态资源，传承创新发展中医药是新时代中国特色社会主义事业的重要内容，是中华民族伟大复兴的大事。我们精神医学界、中医药界和心理学界的卫生技术人员有责任承担起历史的重担。

　　本教材的编写和完成，是一项造福人类的创举。通过培训，促使基层中医药人才队伍规模不断扩大，素质逐步提升，更好适应群众就近享受中医药服务的需求。

　　西医有心理咨询与心理治疗，中医也应该有自己的中医心理保健与心理治疗，而且中医心理技术更具有世界卫生组织所倡导的适宜技术性，作为适宜技术安全可靠、价格低廉、疗效有更好保障的中医心理技术，更值得大力传承与推广。

　　马恩祥同学嘱咐我作序，恭敬不如从命。在此分享一些自己的读后感，祝大家开卷有益。

师建国

2023 年 3 月 5 日

前　言

2020 年 6 月 1 日，《中华人民共和国基本医疗卫生与健康促进法》开始实施。令人瞩目的是，该法首次在立法层面提出"公民是自己健康的第一责任人"，医疗健康专业性强，难以直接在公民中做适宜技术普及；而以中医与传统文化为基础的本土化心理技术，由于根植于民众的文化基因之中，普及起来相对较易。

提倡"学习中医适宜心理技术，做自己的心理医生"为贯彻落实"公民是自己健康的第一责任人"国策，湖北阳明心理研究院与医院职业化管理网共同承办第 28 项中医适宜技术培训项目——中医心理技术培训，并将其作为举办中医心理师岗位能力认证培训的重要技术支持。2022 年，我们成功举办了第一期中医心理师岗位能力认证培训，学员近百人，本教材即是在第一期学员的教学基础上，由编委会集体整理编写的。

之所以举办中医心理师岗位能力培训，继而编写《中医心理学基础及治疗方法》这本书，除了用作中医心理师岗位能力认证培训外，还有以下几点原因。

一是国家心理健康政策法规的激励。2016 年，国家 22 部委共同印发了《关于加强心理健康服务的指导意见》（国卫疾控发〔2016〕77 号），这某种意义上使 2016 年成为中国普及全民心理健康服务的元年。2018 年国家十部门印发《全国社会心理服务体系建设试点工作方案》（国卫疾控发〔2018〕44 号），对心理健康机构建设、人才培养和社会心理服务开展等进行系列试点。尤其是精神科医师、心理治疗师被确定为心理咨询师与社会工作师的技术指导者角色，极大地推动了心理咨询与心理治疗的职业化发展。为普及全民心理健康服务创造了一个良好的自然与人文环境，心理健康服务被人们广泛重视，社会上也兴起了一股学习心理学理论与技术的热潮。作为本土化特色的中医心理技术，也是心理健康政策实施下的必然产物。

二是对心理咨询师退出国家职业资格考试的反思。心理咨询师退出国家职业资格考试，对于退出的原因，各方解读不同。其中健康主管部门的解读引起了人们的广泛关注。2017 年 09 月 25 日，时任国家卫生计生委副主任、国家中医药管理局局长王国强先生在《人民日报》发表了《心理健康助力全面小康》一文，在"深入把握问题挑战"一节中写道："截至 2015 年底，我国有精神科医师 2.77 万人，心理治疗师 5000 余人，能够提供专业心理咨询服务的心理咨询师不到 3 万人。国家心理咨询师职业资格鉴定要求偏低，缺乏实际操作技能考核，也缺乏获证后的继续教育和督导，造成大多数获证人员不具备实际开展心理咨询的能力。"而同期取得国家心理咨询师职业资格证书的人数已经突破 100 万人。这篇文章，也许是对心理咨询师退出国家职业资格考试最为权威的解读。取得心理咨询师国家职业资格而未能从事心理咨询职业有三大原因，首先是考证者本身有第一职业在身；其次是心理咨询师职业资格鉴定考试的内容为移植的西方心理理论与技术，不完全适合中国国情；最后是与以精神分析、认知行为疗法为主的心理咨询技术不是适宜技术，不仅价格较高，而且掌握使用也较为困难，没有长期实践的心理咨询师掌握使用的能力也不足。基于这三点，我们认为，基于传统中医与传统文化的本土心理学技术将能很好地弥补西方心理咨询与心理治疗技术的缺陷，学习掌握中医心理适宜技术，将能更好地发挥心理专业特长，从而促进来访者关系的建立和疗效及早呈现。

三是源于对传统文化的自信及其传承创新的使命感。虽然中医心理与传统文化思想源远流长，但中医心理学作为独立学科直到 20 世纪 80 年代后期才得以创立；中医心理技术的应用虽然广泛存在于民间，但作为一个技术体系并不完善，缺乏系统归纳提炼。作为弘扬传统文化的使命感以及对于中华传统文化的自信，深感在中医心理学理论的指导下，系统搜集与总结中医心理技术的重要，以此为基础，培养一批职业化的中医心理师，不仅仅能直接服务于社会心理服务体系建设，更要培养一代职业化中医心理文化的传播者与创新者。特别是作为"中西医并重"的文化纳入了《中华人民共和国中医药法》《中华人民共和国基本医疗卫生与健康促进法》，普及与传播中医文化的两个法律中关于"中西医并重"的条款，是极为重要。而只有做到中西医结合，才有可能逐步做到"中西医并重"。西医有心理咨询与心理治疗，中医也应该有自己的中医心理保健与心理治疗。而且中医心理技术更具有世界卫生组织所倡导的适宜技术性，中医心理适宜技术安全可靠、价格低廉、疗效有更好保障，更值得大力传承与推广。

四是寻求能建立一种让普通人自我医疗的心理技术体系。就像西医思维下的心理咨询与心理治疗技术很难自学成才，也很难成为一种自我医疗的技术。由于中医与传统文化技术来源于民间、根植于民间，以中医和传统文化为基础的中医心理技术也就能成为一种自我医疗的技术。现代家庭，大部分是有文化的家庭，如果每个家长能学习掌握中医心理技术，就可以成为自己家庭的心理医生和心理健康管家，对于父母和孩子就可能做到更专业的家庭照护，从而让一家三代人的心理处于一个良好的健康状态，从而能适应家庭环境与社会环境的变化，成为新世纪的健康公民，履行好"公民是自己健康的第一责任人"义务。

按照上述理念，我们编写了此书。分为中医心理基础理论、中医心理基础技术、传统文化心理治疗技术。全书共 24 章，约 45 万字，除作为中医心理师岗位能力培训教材，也可供有志于做家庭健康管家的家长们学习参考。

此书的编写特别要感谢江汉大学中医主任医师陈文松教授的指导与帮助，也得益于湖北中医药大学、江汉大学、三峡大学、成都中医药大学有关中医心理研究者们的支持，在此一并致谢！

祝家胜

2023 年 3 月 1 日

目 录

第一部分　中医心理基础理论

第二部分　中医心理基础技术

第三部分 传统文化心理治疗技术

第一部分　中医心理基础理论

第一章 现代中医心理学理论及方法概论

中国现代心理学的奠基人之一潘菽教授曾说："在我国两三千年文化科学的历史中，虽然没有形成'心理学'这样一门独立的学科，但在许多思想家遗留下来的著作中，却有许多关于心理学的思想，其中还有不少是光辉无比、灿烂如新的。就像一处丰富、宝贵的矿藏，有待于我们去发掘、利用。我国的心理学研究者决不能'数典忘祖'。"而作为中医与心理学的交叉学科，中医心理学继承了中国古代哲学对心理现象的认识，运用中医基础理论和实践经验与现代心理学相互渗透和交叉。这样一门学科，需要得到重视。特别是从践行医疗卫生与健康的两部重要法律中，更要深刻理解振兴中医的要求。

《中华人民共和国中医药法》第三条 中医药事业是我国医药卫生事业的重要组成部分。国家大力发展中医药事业，实行中西医并重的方针，建立符合中医药特点的管理制度，充分发挥中医药在我国医药卫生事业中的作用。

《中华人民共和国基本医疗卫生与健康促进法》第九条 国家大力发展中医药事业，坚持中西医并重、传承与创新相结合，发挥中医药在医疗卫生与健康事业中的独特作用。

医疗卫生与健康相关的两部法律，均把"实行中西医并重"纳入法律规定，我们更应高度重视和珍视这一文化遗产。因此现代中医心理学的理论方法必然不同于传统的中医心理学，应当根植于中医心理学、传统文化心理学，与现代医学心理学相结合并进行系统整合。

第一节 传统中医心理学的渊源

中医心理学是在继承中国古代哲学对心理现象的认识和在中医基本理论的指导下，汲取现代心理学知识，研究心理现象发生、发展规律，以及在人的健康与疾病相互转化过程中，人的心理、行为变化及其作用规律的一门学科。

传统中医心理直接脱胎于中医，是中医学的重要组成部分。中医学植根于中华民族五千年文化的沃土中，特别是深受中国哲学的影响，强调人本观、整体观和系统观，强调主观与客观、人与自然的和谐统一，即"形神一体，天人合一"，历史悠久，源远流长。

中医学在几千年为老百姓防病治病、为健康保驾护航的实践中，积累了大量的经验，其中也蕴含着丰富的中医心理思想，比如心主神明、心神感应、形神一体、五脏化五志、情志相胜等。虽然作为学科形态的中医心理学概念体系提出还不久，自王米渠教授1982年在"中医心理学新学科的提出"的学术报告中首次提出中医心理学这一学科术语算起，至今也不过几十年时间，然而传统中医心理学的起源，却可以追溯到远古时期的巫祝现象。

一、中医心理学思想的萌芽

中医学的一个重要渊源就是远古时期的巫祝现象，陈邦贤先生在《中国医学史》中说："中国医学的演进，始而巫，继而巫和医混合，再进而巫和医分立。以巫术治病，为世界各民族在文化低级时代的普遍现象。"在远古的巫祝活动中，蕴含着丰富的心理学思想，在当时被巫医广泛采用的祝由术，常常运用语言和行为等心理暗示，为患者疗病去疾，可看作是中医心理学思想的萌芽。

人类远古时期，生产力十分落后，生活水平低下，食不果腹、衣不蔽体，认识自然、改造自然的能力有限，人类对自身疾病的认识也因此而受到限制，往往认为是神灵惩罚或魔鬼作祟。因此，他们治病也自然地从两个方面入手，一方面祈求神灵的宽恕和保佑，另一方面辟邪驱魔，驱离恶鬼。为人治病往往是由巫祝来执行。

一般古代称事鬼神者为巫，常以女性居多，而以祭主赞词者为祝，常以男性为主，后巫祝连用，专指能通鬼神、执掌占卜祭祀之人。

据《周礼·春官》记载，巫祝等级森严，种类繁多，有"大祝""小祝""丧祝""甸祝""诅祝""司巫""男巫""女巫"等，他们有明确的分工，其中祝的"神职官位"比巫高。

巫祝在当时是一个主体由知识经验丰富且具有一定声望的人组成的专门的职业。能成为一名合格的巫医并不是件容易的事情，需要持之以恒地学习、钻研、实践、提高。

古籍中记载的许多传说中的名医，大多会以巫祝之法为人们疗病。在当时人们十分信任巫祝，上至王侯贵族，下至黎民百姓，无不以巫祝治病。

老子的《道德经》中所说的"天地不仁，以万物为刍狗"里面的"刍狗"，指的就是巫祝祭祀时所用的草扎的狗。

西汉刘向的《说苑》中记载："吾闻古之为医者曰苗父。苗父之为医也，以营为席，以刍为狗，北面而祝，发十言耳，诸扶而来者，舆而来者，皆平复如故。"

即让患者躺在草席上，用稻草扎成草狗，面对北方念念有词，不过十语，病者皆恢复健康。可见，远古时期为人治病的巫祝并不采用针药，而是用语言、行为、舞蹈等方式祈祷上苍、驱邪避鬼，用言语技巧祝说疾病的缘由，故称"祝由"，其更多的是采用心理暗示的方式对患者产生影响，从而达到治愈疾病的目的。

祝由，能在给人治病过程中产生实际的疗效主要是当时能施祝由的巫祝人士大多由知识较多、能说会道、经验丰富、德高望重的人来担任，人们对他们多怀敬畏，又深信不疑，同时整个祝由过程中也蕴含着很多现代心理学的知识，故而常有疗效。这一时期的医疗活动被称为"祝由"。

《灵枢·贼风》中讲："其祝而已者，其何故也？岐伯曰：先巫者，因知百病之胜，先知其病之所从生者，可祝而已也"。即是，祝说病之缘由，即分析病因，究其实质，不过在当时不能正确究其缘由，而是归结于神灵。清代吴鞠通进一步阐释："祝，告也，由，病之所以出也……吾谓凡治内伤者，必先祝由，详告以病之所由来……婉言以开导之，庄言以振惊之，危言以悚惧之，必使之心悦诚服，而后可以奏效如神"。

即，通过解说分析疾病的起因，然后加以明言开导和行为诱导，来解除或减轻患者的心理压力、调整情绪和精神活动，以达到治疗疾病的目的。

祝由的本意就是祝说疾病的由来，分析病因，即"先知其病之所从生者"，然后才用语言、行为、舞蹈等方式对患者加以心理诱导，以减轻患者的心理压力，调节其精神情志，达到治愈疾病的目的。祝由术的盛行是历史和时代的产物，曾经发挥过重要的作用，具有明显的合理内核，其中实际上包含着许多现代的心理治疗方法在内，究其实质其实是一种精神疗法。只因其社会文化是迷信的主体，因而祝由术也就不可能不受社会大环境的影响。

二、中医心理学思想的初步形成

春秋至西汉是中国古代哲学思想发展的一个辉煌时期，也是中医心理学思想雏形的形成时期。先秦时代的春秋战国时期，《黄帝内经》（以下简称《内经》）的成书是中医心理学思想雏形形成的标志。

春秋战国时期，诸侯并起，战乱不止，社会矛盾十分尖锐，百姓苦不堪言。为了寻求治国救民的药方，一些有识之士纷纷提出了自己的主张，在学术争鸣的基础上形成了儒、道、墨、法、名、阴阳等各家学派，在客观上形成了百花齐放、百家争鸣的生动局面，在哲学上形成了中国文化思想史上的一座顶峰。中国古代哲学作为中医学的摇篮，诸子百家的学术争鸣和思想传播必然对中医学及中医心理学的发展产生重要的影响。除了对中医思想体系产生哲学影响外，各学派的学术思想还直接地在不同程度上涉及了很多医学心理学的内容，其中又以儒道两家影响最大。

《内经》中所载的阴阳五态人的人格理论中，以居于中间的阴阳平和之人为最理想。儒家的创始人孔子也非常推崇"中庸之道"，提倡的是不偏不倚、适度节制、和谐平顺的态度。认为节制和适度才是最好的，过犹不及。这与现代心理卫生所要求的健康情绪状态的标准不谋而合。

《中庸》以中和来论述人的情绪状态："喜怒哀乐之未发谓之中，发而皆中节谓之和。"

《论语·为政》在论述个体身心发展的阶段性特征时，孔子以自己为例指出："吾十有五而志于学，三十而立，四十而不惑，五十而知天命，六十而耳顺，七十而随心所欲，不逾矩。"

寥寥数语就概括了人在不同年龄阶段的身心特点和人生追求。

《论语·子路》中记载了孔子在谈到人与人的性格类型差异时说："不得中行而与之，必也狂狷乎？狂者进取，狷者有所不为也。"

　　不难看出，这里的狂者和狷者，就相当于现代心理学体系中的外倾者和内倾者。孔子不仅描述了狂者和狷者这两种人格类型的特征，而且再次阐释了其中庸之道的主张，认为相对于狂狷者而言，交朋友还是选中行者比较好。

　　荀子是儒家思想的集大成者，他继承和发展了孔子的思想。在人性论上，荀子倡性恶，认为："人之性恶，其善者伪也。"这与儒家的另外一个代表人物孟子的性善论形成了鲜明的对照。孟子用类比的手法指出人性本善，他认为人皆有不忍人之心，"人性之善也，犹水之就下也。水无有不下，人无有不善。"与孟子简单类比不一样的是，荀子对性恶做了严密的逻辑推演。首先，以人之向善反推性恶。他在《性恶》中说："凡人之欲为善者，为性恶也。夫薄愿厚，恶愿美，狭愿广，贫愿富，贱愿贵，苟无之中者，必求于外；故富而不愿财，贵而不愿势，苟有之中者，必不及于外。用此观之，人之欲为善者，为性恶也。"其次，以圣人重教化来证明性恶。性者，质也。一般认为，先天本性的东西是人所固有的，无须教化也不可教化，而圣人总是教化人们要从善弃恶，正是因为人性是恶的。这些思想是相当有见地的。

　　在《荀子》一书中，蕴含着丰富的中医心理学思想。他首先从唯物一元论的角度提出了"形具而神生"的形神观，认为形是神的物质基础，神，即人的精神现象，不能脱离形体而存在，这就与唯心主义划清了界限。另外，又提出了"精合感应"的心物观，认为光有形也不足以自主产生精神现象，精神现象必须要在形的基础上外感于物才能产生。同时，他还提出："心者，形之君也，而神明之主也。"明确了心主神明和心在形体上的君主地位，这些思想对后来产生的《内经》均有着直接的影响。

　　道家学派的一些理论观点，对于中医学理论体系形成的影响尤为深刻。道家学派对后世影响比较大的是老庄学派，其思想集中体现在《老子》和《庄子》中。总体而言，道家思想对中医心理学的贡献主要体现在以下几个方面。

　　一是提倡道法自然。明确了人与天地万物平等共生的地位，提出道是遵照它本来的样子运转的，认为人的生命必须符合自然规律，才能使人健康长寿。因此人应该顺应自然，要尊重事物的本来规律，不强作妄凶，应顺势而为。

　　《老子》曰："道大，天大，地大，王亦大。""域中有四大，而王居其一焉。"同时在"四大"关系上明确指出："人法地，地法天，天法道，道法自然。"

　　二是强调天人合一。道家把天与人相类比，认为人与天地具有同样的形体结构，产生了"人身一小天地，天地一大人身"的观念。

　　《太平经》说："人取象于天，天取象于人。"这种人与天地相对应的思想直接为中医学典籍《内经》所继承。

　　《素问·天元纪大论》："天有五行，御五位，以生寒暑燥湿风；人有五脏，化五气，以生喜怒思忧恐。"

　　《灵枢·岁露论》："人与天地相参也，与日月相应也。"

　　这些经典书藉表明人只有适应天道，与自然和谐相处，调适好自身小天地的情志，才能心神健康，颐养天年。

　　三是提倡清静无为。道家所说的"清静"，主要就是指心神的宁静。老子提出修炼心神的方法就是"致虚极，守静笃"。道家认为给人带来烦恼的就是心里的种种贪念，因此必须"虚其心"，将心里的欲念和困扰统统放下，"虚"了之后就能空能明，虚了就空，空了就明。这一点庄子说得更形象，"虚室生白"，空空的房间会显得更白，要是塞满了东西，即使是再亮的灯也只能留下很多阴影，房间也就不会显得亮白了。道家的"无为"并不是说什么事都不做，无所事事，坐吃等死，而是提倡"无为而无不为""无为而治"，道家贵柔贵无，认为柔弱胜刚强，故提出"上善若水"，水看似柔弱，貌似无为，却蕴含着巨大的力量，成就着非凡的业绩。

老子指出："天下之物生于有，有生于无。"认为"无"才是"道"的本质和核心，无胜于有。

因此"无为"讲的是不妄为、不乱为。这说明面对纷繁芜杂的红尘世事、灯红酒绿的世俗诱惑及纷纷扰扰的情绪困扰，我们必须虚心静气，"去甚、去奢、去泰"，"少私寡欲"，清静无为。只有虚静合一，才能调神养心，万物并作。

四是提倡形神俱养。在养生方面，道家十分重视心神的修养，强调"神"的内在主宰作用。

陶弘景曰："淡然无为，神气自满，以此将为不死之药。"

庄子也主张："唯神是守，守而勿失，与神为一。"

在强调养神的主体地位的同时，也不排斥养形的重要意义，主张以神养形，形神俱养。

《庄子·刻意》："吐故纳新，熊经鸟申，为寿而已矣；此道引之士，养形之人，彭祖寿考者所好也。"

道家所倡导引术就兼具形神俱养的特点。这一思想也为《内经》所继承，《素问·上古天真论》有"形神合一"及"形与神俱"的说法，旨在说明神与形对于人体心身健康的重要意义，脱离了形体的"神"是不存在的。

此外，道家思想中老子关于"为而不争""守静""保精""和气"等认识，鬼谷子关于"心舍神"的观点，以及宋尹学派主张的"天精"与"地形"合而为人，并产生精神的论述等，都出现在中医理论形成之前，自然对中医心理学的理论构建起着重要的指导作用。

道家思想除了对中医学和中医心理学理论构建有重要的指导作用外，一定程度上还对西方一些学者的心理学理论体系构建产生了影响。

被誉为"人本主义心理学之父"的马斯洛就多次宣称，他提出的"自我实现"这一重要概念就来源于中国道家的"无为"思想，他特别敬佩和推崇道家提出的思想体系，晚年在谈到心理学的发展时提出要重视东方智慧，认为"我们需要某种'大于我们的东西'作为我们敬畏和献身的对象。"道家强调的"道"就是这样一个完美对象，他在《科学心理学》这一著作中，就敏锐地意识到现代所谓的科学持有的是一种种族中心主义的态度，它重视西方而非整个世界，因此相对应地大胆提出了"道家科学"的概念。

另一位人本主义的西方心理学家罗杰斯也十分推崇道家思想，他在其著作中多次引用老子的《道德经》，比如他在《存在之路》说："我最喜欢的，并总结了我很多更为深刻的信念的是老子的另一段话：'我无为而民自化，我好静而民自正，我无事而民自富，我无欲而民自朴。'"不难看出，罗杰斯创立的著名的"来访者中心疗法"，无论是理论构建还是实践操作中，都体现出了道家"无为而治"的思想。

新精神分析学派的代表人物荣格也是深受道家思想影响的西方心理学家，他在晚年将精神分析和道教当作自己主要的研究方向。从精神分析的理论体系和道家思想的对照看，内丹中的"元神"就相当于"无意识"，而"识神"对应的就是精神分析理论中的"意识"。德国心理治疗师、"家庭系统排列"的创始人伯特·海灵格也公开宣称他的方法主要是受了道家的影响，家庭系统排列体现的是"道的力量，是中国老子的智慧"。

日本的森田疗法借鉴的也是道家"顺应自然""为所当为"的思想，可见道家思想的影响是全世界的，中医典籍《内经》从其中汲取丰富的智慧和营养，也就是理所当然的了。

特别是中医文化对于社会的影响就更加具象化。《内经》的成书是中国医学史上划时代的大事，这部闻名中外的医学巨著大约成书于春秋战国至汉代中期的几百年间。《内经》博采众长，把中国古代哲学的思想智慧系统地运用于医学，不仅确立了整体观念在中医学中的指导性地位，提出了藏象经络学说，阐发了病因病机，制定了诊治大法，确立了辨证论治，从而构建了中医学的基本理论框架体系，而且也涵盖了极其丰富的中医心理学思想，从基本理论到临床实践均有阐述。比如中医心理学基础理论中的阴阳五行学说、心主神明、藏象学说、情志学说、阴阳五态人人格类型学说等基本理论及心理病机、心理诊断、心理治疗、心理卫生、养生调神等临床实践都有原则性阐释。《内经》的这些成就标志着中医心理学思想理论体系雏形已初步形成。

《内经》是我国乃至世界医学史上的一部奇书巨著，其不仅是包含了丰富的医学知识、奠定了中医学理论基础的医学典籍，而且是一部蕴含了朴素辩证法和深邃哲理的智慧之书，是中华传统文化的杰出代表和具体体现。《内经》中蕴含着丰富的中医心理学思想，其对中医心理学产生和发展具有重要的奠基性作用。

三、中医心理学思想的充实提高

自东汉三国时期起，历代医家就在《内经》的基础上对中医心理学思想进行了丰富发展，充实提高。

三国时期的名医华佗，在疾病诊治过程中十分重视患者心理因素的作用，在心理治疗方面，有着许多精辟的论述和治验病案。

他明确提出"医心"的重要性，指出："夫形者神之舍也，而精者气之宅也，舍坏则神荡，宅动则气散。神荡者昏，气散则疲，昏疲之身心，即疾病之媒介，是以善医者先医其心，而后医其身。"

在《华佗神医秘传》中则概括了情志的相应疗法："忧则宽之，怒则悦之，悲则和之，能通斯方，谓之良医。"

《三国志·魏志·华佗传》中记载华佗曾治疗一久病的郡守就使用了情志相胜的心理疗法，使之盛怒，"吐黑血数升而愈"。

华佗在养生保健、养性调神上还颇有研究，其模仿动物的自然行为创立了著名的五禽戏，人练之"黏濡汗出"，可起强身健体之功效。

《三国志·魏志·华佗传》记载华佗本人"晓养性之术，时人以为年且百岁而貌有壮容"。

东汉末年著名医学家张仲景，在系统学习研究《内经》的基础上，广泛收集医方，总结治法治则，写出了传世巨著《伤寒杂病论》。这是中国第一部从理论到实践、确立辨证论治法则的医学专著，是中国医学史上影响最大的著作之一，是后学者研习中医必备的经典著作。该著作确立的辨证论治原则是中医临床的基本原则，是中医的灵魂所在。在方剂学方面，《伤寒杂病论》也做出了巨大贡献，创造了很多剂型，记载了大量有效的方剂。其所确立的六经辨证的治疗原则，受到历代医学家的推崇。由于其卓越并具创造性的医学成就，张仲景被后人尊称为"医圣"。

《伤寒杂病论》中蕴含着丰富的中医心理学思想，至今仍有效地指导着临床。他最早提出了三因致病论，认为："千般疢难，不越三条。一者，经络受邪，入脏腑，为内所因也；二者，四肢九窍，血脉相传，壅塞不通，为外皮肤所中也；三者，房室、金刃、虫兽所伤。以此详之，病由都尽。"

这虽未有内因"内伤七情"的明确表述，但其思想却启发了宋代的陈无择提出内因、外因、不内外因的三因说和七情学说。在临床实践中，张仲景还将一些异常的心身现象作为辨证的重要依据，规定在六经辨证的内容之中。在《金匮要略》中，对百合病、脏躁、惊悸、失眠等常见的心身疾病，都有理、法、方、药等方面的完整表述。比如他首次提出脏躁病名，并详细描述其症状："喜悲伤欲哭，象如神灵所作，数欠伸。"指出脏躁患者哭笑无常，喜怒不定，无故悲伤欲哭，常常打哈欠，伸懒腰，犹如神灵附体一般。说明脏躁病是一种精神障碍，其病因多与情志刺激为主，故创甘麦大枣汤以治之。除甘麦大枣汤之外，他还创立了如柴胡加龙骨牡蛎汤、酸枣仁汤、百合地黄汤等众多治疗心神疾病的有效方剂，至今仍被广泛使用。

晋至隋唐时期，一些医学家纷纷对《内经》进行整理和阐释，取得了较好的成效，其蕴含的中医心理学也得到进一步阐发。比如西晋·皇甫谧编纂的《针灸甲乙经》，就十分重视针灸中的心理因素，强调"刺神"的重要性，主张根据患者"形性血气"的不同，选择合适的针灸方法，其中的"性"指的就是人的心理特点。这些都是对《内经》中有关中医心理学思想的阐发。唐代著名医学家王冰历经 12 年研究注释《内经》中《素问》部分，将其系统化、体系化，重新编排整理为《补注黄帝内经素问》24 卷 81 篇，为整理保存古医书籍做出了突出的贡献。他深受道家学说的影响，尤其重视道家关于"寡欲、守静、至柔"的思想，对调神养生、五志病机、情志相胜理论等均做了进一步的阐发。

隋唐时期的巢元方和孙思邈均对《内经》中包含的心理学思想进行了深化和发挥，对推动中医心理学的发展起到了重要作用。

隋·巢元方的《诸病源候论》在《内经》关于个体身心发展阶段理论的基础上，首先提出了少儿身心发展的"变蒸"学说，指出："小儿变蒸者，以长血气也。变者上气，蒸者体热。"

唐·孙思邈在《备急千金要方·少小婴孺方》中进一步概括："凡小儿自生三十二日一变，再变为一蒸，凡十变而五小蒸，又三大蒸，积五百七十六日，大小蒸都毕，乃成人。"

确定三十二日为一变，六十四日为一蒸，用"变蒸"学说来概括出生后576天以内的婴幼儿的身心发展规律。此说法后世虽有争议，但其对小儿成长的观察还是比较客观的，在当时这种通过观察试图构建学说的尝试也是难能可贵的。

这一时期心神疾病的临床研究和治疗得到了进一步发展，巢元方的《诸病源候论》就记载了很多心神疾病，而且辨证翔实，分析透彻。孙思邈的《备急千金要方》把一些心理活动变化纳入脏腑辨证的体系，对心神疾病进行了理、法、方、药等全方位的辨证论治。

《备急千金要方·心脏脉论》中说："心气虚则悲不已，实则笑不休。""愁忧思虑则伤心，心伤则苦惊喜忘善怒。"在治疗心神疾病方面，他在"心虚实"篇中指出："治心实热，惊梦喜笑，恐畏悸惧不安，竹沥汤方。""治心气不足，善悲愁恚怒……善忘，恐走不定，妇人崩中，面色赤，茯苓补心汤方。"

宋金元时期是中医心理学思想发展的高峰期，医学产生了许多流派，在学术上争鸣，最具代表性的除南宋的陈无择外，还有刘完素、张从正、李东垣和朱丹溪等"金元四大家"。

陈无择最大的成就之一就是提出了著名的"三因论"，将各种致病因素概括为"内因、外因、不内外因"三种，其中"内因"即"七情者，喜怒忧思悲恐惊"。并在此基础上提出了"七情学说"，详细列举了七情致病的各种病证，认为内因"七情"和外因"六淫"可交互致病，并创"七气汤""大七气汤""小定志丸""菖蒲益智丸"等方剂，成为中医治疗情志疾病的常用而有效的方剂。其学术思想对中医心理学思想发展有着极大的贡献。

金元四大家对《内经》中蕴含的心理学思想进行研习阐发，并将其吸纳融合到自己的学说中，各成一派，从不同角度丰富和发展了中医心理学思想。

刘完素以倡"火热论"著称，他认为火热病机非常广泛，故而对于风、湿、燥、寒等一些病证进行了深入分析，同时也从火热阐发，这样就形成了其以火热为中心的学术观点。他不仅认为"六气皆从火化"，而且认为异常的心身状态也是由火热引起的，提出了著名的"五志过极皆能生火"理论。他在阐释《素问·至真要大论》时说："五脏之志者，怒喜、悲、思、恐也……若五志过度则劳，劳则伤本藏，凡五志所伤皆热也。"

张从正属"攻下派"，他对心理病因、心理病机及一些心神疾病的诊治和预后都有许多精辟的论述，在心理治疗方面，其理论和实践都达到了较高的水平。

他在《儒门事亲》中专辟"九气感疾更相为治衍"一节，集中体现了他的心理学相关思想。他在对《素问·举痛论》中怒、喜、忧、思、悲、恐、惊等七情病机和症状阐发时说："气所至，为呕血，为飧泄，为煎厥，为薄厥，为阳厥，为胸满胁痛。食则气逆而不下，为喘咳烦心，为消瘅，为肥气，为目暴盲、耳暴闭、筋解，发于外为疽痈。"他认为"疝气""水肿睾丸""雀目不能夜视及内障"及妇科杂病中的"乳汁不下""小产"等都是情志所致疾病，详细分析了其心理病机。

在病因病机的分析上，他还特别重视患者的社会经济地位所造成的心理状态对疾病诊疗的影响。

《儒门事亲》"然善治小儿者，当察其贫富贵贱治之……贫家之子，不得纵其欲，虽不如意而不敢怒，怒少则肝病少。富家之子，得纵其欲，稍不如意则怒多，怒多则肝病多矣。"

在治疗上，张从正运用"攻下法"时特别注意患者的个性差异，将其个性心理特征作为是否运用攻法的依据。

《儒门事亲》"禁吐八条"的前四条是："故性行刚暴、好怒喜淫之人，不可吐；左右多嘈杂之言，不可吐；病人颇读医书，实非深解者，不可吐……病人无正性，妄言妄从，反复不定者，不可吐。"

说明其在确定治疗方案时综合考虑了患者的心理因素，将中医心理学思想灵活地运用于临床实践当中。

"补土派"李东垣认为脾胃为元气之本，"百病皆由脾胃衰而生"，治疗上应以温补脾胃为先。他把脾胃受损的主要原因归纳为饮食不节、寒温不适、劳役过度及情志因素所致，其中情志因素往往为先导。

他在《脾胃论·安养心神调养脾胃论》中说："凡怒、忿、悲、思、恐、惧，皆损元气。夫阴火之炽盛，由心生凝滞，七情不安故也。"

在分析病因病机时，他认为："饮食失节，寒温不适，脾胃乃伤。此因喜、怒、忧、恐损耗元气，资助心火，火与元气不两立，火胜则乘其土位，此所以病也。"可见其对心理因素的重视。

朱丹溪属"滋阴派"，他在《格致余论》中指出："人受天地之气以生。天之阳气为气，地之阴气为血。故气常有余，血常不足。"

故应对之法当以"滋阴"。然个体容易受到外界的影响，贪念日盛，欲望日增，故阴精难成而易逝，而要保护阴精，就要做到收心养心，恬淡虚无。对此，朱丹溪提出了三方面的调养方法：首先要节制房事，节欲保精，提倡晚婚，"古人必近三十、二十而后嫁娶，可见阴气之难于成，而古人之善于摄养也"。其次，要注意情绪调理，如忧愁忿怒、惊恐悲哀等容易耗伤阴精。最后，要节制思虑，若劳心太过，谋虑勤动，则可暗耗真阴。在杂病的辨证论治上，朱丹溪提出了以气、血、痰、郁四字为纲，六气致病为目的见解，创造了著名的越鞠丸，以治疗由七情内起而致诸气失调的病证，此方至今还被广泛应用于治疗情志疾病。

明清时期，中医心理学思想有了进一步发展，其重要标志之一就是对脑的认识较前人有了进步。李时珍《本草纲目》中有"脑为元神之府"的提法；清代王清任《医林改错·脑髓说》中，提出"灵机记性不在心在脑"的观点，并指出脑与各器官之间的联系及脑髓生长与智能发展的关系，其对人脑作用的研究与论述，堪称是中医心理学思想的一个重要里程碑。

明代张景岳明确提出了七情致病说及"以欺治欺"法治疗诈病（癔病）的方法。

《传忠录·里证》记载："七情内伤，过于喜者，伤心而气散，心气散者，收之养之；过于怒者，伤肝而气逆，肝气逆者，平之抑之；过于思者，伤脾而气结，脾气结者，温之豁之；过于忧者，伤肺而气沉，肺气沉者，舒之举之；过于恐者，伤肾而气怯，肾气怯者，安之壮之。"

著名医家傅青主擅长妇科，他对妇女的心身特点很熟悉，认为妇女以情志病为多，尤其是妇女在 49 岁左右的更年期阶段，情志致病更为多见。

清代陈士铎著《石室秘录》，当中提出了许多颇具匠心的心理治疗方法，如"意治法""神治法""劳治法""逸治法"等。

除了上述医家，还有叶天士、秦昌遇、王纶、徐迪、薛已民、俞震江等都对中医心理学的发展做出了很大贡献。

总之，中华五千年的灿烂文明和优秀传统文化逐渐孕育出了丰富的中医心理学思想，大量的蕴藏于中国古代哲学中的心理学思想与中医学相互渗透、相互影响，奠定了中医心理学的理论基础，促进了中医心理学理论体系的形成。正如美国心理学家墨菲在《近代心理学历史导引》一书中指出的那样："世界心理学的第一个故乡是中国。"我们更应增进文化自信和文化包容力，古为今用，洋为中用，中学为体，西学为用，继承和发扬好这一份宝贵的文化遗产。

第二节　现代中医心理学的发展

一、传统中医心理学的兴起

自 20 世纪初至中华人民共和国成立前，对中医心理学相关问题的研究还比较鲜见，虽也有一些研究成果，如董华农的《中国古代心理卫生学》论著及在一些报刊杂志上发表的《论符禁咒治病》《祝由与由祝》《中国历代心理疗法》等文章，中华人民共和国成立后，一些研究者在学习苏联心理学的基础上，为推进心理学的东方化、本土化，做出了积极而艰难的探索。但研究总体态势仍处于零散状态。

1956 年，中国中医研究院（现中国中医科学院）的薛崇成教授从中医传统理论出发，系统研究了中医的气质学说，并在《中华神经精神科杂志》上发表《中医的气质学说与辩证唯物的神经类型学说及唯心的和机械唯物性格类型学说的比较》一文，受到关注。1964 年，为进一步研究人的气质类型与针灸效应的关系，他制定了一个测验表，对临床针灸患者进行观察，结果发现，个体气质类型、患者当天的神经机能状态与针灸效应关系密切，这为后来第一个基于中医心理理论编制的标准化、本土化的测量量表"五态性格测验"奠定了基础，可视为当代中医心理学的奠基。

"十年文革"期间，包括中医心理学在内的心理学研究基本上处于停滞状态。1978年十一届三中全会全面拨乱反正，各方面工作逐渐走上正轨。20 世纪 80 年代初，心理学相关研究工作如雨后春笋般在全国各地陆续开展起来，中医心理学的研究也逐渐兴起。

1985 年，"首届全国中医心理学学术研讨会"在成都中医学院（现成都中医药大学）召开，来自全国 19 个省、市、自治区的 182 名代表出席。会上王米渠教授做了"中医心理学新学科的提出"的学术报告，正式提出了"中医心理学"这一新兴学科的概念。同年，王米渠教授出版《中医心理学》，较为系统地提出了中医心理学的学科体系和主要内容，成为我国首部中医心理学专著。

为了深化中医心理学研究，培养专门的中医心理学人才，四川心理学会和成都中医学院联合举办"中医心理学研讲班"，开始整理和系统研究医经、医籍、医案中的心理学思想，当时王效道、黄成惠、杜文东、何文兵等学者的研究成果被辑录成《内经心理思想研究》，作为内部资料传播。1986 年，成都中医学院在全国率先在研究生中开设"中医心理学"选修课，同年，由 14 所中医院校及研究机构合力编写的高等中医院校试用教材《中医心理学》，由湖北科学技术出版社出版。中医心理学的研究也得到了行业行政主管部门的重视与支持，薛崇成、杨秋莉的"五态性格测量"课题得到了卫生部（现卫生健康委员会）的批准与资助，正式展开全国协作组的抽样调查，研制基于中医心理理论的中国原创性、本土化、标准化的人格量表。这些成果都标志着中医心理学的兴起。

二、现代中医心理学思想观念的形成

经过先驱者们和广大研究学者持续不懈的努力，自中医心理学学科概念提出以来，并受现代心理学发展的深刻影响，特别国家实行"中西医并重"的卫生工作方针，并写进后来颁布《中医药法》与《基本医疗卫生与健康促进法》中，使得中医心理学理论研究和实践推进都大踏步地向前发展。

（一）学术研究的发展

近年来学者们的学术研究主要可以概括为以下几个方面：一是对中医学理论中蕴含的心理学思想进行挖掘整理。二是对中国古代著名医家的中医心理学思想进行概括提升。三是对古代医经、医籍、医案中记载的心理学相关内容进行深入分析和对比研究。四是在中医学的理论指导下进行中医心理学学科体系的初步构建。五是积极开展中医心理学的现代临床实践研究。经过学者们的集体努力，目前中医心理学的学术研究发展迅速，取得了一批重要的有影响的学术成果。

首先，出版了一批中医心理学的专著和教材。如 1985 年由天津科学技术出版社出版的《中医心理学》（王米渠著），1986 年由重庆出版社出版的《中医心理治疗》（王米渠著），湖北科学技术出版社出版的高等中医院校试用教材《中医心理学》（王米渠等主编），1987 年由湖南科学技术出版社出版的《中医心理学原旨》（朱文锋主编）、北京出版社出版的《实用中医心理学》（马明人、董建华著），1988 年由中医古籍出版社出版的《中医神主学说》（王克勤著），1991 年由广西民族出版社出版的《新编中医心理学》（闵范忠、何清平著），1995 年由科学出版社出版的《中医心理学》（张伯华著），2004 年由北京科学技术出版社出版的《中医临床心理治疗学》（张伯华著），2005 年由科学出版社出版的《中医心理学基础》（董湘玉主编），2012 年由山东人民出版社出版的《中医心理学》（张伯华等主编）。

其次，编制了中国第一个原创性、本土化、标准化的基于中医心理学理论的五态人格测验量表和五五体质测验量表。中国中医研究院心理学研究室的薛崇成、杨秋莉根据《内经》中关于"五态人"的分类，完成了五态性格测量量表的研制及其标准化常模的建立工作。这一工作是在原卫生部的大力支持下，由全国 60 余家协作单位通力合作，历时 20 年的研究才得以完成，填补了中医心理学人格测量的空白，改变了西方心理学在该领域一统天下的局面，为心理学的本土化、东方化做出了积极的贡献。近年来，杨秋莉及其弟子根据中医阴阳学说和体质辨识理论，研制了"五五体质"测量量表，并与五态人格测量结合起来，开发了"五态辨识心身调养系统"，该系统必将在中医心理学的临床实践中发挥重要作用。此外，中医心理学的相关研究日益得到国家层面的重视，多项课题获得了资助。

继薛崇成、杨秋莉等人的"五态性格测量"课题受到卫生部资助后，黄炳山等人的"肝郁气滞证及其实质研究"首先获得国家自然基金资助（1986—1989 年），该研究把情志心理因素看作是肝郁气滞证的重要病因，系统考察了肝郁气滞的证候、诊断、机制、治疗等，对中医心理学的发展起到了推动作用。20 世纪 90 年代中期，王米渠选择中医"恐伤肾"的基本理论进行行为遗传学研究，之后连续 5 次获得国家自然科学基金资助。他从中医"肾为先天之本"这个经典思想出发，设计了"恐伤肾"——猫吓鼠的遗传行为实验，做了子代与母代的生理、病理、生化、免疫、行为等 101 项测试，系统考察了恐惧等情志因素与遗传行为、行为遗传的基因表达、基因芯片研究肾阳虚的基因表达谱等。王米渠教授探索建立的"证候·基因组·中药复方"研究的方法学平台，为运用现代科学的技术方法来研究中医或中医心理学的证候提供了可靠范例；同时他还在前期研究的基础上提出了"中医心理学"的学科概念，构建了中医心理学的基础理论和学科框架体系，对推动现代中医心理学的发展做出了不可替代的奠基性贡献。

不过，值得关注的是，目前公开发表的涉及中医心理学的学术论文还比较少，特别是有分量的研究论文还比较鲜见，相信随着中医心理学研究的深入和更多研究学者的介入，相关成果将会日益增多。

（二）学术交流的发展

学科建设是推动学科发展的生力军，而学术交流是学科建设的重要方面。在学科建设方面，国家中医药管理局把中医心理学确立为重点学科进行建设。在这样的大背景下，随着学术研究的深入，中医心理学的学术活动和学术交流也日益繁荣起来。自首届全国中医心理学学术研讨会在成都召开并宣告中医心理学作为一个崭新学科诞生以来，迄今已召开十多届全国性或国际性的中医心理学学术会议，前十届为全国中医心理学研讨会。2006 年、2008 年先后在北京召开了两届世界中医药联合会中医心理学学术大会。2010 年在成都召开了第四届世界中医药联合会中医心理学学术大会。2012 年在台湾召开了第二届海峡两岸中医心理学——睡眠医学高峰论坛。2015 年在北京召开了国际中医心理学学术研讨会。同时创办了专业学科杂志《中医心理学论丛》，收录学者们的相关研究，供学术交流和探讨。

（三）人才培养的发展

20世纪80—90年代，全国中医心理学教学多处于零散状态，成都中医学院在这方面走在了全国前列。之后南京、福建、黑龙江、广西、辽宁、山东、北京、天津等地的中医院校，先后开设了中医心理学，或医学心理学、护理心理学等选修课程，或专题讲座，后来上述学校也多成立了心理学或中医心理学教研室。20世纪90年代中后期，全国中医院校基本上都开设了心理学相关课程，多有心理学专职教师。进入21世纪以来，中医院校心理学学历教育、应用心理学专业教育等均有了突破性发展。同时，中医心理师职业技能规范化培训也应运而生，在全国范围内培养了大批中医心理学人才，将中医心理学发展推向了新的里程。为了进一步规范培训工作，提升中医心理学人才培养质量，经国家中医药管理局人才中心中医心理规范化培训基地认可，北京广安门医院开设了中医心理师预科班师资培训班，进行中医心理师预科教学，湖北阳明心理研究院与医院职业化管理网开办中医心理师生岗位能力认证培训，为全国乃至全世界输送中医心理学培训人才，较好地推动了中医心理师和中医心理专业化、职业化的双向快速发展。更为重要的是，国家正在启动中医心理职业化认证标准的制定工作，中医心理医生、治疗师、咨询师、测量师、护理心理师、家庭教育师、培训师等职业化发展已经成为可能。中医心理学发展将实现从理论到实践质的飞跃。

（四）临床应用的发展

中医心理学以其独具特色的理论体系和实践模式在临床应用方面呈现出飞速发展的态势，在治疗一些心身疾病方面取得了良好的临床疗效并展现出一定的优势。在全国范围内，中医院建立中医心理科、神志病科、中医心身疾病专科等临床科室已经比较普遍，中医心理学在治疗一些中医常见的神志疾病，如癫、狂、郁、痴、梦、不寐等，以及内外妇儿等各科的情志疾病方面均发挥着越来越重要的作用。同时一批经过临床实践疗效检验的中医心理治疗适宜理论和技术也得以创立和推广。如山东中医药大学的张伯华教授，根据中医扶正祛邪、顺势治疗、疏肝解郁等理论，结合现代心理治疗理论与技术，发展了中医传统情志疗法，创建了情志顺势心理治疗，取得了较好的效果。在心理养生方面，一些学者遵循中医学"养生先养心，调形首调神"的原则性论述，发掘中医学传统的养心安神、恬淡虚无、四气调神、四时养生、导引吐纳等理论和方法，明确提出"中医心理卫生"的命题，使中医心理学更好地为现代人的心身健康服务。由国内知名精神医学专家张亚林教授创设的中国道家认知疗法被世界心理治疗大会纳入，走向世界。湖北阳明心理研究院马恩祥等人历时数十年研发的《汉字自由联想心理测量系统》获得国家计算机软件著作权证书，并用于心理门诊诊断性会谈的心理评估。在精神卫生机构和社会心理机构中的不少一线精神心理专业工作者，结合现代心理学方法，将传统文化心理学理论与技术融入心理咨询与治疗，创设了各式各样的中医适宜心理咨询与治疗技术，为普及与发展现代中医心理学做出了榜样作用。

第三节　现代中医心理学的基本概念

一、什么是现代中医心理学

现代中医心理学是基于中医学、中华优秀传统文化与心理学为理论基础，结合现代中西方心理咨询与治疗技术，贯彻《中华人民共和国中医药法》《中华人民共和国基本医疗卫生与健康促进法》中"中西医并重"的要求，按照学科细分的方法，将中医学、传统文化心理学中的心理治疗思想、理论与方法进行归纳、整理，以便为中医心理师、心理治疗师和心理咨询师提供可供其使用的一整套与现代心理咨询、心理治疗学并行的系统中医心理学理论与技术。

二、现代中医心理学与传统中医心理学的区别

（1）传统中医心理学的技术虽然包含有传统文化的心理学思想，但整个理论方法还是基于中医整体医学的思想方法，并不包括传统文化理论而形成的心理治疗方法，而现代中医心理学不仅仅包含了传统的中医心理技术，还将传统文化的心理技术纳入其中，并形成与传统中医心理技术不相上下的优势。

（2）现代中医心理学是将传统中医心理技术、传统文化心理技术与现代心理学技术相结合的专业治疗性心理学，是在继承传统文化与传统中医基础之上，具有鲜明超越传统的现代性。

（3）现代中医心理学具有比传统中医心理学更加广泛的包容性。传统中医心理学的形成并不具有传统中医学的民间性和包容性，有较为显著的专业学术性。而现代中医心理学既有权威的专业学术性，也兼容民间的普及性与广泛性。许多民间的中医心理疗法并未出现在传统中医心理学的"庙堂"之中，却广泛而有效地应用于来访者的心理问题解决。这一点非常类似于现代心理学流派的多元化趋势。心理学技术流派在所有科学技术领域是最具丰富化的学科，现代中医心理学的发展同样汲取了现代心理学技术的流派发展多样性。

三、现代中医心理学的发展方向

（1）现代中医心理学的发展将成为心理咨询与治疗技术本土化的理论指导和领头羊。现代中医心理学就是立足于继承和整合传统中医学、中华优秀传统文化和现代心理学而形成的一个具有三维理论结构的现代中医心理学理论基础，从而让现代中医心理学具有文化性、科学性和技术性的三位一体。这种应用思维将能更好地对传统文化和技术进行继承创新，同时也有助于外来心理学理论与技术的消化吸收，适应本土化需要。

（2）现代中医心理学的发展更侧重于应用性。由于现代中医心理技术更多来源于第一线临床与心理工作者的创设，而非大学与科研单位的研制，因而在社会应用方面更多、

更快和更强。

（3）现代中医心理学的发展需要借助法制的力量。由于西医的广泛应用和学科的精细划分，使精神医学、心理咨询与心理治疗学的发展较快，而中医学的整体性发展特点，制约了中医心理学的独立性发展。发展现代中医心理学需要借助《中医药法》和《基本医疗卫生与健康促进法》关于实施"中西医并重"的条款，尤其需要在心理咨询师、心理治疗师中普及中医心理学技术。以通过专业群体对于现代中医心理技术的广泛应用而促进现代中医心理学的发展。同时国家或社会行业组织应当开设中医心理咨询师、中医心理治疗师、中医心理保健师等相关的职业资格认证或者卫生专业技术资格考试，以促进中医心理专业群体的发展，有中医心理专业的科研、教学和应用人才系列培训与使用政策，才能更好地促进现代中医心理学的发展。

第二章　中医心理学的基本理论

第一节　阴阳学说

宇宙中的一切事物和现象，都普遍存在着阴阳两种对立的势力，如天和地、日和月、水与火、昼与夜、上与下、动与静、生与死等，无不是既相互关联又相互矛盾的事物和现象，因而宇宙中一切事物和现象的发生、发展与变化，都是其含有的阴阳两种对立势力相互作用的结果。

《素问·阴阳应象大论》说："阴阳者，天地之道也，万物之纲纪，变化之父母，生杀之本始，神明之府也。"

认识世界关键在于分析阴与阳之间的相互关系及其变化规律。

阴阳学说作为中国古代哲学思想，渗透到中医学的各个领域，影响着中医学的形成和发展，指导着临床医疗实践，成为中医的理论支柱而贯穿于中医学的生理、病理、诊断、治疗与调护及中药、方剂学等各个方面。

一、阴阳基本概念

《类经·阴阳类》所说："阴阳者，一分为二也。"

阴阳的原始含义是指日光的向背。向日为阳，背日为阴。由于阳为向日，即山阜朝向太阳，意味着山的南面阳光普照，温暖明亮；而由于阴为背日，即山阜背向太阳，意味着山北面月光清澈，寒冷阴暗。

其主要含义有以下几个方面：①指具体可见的事物。如日月天地、男女、水火等，是较为原始的对阴阳的认识。②指明阳之气。春秋战国时期诸子百家认为，阴阳是指宇宙中运行不息的无形之气。③指有形事物，又指无形之气。概括总结了以上两点。④指事物的属性。此时阴阳发展为一对哲学范畴，正如《灵枢·阴阳系日月》所说："阴阳者，有名而无形。"

另外，理解阴阳的概念也要注意到阴阳的关系具有普遍性、相关性和相对性。

二、阴阳属性特征

一般而言，凡是剧烈运动的、外向的、上升的、温热的、明亮的、刚强的、兴奋的都属于阳；而相对静止的、内守的、下降的、寒凉的、晦暗的、柔和的、抑制的都属于阴。如天属阳，地属阴。精具有滋润、营养作用而主静，故属阴；而气具有推动、激发作用而主动，故属阳。

值得注意的是，只有处于同一层次的同类事物与属性，才能规定其阴阳之性；不是同一层次的事物或现象及其属性，或不同类的事物或现象之间，根本无法规定其阴阳属性。而且阴阳具有无限可分性，即在同一层次的事物，总是可以分为阴阳的。阴阳是彼此对立存在的，但在阴或阳的内部，仍然可按照在此层面的属性再分阴阳，这从一个侧面也突出了阴阳学说的确是一种朴素的辩证法思想。

三、阴阳间的相互关系

阴阳间的关系是错综复杂的，表现为如下几个方面。

1. 阴阳对立制约

阴阳对立制约具有两层含义，一方面阴阳属性都是对立的、矛盾的，如上与下、左与右、天与地、动与静、出与入、升与降、昼与夜、明与暗、寒与热、水与火等，属性相反的阴阳双方，大都处于相互对抗、相互作用的运动之中；另一方面，阴阳还存在着相互制约的关系，对立的阴阳双方相互抑制、相互约束，表现为阴阳平和、阴强则阳弱、阳胜则阴退的动态联系。以人体的生理功能而言，功能亢奋为阳，功能抑制为阴，二者相互制约，才能维持人体功能的动态平衡。在病理过程中也广泛存在着这种相互关系，致病因素和抗病因素相互制约、相互对抗，正弱则邪进，正盛则邪退，邪正之间始终体现出阴阳的对立制约关系。

2. 阴阳互根互用

阴阳互根互用具有两层含义，一是指凡阴阳都存在相互依存、互为根本的关系，即阴和阳的任何一方都不能脱离另一方而单独存在。如热为阳，寒为阴，没有热也就无所谓寒，阳（热）依附阴（寒）而存，阴（寒）依附阳（热）而存。二是指在相互作用的基础上，在一定范围内，双方表现出相互间不能滋生、助长、互用的特征。如在人体中，气和血分别属于阳和阴，气能生血、行血、统血，故气的正常有助于血的生成和正常运行；血能藏气、生气，血的充沛又可资助气充分发挥其生理功能。再以人体的基本功能兴奋与抑制而言，兴奋为阳，抑制为阴，它们既相互制约，又相互作用。白天正常的兴奋、精神饱满是以夜间充分的抑制即充足的睡眠为前提的，而夜间良好的睡眠又是以白天充分的兴奋为前提的。

《医贯砭·阴阳论》："故阴阳又各互为其根，阳根于阴，阴根于阳，无阳则阴无以生，无阴则阳无以化。"

3. 阴阳消长平衡

阴阳消长是指在某一事物中，阴阳双方相对或绝对的增多、减少变化，在这种"阴消阳长"或"阳消阴长"的变化中维持着相对平衡。阴阳消长平衡，符合"运动是绝对的，静止是相对的，消长是绝对的，平衡是相对的"规律，这种此消彼长的动态变化称为阴阳消长。正是由于阴阳消长使阴阳彼此之间保持着相对的动态平衡，才维持了人体的生命活动和事物的正常发展变化，即"阴平阳秘，精神乃治"（《素问·生气通天论》）。

阴阳消长的基本形式有两类：一类是阳消阴长或阴消阳长，另一类是阴阳俱长或阴阳俱消。阳消阴长或阴消阳长的形式与阴阳的对立制约关系密切。如果只有"阴消阳长"而没有"阴长阳消"，或仅有"阳消阴长"而无"阴消阳长"，就破坏了阴阳的相对平衡，形成阴阳的偏盛或偏衰，导致阴阳的消长失调，在人体即是病理状态，甚至危及生命，导致"阴阳离决，则精神乃绝"（《素问·生气通天论》）的危象。

阴阳俱长或阴阳俱消的形式与阴阳的互根互用关系密切。例如，就人体内的气、血而言，气属阳，血属阴，气血双方均可因一方的不足而引起另一方的耗损，出现气血俱虚，即阴阳俱消。如气虚至极，无力生血，可致血虚（气虚血亦虚，阳消阴亦消）；血虚至极，无力载气，也可造成气虚（血虚气亦虚，阴消阳亦消）。

4. 阴阳相互转化

阴阳对立双方在一定的条件下可以相互转化。阴阳不仅是对立统一的，也表现为由量变到质变的一个过程。假如"阴阳消长"是一个量变过程，那么"阴阳转化"就是一个质变过程。阴阳转化是事物运动变化的基本规律。当阴阳消长过程发展到一定程度，超越了阴阳正常消长变化限度（阈值），事物必然向其相反的方向转化。阴阳的转化必须具备一定的条件，该条件在中医学中称之为"重"或"极"，故有"重阴必阳，重阳必阴""寒极生热，热极生寒"。在人体新陈代谢过程中，营养物质（阴）转化为功能活动（阳），功能活动（阳）又转化为营养物质（阴），就是阴阳转化的具体表现。

实际上，在人体生命活动中，物质与功能之间的演变过程是阴阳消长和转化的统一，即量变和质变的统一。如某些急性传染病的患者，往往表现为高热、面赤、烦躁、脉数有力等一派阳热之象；若疾病进一步发展，热度极重，人体正气大量耗损，则可突然出现体温下降、面色苍白、四肢厥冷、精神萎靡、脉微欲绝等一派阴寒危象。这种病证变化就是由阳热（实）证转化为阴寒（虚）证，这是由阳转阴。如抢救及时、治疗与调护得当，则正气来复，四肢逐渐转暖，阳气新生，病情又可转危为安，这就是由阴转阳。

需要指出的是，阴阳的相互转化是有条件的。阴阳双方必须在一定条件的作用下才会向着相反方向转化。阴阳的消长（量变）和转化（质变）是事物发展变化过程中的两个阶段，阴阳消长是阴阳转化的前提，阴阳转化是阴阳消长的结果。

5. 阴阳交感相错

阴阳交感相错本质上是对上述阴阳相互关系的综合概括。阴阳交感是万物得以产生和变化的前提条件。"阴阳者，万物之能始也"（《素问·阴阳应象大论》），"阴阳相错，而变由生"（《素问·天元纪大论》）说的就是阴阳交感是万物化生的根本条件。从现代观点来看，也就是说天地之间各种因素的相互作用产生了自然界的万物，没有这种相互作用，便不会有自然界的生长轮回。

在生物界，"男女构精，万物化生"（《周易·系辞》），由于雌雄间的交媾，新生命才得以产生。在生命的整个过程中，也有赖于自身阴阳的相互作用和相互维系，一旦"阴阳离决，精气乃绝"，生命活动便终止。

第二节　五行学说

五行学说是我国古代的一种哲学理论。是指自然界的一切事物都是由木、火、土、金、水五种物质构成，运用这五种物质的特性，对自然界的事物、现象加以抽象、归纳、推演，说明物质之间相互滋生与制约，不断运动变化，从而促进事物发生、发展规律。将木、火、土、金、水这五种物质的属性和相互间的"生、克、乘、侮"规律应用到中医学领域，阐述人体五脏六腑的生理、病理及其与外在环境的相互关系，用以指导临床诊断、治疗与调护。

一、五行基本概念

五行指木、火、土、金、水五种物质的运动变化。"五"，是指自然界中木、火、土、金、水五种基本物质；"行"，是运动、变化、运行不息的意思。

二、五行的特性

五行的特性是在古人对这五种物质朴素认识的基础上，抽象、推演而逐渐形成的。其中：

水具有滋润、下行的特性，凡具有润泽、寒凉、向下特性的事物或现象归属于水。

火具有炎热、向上的特性，凡具有温热、升腾特性的事物或现象归属于火。

木具有伸展、能屈能伸的特性，凡具有升发、伸展、易动特性的事物或现象归属于木。

金具有能柔能刚、变革、肃杀的特性，凡具有清静、沉降、变革、肃杀、收敛特性的事物或现象归属于金。

土具有生长、生化的特性，凡具有长养、变化、承载特性的事物或现象归属于土。

因此，在中医学中，五行是木、火、土、金、水五种物质不同属性的抽象性概括，也具有更广泛、更抽象的含义。

三、五行归类

1. 直接归类法

具有与木的特性类似的事物，则归属于木行；具有与火的特性类似的事物，则归属于火行等。以方位而言，我国东部沿海为日出之地，富有生机，与木的升发、生长特性相类似，则东方归属于木；南方气候炎热，与火的炎热、向上特性相类似，故归属于火；西部高原为日落之处，其气肃杀，故归属于金；北方气候寒冷，无霜期短，虫类蛰伏，与水的寒凉、向下和静藏特性相类似，故归属于水；中部地区，气候适中，长养万物，统管四方，具有类似土的特性，故归属于土。以五脏而言，肝性喜条达而主升，故归属于木；心推动血液运行，温煦全身，故归于火；脾主运化，为机体提供营养物质，故归于土；肺主宣肃而喜清肃，故归于金；肾主水而司封藏，故归于水。

2. 间接推断演绎法

如长夏较潮湿，属土，湿与长夏密切关联，所以湿归属于土；秋季气候偏干燥，属金，燥与秋季密切关联，所以燥归属于金等。以五脏为例，肝属木，肝与胆相表里，肝主筋，肝开窍于目，所以胆、筋、目等便随肝属木；心属火行，凡与小肠相表里，心主脉，心开窍于舌，故小肠、脉、舌等也被归于火。

四、五行的生克乘侮关系

五行学说认为五行之间具有生、克、乘、侮的关系，通过相生和相克的关系维系事物的动态平衡，而以相乘和相侮的异常制约阐述事物之间协调失衡时的相互影响。

1. 相生

所谓"相生"，是指五行中某一行事物对另一行事物具有滋生、助长和促进的作用。五行相生的次序是木生火，火生土，土生金，金生水，水生木。在相生关系中，任何一行都有"生我""我生"两方面的关系，《难经》喻为"母"与"子"的关系，即生"我"者为母，"我"生者为子。所以，五行的相生关系又叫"母子关系"。以木为例，生"我"者水，则水为木之母；"我"生者火，则火为木之子，以此类推。

2. 相克

所谓"相克"，也称"相胜"，是指五行中某一行事物对另一行事物具有抑制、约束、削弱等作用。五行相克的次序是木克土，土克水，水克火，火克金，金克木。

相生、相克是事物相互关系中不可分割的两个方面。五行之间处于相互化生、相互制约的状态，称为"五行制化"。制，即制约、克制；化，即化生、变化。五行制化推动了事物的不断运动、变化和发展，保持了事物的相对协调平衡。

3. 相乘

所谓"相乘"，即乘虚侵袭，也就是相克太过，超越了正常的制约关系。如正常情况下金克木，它们维持着相对平衡状态，当金过度亢盛，或由于木本身不足，金因木虚而乘之，金对木的克制就会超过正常水平，使正常的制约关系遭到破坏。

相乘与相克虽在次序上相同，但相克是五行正常的制化关系，而相乘则是正常制约关系遭到破坏而出现"克制太过"的异常现象。

4. 相侮

所谓"相侮"，即恃强凌弱之意。如正常情况下，金克木，当木过度亢盛，金反而被木所克制；或由于金本身虚弱，木因其虚而反侮金。

相侮的次序与相克相反。相克是五行正常的制约关系，而相侮则是正常制约关系遭到破坏而出现"反克"的异常现象。

第三节　形神合一论

形神合一的唯物生命观是中医整体恒动论在中医心理学中的具体体现，是中医心理学基础理论的基础。形神问题作为重要的世界观问题，一直是唯物主义和唯心主义争论的焦点。《内经》通过对人体的生理病理分析，基本阐明了形与神的辩证关系，不但对中医学的发展做出了贡献，并奠定了中医心理学的心理生理整体观，而且也为唯物主义哲学的发展提供了有力的论据。

一、形神基本概念

1. 形、神的概念

在中医学理论中，形是对以各种形式存在的物质的概括，它不但包含有形可证的物质，也包含中医独特的物质概念——无形可证的"气"。大体可分形质、形体、形态之异。形质指构成形体的基本物质，在人体如皮、肉、筋、骨、脉、精、气、血、津液等，有有形与无形之分。有形本于无形，无形的物质谓之气，而这些具体的形质也本源于气。《灵枢·决气》即有"精气津液血脉"只是"一气耳"之说。形体是由形质所组成，形体自然具有一定的形态，因而它们和气一样都具有物质的属性，皆由气所化生。形态则是物质运动的存在状态。

在中医学中，神的含义主要有三：其一，指自然界物质运动变化的功能和规律，所谓"阴阳不测谓之神"（《素问·天元纪大论》）。其二，指人体生命活动的总称，一般称之为广义的神。整个人体生命活动的外在表现，如整个人体的形象及面色、眼神、言语、肢体活动姿态等，无不包含于神的范围。换言之，凡是机体表现于外的"形征"，都是机体生命活动的外在反映。其三，是指人们的精神、意识、思维活动，即心所主之神志，一般称之为狭义的神。

2. 人身之神

《类经》将神概括为"万物之神"和"人身之神"，前者是就自然界而言，即神的本义；后者是就人体而论，有广义和狭义之分。

从广义来说，人身之神是人体生命现象的总括，也就是对以精气、营血、津液等为物质基础的脏腑、经络等全部功能活动的高度概括，当这些功能活动正常时，表现于外的征象都属于人身之神的范畴。

从狭义而论，人身之神具体指人的心理活动，即魂、魄、意、志、思、虑、志、智等。中医学是以人的健康、疾病为研究对象的医学，故更侧重于人身之神；但人身之神概念的重要意义，并不仅在于概括生命活动，更主要的是在于说明人体复杂的生命活动（包括心理活动）是怎样有规律、协调地进行着的。

中医学中"神"的概念外延是很广的，如：

《灵枢·平人绝谷》："神者，水谷之精气也。"

《灵枢·小针解》："神者，正气也。"

《素问·八正神明论》："血气者，人之神。"

《素问·天元纪大论》："阴阳不测谓之神。"

中医学中神的概念的广泛性，并不意味它缺乏确定性而失之于混乱，相反正说明它强调了生命的整体观，包括机体与外部环境的对立统一、心理与生理的对立统一、精神与物质的对立统一、本质与现象的对立统一等。只要我们掌握了神的基本内涵，这一概念在不同场合的外延便不难理解。

二、形神合一论概述

中医心理学的形神合一论主要研究形质及由形质构成的形体与人身狭义之神的关系。

1. 神本于形而生

《内经》认为，构成宇宙间万物的最基本元素是"气"，因此人体形质也本源于"气"。形的始基是精，人身之神生于形。

《灵枢·决气》："余闻人有精、气、津、液、血、脉，余意以为一气耳。"

《灵枢·本神》："故生之来谓之精，两精相搏谓之神。"

明代杰出医学家，温补学派的代表人物张介宾《类经附翼·大宝论》："形以精成，而精生于气。"

张介宾《类经·藏象类》："两精者，阴阳之精也……故人之生也，必合阴阳之气，构父母之精，两精相搏，形神乃成。"

这是从广义的角度，把神当成一个新的生命，来阐明神源于先天父母之精。但是，神生于先天而养于后天，新的生命降生后，要得以维持生存并成长壮大，还需依赖天地间精气的濡养。所以，张志聪释本条为："盖本于先天所生之精，后天水谷之精而生此神，故曰两精相搏谓之神。"（《黄帝内经灵枢集注》）

神生于形的含义，除了其产生需以精为本外，神的活动也以精为物质基础。

《灵枢·决气》："胃满则肠虚，肠满则胃虚，更虚更满，故气得上下，五脏安定，血脉和利，精神乃居。故神者，水谷之精气也。"

杨上善释之曰："水谷精气，资成五神，故水谷竭，神乃亡也。"因此，饮食充足同时脏腑的生理机能正常，就能很好地将其转化为精气，化生为血而涵养于神，于是人的神气充沛、生机勃勃。

另外，情志活动的产生也有赖于脏腑生理。《素问·阴阳应象大论》曰："人有五脏，化五气，以生喜怒悲忧恐。""化五气"即是脏腑的生理机能。

2. 神依附形而存

神以形为物质基础，除表现于精气的化生作用之外，还表现在神对形体的依赖性，"形存则神存，形谢则神灭也"。神不能离开形体而独立存在，而且它的功能也必须要在形体健康的情况下才能正常行使。

故《素问·上古天真论》中有"形体不敝，精神不散"之说，张介宾亦称形为"神明之宅"（《景岳全书·治形论十七》）。

《内经》认为"心藏神"，为"精神之所舍"，所以心才具有主宰生命活动的重要功能而被称为"君主之官"（《素问·灵兰秘典论》）与"生之本"（《素问·六节藏象论》）。如果因某些原因致使心受到损伤，则神必然也要受到影响，甚则神灭身亡，故《灵枢·邪客》说："心伤则神去，神去则死矣。"

神虽然由心所主，但《内经》同时又认为与其他内脏也有关系。

《素问·宣明五气》："心藏神，肺藏魄，肝藏魂，脾藏意，肾藏志。"

神、魄、魂、意、志名虽不同，但皆属人身之神的范畴。因此，五脏皆可称为神之宅。五脏所以能成为诸神之宅，这和五脏的物质基础对五神的濡养作用分不开。

《灵枢·本神》："肝藏血，血舍魂……脾藏营，营舍意……心藏脉，脉舍神……肺藏气，气舍魄……肾藏精，精舍志。"

心理活动的主要器官是大脑，中医典籍也有描述。《内经》中就有"头者，精明之府"的记载；明代李时珍指出"脑为元神之府"；清朝王清任在《医林改错·脑髓说》中亦认为"人之记性，皆在脑中"。至于不叫"脑主神志""脑藏神"，是因为中医学以脏腑单位划分生理功能。"心主神志"之"心"是指藏象之心的概念，不同于解剖之心那样局限和具体。

3. 神为形之主

中医学不但认识到神是在形的基础上产生并存在着的，也认识到神对形的反作用。

张介宾说："虽神由精气而生，然所以统驭精气而为运用之主者，则又在吾心之神。"《素问·阴阳应象大论》说："精归化……化生精。"

后天水谷之所以能转化为精气，是在神的主导之下机体气化作用的结果，是由各脏腑器官相互协调共同活动来完成的。假如失去神的主宰，则脏腑机能紊乱、气化功能失常，甚则"神去则机息"（《素问·五常政大论》），因而"精归化，化生精"的最基本生命活动也就随之终结，精气自然也无从化生。

故《素问·移精变气论》有"得神者昌，失神者亡"，《素问·疏五过论》曰："精神内伤，身必败亡。"

神对形的反作用，尤其表现在"心神"对脏腑的主导作用上。

《素问·灵兰秘典论》："心者，君主之官也，神明出焉……主明则下安……主不明则十二官危，使道闭塞而不通，形乃大伤。"

人体脏腑的机能活动是复杂的，这些复杂的机能活动所以能够相互协调，正是由于"心神"的调节。人体是一个有机统一的整体，不但机体自身各部分之间保持着密切的相互协调关系，而且与外界环境也有着紧密的联系。神在调节这些关系上皆起着重要的主导作用。若神受损，则调节机能失常，机体的整体性遭到破坏，于是便发生相应的病理变化，所以张介宾说："无神则形不可活。"（《类经·针刺类》）

4. 形神俱备，乃成为人

《内经》认识到了形与神两方面对生命的重要意义。

《素问·上古天真论》："故能形与神俱，而尽终其天年。"

《灵枢·天年》："黄帝曰：何者为神？岐伯曰：血气已和，荣卫已通，五脏已成，神气舍心，魂魄毕具，乃成为人。"

气血、营卫、五脏，皆形之类也；神气、魂魄，皆神之类也。这条经文不但明确指出了"神生于形"，而且也阐明了只有当神与形统一在一起之时，才形成人的生命。同篇又说："百岁，五脏皆虚，神气皆去，形骸独居而终矣。"指出了死亡的概念就是"形神分离"。假若形神分离，纵然形骸尚存，但生命也已完结。神是不能脱离形体而独立存在的，所以形神分离也就意味着"神"的消亡，因此"神"又可被当作生命的象征。

张介宾深得经旨，将《内经》中的形神关系概括为："形者神之体，神者形之用；无神则形不可活，无形则神无以生。"（《类经·针刺类》）他还说："人禀天地阴阳之地以生，借血肉以成其形，一气周流于其中以成其神，形神俱备，乃为全体。"

形与神是生命不可缺少的两个部分。形是第一性的，它决定着神的产生与存在；反过来，神对形有反作用，神又是形的主宰。形与神的对立，是生命运动的基本矛盾；形与神的统一，是生命存在的基本特征。形与神的对立统一，便形成了人体生命过程中有机统一的整体。

"形神合一"论的具体内容，为中医心理学的心理生理统一观奠定了坚实的理论基础。长期以来，它有效地指导了中医临床实践，贯穿了中医学生理、病理、诊断、治疗、预防的各个方面及中医心理学实践的各个环节。

三、形神合一论在中医心理学中的应用

形神合一论从整体、宏观的角度更好地阐释了现代心身医学、心理学所关心的心身关系问题；形神合一论是中医心理学的理论基础和指导思想；形神合一论在临床诊断、治疗和养生中具有重要的指导作用。中医心理学的形神合一论强调神对形的反作用，也正因为神对形的反作用，所以心调神即可调形，这就为中医心理治疗奠定了坚实的理论基础，并指导着中医临床各科的广泛运用。中医心理学在形神合一论思想的指导下，强调了精神调养对身体健康的重要意义，同时也不忽视身体锻炼、饮食调养等"保形以养神"，以达到心身健康的养生目的。

第四节　心主神明观

心主神明观是中医学用脏象学说一元化地阐述心身现象的假说。

《素问·灵兰秘典论》说："心者，君主之官也，神明出焉。"

这里的"心"是指中医的藏象之心，而非解剖学上具有一定形态结构的心脏；"神"乃前述的人身之神；"主"即主宰、统帅之意。它认为人体的心理活动和生理活动，就是统一在"心神"之下的。

一、心神主导脏腑功能活动

形神合一构成了人的生命，神是生命活动的主宰。人的生命活动相当复杂，可概括为

生理性活动和心理性活动两大类。心神的主宰作用之一体现在对脏腑功能活动的主导，由此而间接主宰心理活动。

《素问·灵兰秘典论》以比拟手法，形象地用"君相臣使"列举了脏腑的职能：心为"君主之官也，神明出焉"；肺为"相傅之官，治节出焉"，肝为"将军之官，谋虑出焉"；胆为"中正之官，决断出焉"；膻中为"臣使之官，喜乐出焉"，脾胃为"仓廪之官，五味出焉"（《素问遗篇·本病论》又称"脾为谏议之官，知周出焉"）；大肠为"传道之官，变化出焉"；小肠为"受盛之官，化物出焉"；肾为"作强之官，伎巧出焉"；三焦为"决渎之官，水道出焉"；膀胱为"州都之官，津液藏焉"，共十二官之职。"心者，君主之官也，神明出焉"，便是在形神合一论和藏象论的基础上，将人身之神依附于藏象之心，故心才成为"君主之官"而主神明。同篇又说，"凡此十二官者，不得相失也"，即十二官之间必须保持相互协调，否则气化失常，百病随之而生。心居最为显要的"君主"之位，心"神明出焉"的作用就在于主管各脏腑所属的生理心理活动，即脏腑间的协调关系。故文中又强调"主明则下安……主不明则十二官危""心者，五脏六腑之大主也"（《灵枢·邪客》）。

藏象之心对脏腑功能的统帅，也是实现心对心理活动间接影响的基础。《灵枢·本神》曰："心藏脉，脉舍神。"即心主神志通过其主血脉的功能间接实现了。心主血脉，可以营运血液主宰五脏六腑的生理功能，由此涵养五脏之神，故心脉充盈则神志清晰，思维敏捷，精神旺盛；血脉亏损，心血不足，常致失眠、多梦等。

二、心神主导人的意志思维

普通心理学一般把人的心理活动过程分为具有相互联系的认识过程、情感过程、意志过程等，中医学认为这些心理活动过程由心神主管。

1. 心神与认知过程

认知过程是从感觉到思维、从感性认识到理性认识的过程。这一心理过程可大致分为感知活动和认知思维。感知觉是人体对客观事物首先产生的心理活动。中医学认为，人的感知活动是在心神的主导下进行的。

《类经》："是以耳之听，目之视，无不由乎心也。"

《荀子·天论》："心居中虚，以治五官，夫是之谓天君。"

《荀子·正名》："心有征知。"

心应该辨别外物，产生感知。心主全身之血脉，而目、耳、鼻、舌等感受器是以气血为物质基础，藏象之心通过经络与各种感受器形成联系，发挥主宰作用。

关于认知思维，《灵枢·本神》认为："所以任物者谓之心，心有所忆者谓之意，意之所存谓之志，因志而存变谓之思，因思而远慕谓之虑，因虑而处物谓之智。"

它认为客观事物首先通过"任物"活动（相当于感知觉）反映于心神，所接到的信息受到注意而进入记忆系统（意），记忆信息被保存（存）而成为巩固的记忆（志），在记忆的基础上对已有材料进行分析综合、抽象概括（存变）等思维过程，上升为理性认识，并可对眼前未及的事物进行判断推理（思虑），通过思维把握客观规律，从而按客观规律行事（智）。

再结合《素问·气交变大论》"善言天者，必应于人，善言古者，必验于今，善言气者，必彰于物"的理论认识还必须通过实践进行检验的观点，就完整地论述了全部的认知过程。即认知过程由"任物"感知开始，经过思虑上升为理性认识，然后再指导实践并在实践中得到检验。心神是人类意识思维活动的中枢，记忆、存记、理性思维等都是心神的功能，也即认知过程是在心神主导下完成的。

2. 心神与五脏

情志情绪活动虽与五脏有关，但外界刺激首先作用于心，通过心神的调节而使五脏分别产生不同的变动。

"心……在声为笑，在变动为忧……在志为喜"（《素问·阴阳应象大论》），五志所发，皆从心造，故凡见喜怒悲惊思之证，皆以平心火为主"（《儒门事亲》），"凡情志之属，惟心所统"（《类经》）等均说明情志活动也是由心主导的。此外，心神主导情志还表现在受到外界刺激时，情志变化的强弱主要取决于机体的心神状态，若心主神明的功能正常，便能很好地调节适应，而不至于发生强烈的情绪变动。

3. 心神总统魂魄，兼骇志意

魂魄是中医学根据阴阳对立原则，对具有相互对立意义的两大类心理现象的特殊概括。二者不是指心理过程中的某一种心理现象，"魄"多指那些与生俱来的、本能的或较低级的心理活动；"魂"相对于"魄"多指非本能的、较高级的心理活动。

"意""志"从广义上讲都是指心"任物"后进行的思维活动。"意"的含义主要有三：记忆（如《灵枢·本神》之"心有所忆谓之意"），思维（如《素问·五脏生成》之"五脏相音，可以意识"）和注意（如《类经》之"一念之生，心有所向而未定者，曰意"）。

"志"的含义也较多，有记忆（《灵枢·本神》"意之所存谓之志"），意志（《类经·藏象类》"意已决而卓有所立者，曰志"），情志情绪（《素问·四气调神大论》"春三月……以便志生"）等。

魂、魄、意、志，虽然含义有所不同，职能有所分工，但都是对人身之神活动不同侧面或阶段的概括，其实都属于神的范畴，都是心神主导之下进行的生命活动。故张景岳说："人身之神，唯心所主……外如魂魄志意五神五志之类，孰非元神所化而统乎一心。"（《类经·藏象类》）"心为五脏六腑之大主，而总统魂魄，兼骇志意。"（《类经·疾病类》）

三、"心神说"与"脑髓说"

《内经》不仅提出心主神明说，也有许多脑与神明相关的论述。二者相比，前者更为显要，历代的正统提法均循此说，但不能据此忽视脑髓说的存在及其积极意义。

《素问·脉要精微论》说："头者精明之府，头倾视深，精神将夺矣。"

"精明"具有"视万物，别白黑，审短长"的功能（即感知功能），因此亦属于神的范畴。

《灵枢·海论》说："脑为髓之海。""髓海不足，则脑转耳鸣，胫酸眩冒，目无所见，懈怠安卧。"

意思是说，若脑髓发达，则运动功能也强健；若脑髓不足，不仅肢体倦怠无力，还会直接影响听觉和视觉等心理活动。

唐朝孙思邈《备急千金要方》说："头者，身之元首，人神之所法。"

至明代，李时珍则明确地提出"脑为元神之府"的见解。

王清任提出"灵机记性，不在心在脑"，创立了以脑的生理病理为研究对象、有较系统理论的"脑髓说"。

现代心理学认为心理活动是脑的机能，已被人们普遍接受。然而，"心神说"是否可被"脑髓说"完全取代呢？长期的中医临床实践表明，"心神说"在指导疾病的防治中一直发挥着良好的效果。这就促使人们深思，心理活动是否仅仅是脑的机能，与其他脏器有无联系？诚然，脑是神经系统的中枢，是心理活动的物质基础，但是心脏直接参与机体神经内分泌调节的作用，也已得到现代科学研究的证实。心脏向脑供血，维持脑神经系统的正常机能；心脏分泌的心钠素等激素，也可使脑产生一系列心理反应。事实上，心脏的奥秘还远没有揭开，心脏不仅是"血脉之心"，还有可能是确实的"神明之心"。更何况中医学所说之"心"是指藏象之心的概念，并不同于解剖学之心那样具体。"心主神明"的重要意义，主要在于强调心理生理统一观。中医学的藏象学说立足于整体观，把它看作是机体各脏腑功能系统的某种类型的存在形式，所以没有简单地把"神明"归纳为脑髓的机能，这也是中医心理学的特色之一。

第五节　整 体 论

整体是指统一性、完整性及相互联系性。中医理论认为人体是一个有机整体，人与自然界息息相关，人与社会关系密切。这种机体自身整体性及机体与外部环境统一性的思想称为整体观念。

一、人体是一个有机的统一整体

人体由若干脏腑和组织器官构成，以五脏为中心，配合六腑，通过经络系统的联系相互沟通，实现机体的统一。

生理上，以五脏为中心，通过经络的联系，把五脏、六腑、五体、五官、九窍、四肢百骸等全身组织器官联系起来，并通过精、气、血、津液等的作用，构成统一整体，完成机体的整体功能活动，各脏腑之间既相辅相成又相互制约。

病理上，脏腑之间相互影响，任何局部的病变可引起整体的病理反应，整体功能的失调也可反映于局部。

诊断上，当整体或局部发生病变时，对其病理机制的分析应首先着眼于整体，因各脏腑、组织、器官在病理上存在着相互联系和影响，所以在诊断疾病时，可以通过五官、形体、色脉等外在变化了解和判断内脏病变，从而做出正确诊断。

治疗与调护上，从整体出发，着眼于调节整体功能的失常，从脏腑之间的联系入手，进行综合治疗与调护，而不是仅限于局部的病变。

二、人与环境有密切联系

"人与天地相应"，人是整个物质世界的一部分，人与外界环境有着物质同一性，外界环境提供人类赖以生存的物质条件，因此环境的变化影响着人体，使人体发生相应的变化。这些观点与中医心理的实践有着非常密切的关系。

人具有社会属性，即人生活在社会中，是社会整体中的一个组成部分，所以社会的变化必然对人体产生影响。当然，人又会反过来影响社会，社会和人体紧密联系，互相影响，也是一个不可分割的整体。

1. 人和自然界息息相关

宇宙中，太阳、地球、月亮等众天体之运行，产生季节气候交替、昼夜阴阳变化，这是时间演变的结果。地域水土不同，具体生活环境差异是人体生存空间的区别，这些都直接或间接、明显或不明显地影响着人体，出现相应的变化，这就是中医学的时空观。

季节气候的四季交替变化使人表现出规律性的生理适应过程，"天暑衣厚则腠理开，故汗出……天寒则腠理闭，气湿不行，水下留于膀胱，则为溺与气"。昼夜的变化也使人体功能发生相应变化，"故阳气者，一日而主外，平旦人气生，日中而阳气隆，日西而阳气已虚，气门乃闭"。体内的阳气呈现出规律性的昼夜波动，这一变化趋势与现代生理学研究所揭示的体温日波动曲线十分吻合。

昼夜的变化也影响到疾病过程。一般病证，大多白天病情较轻，傍晚加重，夜间最重，因此说："夫百病者，多以旦慧，昼安，夕加，夜甚。"

不同的地域水土、居住环境对人体产生的影响更是显而易见。如我国江南水乡，地势低平，气候温暖湿润，故人体腠理疏松，体质较薄弱；西北地区，地高山多，气候寒冷干燥，故人体腠理多致密，体格偏壮实。居住环境不同加上长期的饮食生活习惯使机体产生适应性，一旦易地而处，环境突然改变，机体多感不适甚至患病，这与现代所进行的群体体质调查结果是一致的。

上述人与自然环境相统一的"天人相应"观构成了中医学的重要理论基础。中医诊疗过程中历来重视人与自然环境的相互关系，这正是它的特色与优势所在。

2. 人与社会关系密切

人生活在社会当中，人是社会的组成部分。人能影响社会，而社会的变化对人也能产生影响，其中影响最明显的因素是社会的进步与落后、社会的治与乱，以及人的社会地位的变动。

首先，社会进步，经济发达，人们赖以生存的食品、衣物供给丰盛，居住环境幽雅、舒服、清洁，这些都利于人体健康；加上社会文明程度高，人类对卫生、预防、保健知识的了解逐渐增多，开始懂得防病治病和保健养生，因此，人类的寿命随着社会的进步而越来越（逐步）延长。但在另一方面，促进社会进步的大工业生产带来水、土、大气的污染，以及过度紧张的生活节奏给人们带来诸多疾病。

其次，社会的治与乱对人体的影响也非常大。社会安定，人们生活规律，抵抗力强，不易得病；社会大乱，生活不安宁，抵抗力降低，各种疾病就易发生并流行。历史上，由于战争、灾荒，人们流离失所，饥饱无常，瘟疫流行，导致人们大量生病及死亡就是明证。

个人社会地位的转变势必带来物质生活及精神上的一系列变化。现代社会竞争激烈，伴随而出现的就业、升迁、贫富、人际关系改变无时无刻不在刺激着人们，给人以心理、精神上的压力，如不能正确对待，处理不好则能影响健康导致疾病的发生。

总之，中医学把人体看成是一个以五脏为中心、以心为主宰的统一整体，同时也认为人和自然界息息相关，人和社会有密切联系，也是一个不可分割的统一整体。

三、整体论在中医心理学中的应用

"形神合一论"是中医心理学的生命整体观，这是中医学整体观念在中医心理学基础理论中的具体体现，也是中医心理学基础理论的指导思想，因此可看成是中医心理学基础理论的基础。

神的内涵是一元的，即为"生命之主"，但其外延是广泛的，既包括心理方面的，也包括生理方面的。因此这一概念本身，就体现了中医心理学的心理生理统一观。

神与形是生命不可缺少的两个方面。从本源上说，神本于形而生，并依附于形而存；但从作用上说，神又是形的主宰。神与形的对立，是生命运动的基本矛盾；神与形的统一，是生命存在的基本特征。神与形的对立统一，便构成了人体生命这一有机统一的整体。"形神合一"的生命观，是中医学"整体观"的一个重要组成部分；"形神合一论"的具体内容，为中医心理学的心身统一、心理生理统一的基本观点奠定了坚实的理论基础。

第三章　中医心理的脏腑学说

中医心理的功能基础包括五脏、六腑、奇恒之腑和气血津液等物质和脏器的功能状态。它们各自具有独特的生理功能，相互间还存在着联系，尤其五脏和六腑的功能密切配合，支撑着心理功能的发挥。本章重点介绍五脏、六腑和奇恒之腑的功能及其相互间的关系。

第一节　五　　脏

心、肺、脾、肝、肾称为五脏，加上心包络又称六脏。但习惯上把心包络附属于心，称五脏即概括了心包络。五脏具有化生和贮藏精气的共同生理功能，同时又各有专司，且与躯体官窍有着特殊的联系，形成了以五脏为中心的特殊系统。其中，心的生理功能起着主宰作用。

一、心

心位于胸腔偏左，膈膜之上，肺之下，圆而下尖，形如莲蕊，外有心包络卫护。心与小肠、脉、面、舌等构成心系统。

藏象学说中的心，在中医文献中有血肉之心和神明之心之别。血肉之心，即指实质性的心脏；神明之心是指脑接受和反映外界事物，进行意识、思维、情志等精神活动的功能。中医学把精神意识思维活动归属于心，故有神明之心的说法。

（一）心的生理功能

1. 心主血脉

心主血脉，指心有主管血脉和推动血液循行于脉中的作用，包括主血和主脉两个方面。血，就是血液；脉，即是脉管，又称经脉，为血之府，是血液运行的通道。心脏和脉管相连，形成一个密闭的系统，成为血液循环的枢纽。心脏不停地搏动，推动血液在全身脉管中循环无端，周流不息，成为血液循环的动力。心脏、脉和血液所构成的这个相对独立系统的生理功能，都属于心所主，都有赖于心脏的正常搏动。

心脏有规律地跳动，与心脏相通的脉管亦随之产生有规律的搏动，称之为"脉搏"。中医通过触摸脉搏的跳动来了解全身气血的盛衰，作为诊断疾病的依据之一，称之为"脉诊"。在正常生理情况下，心脏的功能正常，气血运行通畅，全身的机能正常，则脉搏节律调匀，和缓有力。否则，脉搏便会出现异常改变。

心要完成主血脉的生理功能，必须具备两个条件：其一，心之形质无损与心之阳气充沛。心气与心血、心阳与心阴既对立又统一，构成了心脏自身的矛盾运动，以维持心脏的正常生理功能。心脏的正常搏动主要依赖于心之阳气作用，心阳气充沛，才能维持正常的心力、心率和心律，血液才能在脉内正常地运行。其二，血液的正常运行也有赖于血液本身的充盈和脉道的滑利通畅。所以，心阳气充沛、血液充盈和脉道通利是血液运行最基本的前提条件，其中任何一个因素异常，都可改变血液循行状态。

心主血脉的生理作用有二：一是行血，以输送营养物质。心气推动血液在脉内循环运行，血液运载着营养物质以供养全身，使五脏六腑、四肢百骸、肌肉皮毛等整个身体都获得充分的营养，藉以维持其正常的功能活动。二是生血，使血液不断地得到补充。

胃肠消化吸收的水谷精微通过脾主运化、升清散精的作用，上输给心肺，在肺部吐故纳新之后，灌注心脉变化而赤，成为血液，故有"心生血"（《素问·阴阳应象大论》），"血生于心"（《质疑录·论在内为血在外为汗》）之说。

心脏功能正常，则心脏搏动如常，脉象和缓有力，节律调匀，面色红润光泽。若心脏发生病变，则会通过心脏搏动、脉搏、面色等方面反映出来。如心气不足，血液亏虚，脉道不利，则血液不畅，或血脉空虚，而见面色无华，脉象细弱无力等，甚则发生气血瘀滞，血脉受阻，而见面色灰暗，唇舌青紫，心前区憋闷和刺痛，脉象结、代、促、涩等。

2.心主神志

心主神志，即是心主神明，又称心藏神。

（1）神的生成。神是人体形体的机能或功用。由精气构成的形体是人身的根本。

《灵枢·本神》："生之来谓之精，两精相搏谓之神。"

神随着个体的发生、发育、成长、消亡而发生、发展和消亡。神由先天之精气所化生，当胚胎形成之际，生命之神也就产生了。出生之后，在个体发育过程中，神还必须依赖于后天水谷精气的充养。

《灵枢·平人绝谷》："神者，水谷之精气也。"

神并不是超物质的东西，它的产生是有物质基础的。精气是产生神的物质基础。形具而神生，形者，神之体，神者，形之用。形存则神存，形谢则神灭。总之，神是物质自然界的产物，是天地间的一种自然现象。

（2）心主神志的生理作用。心藏神，为人体生命活动的中心。其生理作用有二：

其一，主思维、意识、精神。在正常情况下，神明之心接受和反映客观外界事物，进行精神、意识、思维活动，这种作用称之为"任物"。任，是接受、担任、负载之意，即心具有接受和处理外来信息的作用。有了这种"任物"的作用，才会产生精神和思维活动，对外界事物做出判断。

其二，主宰生命活动。神明之心为人体生命活动的主宰。五脏六腑必须在心的统一指挥下，才能进行统一协调的正常生命活动。心为君主而脏腑百骸皆听命于心。心藏神而为神明之用。

《饮膳正要·序》："心为一身之主宰，万事之根本。"

《灵枢·邪客》："心者，五脏六腑之大主也，精神之所舍也。"

（3）心主神志与五脏藏神的关系。中医学从整体观念出发，认为人体的一切精神意识思维活动，都是脏腑生理功能的反映。故把神分成五个方面，并分属于五脏。

《素问·宣明五气》"心藏神，肺藏魄，肝藏魂，脾藏意，肾藏志。"

人的精神意识思维活动，虽五脏各有所属，但主要还是归属于心主神志的生理功能。

《类经·疾病类》："心为五脏六腑之大主，而总统魂魄，兼赅意志。"

心主神志与主血脉的关系：气、血、津液、精等是人体脏腑功能活动的物质基础。神志是心脏生理功能之一，心脏运送血液以营养全身，也包括为自身提供生命活动必要的物质，所以就这个意义讲，又说血液是神志活动的物质基础。

《素问·八正神明论》："血气者，人之神。"

《灵枢·营卫生会》："血者，神气也。"

因此，心主血脉的功能异常，亦必然出现神志的改变。

（4）心主神志与脑为元神之府的关系。脑为髓海，髓由精生，精源于五脏六腑之气血。所以，脑的功能与五脏相关。人之灵机记性、思维语言、视、听、嗅等均为脑所主，故称脑为元神之府，脑为人体生命活动的中枢。神明之心实质就是脑。心主血，上供于脑，故心脑相系，常心脑并称，心脑同治。

人的精神、意识和思维活动属于大脑的生理功能，是大脑对外界事物的反映，这在中医文献中早已有明确的论述。但藏象学说则将人的精神、意识和思维活动不仅归属于五脏而且主要归属于心的生理功能。所以，心主神志的实质是指大脑通过感觉器官接受、反映客观外界事物，进行意识、思维情志等活动。因为藏象学说中脏腑的概念虽然包含着若干解剖学成分，但从主要方面看，却是一个标示各种功能联系的符号系统，是人体的整体功能模型。中医学将思维活动归之于心，是依据心血充盈与否与精神健旺程度有密切关系而提出来的。

中医学心的概念反映了中国传统文化中心性哲学的鲜明特色。中医学的心神论长期以来一直在指导着中医的临床实践，具有重要的科学和实践价值。

（二）心的生理特性

1. 心为阳脏而主阳气

心为阳中之太阳，以阳气为用。心的阳气能推动血液循环，维持人的生命活动，使之生机不息，故喻之为人身之"日"。心脏阳热之气不仅维持了心本身的生理功能，而且对全身又有温养作用。"心为火脏，烛照事物"（《血证论·脏腑病机论》），故凡脾胃之腐熟运化，肾阳之温煦蒸腾，以及全身的水液代谢、汗液的调节等，心阳皆起着重要作用。

2. 心气与夏气相通应

心应夏气，"通"即相互通应之意。人与自然是一个统一整体，自然界的四时阴阳消长变化，与人体五脏功能活动系统是通应联系着的。心与夏季、南方、热、火、苦味、赤色等有着内在联系。心为阳脏而主阳气。天人相应，自然界中在夏季以火热为主，在人体则与阳中之太阳的心相通应，了解心的这一生理特性，有助理解心的生理病理，特别是病理与季节气候的关系。心通于夏气，是说心阳在夏季最为旺盛，功能最强。

二、肺

肺，位居胸中，左右各一，呈分叶状，质疏松。与心同居膈上，上连气管，通窍于鼻，与自然界之大气直接相通。与大肠、皮、毛、鼻等构成肺系统。在五行属金，为阳中之阴脏。主气司呼吸，助心行血，通调水道。在五脏六腑中，位居最高，为五脏之长。肺与四时之秋相应。肺脏为白色分叶质地疏松含气的器官，其"虚如蜂窠""浮""熟而复沉"，故称为清虚之脏。

（一）肺的生理功能

1. 肺主气

肺主气是肺主呼吸之气和肺主一身之气的总称。肺藏魄，属金，总摄一身之气。身之气均为肺所主，所以说"诸气者皆属于肺"（《素问·五脏生成论》），"肺主一身之气"（《医门法律·明胸中大气之法》）。肺主气，包括主呼吸之气和主一身之气两个方面。

（1）肺主呼吸之气。肺主呼吸之气是指肺通过呼吸运动，吸入自然界的清气，呼出体内的浊气，实现体内外气体交换的功能。通过不断地呼浊吸清，吐故纳新，促进气的生成，调节着气的升降出入运动，从而保证了人体新陈代谢的正常进行。

《医宗必读·改正内景脏腑图》："肺叶白莹，谓之华盖，以复诸脏。虚如蜂巢，下无透窍，吸之则满，呼之则虚，一呼吸，消息自然。司清浊之运化，为人身之橐籥。"

橐籥，古代冶炼用以鼓风吹火的装备，犹今之风箱。橐，外面的箱子；籥，里面的送风管，以此来类比肺的呼吸运动。

中医学认为，呼吸运动不仅靠肺来完成，还有赖于肾的协作。肺为气之主，肾为气之根，肺主呼，肾主纳，一呼一纳，一出一入，才能完成呼吸运动。肺呼吸功能正常，则气道通畅，呼吸调匀；若病邪犯肺，影响其呼吸功能，则现胸闷、咳嗽、喘促、呼吸不利等症状。

（2）肺主一身之气。肺主一身之气是指肺有主持、调节全身各脏腑之气的作用，即肺通过呼吸而参与气的生成和调节气机的作用。肺主一身之气的生理功能具体体现在以下2个方面。

气的生成方面：肺参与一身之气的生成，特别是宗气的生成。人体通过呼吸运动，把自然界的清气吸入于肺，又通过胃肠的消化吸收功能，把食物变成水谷精气，由脾气升清，上输于肺。自然界的清气和水谷精气在肺内结合，积聚于胸中的上气海（指膻中，位于胸中两乳之间，为宗气汇聚发源之处），便称之为宗气。宗气上出喉咙，以促进肺的呼吸运动；贯通心脉，以行血气而布散全身，以温养各脏腑组织和维持它们的正常功能活动，在生命活动中占有重要地位，故起到主一身之气的作用。因此，肺呼吸功能健全与否，不仅影响宗气的生成，而且也影响着全身之气的生成。

对全身气机的调节方面：所谓气机，泛指气的运动，升降出入为其基本形式。肺的呼吸运动是气的升降出入运动的具体体现。肺有节律地一呼一吸，对全身之气的升降出入运动起着重要的调节作用。

肺主一身之气的功能正常，则各脏腑之气旺盛。反之，肺主一身之气的功能失常，会影响宗气的生成和全身之气的升降出入运动，表现为少气不足以息、声低气怯、肢倦乏力等气虚之候。

肺主一身之气与肺主呼吸之气的关系：肺主一身之气和呼吸之气，实际上都隶属于肺的呼吸功能。肺的呼吸调匀是气的生成和气机调畅的根本条件。如果肺的呼吸功能失常，势必影响宗气的生成和气的运动，那么肺主一身之气和呼吸之气的作用也就减弱了，甚则肺丧失了呼吸功能，清气不能入，浊气不能出，新陈代谢停止，人的生命活动也就终结了。所以说，肺主一身之气的作用主要取决于肺的呼吸功能。但是，气的不足和升降出入运动异常，以及血液运行和津液的输布排泄异常，亦可影响肺的呼吸运动，而出现呼吸异常。

肺朝百脉：肺朝百脉是指全身的血液都通过经脉而聚会于肺，通过肺的呼吸，进行体内外清浊之气的交换，然后将富含清气的血液输送至全身的作用，即肺协助心脏推动血液在脉管内运行的作用。全身的血液都要通过经脉而流经于肺，通过肺的呼吸进行气体交换，然后再输布全身。

肺朝百脉的生理作用为助心行血。肺主气，心主血，全身的血和脉均统属于心。心脏的搏动是血液运行的基本动力。血的运行又依赖于气的推动，随着气的升降而运行到全身。肺主一身之气，贯通百脉，调节全身气机，故能协助心脏主持血液循环。所以，血液的运行亦有赖于肺气的敷布和调节。肺助心行血的作用，说明了肺与心在生理病理上反映了气和血的密切关系。若肺气虚衰，不能助心行血，就会影响心主血脉的生理功能，而出现血行障碍，如胸闷、心悸、唇舌青紫等症状。

2. 肺主行水

肺主行水，是指肺的宣发和肃降对体内水液输布、运行和排泄的疏通和调节作用。由于肺为"华盖"，其位最高，参与调节体内水液代谢。

《血证论·肿胀》："肺为水之上源，肺气行则水行。"

肺主行水的作用：人体内的水液代谢是由肺、脾、肾，以及小肠、大肠、膀胱等脏腑共同完成的。肺主行水的生理功能是通过肺气的宣发和肃降来实现的。

肺气宣发，一是使水液迅速向上向外输布，布散到全身，外达皮毛，"若雾露之溉"，以充养、润泽护卫各个组织器官。二是使经肺代谢后的水液，即被身体利用后的废水和剩余水分，通过呼吸、皮肤汗液蒸发而排出体外。

肺气肃降，使体内代谢后的水液不断地下行到肾，经肾和膀胱的气化作用，生成尿液而排出体外，保持小便的通利。如果肺气宣降失常，失去行水的职能，水道不调，则可出现水液输布和排泄障碍，如痰饮、水肿等。

3. 肺主治节

治节，即治理调节。肺主治节是指肺辅助心脏治理调节全身气、血、津液及脏腑生理功能的作用。心为君主之官，为五脏六腑之大主，肺为相傅之官而主治节。"肺与心皆居膈上，位高近君，犹之宰辅"。心为君主，肺为辅相。肺的治节作用，主要体现于以下4个方面。

（1）肺主呼吸。肺的呼吸运动有节律地一呼一吸，呼浊吸清，对保证呼吸的调匀有着极为重要的作用。

（2）调节气机。肺主气，调节气的升降出入运动，使全身的气机调畅。

《类经·藏象类》："肺主气，气调则营卫脏腑无所不治。"

（3）助心行血。肺朝百脉，助心行血，辅助心脏，推动和调节全身血液的运行。"诸气者皆属于肺"，气行则血亦行。

（4）宣发肃降。由于肺的宣发和肃降，治理和调节津液的输布、运行和排泄。因此，肺主治节实际上是对肺的主要生理功能的高度概括。

4. 肺主宣肃

宣谓宣发，即宣通和发散之意；肃谓肃降，清肃下降之意。肺禀清虚之体，性主于降，以清肃下降为顺。肺宜清而宣降，其体清虚，其用宣降。宣发与肃降为肺气机升降出入运动的具体表现形式。肺位居上，既宣且降又以下降为主，方为其常。肺气必须在清虚宣降的情况下才能保持其主气、司呼吸、助心行血、通调水道等正常的生理功能。

（1）肺主宣发。肺主宣发是指肺气向上升宣和向外布散的功能，其气机运动表现为升与出。其生理作用主要体现在以下3个方面。

其一，吸清呼浊。肺通过本身的气化作用，经肺的呼吸，吸入自然界的清气，呼出体内的浊气，司体内清浊的运化，排出肺和呼吸道的痰浊，以保持呼吸道的清洁，有利于肺之呼吸。

《医宗必读·改正内景脏腑图》："肺者生气之原……吸之则满，呼之则虚……司清浊之运化。"

其二，输布津液精微。肺将脾所转输的津液和水谷精微布散到全身，外达于皮毛，以温润、濡养五脏六腑、四肢百骸、肌腠皮毛。

其三，宣发卫气。肺借宣发卫气，调节腠理之开阖，并将代谢后的津液化为汗液，由汗孔排出体外。因此，肺气失于宣散，则可出现呼吸不利、胸闷、咳嗽，以及鼻塞、喷嚏和无汗等症状。

（2）肺主肃降。肺主肃降是指肺气清肃、下降的功能，其气机运动形式为降与入。其生理作用主要体现在以下4个方面。

其一，吸入清气。肺通过呼吸运动吸入自然界的清气，肺之宣发以呼出体内浊气，肺之肃降以吸入自然界的清气，宜宣宜肃以完成吸清呼浊、吐故纳新的作用。

其二，输布津液精微。肺将吸入的清气和由脾转输于肺的津液和水谷精微向下布散于全身，以供脏腑组织生理功能之需要。

其三，通调水道。肺为水之上源，肺气肃降则能通调水道，使水液代谢产物下输膀胱。

其四，清肃洁净。肺的形质是"虚如蜂窠"，清轻肃净而不容异物。肺气肃降，则能肃清肺和呼吸道内的异物，以保持呼吸道的洁净。因此，肺气失于肃降，则可现呼吸短促、喘促、咳痰等肺气上逆之候。

肺气的宣发和肃降，是相反相成的矛盾运动。在生理情况下，相互依存和相互制约；在病理情况下，则又常常相互影响。所以，没有正常的宣发，就不能有很好的肃降；没有正常的肃降，也会影响正常的宣发。只有宣发和肃降正常，才能使气能出能入，气道畅通，呼吸调匀，保持人体内外气体之交换，才能使各个脏腑组织得到气、血、津液的营养灌溉，又免除水湿痰浊停留之患，才能使肺气不致耗散太过，从而始终保持清肃的正常状态。如果二者的功能失去协调，就会发生肺气失宣或肺失肃降的病变。前者以咳嗽为其特征，后者以喘促气逆为其特征。

（二）肺的生理特性

1.肺为华盖

盖，即伞；华盖，原指古代帝王的车盖。肺为华盖是指肺在体腔中位居最高，具有保护诸脏、抵御外邪的作用。肺位于胸腔，居五脏的最高位置，有覆盖诸脏的作用，肺又主一身之表，为脏腑之外卫，故称肺为华盖。肺为华盖，说明肺位高居，犹如伞盖保护位居其下的脏腑。肺为华盖是对肺在五脏中位居最高和保护脏腑、抵御外邪、统领身之气作用的高度概括。

肺通过气管、喉、鼻直接与外界相通。因此，肺的生理功能最易受外界环境的影响。如自然界风、寒、暑、湿、燥、火"六淫"之邪侵袭人体，尤其是风寒邪气，多首先入肺而导致肺卫失宣、肺窍不利等病变，由于肺与皮毛相合，所以病变初期多见发热恶寒、咳嗽、鼻塞等肺卫功能失调之候。

2.肺为娇脏

肺为娇脏是指肺脏清虚娇嫩而易受邪侵的特性。娇是娇嫩之意。肺为清虚之体，且居高位，为诸脏之华盖，百脉之所朝，外合皮毛，开窍于鼻，与天气直接相通。六淫外邪侵犯人体，不论是从口鼻而入，还是侵犯皮毛，皆易于犯肺而致病。他脏之寒热病变，亦常波及于肺，以其不耐寒热，易于受邪。

《临证指南医案·卷四》"其性恶寒恶热、恶燥恶湿，最畏火风。邪著则失其清肃降令，遂痹塞不通爽矣。"

肺位最高，邪必先伤，肺叶娇嫩，不耐邪侵，肺为清虚之脏，不容邪气所干。故无论外感、内伤或其他脏腑病变，皆可累及于肺而为病。

《理虚元鉴》："肺气一伤，百病蜂起，风则喘，痰则嗽，火则咳，血则咯，以清虚之脏，纤芥不容，难护易伤故也。"

3.肺气与秋气相应

肺为清虚之体，性喜清润。肺气旺于秋，与秋季气候清肃、空气明润相通应，故肺气在秋季最旺盛，秋季也多见肺的病变。肺与秋季、燥、金、辛味等有内在的联系：如秋金之时，燥气当令，此时燥邪极易侵犯人体而耗伤肺之阴津，出现干咳、皮肤和口鼻干燥等症状。又如风寒束表，侵袭肺卫，出现恶寒发热、头项强痛、脉浮等外感表证时，用麻黄、桂枝等辛散解表之药，使肌表之邪从汗而解。

三、脾

脾位于腹腔上部，膈膜之下，与胃以膜相连，"形如犬舌，状如鸡冠"，与胃、肉、唇、口等构成脾系统。主运化、统血，输布水谷精微，为气血生化之源。人体脏腑百骸皆赖脾以濡养，故有后天之本之称。在五行属土，为阴中之至阴。脾与四时之长夏相应。

（一）脾的生理功能

1.脾主运化

运，即转运输送；化，即消化吸收。脾主运化，指脾具有将水谷化为精微，并将精微物质转输至全身各脏腑组织的功能。简言之，脾具有对营养物质消化、吸收和运输的功能。食物的消化和营养物质的吸收、转输，是在脾胃、肝胆、大小肠等多个脏腑共同参与下的一个复杂生理活动，其中脾起主导作用。脾的运化功能主要依赖脾气升清和脾阳温煦的作用，脾升则健。

《医学三字经·附录·脏腑》："人纳水谷，脾气化而上升"；

《四圣心源》："脾升而善磨"。

水谷入胃，全赖脾阳为之运化。脾的运化功能，统而言之谓运化水谷，分而言之，则包括运化水谷和运化水液两个方面。

（1）运化水谷。水谷，泛指各种饮食物。脾运化水谷，是指脾对食物的消化吸收作用。脾运化水谷的过程为：一是胃初步腐熟消化的食物，经小肠的泌别清浊作用，通过脾的磨谷消食作用使之化为水谷精微（又称水谷精气）；二是吸收水谷精微并将其转输至全身；三是将水谷精微上输心肺而化为气血等重要生命物质。

五脏六腑维持正常生理活动所需要的水谷精微都有赖于脾的运化作用。由于饮食水谷是人出生之后维持生命活动所必需的营养物质的主要来源，也是生成气血的物质基础。饮食水谷的运化则是由脾所主，所以说脾为后天之本，气血生化之源。

脾的运化功能强健，习惯上称作"脾气健运"。只有脾气健运，则机体的消化吸收功能才能健全，才能为化生气、血、津液等提供足够的养料，才能使全身脏腑组织得到充分的营养，以维持正常的生理活动。反之，若脾失健运，则机体的消化吸收功能便因之而失常，就会出现腹胀、便溏、食欲不振，以至倦怠、消瘦和气血不足等病理变化。

（2）运化水湿。又称运化水液，是指脾对水液的吸收和转输，调节人体水液代谢的作用，即脾配合肺、肾、三焦、膀胱等脏腑，调节、维持人体水液代谢平衡的作用。脾主运化水湿是调节人体水液代谢的关键环节。在人体水液代谢过程中，脾在运输水谷精微的同时，还把人体所需要的水液（津液）通过心肺而运送到全身各组织中去，以起到滋养濡润作用，又把各组织器官利用后的水液及时地转输给肾，通过肾的气化作用形成尿液，送到膀胱，排泄于外，从而维持体内水液代谢的平衡。

脾运化水湿的功能健旺，既能使体内各组织得到水液的充分濡润，又不致使水湿过多而潴留。反之，如果脾运化水湿的功能失常，必然导致水液在体内的停滞，而产生水湿、痰饮等病理产物，甚则形成水肿。

《素问·至真要大论》："诸湿肿满，皆属于脾。"

这也就是脾虚生湿、脾为生痰之源和脾虚水肿的发生机理。

脾运化水谷精微和运化水湿两个方面的作用是相互联系、相互影响的，一种功能失常可导致另一方面的功能失常，故在病理上常常互见。

2. 脾主生血统血

脾主生血，指脾有生血的功能。统血，统是统摄、控制的意思。脾主统血，指脾具有统摄血液，使之在经脉中运行而不溢于脉外的功能。

（1）脾主生血。脾为后天之本，气血生化之源。脾运化的水谷精微是生成血液的主要物质基础。脾运化的水谷精微经过气化作用生成血液。脾气健运，化源充足，气血旺盛则血液充足。若脾失健运，生血物质缺乏，则血液亏虚，出现头晕眼花，面、唇、舌、指甲淡白等血虚征象。

（2）脾主统血。脾气能够统摄周身血液，使之正常运行而不致溢于血脉之外。脾统血的作用是通过气摄血作用来实现的。脾为气血生化之源，气为血帅，血随气行。脾的运化功能健旺，则气血充盈，气能摄血；气旺则固摄作用亦强，血液也不会溢出脉外而发生出血现象。反之，脾的运化功能减退，化源不足，则气血虚亏，气虚则统摄无权，血离脉道，从而导致出血。由此可见，脾统血，实际上是气对血作用的具体体现。但脾之统血与脾阳也有密切关系。因脾失健运，阳气虚衰，不能统摄血液，血不归经而导致出血者称为脾不统血，临床上表现为皮下出血、便血、尿血、崩漏等，尤以下部出血多见。

脾不仅能够生血，而且还能摄血，具有生血统血的双重功能。

3. 脾主升清

升，指上升和输布；清，指精微物质。脾主升清是指脾具有将水谷精微等营养物质吸收并上输于心、肺、头、目，再通过心肺的作用化生成气血，以营养全身，并维持人体内脏位置相对恒定的作用。这种运化功能的特点是以上升为主，故说"脾气主升"。

上升的主要是精微物质，所以说"脾主升清"。脾之升清，是和胃之降浊相对而言，脾升则健，胃降则和。脾气主升与胃气主降形成了升清降浊的一对矛盾，它们既对立又统一，共同完成食物之消化吸收和输布。

另外，脏腑之间的升降相因、协调平衡是维持人体内脏位置相对恒定的重要因素。脾气之升可以维持内脏位置之恒定而不下垂。脾的升清功能正常，水谷精微等营养物质才能正常吸收和输布，气血充盛，人体的生机盎然。

同时，脾气升发，又能使机体内脏不致下垂。如脾气不能升清，则水谷不能运化，气血生化无源，可出现神疲乏力、眩晕、泄泻等症状。脾气下陷（又称中气下陷），则可见久泄脱肛，甚或内脏下垂等。

（二）脾的生理特性

1. 脾宜升则健

升有下者上行、升浮向上之义。五脏各有升降，心肺在上，在上者宜降；肝肾在下，在下者宜升；脾胃居中，在中者能升能降。五脏气机升降相互作用，形成了机体升降出入气化活动的整体性，维持着气机升降出入的动态动衡。脾升胃降，为人体气机上下升降的枢纽。脾性主升，是指脾的气机运动形式以升为要。脾升则脾气健旺，生理功能正常。

2. 脾喜燥恶湿

脾为太阴湿土之脏，胃为阳明燥土之腑。脾喜燥恶湿，与胃喜润恶燥相对而言。脾能运化水湿，以调节体内水液代谢的平衡。脾虚不运则最易生湿，而湿邪过胜又最易困脾。

脾主湿而恶湿，因湿邪伤脾，脾失健运而水湿为患者，称为"湿困脾土"，可见头重如裹、脘腹胀闷、口黏不渴等症。

若脾气虚弱，健运无权而水湿停聚者，称"脾病生湿"（脾虚生湿），可见肢倦、纳呆、脘腹胀满、痰饮、泄泻、水肿等。总之，脾具有恶湿的特性，并且对于湿邪有特殊的易感性。

3. 脾气与长夏相应

脾主长夏，脾气旺于长夏，脾脏的生理功能活动与长夏的阴阳变化相互通应。此外，脾与中央方位、湿、土、黄色、甘味等有内在联系。脾运湿又恶湿，若脾为湿困，运化失职，可引起胸脘痞满、食少体倦、大便溏薄、口甜多涎、舌苔滑腻等，反映了脾与湿的关系。故长夏之时，处方遣药，常常加入藿香、佩兰等芳香化浊醒脾燥湿之品。

此外，脾为后天之本，气血生化之源，脾气虚弱则会出现倦怠乏力、食欲不振等，临床治疗脾虚多选用党参、黄芪、白术、扁豆、大枣、饴糖等甘味之品，这体现了脾与甘的关系。

四、肝

肝位于腹部，横膈之下，右胁下而偏左。与胆、目、筋、爪等构成肝系统。主疏泄、藏血生血，喜条达而恶抑郁，体阴用阳。在五行属木，为阴中之阳。肝与四时之春相应。

（一）肝的生理功能

1. 肝主疏泄

肝主疏泄，是指肝具有疏通、舒畅、条达，以保持全身气机疏通畅达，通而不滞，散而不郁的作用。肝主疏泄是保证机体多种生理功能正常发挥的重要条件。疏，即疏通，疏导；泄，即升发，发泄。

肝主疏泄在人体生理活动中的主要作用是：

（1）调畅气机。肝主疏泄的生理功能，关系到人体全身的气机调畅。气机，即气的升降出入运动。升降出入是气化作用的基本形式，人体是一个不断地发生着升降出入的气化作用的机体，气化作用的升降出入过程是通过脏腑的功能活动而实现的。人体脏腑经络、气血津液、营卫阴阳，无不赖气机升降出入而相互联系，维持其正常的生理功能。肝的疏泄功能正常，则气机调畅、气血和调、经络通利，脏腑组织的活动也就正常协调。

（2）调节精神情志。肝通过其疏泄功能对气机的调畅作用，可调节人的精神情志活动。人的精神情志活动除由心神所主宰外，还与肝的疏泄功能密切相关，故有"肝主谋虑"之说。谋虑就是谋思虑，深谋熟虑。

肝主谋虑就是肝辅佐心神参与调节思维、情绪等神经精神活动的作用。在正常生理情况下，肝的疏泄功能正常，肝气升发，既不亢奋，也不抑郁，舒畅条达，则人就能较好地协调自身的精神情志活动，表现为精神愉快，心情舒畅，理智清朗，思维灵敏，气和志达，血气和平。若肝失疏泄，则易引起人的精神情志活动异常。疏泄不及，则表现为抑郁寡欢、多愁善虑等；疏泄太过，则表现为烦躁易怒、头胀头痛、面红目赤等。

肝主疏泄失常与情志失常，往往互为因果。肝失疏泄而情志异常，称之为因郁致病。因情志异常而致肝失疏泄，称之为因病致郁。

（3）促进消化吸收。肝主疏泄是保持脾胃正常消化吸收的重要条件。肝对脾胃消化吸收功能的促进作用，是通过协调脾胃的气机升降和本身分泌、排泄胆汁而实现的。

协调脾胃的气机升降：胃气主降，受纳腐熟水谷以输送于脾；脾气主升，运化水谷精微以灌溉四旁。脾升胃降构成了脾胃的消化运动。肝的疏泄功能正常，是保持脾胃升降枢纽能够协调的重要条件。肝属木，脾胃属土，土得木而达。饮食的消化吸收与肝的疏泄功能有密切关系，故肝的疏泄功能既可以助脾之运化，使清阳之气升发，水谷精微上归于肺，又能助胃之受纳腐熟，促进浊阴之气下降，使食糜下达于小肠。若肝失疏泄，犯脾克胃，必致脾胃升降失常，临床上除具肝气郁结的症状外，既可出现胃气不降的嗳气脘痞、呕恶纳减等肝胃不和症状，又可现脾气不升的腹胀、便溏等肝脾不调的症状。

分泌、排泄胆汁：胆附于肝，内藏胆汁，胆汁具有促进消化的作用。胆汁是肝之余气积聚而成。胆汁来源于肝，贮藏于胆，胆汁排泄到肠腔内，以助食物的消化吸收。肝的疏泄功能正常，则胆汁能正常地分泌和排泄，有助于脾胃的消化吸收功能。如果肝气郁结，影响胆汁的分泌和排泄，可导致脾胃的消化吸收障碍，出现胁痛、口苦、纳食不化，甚至黄疸等。

脾为阴中之至阴，非阴中之阳不升，土有敦厚之性，非曲直之木不达。肝气升发，疏达中土，以助脾之升清运化，胃之受纳腐熟。

（4）维持气血运行。肝的疏泄能直接影响气机调畅。只有气机调畅，才能充分发挥心主血脉、肺助心行血、脾统摄血液的作用，从而保证气血的正常运行。所以肝气舒畅条达，血液才得以随之运行，藏泄适度。血之源头在于气，气行则血行，气滞则血瘀。若肝失疏泄，气机不调，必然影响气血的运行。如气机阻滞，则气滞而血瘀，则可见胸胁刺痛，甚至癥积、肿块、痛经、闭经等。若气机逆乱，又可致血液不循常道而出血。

（5）调节水液代谢。肝主疏泄，能调畅三焦气机，促进上中下三焦、肺、脾、肾三脏调节水液代谢的机能，即通过促进脾之运化水湿、肺之布散水津、肾之蒸化水液，以调节水液代谢。三焦为水液代谢的通道。三焦这种司决渎的功能，实际上就是肺、脾、肾等调节水液功能的综合。肝的疏泄正常，气机调畅，则三焦气治，水道通利，气顺则一身之津液亦随之而顺。

若肝失疏泄，三焦气机阻滞，气滞则水停，从而导致痰、饮、水肿，或水臌等。肝脏是通过其疏利调达三焦脏腑气机的作用，来调节体内的水液代谢活动的，这就是理气以治水的理论依据。但须注意，理气法不是治疗水肿的主要治法，而是协助行水的重要一环。

（6）调节性与生殖。

调理冲任：妇女经、带、胎、产等特殊的生理活动关系到许多脏腑的功能，其中肝脏的作用甚为重要，向有"女人以肝为先天"之说。妇女一生以血为重，由于行经耗血、妊娠血聚养胎、分娩出血等，无不涉及血，以致女子有余于气而不足于血。冲为血海，任主胞胎，冲任二脉与女性生理机能休戚相关。肝为血海，冲任二脉与足厥阴肝经相通，而隶属于肝。肝主疏泄可调节冲任二脉的生理活动。肝的疏泄功能正常，足厥阴经之气调畅，冲任二脉得其所助，则任脉通利，太冲脉盛，月经应时而下，带下分泌正常，妊娠孕育，分娩顺利。若肝失疏泄而致冲任失调，气血不和，从而形成月经带下、胎产之疾，以及性功能异常和不孕等。

调节精室：精室为男子藏精之处。男子随肾气充盛而天癸至（促进性成熟并维持生殖功能的物质），则精气溢泻，具备了生殖能力。男性精室的开合、精液的藏泄，与肝肾的功能有关。肝之疏泄与肾之闭藏协调平衡，则精室开合适度，精液排泄有节，使男子的性与生殖机能正常。若肝之疏泄失常，必致开合疏泄失度。其不及，可见性欲低下、阳痿、精少、不孕等；其太过，则性欲亢奋、阳强、梦遗等。

2. 肝藏血生血

（1）肝主藏血。肝藏血是指肝脏具有贮藏血液、防止出血和调节血量的功能，故有肝主血海之称。

贮藏血液：血液来源于水谷精微，生化于脾而藏受于肝。肝内贮存一定的血液，既可以濡养自身，以制约肝的阳气而维持肝的阴阳平衡、气血和调，又可以防止出血。因此，肝不藏血，不仅可以出现肝血不足、阳气升腾太过，而且还可以导致出血。

调节血量：在正常生理情况下，人体各部分的血液量是相对恒定的，但是，人体各部分的血液量常随着不同的生理情况而改变。当机体活动剧烈或情绪激动时，人体各部分的血液需要量也就相应地增加，于是肝脏所贮藏的血液向机体的外周输布，以供机体活动的需要；当人们在安静休息及情绪稳定时，由于全身各部分的活动量减少，机体外周的血液需要量也相应减少，部分血液便归藏于肝。所谓"人动则血运于诸经，人静则血归于肝脏"。

肝藏血功能发生障碍时，可出现两种情况：一是血液亏虚。肝血不足，则分布到全身各处的血液不能满足生理活动的需要，可出现血虚失养的病理变化。如目失血养，则两目干涩昏花，或为夜盲；筋失所养，则筋脉拘急，肢体麻木，屈伸不利，以及妇女月经量少，甚至闭经等。二是血液妄行。肝不藏血可发生出血倾向的病理变化，如吐血、衄血、月经过多、崩漏。

肝的疏泄与藏血之间的关系：肝主疏泄又主藏血，藏血是疏泄的物质基础，疏泄是藏血的功能表现。肝的疏泄全赖血之濡养作用，又赖肝之功能正常才能发挥其作用，所以肝的疏泄与藏血功能之间有着相辅相成的密切关系。就肝之疏泄对藏血而言，在生理上，肝主疏泄，气机调畅，则血能正常地归藏和调节。血液的运行不仅需要心肺之气的推动和脾气的统摄，而且还需要肝气的调节才能保证气机的调畅而使血行不致瘀滞。在病理上，肝失疏泄可以影响血液的归藏和运行。如肝郁气滞，气机不畅，则血亦随之而瘀滞，即由气滞而血瘀。若疏泄太过，肝气上逆，血随气逆，又可导致出血。就肝之藏血对疏泄而言，在生理上，肝主藏血，血能养肝，使肝阳勿亢，保证肝主疏泄的功能正常。在病理情况下，肝之藏血不足或肝不藏血而出血，终致肝血不足。肝血不足，血不养肝，疏泄失职，则夜寐多梦，女子月经不调等症相继出现。

（2）肝主生血。肝主生血是指肝参与血液生成的作用。肝不仅藏血，而且还能生血。肝参与血液的生成。

肝主疏泄与肝主生血：肝以血为体，以气为用。肝生血，血足则肝体自充。刚劲之质得为柔和之体，通其条达畅茂之性，则无升动之害。疏泄与生血，肝气与肝血，相互为用，动静有常。肝血不足则肝气有余，疏泄太过，而为肝气、肝火、肝风之灾。

（二）肝的生理特性

1. 肝喜条达

条达，舒展、条畅、通达之意。抑郁，遏止阻滞。肝为风木之脏，肝气升发，喜条达而恶抑郁。肝气宜保持柔和舒畅、升发条达的特性，才能维持其正常的生理功能，宛如春天的树木生长那样条达舒畅，充满生机。肝主升发是指肝具升发生长、生机不息之性，有启迪诸脏生长化育之功。肝属木，其气通于春，春木内孕生升之机，以春木升发之性而类肝，故称肝主升发，又称肝主升生之气。条达为木之本性，自然界中凡木之属，其生长之势喜舒展、顺畅、畅达，既不压抑又不阻遏而伸其自然之性。

肝属木，木性条达，故条达亦为肝之性。肝喜条达是指肝性喜舒展、条畅、畅达，实即肝之气机性喜舒畅、调畅。在正常生理情况下，肝气升发、柔和、舒畅，既非抑郁，也不亢奋，以冲和条达为顺。若肝气升发不及，郁结不舒，就会出现胸胁满闷、胁肋胀痛、抑郁不乐等症状。如肝气升发太过，则见急躁易怒、头晕目眩、头痛头胀等症状。肝的这种特性与肝主疏泄的生理功能有密切关系。

肝气升发条达而无抑遏郁滞，则肝之疏泄功能正常。肝主疏泄的生理功能是肝喜升发条达之性所决定的。

2. 肝为刚脏

肝为风木之脏，喜条达而恶抑郁，其气易逆易亢，其性刚强，故称肝为刚脏。刚，刚强暴急之谓。肝脏具有刚强之性，其气急而动，易亢易逆，故被喻为"将军之官"。肝体阴用阳，为风木之脏，其气主升主动，喜条达而恶抑郁，也忌过亢。肝为刚脏系由肝体阴用阳之性所致。肝体阴柔，其用阳刚，阴阳和调，刚柔相济，则肝的功能正常。

在生理情况下肝之体阴赖肾之阴精以涵，方能充盈，故肝之自身体阴常不足而其用阳常易亢。刚柔不济，柔弱而刚强，故肝气易亢易逆。肝气、肝阳常有余的病理特性，反映了肝脏本身具有刚强躁急的特性。若恣其性则恣横欺凌，延及他脏，而乘脾、犯胃、冲心、侮肺、及肾，故曰肝为五脏之贼。

3.肝体阴而用阳

体用是中国古代哲学范畴，指实体及其作用、功能、属性，或本质与现象，或根据与表现的关系。引入中医学领域，旨在说明脏腑的本体及其与生理功能、生理特性的关系。体指脏腑本体，用指脏腑的功能、特性。肝体阴而用阳：所谓"体"，是指肝的本体；所谓"用"，是指肝脏的功能活动。肝为刚脏，以血为体，以气为用，体阴而用阳。肝为藏血之脏，血属阴，故肝体为阴；肝主疏泄，性喜条达，内寄相火，主升主动，故肝用为阳。

肝脏"体阴"的意义：①肝属阴脏的范畴，位居膈下，故属阴。②肝藏阴血，血属阴。肝脏必须依赖阴血的滋养才能发挥其正常的生理作用，肝为刚脏，非柔润不和。

肝脏"用阳"的意义：①从肝的生理机能来看，肝主疏泄，性喜条达，内寄相火，主动主升，按阴阳属性言之，则属于阳。②从肝的病理变化来看，易于阳亢，易于动风。肝病常表现为肝阳上亢和肝风内动，引起眩晕、肢麻、抽搐、震颤、角弓反张等症状。气为阳，血为阴，阳主动，阴主静，因而称肝脏"体阴而用阳"。

肝体阴用阳，实际上概括了肝的形体结构与生理功能的关系，也揭示了肝脏在生理及病理变化上的主要特征。

4.肝气与春气相应

肝与东方、风、木、春季、青色、酸味等有着一定的内在联系。春季为一年之始，阳气始生，万物以荣，气候温暖多风。天人相应，同气相求，在人体则与肝相应。故肝气在春季最旺盛，反应最强，而在春季也多见肝之病变。证之于临床，春三月为肝木当令之时，肝主疏泄，与人的精神情志活动有关，故精神神经病变多发于春天。又如肝与酸相通应，故补肝多用白芍、五味子等酸味之品。

五、肾

肾，位于腰部脊柱两侧，左右各一，右微下，左微上，外形椭圆弯曲，状如豇豆。与膀胱、骨髓、脑、发、耳等构成肾系统。主藏精，主水液，主纳气，为人体脏腑阴阳之本，生命之源，故称为先天之本。在五行属水，为阴中之阳。在四时与冬季相应。

（一）肾的生理功能

1.肾藏精

（1）精的概念与分类。

肾藏精是指肾具有贮存、封藏人身精气的作用。精，又称精气，是中国古代哲学气一元论的重要范畴。在中国气一元论发展史上，精气论者以精、精气释气，即精、精气就是气。引入中医学领域，形成了中医学气和精或精气的概念。

精的含义有广义和狭义之分。广义之精是构成人体的维持人体生长发育、生殖和脏腑功能活动的有形精微物质的统称。广义之精包括禀受于父母的生命物质，即先天之精，以及后天获得的水谷之精，即后天之精。狭义之精是禀受于父母而贮藏于肾的具生殖繁衍作用的精微物质，又称生殖之精。

精的来源而言，可分为先天之精和后天之精两类。

先天之精：先天之精又称肾本脏之精。先天之精，禀受于父母，与生俱来，是生育繁殖、构成人体的原始物质。在胚胎发育过程中，精是构成胚胎的原始物质，为生命的基础，所以称为"先天之精"。先天之精藏于肾中，出生之后，得到后天之精的不断充实，成为人体生育繁殖的基本物质，故又称为"生殖之精"。

后天之精：后天之精又称五脏六腑之精。后天之精，来源于水谷精微，由脾胃化生并灌溉五脏六腑。人出生以后，水谷入胃，经过胃的腐熟、脾的运化而生成水谷之精气，并转输到五脏六腑，使之成为脏腑之精。脏腑之精充盛，除供给本身生理活动所需以外，其剩余部分则贮藏于肾，以备不时之需。当五脏六腑需要这些精微物质给养的时候，肾脏又把所藏之精气重新供给五脏六腑。一方面不断贮藏，另一方面又不断供给，循环往复，生生不已，这就是肾藏五脏六腑之精的过程和作用。由此可见，后天之精是维持人体生命活动、促进机体生长发育的基本物质。

先天之精和后天之精的关系：先天之精和后天之精，其来源虽然不同，但却同藏于肾，二者相互依存，相互为用。先天之精为后天之精准备了物质基础，后天之精不断地供养先天之精。先天之精只有得到后天之精的补充滋养，才能充分发挥其生理效应；后天之精也只有得到先天之精的活力资助，才能源源不断地化生。即所谓"先天生后天，后天养先天"，二者相辅相成，在肾中密切结合而组成肾中所藏的精气。肾为先天之本，接受其他脏腑的精气而贮藏起来。脏腑的精气充盛，肾精的生成、贮藏和排泄才能正常。

（2）精的生理功能。肾中精气不仅能促进机体的生长、发育和繁殖，而且还能参与血液的生成，提高机体的抗病能力。

促进生殖繁衍：肾精是胚胎发育的原始物质，又能促进生殖机能的成熟。肾精的生成、贮藏和排泄，对繁衍后代起着重要的作用。人的生殖器官的发育及其生殖能力，均有赖于肾。人出生以后，由于先天之精和后天之精的相互滋养，从幼年开始，肾的精气逐渐充盛，发育到青春时期，随着肾精的不断充盛，便产生了一种促进生殖功能成熟的物质，称作天癸。于是，男子就能产生精液，女性则月经按时来潮，性功能逐渐成熟，具备了生殖能力。以后，随着人从中年进入老年，肾精也由充盛而逐渐趋向亏虚，天癸的生成亦随之而减少，甚至逐渐耗竭，生殖能力亦随之而下降，以至消失。这充分说明肾精对生殖功能起着决定性的作用，为生殖繁衍之本。如果肾藏精功能失常，就会导致性功能异常，生殖功能下降。

男女生殖器官的发育成熟及其生殖能力均有赖于肾精的充盛，而精气的生成、贮藏和排泄均由肾所主，故有"肾主生殖"之说。根据这一理论，固肾保精便成为治疗性与生殖机能异常的重要方法之一。

促进生长发育：人从出生经过发育、成长、成熟、衰老以至死亡前机体生存的时间，称之为寿命，通常以年龄作为衡量寿命长短的尺度。中医学称寿命为天年、天寿，即先天赋予的寿命限度。健康长寿是人类有史以来为之奋斗的目标。

据《内经》所载，中医学关于人生命历程的划分方法有二：

其一，《灵枢·天年》以 10 岁为单位划分之，即从 10 至 40 岁为人体由幼年至壮年生长发育和脏腑气血隆盛时期；人到 40 岁，即为脏腑气血由盛而衰的开端；自 50 岁始，直至百岁乃至终寿，是人体由中年步入老年，脏腑气血逐渐衰弱，日趋衰老直至死亡。人体脏腑气血随着年龄的增长呈现出由盛而衰的规律性变化。

其二，《素问·上古天真论》以男八女七为计，将生命历程分为三个阶段。

一为生命发育阶段：男子 8 至 16 岁，女子 7 至 14 岁。"丈夫八岁，肾气实，发长齿更；二八，肾气盛，天癸至，精气溢泻，阴阳和，故能有子""女子七岁，肾气盛，齿更发长；二七而天癸至，任脉通，太冲脉盛，月事以时下，故有子"。

二为身体壮盛阶段：男子"三八，肾气平均，筋骨劲强，故真牙生而长极；四八，筋骨隆盛，肌肉满壮"，女子"三七，肾气平均，故真牙生而长极；四七，筋骨坚，发长极，身体盛壮"。

三为身体渐衰阶段：男子"五八，肾气衰，发堕齿槁；六八，阳气衰竭于上，面焦，发斑白；七八，肝气衰，筋不能动，天癸竭，精少，肾脏衰，形体皆极；八八，则齿发去"，女子"五七，阳明脉衰，面始焦，发始堕；六七，三阳脉衰于上，面皆焦，发始白；七七，任脉虚，太冲脉衰少，天癸竭，地道不通，故形坏而无子"。

人体脏腑和精气的盛衰，随着年龄的增长呈现出由盛而衰而竭的规律性变化。

总之，在整个生命过程中，由于肾中精气的盛衰变化，而呈现出生、长、壮、老、已的不同生理状态。人从幼年开始，肾精逐渐充盛，则有齿更发长等生理现象；到了青壮年，肾精进一步充盛，乃至达到极点，机体也随之发育到壮盛期，则真牙生，体壮实，筋骨强健；待到老年，肾精衰退，形体也逐渐衰老，全身筋骨运动不灵活，齿摇发脱，呈现出老态龙钟之象。由此可见，肾精决定着机体的生长发育，为人体生长发育之根。如果肾精亏少，影响到人体的生长发育，会出现生长发育障碍，如发育迟缓、筋骨痿软等；成年则出现未老先衰、齿摇发落等。

对生长发育障碍，如"五软""五迟"等病，补肾是其重要治疗方法之一。补肾填精又是延缓衰老和治疗老年性疾病的重要手段。在中医学历代文献中，延缓衰老的方剂以补肾者为多。藏惜肾精为养生之重要原则，固精学派是中医养生学中一个重要的学术流派。

参与血液生成：肾藏精，精能生髓，精髓可以化而为血。有血之源头在于肾之说。所以，在临床上治疗血虚常用补益精髓之法。

抵御外邪侵袭：肾精具有抵御外邪而使人免于疾病的作用。精充则生命力强，卫外固密，适应力强，邪不易侵。反之，精亏则生命力弱，卫外不固，适应力弱，邪侵而病。冬不藏精，春必病温，肾精这种抵御外邪的能力属正气范畴，与"正气存内，邪不可干""邪之所凑，其气必虚"的意义相同。

2. 肾主水液

水液是体内正常液体的总称。肾主水液，从广义来讲，是指肾为水脏，泛指肾具有藏精和调节水液的作用；从狭义而言，是指肾主持和调节人体水液代谢的功能。本节所及，属于后者。肾主水的功能是靠肾阳对水液的气化来实现的。肾脏主持和调节水液代谢的作用，称作肾的"气化"作用。

　　人体的水液代谢包括两个方面：一是将水谷精微中具有濡养滋润脏腑组织作用的津液输布周身；二是将各脏腑组织代谢利用后的浊液排出体外。这两方面，均赖肾的气化作用才能完成。

　　在正常情况下，水饮入胃，由脾的运化和转输而上输于肺，肺的宣发和肃降而通调水道，使清者（有用的津液）以三焦为通道而输送到全身，发挥其生理作用，浊者（代谢后的津液）则化为汗液、尿液和气等分别从皮肤汗孔、呼吸道、尿道排出体外，从而维持体内水液代谢的相对平衡。在这一代谢过程中，肾的蒸腾气化使肺、脾、膀胱等脏腑在水液代谢中发挥各自的生理作用。被脏腑组织利用后的水液（清中之浊者）从三焦下行而归于肾，经肾的气化作用分为清浊两部分。清者，再通过三焦上升，归于肺而布散于周身；浊者变成尿液，下输膀胱，从尿道排出体外。如此循环往复，以维持人体水液代谢的平衡。

　　肾的开阖作用对人体水液代谢平衡有一定的影响。"开"就是输出和排出，"阖"就是关闭，以保持体液相对稳定的贮存量。在正常生理状态下，由于人的肾阴、肾阳是相对平衡的，肾的开阖作用也是协调的，因而尿液排泄也就正常。综上所述，人体的水液代谢与肺、脾胃、小肠、大肠、膀胱、三焦等脏腑有密切关系，而肺的宣肃、脾的运化和转输、肾的气化则是调节水液代谢平衡的中心环节。其中，以肺为标，以肾为本，以脾为中流砥柱。肾的气化作用贯穿于水液代谢的始终，居于极其重要的地位，所以有"肾者主水""肾为水脏"之说。

　　在病理上，肾主水功能失调，气化失职，开阖失度，就会引起水液代谢障碍。气化失常，关门不利，阖多开少，小便的生成和排泄发生障碍，可引起尿少、水肿等病理现象；若开多阖少，又可见尿多、尿频等症。

　　3. 肾主纳气

　　纳，固摄、受纳的意思。肾主纳气，是指肾有摄纳肺吸入之气而调节呼吸的作用。人体的呼吸运动虽为肺所主，但吸入之气必须下归于肾，由肾气为之摄纳，呼吸才能通畅、调匀。正常的呼吸运动是肺肾之间相互协调的结果。

　　肾主纳气，对人体的呼吸运动具有重要意义。只有肾气充沛，摄纳正常，才能使肺的呼吸均匀，气道通畅。如果肾的纳气功能减退，摄纳无权，吸入之气不能归纳于肾，就会出现呼多吸少、吸气困难、动则喘甚等肾不纳气的病理变化。

　　4. 主一身阴阳

　　（1）肾精、肾气、肾阴、肾阳的关系。五脏皆有阴阳，就物质与功能而言，物质属阴，功能属阳。功能产生于物质，而物质表现功能。

　　肾精，即肾所藏之精气。其来源于先天之精，赖后天之精的不断充养，为肾功能活动的物质基础，是机体生命活动之本，对机体各种生理活动起着极其重要的作用。

　　肾气，肾精所化生之气，实指肾脏精气所产生的生理功能。气在中医学中指构成人体和维持人体生命活动的最基本物质，是脏腑经络功能活动的物质基础。气有运动的属性，气的运动表现为人体脏腑经络的功能活动。脏腑经络是结构与功能辩证统一的综合概念，它不仅有解剖意义，还是一个人体功能模型，标志着人体脏腑经络的生理功能。精化为气，故肾气是由肾精而产生的，肾精与肾气的关系，实际上就是物质与功能的关系。为了在理论上、实际上全面阐明肾精的生理效应，又将肾气，即肾脏的生理功能概括为肾阴和肾阳两个方面。

肾阴，又称元阴、真阴、真水，为人体阴液的根本，对机体各脏腑组织起着滋养、濡润作用。

肾阳，又称元阳、真阳、真火，为人体阳气的根本，对机体各脏腑组织起着推动、温煦作用。

肾阴和肾阳二者之间，相互制约、相互依存、相互为用，维持着人体生理上的动态平衡。从阴阳属性来说，精属阴，气属阳，所以有时也称肾精为"肾阴"，肾气为"肾阳"。这里的"阴"和"阳"，是从物质和功能的属性而言的。

（2）肾阴肾阳为脏腑阴阳之本。肾为五脏六腑之本，为水火之宅，寓真阴（即命门之水）而涵真阳。肾阴充则全身诸脏之阴亦充，肾阳旺则全身诸脏之阳亦旺盛。所以说，肾阴为全身诸阴之本，肾阳为全身诸阳之根。

在病理情况下，由于某些原因，肾阴和肾阳的动态平衡遭到破坏而又不能自行恢复时，即能形成肾阴虚和肾阳虚的病理变化。肾阴虚，则表现为五心烦热、眩晕耳鸣、腰膝酸软、男子遗精、女子梦交等症状；肾阳虚，则表现为精神疲惫、腰膝冷痛、形寒肢冷、小便不利或遗尿失禁，以及男子阳痿、女子宫寒不孕等性功能减退和水肿等症状。

由于肾阴与肾阳之间的内在联系，二者在病变过程中常互相影响，肾阴虚发展到一定程度的时候，可以累及肾阳，发展为阴阳两虚，称作"阴损及阳"；肾阳虚到一定程度的时候，也可累及肾阴，发展为阴阳两虚，称作"阳损及阴"。

（二）肾的生理特性

1. 肾主闭藏

封藏，亦曰闭藏，固密储藏，封固闭藏之谓。肾主封藏是指肾贮藏五脏六腑之精的作用。封藏是肾的重要生理特性。肾为先天之本，生命之根，藏真阴而寓元阳，为水火之脏。肾藏精，精宜藏而不宜泄；肾主命火，命火宜潜不宜露。

人之生身源于肾，生长发育基于肾，生命活动赖于肾。肾是人体阴精之所聚，肾精充则化源足。肾又是生命活动之本原，肾火旺则生命力强，精充火旺，阴阳相济，则生化无穷，机体强健。

肾为封藏之本，是对肾脏生理功能的高度概括，体现了肾脏各种生理功能的共同特点。如精藏于肾、气纳于肾，以及月经的应时而下、胎儿的孕育、二便的正常排泄等，均为肾封藏之职的功能所及。

肾精不可泻，肾火不可伐，犹如木之根、水之源，木根不可断，水源不可竭，灌其根枝叶茂，澄其源流自清。因此，肾脏只宜闭藏而不宜耗泻。肾主闭藏的生理特性体现在藏精、纳气、主水、固胎等各方面。基于这一生理特性，故治肾多言其补，不论其泻，或以补为泻。但是，肾病并非绝对无实而不可泻，确有实邪亦当用泻。

然而，肾脏具有主蛰伏闭藏的特性，故其病虚多实少，纵然有实邪存在，也是本虚标实，所以治肾还是以多补少泻为宜。肾主闭藏的理论对养生具有重要指导意义，养生学非常强调收心神、节情欲、调七情、省操劳以保养阴精，使肾精充盈固秘而延年益寿。

2. 肾气与冬气相应

肾与冬季、北方、寒、水、咸味等有着内在联系。如冬季寒水当令，气候比较寒冷。水在天为寒，在脏为肾。冬季的岁运，正常为"静顺"，万物归藏。在人应肾，阴平阳秘，封藏有节。不及为"涸流"，太过为"流衍"。不及与大过，四时阴阳异常，在人则肾之阴阳失调，封藏失职。在人体以肾气变化为著，故冬季以肾病、关节疾病较多为其特点。

总之，五脏与自然界的收受关系旨在说明人体生命活动的节律变化是与自然密切相关的。

[附] 命门

命门一词，始见于《内经》，谓："命门者，目也。"（《灵枢·根结》）自《难经》始，命门被赋予"生命之门"的含义，它是先天之气蕴藏之所在，人体生化的来源，生命的根本。于是命门就成了藏象学说的内容之一，遂为历代医家所重视。

（一）命门的位置

关于命门的位置，历来有不少争论，归纳起来有以下几种。

1. 左肾右命门说

肾有二枚，左肾为肾、右肾为命门之说，始自《难经》。

2. 两肾总号命门说

明·虞抟否定左为肾右为命门之说，明确指出"两肾总号为命门"。这一学说认为两肾俱为命门，并非在肾之外另有一个命门。

3. 两肾之间为命门说

以命门独立于两肾之外，位于两肾之间，实以明·赵献可为首倡。他根据《素问·刺禁论》"七节之傍，中有小心"，认为"此处两肾所寄，左边一肾，属阴水，右边一肾，属阳水，各开一寸五分，中间是命门所居之官，其右旁即相火也，其左旁即天一之真水也"（《医贯》）。这种论点一直影响到清代。

4. 命门为肾间动气说

此说虽然认为两肾中间为命门，但其间非水非火，而只是存在一种元气发动之机，同时又认为命门并不是具有形质的脏器。倡此说者首推明·孙一奎。

（二）命门的功能

明代以前，在《难经·三十九难》"命门者……其气与肾通"之说的影响下，把命门的功能笼统地包括在"肾气"概念之中，认为命门的功能与肾的功能有相同之处。直到明代，命门学说得到进一步发展。综合前人的论述，对命门的功能有以下几种认识。

（1）命门为原气所系，是人体生命活动的原动力："命门者，诸神精之所舍，原气之所系也"（《难经·三十六难》）。

（2）命门藏精舍神，与生殖功能有密切关系："命门者，精神之所舍也；男子以藏精，女子以系胞"（《难经·三十九难》）。说明命门是人体藏精舍神之处，男子以贮藏精气，女子以联系子宫。命门藏精舍神的功能，实为肾主生殖的一部分功能。

陈修园《医学三字经》："凡称之曰门，皆指出入之处而言也。况身形未生之初，父母交会之际，男之施由此门而出，女之受由此门而入。及胎元既足，复由此门而生。故于八门即飞门、户门、吸门、贲门、幽门、阑门、魄门等七冲门（加上溺窍气门）之外，重之曰命门也。"认为命门在女为产门，在男为精关。

（3）命门为水火之宅，包括肾阴、肾阳的功能："命门为元气之根，为水火之宅，五脏之阴报导非此不能滋，五脏之阳气非此不能发"（《景岳全书·传忠录·命门余义》）。"命门之火，谓之元气；命门之水，谓之元精"（《类经附翼·求正录》）。可见，张景岳认为命门的功能包括了肾阴、肾阳两方面的作用。

（4）命门内寓真火，为人身阳气之根本：命门的功能称为命门真火，或命火，也就是肾阳，是各脏腑功能活动的根本。所以周省吾则进一步强调："命门者，人身之真阳，肾中之元阳是已，非另是一物也。"（《吴医汇讲》）

纵观历代医家对命门的认识，从形态言，有有形与无形之争；从部位言，有右肾与两肾之间之辨；从功能言，有主火与非火之争。但对命门的主要生理功能，以及命门的生理功能与肾息息相通的认识是一致的。

肾阳，亦即命门之火，肾阴，亦即张景岳所谓"命门之水"。肾阴，亦即真阴、元阴；肾阳，亦即真阳、元阳。古人言命门，无非是强调肾中阴阳的重要性。

第二节 六 腑

六腑，是胆、胃、小肠、大肠、膀胱、三焦的总称。它们的共同生理功能是"传化物"，其生理特点是"泻而不藏""实而不能满"。食物入口，通过食道入胃，经胃的腐熟，下传于小肠，经小肠的分清泌浊，其清者（精微、津液）由脾吸收，转输于肺，而布散全身，以供脏腑经络生命活动之需要；其浊者（糟粕）下达于大肠，经大肠的传导，形成大便排出体外。食物在消化、吸收、排泄过程中，须通过消化道的七个要冲，即"七冲门"，意为七个冲要门户。

《难经·四十四难》："唇为飞门，齿为户门，会厌为吸门，胃为贲门，太仓下口为幽门，大肠小肠会为阑门，下极为魄门，故曰七冲门也。"

六腑的生理特性是受盛和传化水谷，具有通降下行的特性。每一腑都必须适时排空其内容物，才能保持六腑通畅，功能协调，故有"六腑以通为用，以降为顺"之说。突出强调"通""降"二字，若通和降太过与不及，均属于病态。

一、胆

胆居六腑之首，又隶属于奇恒之腑，其形呈囊状，若悬瓠，附于肝之短叶间。胆属阳属木，与肝相表里，肝为脏属阴木，胆为腑属阳木。胆贮藏、排泄胆汁，主决断，调节脏腑气。

胆贮藏精汁，由于这个生理特点，所以胆又属于奇恒之腑之一。

（一）胆的生理功能

1. 贮藏和排泄胆汁

胆汁，别称"精汁""清汁"，来源于肝脏。胆汁由肝脏形成和分泌出来，然后进入胆腑贮藏、浓缩之，并通过胆的疏泄作用而入于小肠。肝胆同属木行，一阴一阳，表里相合。胆腑亦具疏泄之功，但胆的疏泄须赖肝气疏泄而行其职。

贮藏于胆腑的胆汁，由于肝的疏泄作用，使之排泄，注入肠中，以促进饮食物的消化。若肝胆功能失常，胆的分泌与排泄受阻，就会影响脾胃的消化功能，而出现厌食、腹胀、腹泻等消化不良症状。若湿热蕴结肝胆，以致肝失疏泄，胆汁外溢，浸渍肌肤，则发为黄疸，以目黄、身黄、小便黄为特征。胆气以下降为顺，若胆气不利，气机上逆，则可出现口苦、呕吐黄绿苦水等。

2. 主决断

胆主决断，指胆在精神意识思维活动过程中，具有判断事物、做出决定的作用。胆主决断对于防御和消除某些精神刺激（如大惊大恐）的不良影响，以维持和控制气血的正常运行，确保脏器之间的协调关系有着重要的作用。精神心理活动与胆之决断功能有关，胆能助肝之疏泄以调畅情志，肝胆相济，则情志调和稳定。胆气豪壮者，剧烈的精神刺激对其所造成的影响不大，且恢复也较快。所以说，气以胆壮，邪不可干。胆气虚弱的人，在受到精神刺激的不良影响时，则易于形成疾病，表现为胆怯易惊、善恐、失眠、多梦等精神情志病变，常可从胆论治而获效。

3. 调节脏腑气机

胆合于肝，助肝之疏泄，以调畅气机，则内而脏腑，外而肌肉，升降出入，纵横往来，并行不悖，从而维持脏腑之间的协调平衡。胆的功能正常，则诸脏易安。人体是一个升降出入气化运动的机体，肝气条达，气机调畅，则脏腑气机升降有序，出入有节，而阴阳平衡，气血和调。胆为腑，肝为脏，脏腑之中脏为主，腑为从，何谓"十一脏取决于胆"，而不云"十一脏取决于肝"呢？因为肝为阴木，胆为阳木，为阳中之少阳。阴为阳基，阳为阴统，阳主阴从，即阴之与阳，阳为主导。胆为阳木，而肝为阴木，阳主阴从，故谓"十一脏取决于胆"。

总之，"十一脏取决于胆"旨在说明在思维活动中，肝主谋虑，胆主决断，肝胆相互为用，而非指胆具"五脏六腑之大主"的作用。胆之决断必须在心的主导下，才能发挥正常作用。

（二）胆的生理特性

1. 胆气主升

胆为阳中之少阳，禀东方木德，属甲木，主少阳春升之气，故称胆气主升。胆气主升，实为胆的升发条达之性，与肝喜条达而恶抑郁同义。甲子为五运六气之首，其时应春，且为阳中之少阳。春气升则万物皆安，这是自然界的规律。人与天地相参，在人体则胆主甲子，胆气升发条达，如春气之升，则脏腑之气机调畅。胆气主升之升，谓木之升，即木之升发疏泄。胆气升发疏泄正常，则脏腑之气机升降出入正常，从而维持其正常的生理功能。

2. 性喜宁谧

宁谧，清宁寂静之谓。胆为清净之府，喜宁谧而恶烦扰。宁谧而无邪扰，胆气不刚不柔，禀少阳温和之气，则得中正之职，而胆汁疏泄以时，临事自有决断。邪在胆，或热，或湿，或痰，或郁之扰，胆失清宁而不谧，失其少阳柔和之性而壅郁，则呕苦、虚烦、惊悸、不寐，甚则善恐如人将捕之状。临床上用温胆汤之治虚烦不眠、呕苦、惊悸，旨在使胆复其宁谧温和之性而得其正。

二、胃

胃是腹腔中容纳食物的器官。其外形屈曲，上连食道，下通小肠。主受纳腐熟水谷，为水谷精微之仓、气血之海，胃以通降为顺，与脾相表里，脾胃常合称为后天之本。胃与脾同居中土，但胃为燥土属阳，脾为湿土属阴。

（一）胃的生理功能

1. 胃主受纳水谷

受纳是接受和容纳之意。胃主受纳是指胃接受和容纳水谷的作用。饮食入口，经过食道，容纳并暂存于胃腑，这一过程称之为受纳，故称胃为"太仓""水谷之海"。

《类经·藏象类》："胃司受纳，故为五谷之府。"

机体的生理活动和气血津液的化生，都需要依靠食物的营养，所以又称胃为水谷气血之海。胃主受纳功能是胃主腐熟功能的基础，也是整个消化功能的基础。若胃有病变，就会影响胃的受纳功能，而出现纳呆、厌食、胃脘胀闷等症状。

胃主受纳功能的强弱，取决于胃气的盛衰，反映于能食与不能食。能食，则胃的受纳功能强；不能食，则胃的受纳功能弱。

2. 胃主腐熟水谷

腐熟是饮食物经过胃的初步消化，形成食糜的过程。胃主腐熟指胃将食物消化为食糜的作用。胃接受由口摄入的食物并使其在胃中短暂停留，进行初步消化，依靠胃的腐熟作用，将水谷变成食糜。食物经过初步消化，其精微物质由脾之运化而营养周身，未被消化的食糜则下行于小肠，不断更新，形成了胃的消化过程。如果胃的腐熟功能低下，就出现胃脘疼痛、嗳腐食臭等食滞胃脘之候。

胃主受纳和腐熟水谷的功能，必须和脾的运化功能相配合，才能顺利完成。脾胃密切合作，才能使水谷化为精微，以化生气血津液，供养全身，故脾胃合称为后天之本，气血生化之源。饮食营养和脾胃的消化功能，对人体生命和健康至关重要。

中医学非常重视"胃气"，认为"人以胃气为本"，胃气强则五脏俱盛大，胃气弱则五脏俱衰，有胃气则生，无胃气则死。

所谓胃气，其含义有三：其一，指胃的生理功能和生理特性。胃为水谷之海，有受纳腐熟水谷的功能，又有以降为顺、以通为用的特性，这些功能和特性的统称，谓之胃气。由于胃气影响整个消化系统的功能，直接关系到整个机体的营养来源。因此，胃气的盛衰有无，关系到人体的生命活动和存亡，在人体生命活动中具有十分重要的意义。所以在临床治病时，要时刻注意保护胃气。其二，指脾胃功能在脉象上的反映，即脉有从容和缓之象。因为脾胃有消化饮食、摄取水谷精微以营养全身的重要作用，而水谷精微又是通过经脉输送的，故胃气的盛衰有无可以从脉象表现出来。临床上有胃气之脉以和缓有力、不快不慢为其特点。其三，泛指人体的精气。

胃气可表现在食欲、舌苔、脉象和面色等方面。一般以食欲如常，舌苔正常，面色荣润，脉象从容和缓，不快不慢，称之为有胃气。临床上，往往以胃气之有无作为判断预后吉凶的重要依据，即有胃气则生，无胃气则死。所谓保护胃气，实际上指保护脾胃的功能。临证处方用药应切记"勿伤胃气"，否则胃气一败，百药难施。

（二）胃的生理特性

1.胃主通降

胃主通降与脾主升清相对。胃主通降是指胃脏的气机宜通畅、下降的特性。食物入胃，经过胃的腐熟，初步进行消化之后，必须下行入小肠，再经过小肠的分清泌浊，其浊者下移于大肠，然后变为大便排出体外，从而保证了胃肠虚实更替的状态。这是由胃气通畅下行作用而完成的。胃贵乎通降，以下行为顺。中医的藏象学说以脾胃升降来概括整个消化系统的生理功能。胃的通降作用，还包括小肠将食物残渣下输于大肠和大肠传化糟粕的功能在内。脾宜升则健，胃宜降则和，脾升胃降，彼此协调，共同完成饮食物的消化吸收。

胃之通降是降浊，降浊是受纳的前提条件。所以，胃失通降，可以出现纳呆脘闷、胃脘胀满或疼痛、大便秘结等胃失和降之证，或恶心、呕吐、呃逆、嗳气等胃气上逆之候。脾胃居中，为人体气机升降的枢纽。所以，胃气不降，不仅直接导致中焦不和，影响六腑的通降，甚至影响全身的气机升降，从而出现各种病理变化。

2.喜润恶燥

喜润恶燥是指胃喜于滋润而恶于燥烈的特性。中医运气学说认为，风寒热火湿燥六气分主三阴三阳，即风主厥阴，热主少阴，湿主太阴，火主少阳，燥主阳明，寒主太阳。三阴三阳之气又分属五运，即厥阴风气属木，少阴热气属君火，少阳火气属相火，太阴湿气属土，阳明燥气属金，太阳寒气属水。

六气分阴阳，即燥主阳明，指运气而言。人与天地相应，在人体，阳明为六经之阳明经，即足阳明胃经、手阳明大肠经。胃与大肠皆禀燥气。火就燥，水就湿，阳明燥土必赖太阴湿土以济之，则水火相济，阴阳平衡，胃能受纳，腐熟水谷而降浊。

概言之，胃喜润恶燥的特性，源于运气学说中的标本中气理论，即"阳明之上，燥气主之，中见太阴"（《素问·天元纪大论》）。胃禀燥之气化，方能受纳腐熟而主通降，但燥赖水润湿济为常。所谓"恶燥"，恶其太过之谓；"喜润"，意为喜水之润。胃禀燥而恶燥，赖水以济燥。胃之受纳腐熟，不仅赖胃阳的蒸化，更需胃液的濡润。胃中津液充足，方能消化水谷，维持其通降下行之性。因为胃为阳土，喜润而恶燥，故其病易成燥热之害，胃阴每多受伤。所以，在治疗胃病时，要注意保护胃阴，即使必用苦寒泻下之剂，也应中病即止，以祛除实热燥结为度，不可妄施苦寒以免化燥伤阴。

总之，胃喜润恶燥之性主要体现在两个方面：一是胃以阳体而合阴精，阴精则降，胃气下降必赖胃阴的濡养；二是胃之喜润恶燥与脾之喜燥恶湿，阴阳互济，从而保证了脾升胃降的动态平衡。

三、小肠

小肠居腹中，上接幽门，与胃相通，下连大肠，包括回肠、空肠、十二指肠。主受盛化物和泌别清浊。与心相表里，属火属阳。小肠与心之间有经络相通，二者互相络属，故小肠与心相为表里。

（一）小肠的生理功能

1. 主受盛化物

小肠主受盛化物是小肠主受盛和主化物的合称。受盛，接受，以器盛物之意；化物，变化、消化、化生之谓。小肠的受盛化物功能主要表现在两个方面：一是小肠盛受了由胃腑下移而来的初步消化的饮食物，起到容器的作用，即受盛作用，二指经胃初步消化的饮食物，在小肠内必须停留一定的时间，由小肠对其进一步消化和吸收，将水谷化为可以被机体利用的营养物质，精微由此而出，糟粕由此下输于大肠，即"化物"作用。在病理上，小肠受盛功能失调，传化停止，则气机失于通调，滞而为痛，表现为腹部疼痛等。如化物功能失常，可以导致消化、吸收障碍，表现为腹胀、腹泻、便溏等。

2. 主泌别清浊

泌，即分泌；别，即分别；清，即精微物质；浊，即代谢产物。所谓泌别清浊，是指小肠承受胃初步消化的饮食物，在进一步消化的同时分别进行水谷精微和代谢产物的过程。

分清，就是将饮食物中的精华部分，包括饮料化生的津液和食物化生的精微进行吸收，再通过脾之升清散精的作用，上输心肺，输布全身，供给营养。

别浊，则体现为两个方面：其一，是将饮食物的残渣糟粕通过阑门传送到大肠，形成粪便，经肛门排出体外；其二，是将剩余的水分经肾脏气化作用渗入膀胱，形成尿液，经尿道排出体外。

因为小肠在泌别清浊过程中，参与了人体的水液代谢，故有"小肠主液"之说。

小肠分清别浊的功能正常，则水液和糟粕各走其道而二便正常。若小肠功能失调，清浊不分，水液归于糟粕，即可出现水谷混杂、便溏泄泻等。因"小肠主液"，故小肠分清别浊功能失常不仅影响大便，而且也影响小便，表现为小便短少。所以泄泻初期常用"利小便即所以实大便"的方法治疗。

小肠的受盛化物和泌别清浊即消化吸收过程，是整个消化过程的最重要阶段。在这过程中，食糜进一步消化，将水谷化为清（即精微，含津液）和浊（即糟粕，含废液）两部分，前者赖脾之转输而被吸收，后者下降入大肠。小肠的消化吸收功能，在藏象学说中，往往把它归属于脾胃纳运的范畴内。脾胃纳运功能，实际上包括了现代消化生理学的全部内容，以及营养生理学的部分内容。所谓"脾化精微之气以上升"，实即小肠消化吸收的功能。所以，小肠消化吸收不良之候，属脾失健运范畴之内，多从脾胃论治。

（二）小肠的生理特性

小肠具升清降浊的生理特性，小肠化物而泌别清浊，将水谷化为精微和糟粕，精微赖脾之升而输布全身，糟粕靠小肠之通降而下传入大肠。升降相因，清浊分别，小肠则司受盛化物之职。否则，升降紊乱，清浊不分，则现呕吐、腹胀、泄泻之候。小肠之升清降浊，实为脾之升清和胃之降浊功能的具体体现。

四、大肠

大肠居腹中，其上口在阑门处接小肠，其下端紧接肛门，包括结肠和直肠。主传化糟粕和吸收津液。属金、属阳。大肠与肺有经脉相连，相互络属，故互为表里。

（一）大肠的生理功能

1.传导糟粕

大肠主传导是指大肠接受小肠下移的饮食残渣，使之形成粪便，经肛门排出体外的作用。大肠接受由小肠下移的饮食残渣，再吸收其中剩余的水分和养料，使之形成粪便，经肛门而排出体外，属整个消化过程的最后阶段，故有"传导之府""传导之官"之称。所以大肠的主要功能是传导糟粕，排泄大便。大肠的传导功能，主要与胃之通降、脾之运化、肺之肃降及肾之封藏有密切关系。

大肠有病，传导失常，主要表现为大便质和量的变化和排便次数的改变。如大肠传导失常，就会出现大便秘结或泄泻；若湿热蕴结于大肠，大肠气滞，又会出现腹痛、里急后重、下痢脓血等。

2.吸收津液

大肠接受由小肠下注的饮食物残渣和剩余水分之后，将其中的部分水液重新再吸收，使残渣糟粕形成粪便而排出体外。大肠重新吸收水分，参与调节体内水液代谢的功能，称之为"大肠主津"。大肠这种重新吸收水分功能与体内水液代谢有关，所以大肠的病变多与津液有关。如大肠虚寒，无力吸收水分，则水谷杂下，出现肠鸣、腹痛、泄泻等。大肠实热，消烁水分，肠液干枯，肠道失润，又会出现大便秘结不通之症。机体所需之水，绝大部分是在小肠或大肠被吸收的。

（二）大肠的生理特性

大肠在脏腑功能活动中，始终处于不断地承受小肠下移的饮食残渣并形成粪便而排泄糟粕，表现为积聚与输送并存，实而不能满的状态，故以降为顺，以通为用。六腑以通为用，以降为顺，尤以大肠为最。所以通降下行为大肠的重要生理特性。大肠通降失常，以糟粕内结、壅塞不通为多，故有"肠道易实"之说。

五、膀胱

膀胱又称净腑、水腑、玉海、脬、尿胞。位于下腹部，在脏腑中，居最下处。主贮存尿液及排泄尿液，与肾相表里，在五行属水，其阴阳属性为阳。

（一）膀胱的生理功能

1.贮存尿液

在人体津液代谢过程中，水液通过肺、脾、肾三脏的作用，布散全身，发挥濡润机体的作用。其被人体利用之后，即是"津液之余"者，下归于肾。经肾的气化作用，升清降浊，清者回流体内，浊者下输于膀胱，变成尿液。尿为津液所化。小便与津液常常相互影响，如果津液缺乏，则小便短少；反之，小便过多也会丧失津液。

2.排泄小便

尿液贮存于膀胱，达到一定容量时，通过肾的气化作用，使膀胱开阖适度，则尿液可及时地从溺窍排出体外。

（二）膀胱的生理特性

膀胱具有司开阖的生理特性。膀胱为人体水液汇聚之所，故称之为"津液之府""州都之官"。膀胱赖其开阖作用，以维持其贮尿和排尿的协调平衡。

肾合膀胱，开窍于二阴，膀胱的贮尿和排尿功能，全赖于肾的固摄和气化功能。所谓膀胱气化，实际上，属于肾的气化作用。若肾气的固摄和气化功能失常，则膀胱的气化失司，开阖失权，可出现小便不利或癃闭，以及尿频、尿急、遗尿、小便不禁等。

《素问·宣明五气》："膀胱不利为癃，不约为遗尿。"

所以，膀胱的病变多与肾有关，临床治疗小便异常，常从肾治之。

六、三焦

三焦，是藏象学说中的一个特有名称。三焦是上焦、中焦、下焦的合称，为六腑之属脏腑中最大的腑，又称外腑、孤脏。主升降诸气和通行水液，在五行属火，其阴阳属性为阳。

（一）三焦的解剖形态

对三焦解剖形态的认识，历史上有"有名无形"和"有名有形"之争。即使是有形论者，对三焦实质的争论至今尚无统一看法。但对三焦生理功能的认识，基本上还是一致的。三焦作为六腑之一，一般认为它是分布于胸腹腔的一个大腑，惟三焦最大，无与匹配，故有"孤腑"之称。

关于三焦的形态，中医学将三焦单独列为一腑，并非仅仅是根据解剖，更重要的是，其是根据生理病理现象的联系而建立起来的一个功能系统。

纵观三焦，膈以上为上焦，包括心与肺；横膈以下到脐为中焦，包括脾与胃；脐以下至二阴为下焦，包括肝、肾、大小肠、膀胱、女子胞等。其中肝脏，按其部位来说，应划归中焦，但因它与肾关系密切，故将肝和肾一同划归下焦。三焦的功能实际上是五脏六腑全部功能的总体。

（二）三焦的生理功能

1. 通行元气

元气（又名原气）是人体最根本的气，根源于肾，由先天之精所化，赖后天之精以养，为人体脏腑阴阳之本，生命活动的原动力。元气通过三焦而输布到五脏六腑，充沛于全身，以激发、推动各个脏腑组织的功能活动。所以说，三焦是元气运行的通道。气化运动是生命的基本特征。三焦能够通行元气，元气为脏腑气化活动的动力。因此，三焦通行元气的功能，关系到整个人体的气化作用。

2. 疏通水道

三焦能"通调水道"，调控体内整个水液代谢过程，在水液代谢过程中起着重要作用。人体水液代谢是由多个脏腑参与、共同完成的一个复杂生理过程。其中，上焦之肺，为水之上源，以宣发肃降而通调水道；中焦之脾胃，运化并输布津液于肺；下焦之肾、膀胱，蒸腾气化，使水液上归于脾肺，再参与体内代谢，下形成尿液排出体外。三焦为水液的生成敷布、升降出入的道路。三焦气治，则脉络通而水道利。三焦在水液代谢过程中的协调平衡作用，称之为"三焦气化"。三焦通行水液的功能，实际上是对肺、脾、肾等脏腑参与水液代谢功能的总括。

3. 运行水谷

"三焦者，水谷之道路"（《难经·三十一难》）。三焦具有运行水谷、协助输布精微、排泄废物的作用。其中，"上焦开发，宣五谷味，熏肤，充身，泽毛"（《灵枢·决气》），有输布精微之功；中焦"泌糟粕，蒸津液，化其精微，上注于肺脉"（《灵枢、营卫生会》），有消化吸收和转输之用；下焦则"成糟粕而俱下于大肠……循下焦而渗入膀胱焉"（《灵枢·营卫生会》），有排泄粪便和尿液的作用。三焦运化水谷协助消化吸收的功能，是对脾胃、肝肾、心肺、大小肠等脏腑完成水谷消化吸收与排泄功能的概括。

（三）三焦的生理特性

1. 上焦如雾

上焦如雾是指上焦主宣发卫气，敷布精微的作用。上焦接受来自中焦脾胃的水谷精微，通过心肺的宣发敷布，布散于全身，发挥其营养滋润作用，若雾露之溉，故称"上焦如雾"。因上焦接纳精微而布散，故又称"上焦主纳"。

2. 中焦如沤

中焦如沤是指脾胃运化水谷，化生气血的作用。胃受纳腐熟水谷，由脾之运化而形成水谷精微，以此化生气血，并通过脾的升清转输作用，将水谷精微上输于心肺以濡养周身。因为脾胃有腐熟水谷、运化精微的生理功能，故喻之为"中焦如沤"。因中焦运化水谷精微，故称"中焦主化"。

3. 下焦如渎

下焦如渎是指肾、膀胱、大小肠等脏腑主分别清浊，排泄废物的作用。下焦将饮食物的残渣糟粕传送到大肠，变成粪便，从肛门排出体外，并将体内剩余的水液通过肾和膀胱的气化作用变成尿液，从尿道排出体外。这种生理过程具有向下疏通、向外排泄之势，故称"下焦如渎"。因下焦疏通二便，排泄废物，故又称"下焦主出"。

综上所述，三焦关系到饮食水谷受纳、消化吸收与输布排泄的全部气化过程，所以三焦是通行元气、运行水谷的通道，是人体脏腑生理功能的综合，为"五脏六腑之总司"（《类经附翼·求正录·三焦包络命门辨》）。

第三节 奇 恒 之 腑

脑、髓、骨、脉、胆、女子胞，总称为奇恒之腑。奇恒，异于平常之谓。脑、髓、骨、脉、胆、女子胞，都是贮藏阴精的器官，似脏非脏，似腑非腑，故称。六者主藏而不泻，此所以象地也。其脏为奇，无所与偶，而至有恒不变，名曰奇恒之脏。奇恒之腑的形态似腑，多为中空的管腔性器官，而功能似脏，主藏阴精。其中除胆为六腑之外，其余的都没有表里配合，也没有五行的配属，但与奇经八脉有关。

脑、髓、骨、脉、胆、女子胞六者之中，胆既属于六腑，又属于奇恒之腑，已在六腑中述及。本节只叙述脑、髓、女子胞三者。

一、脑

脑，又名髓海、头髓。在气功学上，脑又称泥丸、昆仑、天谷。脑深藏于头部，位于人体最上部，其外为头面，内为脑髓，是精髓和神明高度汇集之处，为元神之府。脑与颅骨合之谓之头，即头为头颅与头髓之概称。头居人身之高巅，人神之所居，十二经脉三百六十五络之气血皆汇集于头，故称头为诸阳之会，为清窍所在之处，人体清阳之气皆上出清窍。

（一）脑的生理功能

1. 主宰生命活动

"脑为元神之府"（《本草纲目》），是生命的枢机，主宰人体的生命活动。在中国传统文化中，元气、元精、元神，称之为"先天之元"。狭义之神，又有元神、识神和欲神之分。元神来自先天，称先天之神。人在出生之前，形体毕具，形具而神生。人始生先成精，精成而脑髓生。人出生之前随形具而生之神，即为元神。元神藏于脑中，为生命的主宰。元神存则有生命，元神败则人即死。得神则生，失神则死。因为脑为元神之府，元神为生命的枢机。

2. 主精神意识

人的精神活动包括思维意识和情志活动等，都是客观外界事物反映于脑的结果。思维意识是精神活动的高级形式，是"任物"的结果。中医学一方面强调"所以任物者谓之心"（《灵枢·本神》），心是思维的主要器官；另一方面也认识到"灵机记忆不在心而在脑"（《医林改错·脑髓说》）。这种思维意识活动是在元神功能基础上，后天获得的思虑识见活动，属识神范畴。识神，又称思虑之神，是后天之神。情志活动是人对外界刺激的种反应形式，也是一种精神活动，与人的情感、情绪、欲望等心身需求有关，属欲神范畴。

总之，脑具有精神、意识、思维功能，为精神、意识、思维活动的枢纽，脑主精神意识的功能正常，则精神饱满，意识清楚，思维灵敏，记忆力强，语言清晰，情志正常。否则，便出现神明功能异常。

3. 主感觉运动

眼耳口鼻舌为五脏外窍，皆位于头面，与脑相通。人的视、听、言、动等，皆与脑有密切关系。

脑为元神之府，散动觉之气于筋而达百节，为周身连接之要领，而令之运动。脑统领肢体，与肢体运动紧密相关。脑髓充盈，身体轻劲有力。否则，胫酸乏其功能失常，不论虚实，都会表现为听觉失聪，视物不明，嗅觉不灵，感觉异常，运动功能缺损。

（二）脑与五脏的关系

藏象学说将脑的生理病理统归于心而分属于五脏，认为心是君主之官，五脏六腑之大主，神明之所出，精神之所舍，把人的精神意识和思维活动统归于心，称之曰"心藏神"。但是又把神分为神、魂、魄、意、志五种不同的表现，分别归属于心、肝、肺、脾、肾五脏，所谓"五神脏"。神虽分属于五脏，但与心、肝、肾的关系更为密切，尤以肾为最。因为心主神志，虽然五脏皆藏神，但都是在心的统领下而发挥作用的。肝主疏泄，又主谋虑，调节精神情志。肾藏精，精生髓，髓聚于脑，故脑的生理与肾的关系尤为密切。肾精充盈，髓海得养，脑的发育健全，则精力充沛，耳聪目明，思维敏捷，动作灵巧；若肾精亏少，髓海失养，脑髓不足，可见头晕、健忘、耳鸣，甚则记忆减退、思维迟钝等。

脑的功能隶属于五脏，五脏功能旺盛，精髓充盈，清阳升发，窍系通畅，才能发挥其生理功能。

心脑相通：心主神明，脑为元神之府；心主血，上供于脑，血足则脑髓充盈，故心与脑相通。临床上脑病可从心论治，或心脑同治。

脑肺相系：肺主一身之气，朝百脉，助心行血。肺之功能正常，则气充血足，髓海有余，故脑与肺有着密切关系。所以，在临床上脑病可以从肺论治。

脑脾相关：脾为后天之本，气血生化之源，主升清。脾胃健旺，熏蒸腐熟五谷，化源充足，五脏安和，九窍通利，则清阳出上窍而上达于脑。脾胃虚衰则九窍不通，清阳之气不能上行达脑而脑失所养。所以，从脾胃入手益气升阳是治疗脑病的主要方法之一。李东垣倡"脾胃虚则九窍不通论"，开升发脾胃清阳之气以治脑病的先河。

肝脑相维：肝主疏泄，调畅气机，又主藏血，气机调畅，气血和调，则脑清神聪。若疏泄失常，或情志失调，或清窍闭塞，或血溢于脑，即"血之与气并走于上而为大厥"；若肝失藏血，脑失所主，或神物为两，或变生他疾。

脑肾相济：脑为髓海，精生髓，肾藏精，肾精充盛则脑髓充盈，肾精亏虚则髓海不足而变生诸症。补肾填精益髓为治疗脑病的重要方法。

总之，藏象学说认为，五脏是系统的整体，人的神志活动虽分属于五脏，但以心为主导。脑虽为元神之府，但脑隶属于五脏，脑的生理病理与五脏休戚相关。故脑之为病亦从脏腑论治，其关乎于肾又不独责于肾。对于精神意识思维活动异常的精神情志疾病，决不能简单地归结为心藏神的病变，而与其他四脏无关。对于脑的病变，也不能简单地仅仅责之于肾。

二、髓

髓是骨腔中的一种膏样物质，为脑髓、脊髓和骨髓的合称。髓由先天之精所化生，由后天之精所充养，有养脑、充骨、化血之功。脊髓和脑髓是上下升降、彼此交通的，合称为脑脊髓。

（一）髓的生理功能

1. 充养脑髓

髓以先天之精为主要物质基础，赖后天之精的不断充养，分布骨腔之中，由脊髓而上引入脑，成为脑髓。故曰脑为髓海。脑得髓养，脑髓充盈，脑力充沛，则元神之功旺盛，耳聪目明，体健身强。先天不足或后天失养，以致肾精不足，不能生髓充脑，可以导致髓海空虚，出现头晕耳鸣、两眼昏花、腰膝酸软、记忆减退，或小儿发育迟缓、囟门迟闭、身体矮小、智力动作迟钝等症状。

2. 滋养骨骼

髓藏骨中，骨赖髓以充养。精能生髓，髓能养骨。肾精充足，骨髓生化有源，骨骼得到骨髓的滋养，则生长发育正常，才能保持其坚刚之性。若肾精亏虚，骨髓失养，就会出现骨骼脆弱无力，或发育不良等。

3. 化生血液

精血可以互生，精生髓，髓亦可化血。中医学已认识到骨髓是造血器官，骨髓可以生血，精髓为化血之源。因此，血虚证常用补肾填精之法治之。

（二）髓与五脏的关系

肾生髓，"肾不生则髓不能满"（《素问·逆调论》）。髓由肾精所化生，肾中精气的盛衰与髓的盈亏有密切的关系。脾胃为后天之本，气血生化之源。水谷精微化而为血。髓可生血，血亦生髓，故髓的盈亏与脾胃有关。气、血、精、髓可以互生，故髓与五脏皆相关，其中以肾为最。

三、女子胞

女子胞，又称胞宫、子宫、子脏、胞脏、子处、血脏，位于小腹正中部，是女性的内生殖器官，有主持月经和孕育胎儿的作用。

（一）女子胞的生理功能

1. 主持月经

月经，又称月信、月事、月水。月经是女子生殖细胞发育成熟后周期性子宫出血的生理现象。健康的女子，到了 14 岁左右，生殖器官发育成熟，子宫发生周期性变化，约 1 月左右周期性排血一次，月经开始来潮，直到 49 岁左右为止。在月经周期还要排卵一次。月经的产生，是脏腑气血作用于胞宫的结果。胞宫的功能正常与否直接影响月经的来潮，所以胞宫有主持月经的作用。

2. 孕育胎儿

胞宫是女性孕产的器官。女子在发育成熟后，月经应时来潮，便有受孕生殖的能力。此时，两性交媾，两精相合，就构成了胎孕。受孕之后，月经停止来潮，脏腑经络气血皆下注于冲任，到达胞宫以养胎。胎儿在胞宫内生长发育，约达 10 个月，就从胞宫娩出，呱呱坠地，一个新的生命便诞生了。

（二）女子胞与脏腑经络的关系

女子胞的生理功能与脏腑、经络、气血有着密切的关系。女子胞主持月经和孕育胎儿，是脏腑、经络、气血作用于胞宫的正常生理现象。

1. 女子胞与脏腑

女子以血为本，经水为血所化，而血来源于脏腑。在脏腑之中，心主血，肝藏血，脾统血，脾与胃同为气血生化之源，肾藏精，精化血，肺主气，朝百脉而输精微，它们分司血的生化、统摄、调节等重要作用。故脏腑安和，血脉流畅，血海充盈，则经候如期，胎孕乃成。在五脏之中，女子胞与肝、脾、肾的关系尤为密切。

（1）女子胞与肝。肝主疏泄而藏血，为全身气血调节之枢。女子胞的主要生理作用在于血的藏与泄。肝为血海，主藏血，为妇女经血之本。肝血充足，藏血功能正常，肝血下注血海，则冲脉盛满，血海充盈。肝主疏泄，调畅气机，肝气条达，疏泄正常，则气机调畅而任脉通，太冲脉盛，月事以时下。因此，肝与女子胞的关系主要体现在月经方面。女子以血为体，以气为用。经、带、胎、产是其具体表现形式。女子的经、孕、胎、产、乳无不与气血相关，无不依赖于肝之藏血和疏泄功能，故有"女子以肝为先天"（《临证指南医案·卷九·淋带》）之说。

（2）女子胞与脾。脾主运化，主生血统血，为气血生化之源。血者，水谷之精气，和调于五脏，洒陈于六腑，女子则上为乳汁，下为月经。女子胞与脾的关系主要表现在经血的化生与经血的固摄两个方面。脾气健旺，化源充足，统摄有权，则经血藏与泄正常。

（3）女子胞与肾。肾为先天之本，主藏精，生髓。肾中精气的盛衰，主宰着人体的生长发育和生殖能力。肾与女子胞的关系主要体现在天癸的至竭和月经孕育方面。天癸是促进生殖器官发育和生殖机能成熟所必需的重要物质，是肾中精气充盈到一定程度的产物。因此，女子到了青春期，肾精充盈，在天癸的作用下，胞宫发育成熟，月经应时来潮，就有了生育能力，为孕育胎儿准备了条件。反之，进入老年，由于肾精衰少，天癸由少而至衰竭，于是月经闭止，生育能力也随之而丧失了。

2. 女子胞与经络

女子胞与冲、任、督、带，以及十二经脉均有密切关系，尤其与冲、任、督、带联系最密切。

（1）女子胞与冲脉。冲脉上渗诸阳，下灌三阴，与十二经脉相通，为十二经脉之海。冲脉又为五脏六腑之海。

《灵枢·逆顺肥瘦》"冲脉者，五脏六腑之海也。"

脏腑经络之气血皆下注冲脉，故称冲为血海。因为冲为血海，蓄溢阴血，胞宫才能泄溢经血，孕育胎儿，完成其生理功能。

《景岳全书·妇人规上》："经本阴血，何脏无之？推脏腑之血皆归冲脉，而冲为五脏六腑之血海，故经言太冲脉盛，则月事以时下，此可见冲脉为月经之本也。"

（2）女子胞与任脉。任有妊养之义。任脉为阴脉之海，蓄积阴血，为人体妊养之本，任脉通畅，月经正常，月经如常，方能孕育胎儿。因一身之阴血经任脉聚于胞宫，妊养胎儿，故称"任主胞胎"。任脉气血通盛是女子胞主持月经、孕育胎儿的生理基础。冲为血海，任主胞胎，二者相资，方能有子。所以，胞宫的作用与冲任二脉的关系更加密切。

（3）女子胞与督脉。督脉为"阳脉之海"，督脉与任脉同起于胞中，一行于身后，一行于身前，交会于龈交，其经气循环往复，沟通阴阳，调摄气血，以维持胞宫正常的经、孕、产生理活动。

（4）女子胞与带脉。带脉既可约束、统摄冲任督三经的气血，又可固摄胞胎。

《血证论·崩带》："带脉下系胞宫，中束人身，居身之中央。"

（5）女子胞与十二经脉。十二经脉的气血通过冲脉、任脉、督脉灌注于胞宫之中，而为经血之源，胎孕之本。女子胞直接或间接与十二经脉相通，禀受脏腑之气血，泄而为经血，藏而育胎胞，从而完成其生理功能。

[附] 精室

女子之胞名曰子宫，具有主持月经、孕育胎儿的功能，是女性生殖器官之一。而男子之胞名为精室，具有贮藏精液、生育繁衍的功能。精室是男性生殖器官，亦属肾所主，与冲任相关。精室包括解剖学所说的睾丸、附睾、精囊腺和前列腺等，具有化生和贮藏精子等功能，主司生育繁衍。精室的功能与肾之精气盛衰密切相关。

睾丸，又称外肾。

《类证治裁·卷之首》："睾丸者，肾之外候。"

《中西医粹》："外肾，睾丸也。"

第四章　中医心理的经络学说

第一节　经　　络

一、经络学概念

经络是机体运行气血、联络脏腑肢节、沟通上下内外的通道。经络是经脉和络脉的总称。经，有路径的意思，是经络系统的主干，大多循行于深部，有一定的循行径路。络，有网络的意思，是经脉的分支，纵横交错，大多循行于较浅的部位。经络把人体所有的五脏六腑、四肢百骸、五官九窍、皮肉筋脉等联结成一个统一的有机整体，使人体内的功能活动保持相对的协调和平衡。

经络学说是研究人体经络系统的生理功能、病理变化及其与脏腑相互关系的学说。它是针灸、推拿、气功等学科的理论基础，并对指导中医临床各科有十分重要的意义；它与藏象学说、病机学说等基础理论结合起来，较完整地阐释了人体的生理功能、病理变化，并指导诊断和确定治法。

二、经络的组成

经络系统，包括十二经脉、奇经八脉、十二经别、十五络脉、十二经筋和十二皮部等，在内连属于脏腑，在外连属于筋肉、肢节和皮肤（图4-1）。

经脉分为正经和奇经两类。

正经有十二条，即手足三阴经和手足三阳经，合称"十二经脉"，是气血运行的主要通道。十二经脉有一定的起止、一定的循行部位和交接顺序，在肢体的分布和走向有一定的规律，同脏腑有直接的络属关系。十二经脉对称地分布于人体的两侧，分别循行于上肢或下肢的内侧或外侧。主要行于上肢，起于或止于手的经脉，称"手经"；主要行于下肢，起于或止于足的经脉，称"足经"。主要分布于四肢内侧面的经脉，属"阴经"；主要分布于四肢外侧面的经脉，属"阳经"。十二经脉分布于上、下肢的内外两侧，每个侧面都有三条经脉分布，这样，内侧属阴，一阴衍化为三阴，即太阴、少阴、厥阴；外侧属阳，一阳衍化为三阳，即阳明、太阳、少阳。十二经脉的名称是古人根据阴阳消长所衍化的三阴三阳，结合其循行于上肢或下肢的特点，以及其与脏腑相属络的关系而确定的。每一经脉的名称依据手足、阴阳、脏腑三个方面来命名。如隶属于心，循行于上肢内侧的经脉称为手少阴心经。

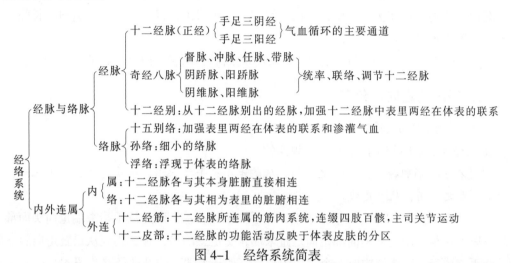

图 4-1 经络系统简表

奇经有八条，即督、任、冲、带、阴跷、阳跷、阴维、阳维，合称"奇经八脉"，有统率、联络和调节十经脉的作用。奇经八脉，是十二正经之外的八条经脉，因其与脏腑没有直接的相互络属，相互之间也没有表里关系，故称"奇经"。

督脉，行于背部正中，对全身阳经脉气有统率、总督作用。

任脉，行于胸腹正中，总任全身阴经脉气；又主胞胎，为人之妊养之本。

冲脉，其脉上至头，下至足，贯穿全身上下前后，为一身要冲，且能通受十二经气血。

带脉，其运行环身一周，束腰如带。阴阳跷脉，起于足跟，与人的"跷健"善行有关，是人体举足步行的机要。

阴阳维脉，具有维系诸阳经、阴经的功用。

十二经别是从十二经脉别出的经脉，可加强十二经脉中相为表里的两经之间在体内的联系，并通达某些正经未循行到的器官和形体部位，以补正经之不足。十二经别和十二正经有关，从某经别出的，就称为某经经别。如从手太阴肺经别出者，则称为手太阴经别。

此外，尚有十二经筋、十二皮部。十二经筋是十二经脉之气结、聚、散、络于筋肉、关节的体系，有约束骨骼，主司关节屈伸运动的作用，其命名依十二经脉而定，如手太阴经筋、足阳明经筋等。十二皮部是十二经脉的功能活动反映于体表的部位，其命名与十二经脉一致，如手太阴皮部、足太阳皮部等。

络脉有别络、浮络和孙络之分。

别络是较大的主要络脉，共 15 条，其中十二经脉与督脉、任脉各有一条别络，再加上脾之大络，合为"十五别络"。别络的主要功能是加强相为表里的两条经脉之间在体表的联系。"别"，有本经别走它经之意。别络以从经脉别出处的络穴名称来命名。手太阴之别络，名曰"列缺"；手少阴之别络，名曰"通里"；手厥阴之别络，名曰"内关"；手太阳之别络，名曰"支正"；手阳明之别络，名曰"偏历"；手少阳之别络，名曰"外关"；足太阳之别络，名曰"飞扬"；足少阳之别络，名曰"光明"；足阳明之别络，名曰"丰隆"；足太阴之别络，名曰"公孙"；足少阴之别络，名曰"大钟"；足厥阴之别络，名曰"蠡沟"；任脉之别络，名曰"鸠尾"（尾翳）；督脉之别络，名曰"长强"。另有一支脾之大络，名曰"大包"。

浮络是浮现于体表的络脉，孙络是最细小的络脉，两者难以计数，遍布全身。

三、经络的走向、分布

1. 经络的走向和交接

十二经脉的走向和交接是有一定规律的。

《灵枢·逆顺肥瘦》："手之三阴，从胸走手；手之三阳，从手走头；足之三阳，从头走足；足之三阴，从足走腹。"

即：手三阴经从胸腔走向手指末端，交手三阳经；手三阳经从手指末端走向头面部，交足三阳经；足三阳经从头面部走向足趾末端，交足三阴经；足三阴经从足趾走向腹、胸腔，交手三阴经，这样就构成一个"阴阳相贯，如环无端"的循环径路（图4-2）。

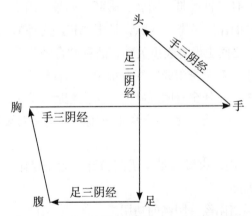

图4-2   手足三阴三阳经走向交接示意图

2. 十二经脉的分布及表里关系

（1）十二经脉在体表的分布：十二经脉在体表的分布有一定规律。在四肢部，阳经分布于四肢的外侧面，阴经分布于四肢的内侧面。外侧分三阳，内侧分三阴，大体上，阳明、太阴在前缘，太阳、少阴在后缘，少阳、厥阴在中线。在头面部，阳明经行于面部、额部，太阳经行于面颊、头顶及头后部，少阳经行于头侧部。在躯干部，手三阳经行于肩胛部；足三阳经则阳明经行于前（胸腹部），太阳经行于后（背腰部），少阳经行于侧面。手三阴经均从腋下走出，足三阴经均行于腹部。循行于腹部的经脉，自内向外的顺序为足少阴、足阳明、足太阴、足厥阴。（图4-3）

$$
阴经
\begin{cases}
手
\begin{cases}
太阴肺经 \\
厥阴心包经 \\
少阴心经
\end{cases}
行于上肢 \\
足
\begin{cases}
太阴脾经^* \\
厥阴肝经^* \\
少阴肾经
\end{cases}
行于下肢
\end{cases}
内侧
\begin{cases}
前缘 \\
中线 \\
后缘
\end{cases}
属脏
$$

$$
阳经
\begin{cases}
手
\begin{cases}
阳明大肠经 \\
少阳三焦经 \\
太阳小肠经
\end{cases}
行于上肢 \\
足
\begin{cases}
阴阳胃经 \\
少阳胆经 \\
太阳膀胱经
\end{cases}
行于下肢
\end{cases}
外侧
\begin{cases}
前缘 \\
中线 \\
后缘
\end{cases}
属腑
$$

图 4-3　十二经脉在体表分布规律

·在小腿下半部和足背部，肝经在前缘，脾经在中线。至内踝上八寸处交叉之后，脾经在前缘，肝经在中线

（2）十二经脉的表里关系：手足三阴、三阳经，通过经别和别络互相沟通，组合成六对"表里相合"关系。手阳明大肠经与手太阴肺经为表里；手少阳三焦经与手厥阴心包经为表里；手太阳小肠经与手少阴心经为表里；足阳明胃经与足太阴脾经为表里；足少阳胆经与足厥阴肝经为表里；足太阳膀胱经与足少阴肾经为表里。在循环路线上，凡是有表里关系的两条经脉，均在四肢末端交接，分别循行于四肢内外两个侧面的相对位置。十二经脉的表里络属关系，由于表里的两条经脉的衔接而加强了联系。

（3）十二经脉的脏腑络属：阴经与阳经在体内与脏腑之间有络属关系，即阴经属脏络腑，阳经属腑络脏。如手太阴肺经属肺络大肠，手阳明大肠经属大肠络肺；足阳明胃经属胃络脾，足太阴脾经属脾络胃；手少阴心经属心络小肠，手太阳小肠经属小肠络心；足太阳膀胱经属膀胱络肾，足少阴肾经属肾络膀胱经；手少阳三焦经属三焦络心包，手厥阴心包经属心包络三焦；足少阳胆经属胆络肝，足厥阴肝经属肝络胆。

由于手足阴阳十二经脉存在着表里关系，相互络属于同一脏腑，因而使相为表里的脏腑在生理功能上相互协调配合，在病理上也相互影响，在治疗上亦相互为用。如心火可下移小肠等。在治疗上，相为表里络属的两条经脉的腧穴可交叉使用，如脾经的穴位可用以治疗胃或胃的疾病。

3.十二经脉的流注顺序

十二经脉分布在人体内外，经脉中的气血运行是循环贯注的，从手太阴肺经开始，依次传至足厥阴肝经，再传至手太阴肺经，首尾相贯，如环无端。其流注顺序如图 4-4 所示。

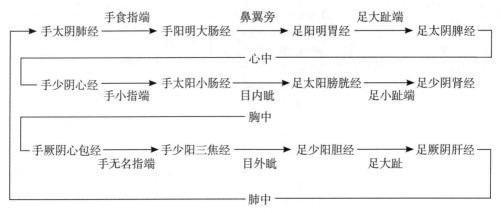

图 4-4　十二经脉流注顺序

4. 奇经八脉分布

奇经八脉纵横交叉于十二经脉之间，具有加强十二经脉之间的联系，调节正经气血的作用。凡十二经脉中气血满溢时，则流注于奇经八脉，蓄以备用；不足时，也可由奇经给予补充。奇经与肝、肾等脏，及女子胞、脑、髓等奇恒之腑的关系较为密切，相互之间在生理、病理上均有一定的联系。

八脉之中，督、任、冲三脉均起于胞中，同出会阴，称为"一源三歧"。其中督脉后行于腰、背、项、头后部的正中线，上至头面，入脑，贯心、络肾，在生理上能总督一身阳经，故又称"阳脉之海"，并与脑、髓、肾的功能有密切联系。任脉前行于腹、胸、颈、面部的正中线，在生理上能总任一身之阴经，故又称"阴脉之海"，并与妊娠有关，故又有"任主胞胎"的说法。冲脉并足少阴肾经挟脐而上，环绕口唇，十二经脉均来汇聚，故称为"十二经脉之海"，因冲脉与妇女月经有密切关系，故又称"血海"。由于督、任二脉各有其循行的部位和所属腧穴，故与十二正经相提并论，合称为"十四经"。

带脉起于胁下，束腰而前垂，统束纵行诸经，故有"诸脉皆属于带脉"之说，并有固护胎儿的作用。阴骄脉左右成对，起于足跟内侧，随足少阴等经上行，至目内眦与阳骄脉会合；阳骄脉左右成对，起于足跟外侧，伴足太阳等经上行，至目内眦与阴骄脉会合，沿足太阳经上额，于项后会合于足少阳经。阴阳骄脉分主一身左右的阴阳，共同调节下肢的运动和眼睑的开合功能。阴维脉左右成对，起于小腿内侧足三阴经交会之处，沿下肢内侧上行，经腹、胁，与足太阴脾经、足厥阴肝经会合后，复上行挟咽与任脉相并，主一身之里；阳维脉左右成对，起于小腿外侧外踝的下方，沿下肢外侧上行，经躯干部的外侧，上腋、颈、面颊部而达额与督脉相并，主一身之表。阴阳维脉维络诸阴经或阳经，使阴经或阳经的功能协调。

5. 经别、别络、经筋、皮部分布

经别从十二经脉的四肢部分（多为肘、膝以上）别出（称为"离"），走人体腔脏深部（称为"入"），然后浅出体表（称为"出"）而上头面部，阴经的经别合入阳经的经别而分别注入六阳经脉（称为"合"）。

别络是经脉分出的支脉，大多分布于体表。

经筋是十二经脉之气结、聚、散、络于筋肉、关节的体系。

皮部是十二经脉及其所属络脉在皮表的分区，也是十二经脉之气的散布所在。

第二节　腧　穴

一、腧穴的基础概念

腧穴是脏腑、经络之气输注于体表的特殊部位，也是疾病的反应点和针灸等治法的刺激点。"腧"与"输"义同，有转输、输注的含义；"穴"即孔隙的意思。喻穴在《黄帝内经》中又称作"节""会""气穴""气府""骨空"等，俗称"穴位""孔穴"。

二、腧穴的分类

腧穴包括了十四经穴、经外奇穴及阿是穴三大类。

1. 十四经穴

简称经穴，它是分布于十四经脉循行路线上的腧穴，共有 361 穴名。其中双穴，即左右对称的穴位 309 对，单穴 52 个。经穴是人体最重要的穴位，各穴都能主治所属经络的病症，为临床所常用。

2. 经外奇穴

简称奇穴，它对后世新发现有肯定疗效，但尚未归属十四经系统的穴位。这部分穴位，历代均有所发展，特别是近代发现较多。这部分腧穴对某些病症具有特殊的治疗作用。奇穴与经络系统有一定联系，其中一部分，逐步列入了经穴。从腧穴的发展过程来看，奇穴属于经穴的早期阶段，可作为经穴的补充。

3. 阿是穴

又称天应穴、不定穴、压痛点，即《灵枢·经筋》所说的"以痛为腧"。其部位是根据疼痛所在而定，即身体上出现的临时压痛点，就是穴位所在。阿是穴体现了针灸取穴的初级形式，是腧穴发展的最初阶段。临床上多用于疼痛性疾病。

三、腧穴的主治规律

十四经腧穴的主治规律，是根据"经脉所通，主治所及"的原则总结而成的。凡属同一经脉的腧穴，均有其共同性。例如，手太阴肺经的腧穴，一般均能主治肺及咽喉方面的病症；足阳明胃经脉的腧穴，一般均能主治胃肠及头面部病症。每个穴位因其所处部位的不同，其作用范围也各有特点。总的来说，所有穴位都具有治疗局部病症的作用，有的还兼有治疗邻近部位病症或远隔部位病症的作用。

1. 腧穴的远治作用

腧穴的远治作用，是十四经主治作用的基本规律。在十四经腧穴中，尤其是十二经在四肢肘膝关节以下穴位，不仅能治疗局部病症，还可以治疗本经循行所及的远隔部位的脏腑、器官的病症，有的还具有全身性的作用。例如列缺不仅能治疗上肢病症，还能治疗头顶部、胸、肺、咽喉以及外感病症等；阳陵泉不仅能治疗下肢病变，还能治疗胁肋、胆、肝、神志病以及痉挛、抽搐等病症。这种四肢腧穴的远治作用异同见表4-1。

表4-1　四肢部腧穴分经主治异同表

项　目	主经主治病证	二经相同主治	三经相同主治
手术阴肺经	肺、喉病		
手厥阴心包经	心、胃病	神志病	胸部病
手少阴心经	心病		
手少阳大肠经	前头、鼻、口齿病		
手少阳三焦经	侧头、胁肋病	耳病	眼病、咽喉病、热病
手太阳小肠经	后头、肩胛病		
足太阴脾经	脾胃病		
足厥阴肝经	肝病	前阴病	腹部病
足少阴肾经	肾病、肺病、咽喉病		
足阳明胃经	前头、口、齿、咽喉病、胃肠病		
足少阳胆经	侧头、耳病、胁肋、胆病	眼病	神志病、热病
足太阳膀胱经	后头、背腰病（背俞并治脏腑病）		

2.腧穴的近治作用

全身所有腧穴，均能治疗所在部位及其邻近器官的病症，称为腧穴的近治作用。比如鼻区的迎香、口禾髎以及邻近的上星、通天等均能治疗鼻病，胃的中脘、梁门以及邻近的章门、气海均能治疗胃病等。躯干腧穴的邻近主治作用分别见表4-2。

表4-2　躯干腧穴分部主治表

分部	主治
胸、上臂（胸1-7）	肺、心（上焦病）
上腹、下背（胸8-腰1）	肝、胆、脾、胃（中焦病）
下腹、腰骶（腰2-骶4）	前后阴、肾、肠、膀胱（下焦病）

任、督脉，因其部位特殊，除具有腧穴的近治作用外，更具有全身影响。（表4-3）

表 4-3　任督二脉腧穴主治表

经名	本经主治病证	二经相同主治
任脉	中风脱证、虚寒、下焦病	神志病、脏腑病
督脉	中风昏迷、热病、头部病	

　　腧穴的远治或近治作用，均是通过调整机体的整体功能而起治疗作用的。临床实践证明，针刺某些喻穴，对机体的不同状态可以起到双向调整作用。例如针刺天枢穴，泄泻时可以止泻，便秘时可以通便。针刺内关穴，心动过速时，可以减缓心率；心动过缓时，可以使之恢复正常。

　　总之，十四经穴的主治作用，归纳起来总体是：三经腧穴主治本经病，表里腧穴能配合治疗表里两经病，邻近的经穴，其治疗作用多相近；四肢部位穴位应分经掌握主治；头面躯干穴位应分部掌握主治。

四、特定穴的意义

　　特定穴是指十四经中具有特殊治疗作用和特定称号的一类腧穴。根据其不同的分布特点和治疗作用，分为五输穴、原穴、络穴、郄穴、背俞穴、募穴、下合穴、八会穴、八脉交会穴和交会穴。特定穴除具有经穴的共同功效和主治特点外，还有其特殊的性能和治疗作用，因此，临床上多数应用特定穴，以提高针灸治疗效果。

　　1. 五输穴

　　即指十二经脉分布在肘、膝关节以下的井、荥、输、经、合五种重要经穴，简称"五输"。其分布次序是从四肢末端向肘膝方向排列的。这是古人运用自然界水流由小到大、由浅入深的变化来形容经气运行的过程。"井"穴位于手足之端，喻作水之源头，是经气所出的部位；"荥"穴多位于掌指或跖趾关节之前，喻作水流尚微，是经气流行的部位：
"输"穴多位于掌指跖趾关节之后，喻作水流由小到大，由浅注深，是经气渐盛，由此注彼的部位；"经"穴多位于肘膝关节以下，喻作水流变大，畅通无阻，是经气正盛，运行经过的部位；"合"穴位于肘膝关节附近，喻作江河水流汇入湖海，是经气由此深入，进而会合于脏腑的部位。井穴一般主治神志病和心中烦闷；荥穴主治热病；输穴主治体重节痛；经穴主治喘咳、咽喉病证；合穴主治肠胃等六腑病证。

　　2. 原穴

　　"原"即本源，原气之意。原穴是脏腑原气经过和留止的部位。十二经脉在四肢各有一个原穴，又称十二原。在六阳经，原穴单独存在，排列在输穴之后，六阴经则以输为原。原穴对于诊治疗经络、脏腑的病证具有重要作用。

　　3. 络穴

　　"络"即联络之意。络脉从经脉分出的部位各有一个喻穴叫作络穴。络穴具有联络表里两经的作用，可治疗表里两经及其分布都位的病证。十二经的络穴若位于四肢肘膝关节以下，加之任脉络穴鸠尾位于腹，督脉络穴长强位于尾低都，牌之大络大包位于胸制，共

5 穴，总称十五络穴。

4. 郄穴

"郄"，有空隙之意。郄穴是指经气深聚的部位。十二经脉在四肢都各有一郄穴，加上阴阳跷脉，阴阳维脉在下肢也名有一个郄穴，共 16 郄穴。多分布于四肢肘、膝关节以下。郄穴主治本经循行部位及其所属脏腑的急性病痛。

5. 背俞穴

是脏腑之气输注于背腰部的腧穴。背俞穴均位于背腰部脊柱两侧的足太阳膀胱经的第一侧经线上，与脏腑相接近。当某一脏腑有病时，往往在其相应的背俞穴上出现压痛等异常反应。治疗内脏病常用其背俞穴。

6. 募穴

是脏腑之气输布，汇聚于胸腹都的腧穴。"募"有"移"和"膜"的意思。它们均分布于躯干部，多与相应的脏腑相近，可用于内脏病的诊察与治疗。

7. 八会穴

"会"即聚会之意。八会穴即脏、腑、气、血、筋、脉、骨、髓的精气会聚的 8 个腧穴。它们是脏会章门，腑会中脘，筋会阳陵泉，髓会绝骨（悬钟），血会膈俞，骨会大杼，脉会太渊，气会膻中。八会穴与其他特定穴互有重复。临床上凡属脏、腑，气、血、筋、脉、骨、髓的病变，可取相应的会穴。

8. 下合穴

是指手足三阳六腑之气下合于足三阳经的 6 个腧穴。下合穴在临床上多用于治疗六腑的病证。

9. 八脉交会穴

是指十二经脉与奇经八脉之气相交会的 8 个腧穴。它们均分布于腕踝关节的上下，能治疗奇经八脉病证。

10. 交会穴

是指两经以上的经脉相交或会合处的腧穴。多分布于头面、躯干部，可治疗与交会经有关的病证。

五、腧穴的定位法

腧穴各有一定的位置。在临床上，取穴是否准确与治疗效果有着密切关系。要做到定位准确，就必须掌握好正确的定位方法。临床上常用的定位方法有三种。

1. 体表标志取穴法

根据人体体表的各种骨性标志和肌性标志而取穴的方法，又称为自然标志取穴法。人体的体表标志有两种：一种是不受人体活动影响，而固定不移的标志，如五官、指（趾）甲、乳头、肚脐等，称作"固定标志"；一种是需要采取相应的动作姿势才会出现的标志，包括皮肤的皱襞，肌肉的凹陷，显露的肌腱以及某些间隙等，称作"活动标志"。

2. 骨度分寸定位法

这种方法是将人体不同部位的长度或宽度，分别规定为一定等份，每一等份称为一寸，作为量取腧穴的标准（表4-4）。因为此法是以患者的一定部位为折寸依据，所以不论人的高矮、肥瘦均可适用。

表4-4　常用骨度分寸表

部位	起止部位	骨度（寸）	说明
头颈部	前发际正中→后发际正中	12	用于确定头部腧穴的纵向距离
	眉间（印堂）→前发际正中	3	用于确定前发际及头部腧穴的纵向距离
	后发际正中→大椎穴	3	用于确定后发际及颈部腧穴的纵向距离
	两额角发际（头维）之间	9	用于确定头前部腧穴的横向距离
	耳后两乳突（完骨）之间	9	用于确定头后部腧穴的横向距离
胸腹胁部	胸骨上突（天突）→剑胸结合中点（歧骨）	9	用于确定胸部任脉穴的纵向距离
	剑胸结合中点（歧骨）→脐中	8	用于确定上腹部腧穴的纵向距离
	脐中→耻骨联合上缘（曲骨）	5	用于确定下腹部腧穴的纵向距离
	两乳头之间	8	用于确定胸腹部腧穴的横向距离
	腋窝顶点→第11肋游离端	12	用于确定胁肋部腧家的纵向距离
背腰部	肩胛骨内侧缘→后正中线	3	用于确定背腰部腧穴的横向距离
	肩峰缘→后正中线	8	用于确定肩背部腧穴的横向距离
上肢部	腋前、后纹头→肘横纹（平尺骨鹰嘴）	9	用于确定上臂部腧穴的纵向距离
	肘横纹（平肘尖）→腕掌（背）侧远端横纹	12	用于确定前臂部腧穴的纵向距离
下肢部	耻骨联合上缘→髌底	18	用于确定大腿部腧穴的纵向距离
	胫骨内侧髁下方（阴陵泉）→内踝尖	13	用于确定小腿内侧部腧穴的纵向距离
	股骨大转子→腘横纹	19	用于确定大腿前外侧部腧穴的纵向距离
	臀沟→腘横纹	14	用于确定大腿后部腧穴的纵向距离
	腘横纹→外踝尖	16	用于确定小腿外侧部腧穴的纵向距离

　　临床上常按取六部仓骨度的全长用手指划分为若干等份，称作"指测等分定位法"。如取间使穴，可将晚横纹至时情纹的寸划分为两个等份，再将近的等份又划分为两个等份，腕上3寸的间使穴便可迅速而准确定位（图4-5）。

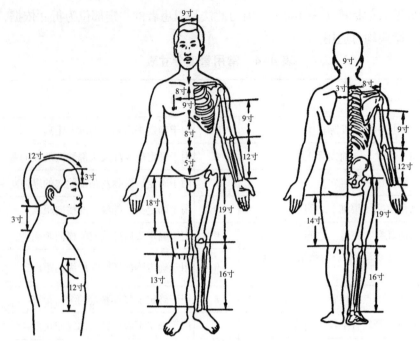

A.头部尺寸示意图　B.骨度折量寸示意图（正面）　　C.骨度折量寸示意图（背面）

图 4-5　常用骨度折量寸示意图

3. 手指同身寸取穴法

以患者手指的宽度为标准来定取穴位的方法（图 4-6）。如果患者手的大小与医生的手相仿，也可用医生的手指宽度来测量，中指同身寸是患者的中指中节屈曲时内侧两袋横纹头之同作为 1 寸，一般用于四肢取穴的直寸和背部取穴的横寸。

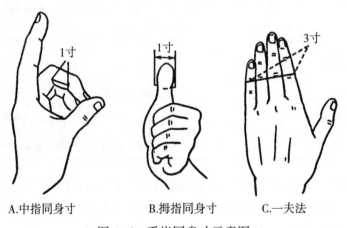

A.中指同身寸　　　　B.拇指同身寸　　　　C.一夫法

图 4-6　手指同身寸示意图

中指同身寸：是以患者中指关节中节屈曲时内侧两端横纹头之间作为 1 寸，亦适用于四肢部的直寸取穴。

拇指同身寸：是以患者的拇指关节的横度作为 1 寸，变适用于四肢部的直寸取穴。

横指同身寸：又名"一夫法"，是将患者食指、中指、无名指和小指并拢，以中指节横纹处为准，四指横量作 3 寸，用于四肢及腹部的取穴。

第五章 中医心理的"精、气、血、神"学说

精、气、血、神在人体生命活动中占有极其重要的位置，也是中医心理的重要研究基础。世界上的物质都是由精微物质构成的，比如基本粒子。当人们关注形态结构时所观察到的即为物质的有形状态；当人们关注机能变化时所观察到的即为物质的无形状态。道教内丹学的精、气、神概念发端于先秦哲学。战国以来的医家既使用"精气"概念，也使用"精神"概念。

《素问·生气通天论》记载："阴平阳秘，精神乃治；阴阳离决，精气乃绝。"

第一节 精

精，是由禀受于父母的生命物质与后天水谷精微相整合而形成的一种精华物质，是人体生命的本原，是构成人体和维持人体生命活动的最基本物质。这里的精是从液态精华物质的角度出发，人体之内的血、津液及先天之精、水谷之精、生殖之精、脏腑之精等一切精华物质，均属于广义之精的范畴。

"精"的概念和内容相当广泛。早在古代哲学中对它就有多种理解：一种理解认为它是宇宙间的一种灵气。认为"精气"是构成世界万物的本原，世界上所以出现了万物之灵的人类，也是由于精灵之气发展变化的结果。又一种理解则认为它指精神、魂魄。道教吸收传统哲学的观点并进行重组，认为"精"是构成生命之体的始基，是生命活动的动力。再一种理解认为它是指人的精力，即人的生命力。中医学也认为，"精"是构成人体和维持生命活动的一种极为宝贵的精微物质，简言之，人体有营养之精、生殖之精。

《素问·金匮真言论》中"夫精者，身之本也""故生之来，谓之精"，即指生命之精；"藏精于心""藏精于脾""散精于肝"等论述，即指营养之精；"二八，肾气盛，天癸至，精气溢泻，阴阳和，故能有子"即指生殖之精。

它直接影响人体的生长、发育与生殖，所以中医学有关养生、延年及防治疾病等都非常重视保精的必要性。

"精"具有"纯净、纯粹"的内在性质；具有"凝聚、颗粒状、发光"的外形特征；

又具有"生长、生育"的功能。

精的来源，有先后天之分，先天之精是禀受于父母的，它在整个生命活动中作为"生命之根"而起作用，但先天之精需要不断地有物质补充才能保证人的精不亏，才能发挥其功能，这种物质即是后天之精。后天之精是来自饮食的营养物质，亦称水谷精微，有了营养物质的不断补充，才能维持人体生命活动。古人云："肾为先天之本，脾胃为后天之本。"所以说，人脾胃功能的强健，是保养精气的关键，即《内经》所强调的"得谷者昌，失谷亡"。古人云："高年之人，真气耗竭，五脏衰弱，全仰饮食以资气血。"故注意全面均衡营养的饮食，才是保证后天养先天的重要手段。

《备急千金要方》："饮食当令节俭。若贪味伤多，老人肠胃皮薄，多则不消。彭亨短气。"

怎样才算"饮食有方"呢？归纳前人经验，不外乎定时、定量、不偏、不嗜而已。只有在饮食得宜的基础上，才能考虑药物滋补的问题。服用补益药物时，一定要在医生的指导下"辨证施补"，不然可能会适得其反。

"精"的意义，用现代语言说，就是指一种能量源。从食物中，可以有"后天之精"产生并被储存，这就是指食物中提取的能量。"精"本身也是意象，而不是实物。"精液"只不过是包含了"精"比较多的一种液体，并非"精"本身。比如中医认为纵欲是耗费"精"的，有些学西医的人就经常嘲笑中医，说"精液不过是一些蛋白质等构成成分，并不包含很多营养物"。实际上这是一个误会，中医所说的精并非精液，中医认为纵欲耗费"精"，是指整个性活动对身体的综合影响是耗费"精"力的。

总之，精是生命的物质基础，精足则生命力强，能适应外界环境的变化而不易受病。精亏则生命力减弱，适应能力和抗病能力均减退。

《素问·金匮真言论》："夫精者，身之本也。"

《素问·通评虚实论》："精气夺则虚。"

上述经典更进一步阐明精气是人身的根本。

第二节 气

气是中国古代所用的一个基本概念，在中医中有不同分类，如分为阴气、阳气，还可分为元气、宗气、营气、卫气等。中医学的气概念，气是由精化生的运行不息的极细微物质。精为脏腑机能活动的物质基础，气是推动和调控脏腑生理机能的动力。精是人体生命的本原，气是人体生命的维系。

一、气的分类

气的名称很多，可以从以下多个层次进行分类：

人身之气，简称"人气"，是构成人体各脏腑组织并运行于全身的极细微物质。与邪气对应，有正气，正气具有防御、抗邪、调节、康复等作用。根据来源来分，以先天之精化生者为元气，由水谷之精化生者为谷气。根据分布部位来分，行于脉中为营气，行于脉外为卫气，谷气与自然界清气相聚于胸中者为宗气，分布于脏腑、经络者称为脏腑之气、经络之气。

1. 元气

元气，是人体最根本、最重要的气，是人体生命活动的原动力。也有称为"原气""真气"，均指先天之气。元气的来源是肾中所藏的先天之精，先天之精化生的元气生于命门。元气充盛与否，不仅与父母的先天之精有关，而且与脾胃运化功能、饮食营养及化生的后天之精有关。元气发于肾，以三焦为通路，运行全身，内而五脏六腑，外而肌肤腠理，无处不到，成为人体最根本、最重要的气。元气的主要功能有两个，一是推动和调节人体的生长发育和生殖机能；二是推动和调控各脏腑、经络、形体、官窍的生理活动。

2. 宗气

宗气是由谷气与自然界清气相结合而积聚于胸中的气，属后天之气的范畴。《灵枢·五味》称为"气海"，又名膻中。脾的运化转输功能和肺主气、司呼吸的功能是否正常，对宗气的生成和盛衰有着直接的关系。宗气的生理功能主要有行呼吸、行血气和资先天三个方面。常言道："气虚，在先天主要责之肾，在后天主要责之脾肺。"

3. 营气

营气是行于脉中而具有营养作用的气。由于营气在脉中，营与血关系密切，故常常将"营血"并称。营气与卫气从性质、功能和分布进行比较，则营居阴，卫属阳。营气来源于脾胃运化的水谷精微。营气的生理功能有化生血液和营养全身两个方面。

4. 卫气

卫气是行于脉外而具有保卫作用的气。卫气同样来源于脾胃运化的水谷精微。卫气有防御外邪、温养全身和调控腠理的生理功能。

《读医随笔·气血精神论》："卫气者，热气也。凡肌肉之所以能温，水谷之所以能化者，卫气之功用也。虚则病寒，实则病热。"

5. 脏腑之气

脏腑之气由脏腑之精化生，分为脏腑之阴气与脏腑之阳气。脏腑之精亏虚，主要表现为濡养作用减退，并导致脏腑之气化生不足。脏腑之气不足，主要表现为推动、调控、固摄、防御等作用减退。脏腑阴气不足，则出现因凉润、宁静等作用减退而产生的虚热性病证和虚性亢奋的病证；若是脏腑阳气不足，则出现因温煦、推动等作用减退而产生的虚寒性病证。

6. 经络之气

经络之气是运行于经络系统的极细微物质，是各种刺激、信息的感应、负载和传导者。经络之气透过针灸、推拿、拔罐等方法传导各种信息。

需要注意的是，中医的"气"还有许多含义。例如将致病的六淫称为"邪气"，将体内不正常的水液称作"水气"，将中药的四种性质称为"四气"，将自然界六种不同气候变化称作"六气"等。

二、气与情志

气与情志的关系密不可分。

《素问·举痛论》："怒则气上，喜则气缓，悲则气消，恐则气下……惊则气乱……思则气结。"

《三因极一病证方论·七气叙论》："喜伤心，其气散；怒伤肝，其气击；忧伤肺，其气聚；思伤脾，其气结；悲伤心胞，其气急；恐伤肾，其气怯；惊伤胆，其气乱。虽七诊自殊，无逾于气。"

怒则气上，是指盛怒则肝气上逆，血随气逆，并走于上。临床见气逆、面红目赤，或呕血，甚则昏厥猝倒。怒则气上，还可导致肝阳上亢。另外，怒伤肝还可表现为肝失疏泄的肝气郁结，出现胸胁胀痛、善太息等症。

喜则气缓，包括缓和紧张情绪和心气涣散两个方面。在正常情况下，适度之喜能缓和精神紧张，使营卫通利，心情舒畅。但暴喜过度，又可使心气涣散，神不守舍，出现精神不集中，甚则失神狂乱等症状。

悲则气消，是指过度忧悲可使肺气抑郁，意志消沉，肺气耗伤。临床见心情沉重、闷闷不乐、精神不振、胸闷、气短等。

恐则气下，是指恐惧过度，气趋于下，同时血亦下行，临床见面色苍白、头昏，甚则昏厥。恐又可使肾气下陷不固，出现二便失禁，或男子遗精、孕妇流产等。恐伤肾精还可见骨酸痿厥等。

惊则气乱，是指突然受惊，使心气紊乱，以致心无所倚，神无所归，虑无所定，惊慌失措，心悸心慌等。

思则气结，是指思虑劳神过度，导致气机郁结，伤神损脾。临床上见纳呆、脘腹胀满、便溏、心悸、失眠、健忘等。

第三节　血

一、血的基本概念

血主要由营气和津液所组成，是运行于脉管之中，外观呈红色、黏稠的液体。

《素问·调经论》："人之所有者，血与气耳。"

脉是血液运行的管道，血液在脉中循行于全身，所以又将脉称为"血府"。血循脉而流于全身，发挥营养和滋润作用，为脏腑、经络、形体、官窍的生理活动提供营养物质，是人体生命活动的根本保证。血与五脏的关系非常密切。五脏需要血的营养和滋润作用，才能发挥其正常的功能，血也需要五脏的共同作用，才能源源不断地化生和获得补充。

二、血的化生

"心生血"理论的提出，首见于《素问·阴阳应象大论》和《素问·五运行大论》："南方生热，热生火，火生苦，苦生心，心生血，血生脾。"

这一理论自《内经》提出后，得到了后世医家的广泛认可和切实应用。明清以前乃至明清的绝大多数中医著作，凡提到生血，无不论及心的功能。血液化生的基础是水谷精微和肾精。水谷精微称为后天之精，肾精称为先天之精。生成血液的基本物质是水谷精微。中焦脾胃受纳运化饮食水谷，吸取其中的精微物质，即所谓"汁"，其中包含化为营气的精华物质和有用的津液，二者进入脉中，变化而成红色的血液。肾精也是化生血液的基本物质。精血之间还存在相互资生和相互转化的关系，因而肾精充足，则可化为肝血以充实血液。

血液的化生也是在多个脏腑的共同作用下得以完成的，其中脾胃的生理功能尤为重要。营气和津液是血液化生的主要物质基础，而营气和津液都是由脾胃运化传输饮食水谷精微所产生的。心肺的生理功能在血液的生成过程中起着重要作用，脾胃运化水谷精微所化生的营气和津液，由脾向上升于心肺，与肺吸入的清气相结合，贯注心肺，在心气的作用下变化而成为红色血液。肾藏精，精生髓，精髓是化生血液的基本物质之一。肾中精气充足，则血液化生有源，同时肾精充，肾气充沛，也可以促进脾胃的运化功能，有助于血液的化生。

精化生血的过程，也是一个气化过程，必须在气的作用下才能完成。参与这一气化过程的内脏主要是心肺。心在血液生成过程中的气化作用称为"化赤"，这是由于心在五行属火，其色为赤，在心火的特殊作用下，血液才能变成红色。肺通过吸入自然之精气参与营气的生成，而营气是血液的一个组成部分，所以肺的功能正常与否，可直接影响血液的生成。此外肝主疏泄对气机有重要调节作用，能影响全身的气化功能，对血的化生过程也有一定影响。

三、血的运行

血液在脉管内正常地运行，全身脉管形成一个相对密闭的循环性管道系统。这种管道系统实际上就是通常所说的血脉，血脉属于广义经脉的范畴，其中细小的血脉也称血络。

血属阴而主静，血的运行需要推行的动力，这种动力主要依赖气的推动作用和温煦作用。

《医学真传·气血》记载："血非气不运。"

如心气推动血液运行，肺气辅心行血，脾气统摄血液，肝气疏泄气机调节血行等。若心气不足，则血行无力；肺气不足，则血失宣散；脾气不足，则脾不统血；肝气失疏，则气滞血瘀。此外，若只有阳气的推动、温煦作用的促进而无阴气的宁静、凉润作用的调控，血液的流动必见过速，脉流薄疾。因此，阴阳二气的协调，方可促使血液运行不息，并保持一定的速度。

血运行于脉道之中，而不至于逸出脉外，需要得到一定的控摄，这种控摄主要依赖于气的固摄作用。总之，气的推动与固摄作用之间、温煦与凉润作用之间的协调平衡是保证血液正常运行的主要因素。

此外，血液的正常运行与心、肺、肝、脾等脏腑的功能也密切相关。

第四节　神

在古代晢学范畴中，神是指调控宇宙万物发生发展变化的一种力量，是宇宙的主宰及规律。

《周易·系辞》："阴阳不测谓之神。"

《素问·阴阳应象大论》："天地之动静，神明为之纲纪，故能以生长收藏，终而复始。"

在中医学里，神是人体生命活动的主宰及其外在总体表现的统称。神的内涵是广泛的，既是一切生理活动、心理活动的主宰，又包括了生命活动外在的体现，其中又将意识、思维、情感等精神活动归为狭义之神的范畴。神的概念源于古人对生命的认识。

《素问》称"心为君之官"，并指出"主明则下安""主不明则十二官危"。

古人在生殖繁衍的过程中观察到男女生殖之精相结合，便产生了新的生命，认为这即是神的存在。

《灵极·本神》："两精相搏谓之神。"

《素同·六节藏象论》："五味人口。藏于肠胃，味有所藏，以养五气。气和而生，津液相成，神乃自生。"

一、神的生成

（一）精气血津液为化神之源

精、气、血、津液是产生神的物质基础，神是不能脱离这些精微物质而存在的。

《简子·天论》："形具而神生。"

《素问·八正神明论》："血气者，人之神。"

神寓于形体之中，脱离了形体组织的神是不存在的。中医学将神分为神、魂、魄、意、志，分别归藏于"五神脏。"

《素问·宣明五气》："心藏神，肺藏魄，肝藏魂，脾藏意，肾藏志。"

《灵枢·本神》："肝藏血，血舍魂……脾藏营，营舍意……心藏脉，脉舍神……肺藏气，气舍魄……肾藏精，精舍志。"

五脏产生的物质基础是五脏所藏的精气。五脏精气充盛，则五神安藏守舍而见神志清晰、思维敏捷、反应灵敏、睡眠安好、意志坚定、刚柔并济。

精气充足，脏腑强健，则神旺；精气亏耗，脏腑衰败，则神衰。中医诊治以望神为首要，结合闻声、切脉，将神的盛衰作为了解脏腑精气充实与否的重要标志，并以此预测疾病的吉凶。

（二）脏腑精气对外界环境的响应

在自然环境与社会环境的外界刺激下，人体内部脏腑将做出反应，于是便产生了神。心为五脏六腑之大主，极为重要。

《素问·六节藏象论》："心者，生之本，神之变也。"

以心为主的脏腑，以精气血为基础，对外界刺激做出应答。一方面，以此主宰和协调人体脏腑形体官窍的生理活动，另一方面，机体与外部环境取得了协调统一，体现了神的存在。

人正常的精神、意识和思维活动，是以心为主的各脏腑功能活动协调整合的结果。外界事物的信息通过感觉入心，通过心的感知活动形成对事物表象的认识，称为意。将感知保存下来，即通过记忆来累计事物表象认识的过程，称为志。在此基础上酝酿思考，反复分析、比较判断的过程，称为思。在此基础上，由近而远地估计未来的思维过程，称为虑。最后，在上述基础上，准确处理事物，支配行为，对事物做出适当反应的措施，称为智。

《灵枢·本神》："所以任物者谓之心；心有所忆谓之意；意之所存谓之志；因志而存变谓之思；因思而远慕谓之虑；因虑而处物谓之智。"

脏腑精气对外界刺激的响应还可产生不同的情志活动，喜、怒、忧、思、悲、恐、惊七种情志就是人体对外界刺激做出的肯定或否定的情绪体验。脏腑精气的盛衰对不同情志的产生起着决定性作用，

《灵枢·本神》："心气虚则悲，实则笑不休。"

《素问·调经论》："血有余则怒，不足则恐。"

二、神的作用

神是生命活动的主宰，也是对人的生命现象的总概括，对人体生命活动具有重要的调节作用。

（一）调节精气血的代谢

神既由精、气、血等作为物质基础而产生，又能反作用于这些物质。神具有统领、调控这些物质在体内进行正常代谢的作用。

脏腑精气产生神，神通过对脏腑精气的主宰来调节其生理功能。以五脏精气为基础物质产生的精神情志活动，在正常情况下对脏腑之气的运行起到调控作用，使之升降出入运行协调有序。

心神调节"十二官"功能的途径，《内经》将其称之为"使道"。何为"使道"？王冰注解为："使道，谓神气行使之道也。"根据内经的论述，可以认为"使道"即指经络。神对形的主宰和调节作用的中枢是心，而联络各器官组织的通路是经络。

（二）主宰人体的生命活动

神的盛衰是生命力消长的综合体现。

《素问·移精变气论》："得神者昌，失神者亡。"

《素问·灵兰秘典论》以比拟手法，形象地用"君相臣使"列举了脏腑的职能：

心为"君主之官也，神明出焉"；肺为"相傅之官，治节出焉"；肝为"将军之官，谋虑出焉"；胆为"中正之官，决断出焉"；膻中为"臣使之官，喜乐出焉"；脾胃为"仓廪之官，五味出焉"；大肠为"传道之官，变化出焉"；小肠为"受盛之官，化物出焉"；肾为"作强之官，伎巧出焉"；三焦为"决读之官，水道出焉"；膀胱为"州都之官，津液藏焉"。共十二官之职。心因为藏神而位居五脏六腑之首，具有统帅、核心的地位，主宰人的生命活动。

《灵枢·邪客》："心者，五脏六腑之大主也。"

三、"五神"说

《内经》用"五行归类"的方法，将神的活动归纳为"五神"，即神、魂、魄、意、志。

（一）魂

魂在神的指挥下反应快，亦步亦趋。心神为魂之统领，神清则魂守，神昏则魂荡。

《灵枢·本神》："随神往来者，谓之魂。"

张介宾说："气之神曰魂。""魂之为言，如梦寐恍惚、变幻游行之境皆是也。"

神与魂的区别在于："神为阳中之阳，而魂则阳中之阴也。"魂是比神层次低的精神活动，与睡梦有着密切的关系。从与五脏的关系来看，肝藏魂。

（二）魄

魄是指与生俱来的某些本能活动。古人认为魄概括了个体本能的动作和感觉功能。

《灵枢·本神》："并精而出入者谓之魄。"

《灵枢·经脉》："人始生，先成精。"

张介宾说："魄之为用，能动能作，痛痒由之而觉也。"

《五经正义》："初生之时，耳目心识，手足运动，啼呼为声，此则魄之灵也。"

今人在此基础上进一步发展，认为魄包括了人体本身固有的各种生理调节代偿功能，从而更好地阐明了"肺主治节"的机制，并为临床上某些调节代偿功能失调的疾病辨证论治补充了新的内容。从与五脏的关系来看，肺藏魄。

（三）意、志

从广义上来看，意、志都是指心"任物"后所进行的思维活动。人们对客观事物的认识过程，包括从感觉到思维的发展。认识的开始阶段，心所任之物只是由感官所获得的表面的、个别的现象，即所谓感知觉。感知觉是思维的基础，思维以感知觉为内容。通过思维，心所任之物将升华成本质的、全面的、有内在联系的事物。

《灵枢·本神》："所以任物者谓之心，心有所忆谓之意。"

意是心接受外界事物以后，对其进行追忆的过程。意是初步的思维，尚有不确定性和缺乏完整性。

《类经·藏象类》："谓一念之生，心有所向而未定者，曰意。"

《灵枢·本神》："脾藏营，营舍意。"

脾气健运，营血充足，才能保证"意"的正常，人的思维才能敏捷。志是在意的基础上加以确认，有相对的完整性和确定性，有更明确的目标，即专志不移之意。

《类经·藏象类》："意已决而卓有所立者，曰志。"

《灵枢·本神》："心有所忆谓之意，意之所存谓之志。"

志以肾精为物质基础，肾精充足，才能保证意志坚定。从与五脏的关系来看，肾藏志。

《灵枢·本神》记载："肾藏精，精舍志。"

五脏与五神的关系是，心藏神、肺藏魄、肝藏魂、脾藏意、肾藏志。所以又把五脏称为"五神脏"。神、魂、魄、意、志是人体的精神意识或思维活动，属于心理活动的重要组成部分。

第五节　精、气、血、神之间的关系

人体是一个有机的整体，从大体上来看，人体可分为"形"与"神"两部分。精气血是人体内的基本精微物质，是产生一切机能和维持生命活动的物质基础，皆属为"形"；而人体生命的主宰及总体包括了精神、意识、思维活动，概称为"神"。无形则神无以附，无神则形无以活；形为神之宅，神为形之主。形神合一是生命存在的根本保证。

《灵枢·本藏》："人之血气精神者，所以奉生而周于性命者也。"

精气神被称为人身之"三宝"，可分不可离。人的生命来自于精，生命活动的维持依赖于气，生命活动的体现及主宰即是神。

《类证治裁·内景综要》："一身所宝，惟精气神，神生于气，气生于精，精化气，气化神，故精者身之本，气者神之主，形者神之宅也。"

一、精与气的关系

人体之精在气的推动激发作用下可化生为气。各脏之精化生各脏之气，而藏于肾中的先天之精化为元气，水谷之精化为谷气。精为气化生的本源，精足则人身之气得以充盈，分布到各脏腑之气亦充足；各脏之精充足则各脏之气化生充沛，自能推动和调控各脏腑形体官窍的生理活动。故精足则气旺，精亏则气衰。

另外，气的运行不息也能促进精的化生。肾精以先天之精为基础，且赖后天水谷之精的不断充养才得以充盛。只有脾胃之气充足，升降协调，功能正常，才可以运化吸收饮食水谷之精微，以充盈脏腑之精，脏腑之精利用后的剩余部分，流注于肾而充养先天耗损外泄，这是气的固摄作用之体现。

因此，气虚则精化生不足，精不固聚而导致精亏、失精的病证，临床采用补气生精、补气固精的治疗方法。

二、气与血的关系

气与血是人体内的两大类基本物质。

《景岳全书·血证》："人有阴阳，即为血气，阳主气，故气全则神王；阴主血，故血盛则形强，人生所赖惟斯而已。"

《素问·调经论》："人之所有者，血与气耳。"气有推动、激发、固摄等作用，血有营养、滋润等作用。

《难经·二十二难》记载："气主响之，血主濡之。"

（一）气为血之帅

气为血之帅，包含气能生血、气能行血、气能摄血三个方面。气能生血，是指血液的化生离不开气作为动力。气充盛则化生血液的功能增强，血液充足；气虚亏则化生血液的功能减弱，易于导致血虚的病变。气能行血，是指血液的运行离不开气的推动作用。气机调畅，气行则血行，血液的正常运行得以保证。反之，气的亏少则无力推动血行，或气机郁滞不通则不能推动血行，出现血液妄行的病变。气能摄血，指血液能正常循行于脉中离不开气的固摄作用。气能摄血主要体现在脾气统血的生理功能之中。脾气充足，发挥统摄作用使血行脉中而不致逸出脉外，从而保证了血液的正常运行及其濡养功能的发挥。如脾气虚弱，失去统摄，往往导致各种出血病变，临床上称为"气不摄血"或"脾不统血"。

（二）血为气之母

血为气之母，包含血能养气和血能载气两个方面。血能养气指气的充盛及其功能的发挥离不开血液的濡养。人体脏腑、肢节、九窍等任何部位，血不断地为气的生成和功能活动提供营养，故血足则气旺。血能载气是指气存于血中，依附于血而不致散失，赖血之运载而运行全身。

《血证论·吐血》："血为气之守。"

说明气依附于血而得以存在体内，并以血为载体而运行全身。

血属阴，气属阳。气血阴阳之间协调平衡，生命活动得以正常进行。反之则如《素问·调经论》中所说"血气不和，百病乃变化而生"。

三、精气神的关系

精可化气，气能生精，精与气之间相互化生；精气生神，精气养神，精与气是神的物质基础，则神又统驭精与气。气的运行不息能促进精的化生。人体之精在气的推动激发作用下可化生为气，神必须得到精和气的滋养才能正常发挥作用。精盈则神明，精亏则神疲，故《内经》倡导"积精全神"以养生。形是神之宅，神乃形之主，神安则精固气畅，神荡则精失气衰，故有"得神者昌，失神者亡"之说。

总之，精、气和神的辩证关系是对立统一关系。形神合一论是中医心理学的重要理论之一，也是养病防病、延年益寿，以及诊断治疗、推测病势的重要理论依据。

中医精气血神理论是一个蕴含极为复杂的系统，对精气血神的实质研究应当克服思路的局限和方法的单一，要强化对精气血神理论的传统思维方法的革新，更要采取多学科兼容方式，利用现代科技手段进行全面、深入的研究，以便更准确地理解和把握精气血神的实质。

第六章　人格体质论

第一节　概　　述

一、什么是人格

所谓人格，一般认为它的含义较广，它是以性格为核心，包括先天素质，受到家庭、学校教育、社会环境等心理的、社会的影响，而逐步形成的气质、能力、兴趣、爱好、习惯和性格等心理特征的总和。所谓体质，又称为形质、气质等，即人体的质量。体质是人体在先天遗传和后天获得的基础上，所形成的功能和形态上相对稳定的固有形态。也就是说，体质是禀受于先天，受后天影响，在生长发育过程中所形成的与自然、社会环境相适应的人体形态结构、生理功能和心理因素的相对稳定的固有特征。

人格是心理学概念，而体质则属于生理和病理学范畴。中医学在论述人格时，往往结合人的体质因素一起讨论，反映出中医形神合一的一贯思想。中医认为，一定的人格与一定的体质存在某种必然的关联，这是与现代西方心理学不谋而合。

二、什么是体质

（一）体质的基本概念

体质，是指人群中的个体在其生长、发育过程中，年龄、体态、脏腑、气血等在形态、结构、功能、代谢、对外刺激的反应等方面所形成的个体差异性。

体质的"体"，指形体、身体，可引申为躯体和生理；"质"指特质、性质。体质，是指人类个体，禀受于先天，调养于后天，在生长发育和衰老过程中所形成的形态结构，生理功能和心理状态方面与自然、社会环境相适应的相对稳定的人体个性特征。它充分体现出中医学"形神合一"的体质观。

理想健康的体质，是指人体在充分发挥先天禀赋（遗传）潜力的基础上，经过后天的积极培育，使机体的形态结构、生理功能、心理状态以及对环境的适应能力等各方面得到全面发展，处于相对良好的状态，即形神统一的状态。

（二）体质的分类

中医学的体质分类，是以整体观念为指导思想，主要是根据阴阳五行、脏腑、精气、血、津液、神等基本理论，来确定人群中不同个体的体质差异。古代医家从不同角度对体质作了不同的分类，如阴阳分类法、五行分类法、脏腑分类法、体型肥瘦分类法及禀性勇怯分类法等。现代医家多从临床实践出发进行分类，如六分法、九分法等。

理想的体质，应是阴阳平和质。但是，人体的阴阳在正常生理状态下，总是处于动态的消长变化之中，使正常体质出现偏阴或偏阳的状态。一般而言，人体正常体质大致可分为阴阳平和质、偏阳质和偏阴质三种类型。

1. 偏阴性体质特点

一般而言，偏阴质体质特点是体内阳气不足而阴气有余，故指具有抑制、偏寒、多静等特点的体质类型。临床特征：①形体适中或偏胖但较弱，容易疲劳。②面色偏白而欠华。③性格内向，喜静少动，或胆小易惊。④食量较小，消化吸收功能一般。⑤平时畏寒喜热或体温偏低。⑥唇、舌偏白偏淡，脉多迟缓。⑦精力偏弱，动作迟缓，反应较慢，性欲偏弱。这种体质特点的人在心理疾病的发病中，易罹患抑郁性精神心理疾患。

2. 偏阳性体质特点

偏阳质体质特点是体内阴液不足而阳气有余，故指具有亢奋、偏热、多动等特点的体质类型。临床特征：①形体适中或偏瘦，但较结实。②面色多略红或微苍黑，或呈油性皮肤。③性格外向，喜动好强，易急躁，自制力差。④食量较大，消化吸收功能健旺，大便易干燥，小便易黄赤。⑤平时畏热喜冷，或体温略偏高，动则易出汗，喜饮水。⑥唇、舌偏红，苔薄而黄。⑦精力旺盛，动作敏捷，反应灵敏，性欲较强。这种体质特点的人在心理疾病的发病中，易罹患亢奋性精神心理疾患。

3. 阴阳平和质特点

是功能较为协调的体质类型。临床特征：①身体强壮，胖瘦适中。②面色与肤色虽有五色之偏，但都明润含蓄。③食量适中，二便通调。④舌红润，脉象缓匀有神。⑤目光有神，性格开朗、随和。⑥夜眠安和，精力充沛，反应灵活，思维敏捷，工作潜力大。⑦自我调节和对外适应能力强。这一类型体质的人精神情志非常稳定，一般不太容易罹患精神情志疾病。

每个人都有自己特有的体质特点，这一特点不同程度地体现在健康和疾病的过程中。

三、人格与体质的关系

中医学一向认为，心理活动是与生理活动相互联系的。从这一原则出发，在讨论人格问题时，总是认为一定的人格必然与一定的体质有某种关联。在《黄帝内经》中有很多篇章讨论了相关的问题，在讨论这些问题时，大多数把心理活动与体态、体质、行为等生理病理因素一起讨论。如《灵枢·通天》《灵枢·阴阳二十五人》《灵枢·论勇》《灵枢·论痛》《灵枢·行针》及《灵枢·逆顺肥瘦》等都反映了这些特点。

在这些篇章中，都是以阴阳五行为基础，把人格与体质相结合，进行综合论述。诸如勇敢与怯懦的不同性格，都是以不同的生理解剖和体质条件为基础。在论述阴阳盛衰和形体胖瘦的性格特点时，《灵枢·逆顺肥瘦》指出，形体肥胖而"贪于取与"性格的人，体质是"广肩腋，项肉薄。厚皮而黑色，唇临临然，其血黑以浊，其气涩以迟"。其含义为：好进取而乐施予性格的人，他们的外貌特征为肩腋部宽阔，项部肌肉瘦薄，皮肤粗厚而色黑，口唇肥厚丰满，血色深而浓厚，气行滞涩缓慢。以上这些论述，都是把人格与体质综合进行考察，把人格与生理功能以及形态结构综合进行分析，这就充分体现了中医形神合一的思想。

四、人格体质分类的基础

中医学对于人格体质的分类，大多是以阴阳五行为基础，分为阴阳五态和阴阳二十五人等。以上这些分类，除了对众多人群的密切观察以外，还有多方面的理论知识作为基础，从而形成中医人格体质分类的特点。

（一）中国古代哲学理论基础

中医对于人格体质的认识是以古代阴阳五行哲学思想为基础，这进一步体现了中医心理学思想与古代哲学思想的密切联系。

《素问·宝命全形论》指出："人身有形不离阴阳。"这是中医理论认识人体一切生命活动的总原则，生理问题是如此，心理问题同样是如此。所以《黄帝内经》在探讨人格体质分类时，依然贯彻了这一原则。《灵枢·通天》就是以阴阳的盛衰多少为标准进行确定，人格体质按照阴阳五态分类。

《灵枢·通天》指出："天地之间，六合之内，不离于五，人亦应之，非徒一阴一阳而已也。"

说明五行学说是中医学讨论生命问题的又一基本概念，这一原则与阴阳原则具有同等重要的意义。《灵枢·阴阳二十五人》在讨论25种人格类型时就遵循了五行归类的原则，明确指出："先立五形金木水火土，别其五色，异其五行之人，而二十五人具矣。"先要明确金、木、水、火、土五种类型的人，然后再根据五色、五音等的不同，区别五种形态之人，这样二十五人的形态就清楚了。从中可以看出，按照五行进行归类，无论是分为五种，还是由此派生出的25种人格类型，都是以五行学说为基础的。

（二）中医学理论基础

中医学对于人格体质的分类，除了具有哲学上的根据以外，还以医学上的解剖形态、组织结构、生理病理作为重要基础。在论述每一种类型时，总是结合相应的形态特征、生理素质和病理表现，这充分表现了中医学与心理学的密切联系。

如《灵枢·通天》讨论阴阳五态人的不同个性时，就指出了各自不同的生理体质因素。

"太阴之人，多阴而无阳，其阴血浊，其卫气涩，阴阳不和，筋缓而厚皮。""少阴之人，多阴而少阳，小胃而大肠，六腑不调，其阳明脉小，而太阳脉大。""太阳之人，多阳而少（无）阴。""少阳之人，多阳而少阴，经少而络大，血在中而气在外，实阴而虚阳。""阴阳平和之人，其阴阳之气和，血脉调。"

以上都说明阴阳五态人不同的生理体质因素。

（三）中国传统文化的影响

中医学的人格体质划分，除了以上哲学与医学的基础以外，从其描述的具体内容分析，还接受了中国传统文化的影响。《黄帝内经》大约成书于秦汉时期，这一历史时期，中国传统文化概貌已经基本形成。受中国人文环境和社会历史背景条件所影响，中国传统文化的特点是以政治伦理为中心。这种传统文化特点深刻地影响了中医学，使得中医学对于人格体质的认识，就带有了鲜明的政治伦理色彩。《黄帝内经》中对于人格体质类型的阐述，就十分注重政治伦理内容，并且将其与心理学的内容进行有机的结合。如"贪而不仁""念然下意""小贪而贼心""无能而虚说""轻财少信""不敬畏""善为吏""君子"等，多属于道德伦理范畴。以上这些带有道德伦理特色的行为描述，包含了丰富的心理学内容，在相当程度上反映了不同的个性心理特征。

综上所述，传统中医学中的心理学思想与中国传统文化密切联系。也提示出，要着眼于从中国传统文化背景去考察和学习中医心理学思想，只有这样才能对中医心理学的思想内容做出正确的阐释和说明。

五、阴阳五行人格体质类型

对于人的人格体质类型表现，早在古代的人们就已经进行了系统的观察。在观察到不同个性心理特征时，试图给以归纳分析，总结相应的规律，并且在理论上加以说明。在春秋时代就已经有个性分类的论述。《论语·子路》中有"狂""狷""中行"的划分，并论述了各自的特征："狂者进取，狷者有所不为"，只有那种"中行"之人才能做到适度，才能符合儒家基本宗旨"中庸之道"的要求。这是最初对于人的人格分类。

在《黄帝内经》中，对于人的人格体质有了比较系统而综合的论述，并且以阴阳五行学说为基础，针对实际情况和具体问题，进行了分类划分。

第二节 阴阳五态人格体质划分

《灵枢·通天》根据人的先天禀赋不同、体质类型不同以及性格特征等不同，提出了人的人格体质类型的分类，认为有"太阴之人""少阴之人""太阳之人""少阳之人"和"阴阳平和之人"。具体内容如下。

一、阴阳"五态人"的人格特征

阴阳"五态人"是指《灵枢·通天》根据人体的先天禀赋不同、气血阴阳的多少，将人分为太阴、少阴、太阳、少阳及阴阳平和五种类型，并分别描述了每种类型的人格特征、生理特点和外表形态等。

1. 太阴之人

"太阴之人，贪而不仁，下齐湛湛"，并且"好内而恶出"，言行上"心和而不发，不务于时，动而后之"。太阴人内心深沉阴险，外假谦虚，行动落后于人，看别人的成败而决定自己的动向。

2. 少阴之人

"少阴之人，小贪而贼心""见人有亡，常若有得，好伤好害，见人有荣，乃反愠怒，心疾而无恩"。少阴型的人喜欢贪小便宜，见到别人有了损失，就幸灾乐祸，看到别人有了荣誉，反感到气愤和妒忌，生情暴虐，毫无同情怜悯之心。

3. 太阳之人

"太阳之人，居处于于""好言大事，无能而虚说""志发于四野""举措不顾是非，为事如常自用，事虽败而常无悔"。太阳型的人无知自足，随便什么地方都能安居，喜欢夸夸其谈，自己本无能而常常言过其实，到处宣扬，恐人不知，举止行为粗暴，不顾是非，自以为是，虽然失败了也不知悔恨。

4. 少阳之人

"少阳之人，諟谛好自贵""有小小官，则高自宜，好为外交而不内附"。少阳型的人做事仔细谨慎，妄自尊贵，有一点官职就高傲吹嘘，容易自满；喜欢社会交往，而不善于踏实做事，浮而不实。

5. 阴阳平和之人

"阴阳平和之人，居处安静""无为惧惧，无为欣欣，婉然从物，或与不争，与时变化，尊则谦谦，谭而不治，是谓至治"。阴阳平和型的人，平时居住喜欢安静自处，心中坦荡而无所畏惧，不为名利而过分高兴或欢欣；在待人接物方面，能顺从事物的发展规律，不斤斤计较个人得失，地位虽然尊贵却谦让有礼，以理服人。

二、阴阳"五态人"的外表形态

《灵枢·通天》还就五态人的外观形态和表现特征做了详细的论述，使我们即使与五态人素不相识，但一见面也能快速地将这五种具有代表性的典型类型的人区分出来。

1. 太阴之人   "其状黮黮然黑色，念然下意，临临然长大，腘然未偻"。太阴型的人面色阴沉黑暗，意念不扬，外表假装谦逊，个子本来很高大，却是卑躬屈膝，故作姿态。

2. 少阴之人   "其状清然窃然，固以阴贼，立而躁险，行而似伏"。少阴型的人外表看起来清高，行动鬼祟，偷偷摸摸，深怀阴险害人之心，站立时躁动不安，走路时身体前倾。

3. 太阳之人   "其状轩轩储储，反身折腘"。太阳型的人外貌高傲自满，仰腰挺腹，身躯好像向后反张和两膝关节曲折的样子。

4. 少阳之人   "其状立则好仰，行则好摇，其两臂两肘则常出于背"。少阳型的人站立时习惯将头仰得很高，行走时身体摇摆，常常把双手反挽于背后。

5.阴阳平和之人　"其状委委然，随随然，颙颙然，愉愉然，暶暶然，豆豆然，众人皆曰君子"。阴阳平和型的人外貌从容稳重，举止大方，性格和顺，善于适应环境，态度严肃，品行端正，待人和蔼，目光慈祥，作风光明磊落，举止有度，处事条理分明，为众人所尊敬和夸赞。

第三节　"阴阳二十五人"的人格特征

一、木形之人

"木形之人，比于上角……足厥阴佗佗然。太角之人……遗遗然。左角之人……随随然。钛角之人……推推然。判角之人……栝栝然。"

木形之人的人格体质特征是，颜面呈青色，头偏小而颜面长，肩背宽大，身体挺直，手足偏小，有才智而好用心机，体力不强，大多忧劳于事物。对于季节时令的适应方面，能耐受春夏的温热，不能耐受秋冬的寒冷，秋冬季节容易感受病邪而发生疾病。这种类型的人，属于足厥阴肝，其特征是柔美而稳重，是禀受木气最充分的人。

木形之人，均配合木音（角），根据木气偏盛的不同，又可以分为左右上下四种类型。左之上方，在木音中属于大角一类的人，类属于左足少阳经之上，他的形体特征是修长而美丽。右之下方，在木音中属于左角一类的人，类属于右足少阳经之下，他的性格特征是随和而顺从。右之上方，在木音中属于大角一类的人，类属于右足少阳经之上，这一类型人的特征是努力向前进取。左之下方，在木音中属于判角一类的人，类属于左足少阳经之下，这一类型人的特征是正直不阿。

二、火形之人

"火形之人，比于上徵……手少阴核核然。质徵之人……肌肌然。少徵之人……慆慆然。右徵之人……鲛鲛然。质判之人……支支颐颐然。"

火形之人的人格体质特征是，皮肤颜色红赤，牙齿宽大，颜面瘦小，头部较小，肩、背、大腿、腹各部的发育匀称美好，手足偏小，行路时步履急速，心性急躁，走路时身体摇晃，肩部和背部肌肉丰满，做事情有气魄，把钱财看得很轻，但是很少有信用，多忧虑，对事物的观察和分析很敏锐和明了，颜面气色好，性情急躁，不能长寿而容易出现暴死。这种人对于季节时令，能够耐受春夏季节的温暖，不能够耐受秋冬季节的寒凉，秋冬季节容易感受外在邪气而发生疾病。这一类人在五音中比为上徵，属于手少阴心经，是禀受火气最充分的人。做事情讲究实效，对事物的认识非常深刻，是这种人的最主要待征。

火形之人，均配合火音（徵），根据火气偏盛的不同，又可以分为左右上下四种类型。左之上方，在火音中属于质徵一类的人，类属于左手太阳之上，这一类型人的特征是光明正大而明白事理。右之下方，在火音中属于少徵一类的人，类属于右手大阳之下，这一类型人的特征是多疑。右之上方，在火音中属于右徵一类的人，类属于右手太阳之上，这一类型人的特征是勇猛而不甘落后。左之下方，在火音中属于质判一类的人，类属于左手太阳之下，这一类型人的特征是乐观、怡然自得而无忧愁和烦恼。

三、土形之人

"土形之人，比于上宫……足太阴敦敦然。太宫之人……婉婉然。加宫之人……坎坎然。少宫之人……枢枢然。左宫之人……兀兀然。"

土形之人的人格体质特征是，皮肤黄色，面庞偏圆，头大，肩背丰满而健美，腹大，下肢从大腿到足胫部都很健壮，手足偏小，肌肉丰满，全身上下都很匀称，步履稳重，做事情能够取信于人。这种人的性情很安静而不急躁，好帮助人，不愿意争逐权势，善于团结人。这种人对于季节时令，能够耐受秋冬季节的寒冷，而不能够耐受春夏季节的温暖，春夏季节容易感受外在邪气而发生疾病。这一类人在土音中比为上宫，属于足太阴脾经，这种类型的人是禀受土气最充分的人。待人诚恳而忠厚，是这种人的最大特点。

土形之人，均配合土音（宫），根据土气偏盛的不同，又可以分为左右上下四种类型。左之上方，在土音中属于大宫一类的人，类属于左足阳明经之上，这一类型人的特征是平和而柔顺。左之下方，在土音中属于加宫一类的人，类属于左足阳明经之下，这一类型人的特征是神情喜悦快活。右之上方，在土音中属于少宫一类的人，类属于右足阳明经之下，这一类型人的特征是神情表现威严而有主见。

四、金形之人

"金形之人，比于上商……手太阴敦敦然。钛商之人……廉廉然。右商之人脱脱然。左商之人……监监然。少商之人……严严然。"

金形之人的人格体质特征是，面庞呈方形，皮肤白色，头小，肩背窄小，腹部小，手足小，足跟坚硬结实好像骨生在足跟的外部一样，行动轻快。这种人秉性廉洁，性情急躁，性情安静和暴烈兼而有之，精通为官之道。这种人对于季节时令，能够耐受秋冬季节的寒冷，而不能够耐受春夏季节的温热，春夏季节容易感受外在邪气而发生疾病。这一类型人在金音中比为上商，属于手太阴肺经，这种类型的人是禀受金气最充分的人。峭薄寡恩，是这种类型人的主要特征。

金形之人，均配合金音（商），根据金气偏盛的不同，又可以分为左右上下四种类型。左之上方，在金音中属于钛商一类的人，类属于左手阳明经之上，这一类型人的特征是廉洁自重。左之下方，在金音中属于右商一类的人，类属于左手阳明之下，这一类型人的特征是英俊而潇洒。右之上方，在金音中属于大商一类的人，类属于右手阳明经之上，这一类型人的特征是善于明察是非。右之下方，在金音中属于少商一类的人，类属于右手阳明之下，这一类型人的特征是威严而庄重。

五、水形之人

"水形之人，比于上羽……足少阴汗汗然。太羽之人……颊颊然。少羽之人……纤纤然。众之为人……洁洁然。桎之为人……安安然。"

水形之人的人格体质特征是，皮肤呈黑色，面部多皱纹，头偏大，下颌部宽大，两肩小，腹部大，手足喜动，行路时摇摆身体，尻骨较长，脊背亦长，对人的态度既不恭敬也不畏惧，善于欺诈。这种人对于季节时令，能够耐受秋冬季节的寒冷，不能够耐受春夏季节的温热，春夏季节容易感受外在邪气而发生疾病。这一类型人在羽音中比为上羽，属于足少阴肾经，这种类型的人是禀受水气最充分的人。人格卑下是这种类型人的主要特征。

水形之人，均配合水音（羽），根据禀受水气偏盛的不同，又可以分为左右上下四种类型。右之上方，在水音中属于大羽一类的人，类属于右足太阳经之上，这一类型之人的特征是神情洋洋自得。左之下方，在水音中属于少羽一类的人，类属于左足太阳经之下，这一类型人的特征是心情经常郁闷而不舒畅。右之下方，在水音中属于中羽一类的人，类属于右足太阳经之下，这种人的特征是性情很文静，就像水一样清澈。左之上方，在水音中属于桎羽一类的人，类属于左足太阳之上，这种人的特征是行为举止安定，好像身体被桎梏而不能随便活动一样。

以上木、火、土、金、水五种形态的人，因各自不同的特征，又分为二十五种不同类型。由于禀赋不同，才有这二十五种不同变化。将五行之人又分为二十五种不同类型，每一行中有一种是禀受本气最全的，还有四种是禀受本气有偏颇的。从而提示出，在临床辨证和治疗时，要重视人体禀赋的不同，并且要同中求异，异中求同，区别对待，因人制宜，更好地达到准确施治的目的。例如对于阴阳二十五人在针灸治疗时的规律，眉毛清秀而美者，是足太阳经脉的气血充足；眉毛粗疏不好者，是气血均少；人体肌肉丰满而皮肤润泽的，是血气有余；形体肥胖而皮肤粗糙的，是气有余而血不足；形体消瘦而皮肤粗糙的是气血均不足。根据形体外在表现和体内气血的有余不足，就可以了解疾病的虚实，病势的逆顺，从而施行恰当的治疗。

第四节　其他人格体质分类

对于人格体质，除"阴阳五态"和"阴阳二十五人"分类之外，《黄帝内经》中还具体讨论了人格的性格差异，试图对不同性格进行分类，并且给予理论上的阐述。如对性格的意志特征，《黄帝内经》提出了勇敢与怯懦的区分。

《灵枢·论勇》描述了勇、怯不同性格的表现，"勇士者，目深以固，长衡直扬，三焦理横，其心端直，其肝大以坚，其胆满以傍。怒则气盛而胸张，肝举而胆横，眦裂而目扬，毛起而面苍，此勇士之由然也。怯士者，目大而不减，阴阳相失，其焦理纵，𩩲𩨗短而小，肝系缓，其胆不满而纵，肠胃挺，胁下空。虽方大怒，气不能满其胸，肝肺虽举，气衰复下，故不能久怒，此怯士之所由然者也。"

意思是：性格勇敢的人，表现目光深邃而坚定，眉毛宽大而长直，皮肤的纹理是横的。形成的内在机制是，心脏端直，肝脏坚厚，胆汁盛满。所以在发怒时，气壮盛而胸廓张大，肝气上张举，胆气横溢，表现两目圆睁，目光逼射，毛发竖起，面色铁青，这就是决定勇士性格和表现的基本原因。怯懦的人表现眼目虽大而不深固，神气散乱，气血不协调，皮肤肌腠的纹理纵而不横，肌肉松弛，胸骨剑突短小。形成的内在机制是，肝系弛缓，胆汁不充满，胆囊松弛，肠胃纵缓，胁下空虚，肝气不能充满。虽然正值大怒之时，怒气也不能充满胸中，肝肺虽然由于发怒而上举，但是不能坚持，气衰就会下落，所以不能长时间发怒，这就是决定怯士性格的原因。而且勇士"见难则前"，怯士"闻难则恐""恐不能言，失气惊，颜色变化，乍死乍生"，体现了勇敢怯懦不同性格对困难的不同态度。对于不同人格体质的情绪特征，《黄帝内经》也进行了论述和区分。

《灵枢·行针》中记载："重阳之人，熇熇高高，言语善疾，举足善高，心肺之脏气有余，阳气滑盛而扬。"

熇熇高高：本指火势升腾之象，此指重阳之人感情热烈，神态活跃而激扬。体现了重阳之人热情激动的情绪，并且简明概括了多阳和多阴不同性格的情绪，认为"多阳者多喜，多阴者多怒"。这与现代心理学把性格划分为内向型和外向型的观点是极为相似的。

总之，人体的人格体质特征与生理特征有着密切关系，个体的生理特征决定了人格体质特征，人格体质特征又无时无刻地影响着生理特征。这两者又与对外界的承受能力、对外部邪气的抵抗能力密切相关。

《素问·经脉别论》云："勇者气行则已，怯者则着而为病。"

第七章　情志学说

第一节　中医"七情"概述

一、中医情志学说的概念

中医学的七情是指人的喜、怒、忧、思、悲、恐、惊，内容与现代心理学的基本情绪相近（喜、怒、哀、惧、惊、厌），是人对外部环境刺激变化产生的涉及心理、生理的复杂反应。它具有特有的情志内部体验、情志外显表情和相应的生理和行为变化。它发生在一定的情境之中，其反应和表达方式与个体心理、生理状态有关。

中医情志学说是中医心理学的重要内容，其对象是七情。七情最早是南宋陈无择在《三因极一病证方论》中提出的，一直被后世医家所遵循。七情分属五脏，以喜、怒、思、（忧）悲、（惊）恐为代表，称为五志。情志是人对外界事物的自然应答反应，属正常反应；但若外界刺激过于强烈或持久，导致情志失调，超过人的自我调节能力，就会成为致病因素，影响气血运行，导致气机紊乱，脏腑功能失调，甚渐积损成衰。

中医情志学说偏于现代情绪心理学的情感方面，重于情感变化导致的气血变化对人体生理、病理的影响。

二、中医情志学说的源流

中医情志学说的形成经历了漫长的历史过程，从先秦至现代，可分为六个时期。

1. 先秦时期（萌芽）

先秦诸子文献中散见情志的论述，如《山海经》记载了 38 种疾病，其中提到了狂、痴等疾病。

《庄子·齐物论》："喜怒哀乐，虑叹变热。"

《吕氏春秋》："大喜、大怒、大忧、大恐、大哀，五者接神则生害矣。"论述"五情致病"。

《荀子·天论》："形具而神生，好恶、喜怒、哀乐臧焉，夫是之谓天情。"提出六情观。

《礼记·礼运》："何谓人情，喜、怒、哀、乐、惧、爱、欲，七者弗学而能。"提出七情与生俱来。

这一时期，先哲们对情志的认识虽然是局部的，但已经论及情志的生理、病理、发病等方面，对中医情志学说的形成有重要的启迪作用。

2. 秦汉时期（奠基）

秦汉时期奠定了中医情志学的基础。中医经典著作《内经》较系统地论述了情志的生理基础及病理变化，《内经》162 篇中，涉及情志致病的达 129 篇。《难经》根据《内经》分别论述了喜、怒、思、悲、恐等情志变化与五脏关系及临床脉证。《伤寒论》开启了情志辨证论治的先河，异常情志常作为辨证依据，并记载了百合、奔豚、脏躁、惊悸等多种情志内伤所致的疾病，创立了一系列治疗情志病的方剂，如甘麦大枣汤、百合地黄汤。《史记》记载西汉淳于意病案资料中有情志致病或因病见情志异常的记录。

此期，医家从生理、病因、病机、致病特点、临床脉证、治法用方等方面对情志做了较全面的阐释，初步奠定了中医情志学说的基础。

3. 隋唐时期（形成）

隋·巢元方《诸病源候论》载证候 1739 个，其中涉及心理证候的达 106 个。唐·孙思邈认为长时期不良心理情绪的刺激，如抑郁、多欲、喜乐过度等，都会导致心理失衡，甚使机体产生病理性损害，他说："七气者，寒气、热气、怒气、恚 [huì] 气、喜气、忧气、愁气，此之为病，皆生积聚。"同时，他指出情志过激是妇人月经失调及难产的重要原因。

4. 宋金元时期（成熟）

宋金元时期是中医情志学说走向成熟的阶段。南宋·陈无择在《三因极一病证方论》中明确提出了"七情"概念："喜、怒、忧、思、悲、恐、惊，七情。"突出强调了情志因素在疾病发生过程中所起的重要作用，标志着中医的"七情学说"成熟。

金·刘完素提出了"五志过极皆为热甚"的论点，重视六欲七情与疾病的联系，认为亢盛的情欲属于阳，若情欲过度，则易于化热。金·张子和在《儒门事亲》中总结七情致病的规律，提出"五志所发，皆从心造"的观点，凡见情之变，皆当以"平心火为主"；另外他吸取情志"五行相胜"理论，擅长运用"以情胜情"治疗情志疾病。

金·李东垣在《脾胃论》："凡怒、忿、悲、思、恐、惧，皆损元气。夫阴火之炽盛，由心生凝滞，七情不安故也。"

《内外伤辨惑论》："喜怒过多…耗伤元气，脾胃虚衰，元气不足而心火独盛。"

强调了情志内伤、损伤脾胃是疾病发生过程中的重要因素。朱丹溪在《格致余论》中指出"相火"多起于情志妄动，并在《丹溪心法》中提出"七情之病皆从火化"的论点。

5. 明清时期（完善）

中医情志学说在明清臻于完善。明·万全《幼科发挥》记载的 118 个医案，和情志相关的有 24 例。江瓘《名医类案》的总医案有 2384 例，七情致病达 196 例。王肯堂《证治准绳》记载 50 多种情志所致疾病，涉及内外妇儿各科。秦景明《脉因证治》记载了约 117 种和情志相关的疾病。戴思恭对因七情伤气而郁结不舒、痞闷壅塞的诸气病证，重视详审病因，明辨何经，然后根据病变之上下、脏气之不同而随经给药。李梴《医学入门》中重点对七情脉理及暴喜、暴怒、积忧、过思等情志疾病做了论述。张景岳在《类经·会通类》中首列"情志九气"，对《内经》有关情志所伤论述进行归纳综合分析，并提出了"情志病"这一病名；他还阐释《内经》"移精变气"和"祝由"的理论，明确提出"以情病者，非情不解"及"若思郁不解致病者，非得情舒愿遂，多难取效"的观点。林佩琴《类证治裁》和沈金鳌《杂病源流犀注》明确指出精神治疗在情志病中的重要地位。陈实功《外科正宗》对情志因素导致外科疾病的机理做了全面论述。清代医家傅山十分重视心理因素在妇科疾病的发病及病机变化中的作用，并由此形成了以调肝为主治疗妇科疾病的学术思想，其代表作《傅青主女科》中论证者有 77 条，而和精神因素有关的达 22 条之多。引人注目的是清代医家张履和根据《内经》有关理论，结合自己的临床经验，著成《七情管见录》，专论七情致病，对于系统研究七情致病的理法方药具有重要参考价值。

从中国历代医家对情志的论述和临床医案的记载来看，中医情志学说重在治疗情志对机体产生的异常影响及如何调节情绪；而西方的情绪理论较多地强调情绪过程，强调动机、驱动力及认识作用。综合中医情志学说发展的历史进程，中医情志学说有以下特点：

明确七情产生的生理基础，即七情和五脏的配属关系；

体质对个性情绪特征起决定作用，不同的体质有相应的情绪偏向性；

以阴阳五行为基础，提出情志相胜的治疗法则；

情志对气血的运动变化是影响脏腑功能的基础，脏腑功能出现异常所致的气血运动失常也可导致情绪的改变；

中医历代医家特别重视情志变化在女子疾病发生、发展变化中的作用。

第二节 七情生理基础

从中医学的角度来说，七情皆动心而应于五脏，各情志据其性质分属于五脏。五脏所化生的精、气、血是产生情志活动的物质基础；情志活动是脏腑精气的外在表现。

《灵枢·本神》："肝藏血，血舍魂，肝气虚则恐，实则怒；脾藏营，营舍意……心藏脉，脉舍神，心气虚则悲，实则笑不休……肾藏精，精舍志。"

这不仅阐明了精、气、血是五神的物质基础，也强调了五脏的生理功能正常是维持精神情志活动的基本保障。

一、七情以精、气、血为物质基础

精是人体生命的本源，是构成人体并维持生命活动的最基本物质，它既决定着人体生、长、壮、老、已的生命过程，影响着人的生育功能，又能滋润濡养人体全身脏腑组织器官。同时，还与人的精神、意识、思维活动及情志变化息息相关。

《内经》："生之来谓之精，两精相搏谓之神。""人始生，先成精，精成而脑髓生。""头者，精明之府，头倾视深，精神将夺矣。"

精足、髓充不仅是维持正常生命活动不可或缺的条件，也是机体产生精神、情志活动的物质基础，故有精、气、神为"人身三宝"之说。精与神之间具有双向调节的作用，神藏于心，可调节精的化生和功能活动：神又由精气血所化生，故精足则神旺，精亏则神怯。

如《素问·宣明五气》中的"精气并于心则喜，并于肺则悲，并于肝则忧，并于脾则畏，并于肾则恐"（并，相从之意）。

这说明若精气亏虚，气血发生偏聚，可影响脏腑的生理功能，引起相应的情志变化。

此外，《诸病源候论·卷一·风惊候》引养生方云："精藏于玉房，交接太数，则失精。精失者，令人怅怅，心常惊悸。"

《清代名医医案精华·马培之医案》："久病遗泄，肾水不足，神不内守，闻声惊惕。汗出津津，津液蒸变为痰。肺气不展，胸膺窒塞，咽干喉际作痛，鼻有秽气，痰凝为粒，咳之不爽，肺燥气伤。""久病滑泄，下元根蒂已亏，冲阳上僭，自少腹盘旋而上，横绕腰间，上冲脑顶，遍身惊惕。"

这皆揭示了房劳伤肾、肾精亏损与情志病变的关系。

气是推动人体生命活动的原动力，具有推动、温煦、气化、固摄、防御五大功能。其中，气化作用与精神、情志活动的关系最为密切。人体的气化作用是通过气机的升降出入来实现的，而气机的升降出入又直接影响着精神、情志活动的产生及变化。

《素问·举痛论》从病机学角度提出："百病生于气，气和则神安。"

《丹溪心法·六郁》强调："气血冲和，万病不生，一有怫郁，诸病生焉。"

临床上，无论气虚、气郁，还是气逆，皆可引起情志的异常变化。例如，禀赋薄弱、心胆气虚者，往往易惊善恐，不敢独卧；肝失疏泄、气郁化火、逆而上冲者，每见心烦、易怒等。

二、七情和五脏的配属关系

情志活动是内脏功能活动的表现之一。

《素问·阴阳应象大论》指出，"肝生筋……在志为怒""心生血……在志为喜""脾生肉……在志为思""肺生皮毛……在志为忧""肾生骨髓……在志为恐"，又云："人有五脏，化五气，以生喜怒悲忧恐。"

然而，五脏化五气，离不开气的温煦、推动，血的营养、濡润，精的补充、支援，一旦脏腑功能紊乱，精气血不足，或气机升降出入失调，则会引发多种情志病变。

1. 心

心为五脏六腑之大主，精神之所舍，心主血脉。若心气不足，心神失养，则见精神恍惚，语无伦次；或因心神不安而常怀恐惧，或见悲伤欲哭等。

中医学认为，心是五脏六腑的主宰，七情中的任何一种情志变化，都可以影响到心，然后再引起其他脏腑的功能变化。换言之，人的精神、意识、思维活动及情志变化等同归于心，故曰"心藏神"；同时，神又一分为五，即神、魂、魄、意、志，并分属于五脏，即心藏神，主喜。人身之神，唯心所统，故心主神明。

在情志活动产生和变动的整个过程中，起决定作用的是心神。

2. 肝

肝藏血，主疏泄，性喜条达而恶抑郁。当肝之疏泄不及时，易使肝气抑郁不畅，气机郁结，每见精神抑郁，闷闷不乐，胁肋胀痛，嗳气，咽中如有炙脔，不欲饮食，女性患者则可出现心中懊侬、月经不调、痛经、闭经等；若肝气升发有余，疏泄太过，或肝郁化火，乘脾犯胃，则见面红目赤，急躁易怒，眩晕，头胀头痛，甚则呕血、咯血，昏厥不省人事。

从五神论来说，肝藏魂，主怒。

3. 脾

脾为后天之本，气血津液生化之源，主运化水谷及水湿，系气机升降之枢纽，主藏意。若脾虚不能运化水谷精微，气血不能上奉于心，心神失养，则见精神恍伤，心神不宁，多疑易惊，悲忧善哭，或喜怒无常，脾失健运，气机郁滞，痰气交阻，则见精神抑郁，胸部闷塞，胁肋胀满，咽中如有物梗阻，吐之不出，咽之不下等。

从五神论来说，脾藏意，主思。

4. 肺

肺主气而司呼吸，为五脏之华盖，位居上焦，在五行属金，主治节而为相傅之官，气为血之帅，肺朝百脉，主藏魄。肺气虚不能治节，可出现"百脉一宗，悉致其病"的百合病，临床常表现为悲忧不解，精神恍惚不安。

《金匮要略·百合狐惑阴阳毒病》："意欲食复不能食，常默然，欲卧不能卧，欲行不能行，饮食，或有美时，或有不用闻食臭时，如寒无寒，如热无热，口苦，小便赤，诸药不能治，得药则剧吐利，如有神灵者，身形如和，其脉微数。"

从五神论来说，肺藏魄，主悲。

5. 肾

肾为先天之本，"肾藏精，精舍志"（《灵枢·本神》）。若先天禀赋不足，或后天调摄失宜，房劳伤肾，则见记忆力减退、思维混乱、语无伦次等。

《灵枢·本神》："肾盛怒不止则伤志，志伤则喜忘其前言。"

《备急千金要方·卷十九》："肾热，好怒好忘，耳听无闻，四肢满急，腰背转动强直。"

从五神论来说，肾藏志，主恐等。

三、体质决定个体情绪特征

1. 先天禀赋对个体情志的影响

同一种过激的情志作用于不同的个体，会产生不同的病理反应，这除了与刺激的强度、持续的时间有关之外，还与人的体质尤其是先天禀赋有关。

《灵枢·本神》："肝气虚则恐，实则怒……心气虚则悲，实则笑不休。"

《素问·调经论》："血有余则怒，不足则恐。""神有余则笑不休，神不足则悲。"

先天禀赋按人的胆识分为勇士与怯士。"勇士者"因其"目深以固，长衡直扬，三焦理横，其心端直，其肝大以坚，其胆满以傍"，当受到外界刺激而产生怒的情志变化时，往往表现为"怒则气盛而胸张，肝举而胆横，眦裂而目扬，毛起而面苍"等情感高涨或爆发的亢奋状态；"怯士者"，因其"目大而不减，阴阳相失，其焦理纵，髑骬短而小，肝系缓，其胆不满而纵，肠胃挺，胁下空"，受到外界刺激后，"虽方大怒"，但"气不能满其胸，肝肺虽举，气衰复下，故不能久怒"。

《灵枢·行针》根据阴阳气的多寡，将人划分为重阳、重阴两大类。前者的情绪、性格特征为热情爽朗，快人快语，步态轩昂，充满活力，易于冲动，即所谓"熇熇蒿蒿，言语善疾，举足善高，心肺之脏气有余，阳气滑盛而扬，故神动而气先行"；而后者的情绪、性格则内向深沉，易抑郁。

不同气质的人对应激事件的反应程度和缓解能力不同，对身心健康的影响自然亦有不同。例如，自我要求高，进取心及责任心强的人，容易出现焦虑；胆小情弱的人，易生恐惧；缺乏自信、性格内向的人，易忧愁悲戚，耀患抑郁症。

2. 气血阴阳盛衰对情志的影响

体质阴阳盛衰不仅仅与人的内外生存环境相关，还与人的生长发育和生命历程也有显著的关系。

"小儿腑脏嫩弱"，血气未充，由脏腑之气所化生的五志，亦未达到成熟、完善，加之终日在父母亲情的呵护之下，故婴幼儿时期的情志病变相对较少见，有亦较为单纯，主要为惊恐所伤。但是，由于脏腑柔弱，调节能力差，故一旦七情过激，则易形成以卒伤为特征的情志病。

儿童期，包括学龄前期和学龄期。在经历了婴儿期五脏的变蒸之后，儿童的生理和心理已日渐成熟，但他们还是会有这样或那样的心理问题。如适应不良行为，是指青少年在成长期间出现的对于解决成长中的矛盾或人生课题时所产生的不适应行为，通常伴随着情绪情感的相关问题，如考试焦虑、自卑感、神经质等。这些不适应行为如果得不到及时的疏导和纠正，就有可能发展成心理疾病。

进入青春期，五脏系统的发育得到成熟与完善，人的精神世界也变得日益丰富。由于此时气血旺盛，充满生机和活力，故对各种情志刺激的反应迅速，其情绪具有明显的两极性，既容易狂热，也容易消沉。如不注意培养自我调节、自我控制的能力，就会影响身心健康。例如，性情急躁、容易冲动者，易为高血压、冠心病等埋下祸根；性格内向、多愁善感者，易患溃疡病、肺结核等；而固执偏激心胸狭窄者，则易患神经衰弱等。

从个体发育、生理功能和心理状态来看，人到中年已进入成熟稳定期。但是，由于人到中年，在家庭和社会上都承担着较大责任，诸事劳形，万事累心，因此，也是身心负担最为沉重的时期。紧张的工作、繁重的家务、对子女成长的担心、复杂的人际关系等，都容易造成中年人的心理压力和紧张状态，如不能及时排解，极易产生不良情志状态，如焦虑、失望、忧郁等。而进入中年向老年过渡的更年期后，由于生理和心理功能的逐渐衰退，易使人陷入对身体健康状况的过度担忧和对胜任工作、妥善处理人际关系的能力缺乏信心的不良情绪中，因而易产生多种疾病。

衰老，是不可避免的自然规律。

《养老奉亲书·戒忌保护第七》："人，万物中之一物也，不能逃天地之数。若天癸数穷，则精血耗竭，神气浮弱，返同小儿，全假将护以助衰晚。"

由于"尊年之人，一遭大惊，便致冒昧，因生馀疾"，故凡"遇水火兵灾，非横惊怖之事必先服侍老人于安稳处避之，不可喧忙惊动"。现代社会中，人到老年，退休居家，社会交往减少，活动天地变小，最易产生郁闷、孤独之感。另外，因老年人在生物学上的衰老，尤其是视觉、听觉等生理功能的衰退，对外界感知能力下降，容易使其产生"每况愈下，力不从心"的感叹，这种消极的心态常导致悲、忧、焦虑、怨天尤人等不良情志，不仅可诱发或加重宿疾，亦可引起新病。

《灵枢·天年》曰："六十岁，心气始衰，苦忧悲，血气懈堕，故好卧。"

这在一定程度上揭示了年龄与情志病变的关系。

3. 性别差异对情志的影响

男女有别，其生理功能的盛衰过程不同，对情志刺激的反应性亦有区别。女子通常偏重情感，故《金匮要略》将脏躁、咽中如有炙脔（梅核气）等与精神、情态刺激密切相关的病证置于妇人杂病篇进行讨论，目的是强调女性对此类疾病的易感性；其关于"妇人之病，因虚、积冷、结气……奄乎眩冒，状如厥癫；或有忧惨，悲伤多嗔，此皆带下，非有鬼神"的论述，则进一步强调了精神因素在妇人杂病发病过程中所占的重要地位。

《证治汇补·卷之二·内因门》："男子属阳，得气易散：女子属阴，得气多郁。故男子气病少，女子气病多。况娇美从妒，性偏见鄙，或媚妻婢妾，志念不伸，恚愤疑忌，抑郁无聊，皆足致病。"

揭示了性别与情志病变易感性的关系。而在现代社会中，由于在社会、家庭中的地位及所扮角色的不同，两性之间对生活中应急事件的反应有差异。

第三节　情志与疾病的关系

一、影响情志致病的因素

1. 情绪的状态

（1）持续时间。《养生论》云："世常谓一怒不足以侵性，一哀不足以伤身，轻而肆之……君子知形恃神以立，神须形以存，悟生理之易失，知一过之害生。"

这是说人须明肆意情绪对人体的危害，不可认为一次放任的情绪对自己的身体没有伤害，须谨慎控制情绪，莫使一次的肆意变成多次，以累积成伤。

《灵枢·本神》："盛怒而不止则伤志。"

《备急千金要方·卷二十七·养性序》："久谈言笑，伤也。"

这里的"不止""久"，皆强调情志刺激时间的过长。各种不良的情绪状态若持续存在，会导致气机郁滞或逆乱，引起胁病、胃脘痛、梅核气、奔豚、疝气、癥痕、积聚、消渴、惊悸等多种病证。

现代研究证明，长时间的紧张、焦虑和忧郁，可使交感肾上腺髓质系统兴奋，导致胃肠道缺血，是胃肠黏膜糜烂、胃溃疡、胃出血的诱因。

（2）持续强度。情志刺激的强度，是七情致病的重要条件。喜、怒、忧、思、悲、恐、惊，是人体对外界刺激产生的情感反应，乃"人之常性"。

如《济生方》云："忧、思、喜、怒之气，人之所不能无者，过则伤乎五脏。"

也就是说，如果人体对外界事物的刺激所产生的情感反应适度，是脏腑生理功能正常的表现。

《医醇賸义·卷二·劳伤》："夫喜、怒、忧、思、悲、恐、惊，人人共有之境。若当喜而喜，当怒而怒，当忧而忧，是即喜、怒、哀、乐，发而皆中节也。"

但七情过用，则会损伤脏腑。

故《灵枢·百病始生》指出，"喜怒不节则伤脏"。

这里的喜怒，包括各种情志的失调及过用。当刺激过于强烈、突然，超出了机体所能耐受的限度及心神的调节能力时，则会导致疾病。

故《淮南子·精神训》云："人大怒破阴，大喜坠阳，大忧内崩，大怖生狂。"

《备急千金要方·卷二十七·道林养性第二》："莫忧思，莫大怒，莫悲愁，莫大惧，莫跳踉，莫多言，莫大笑；勿汲汲于所欲，勿悁悁怀忿恨，皆损寿命。若能不犯者，则得长生也。"

2.外部环境

外部环境主要包括自然环境、人工环境及人为的紧张环境（如空气污染、噪声等）和社会文化环境。生态环境的优劣及变化直接影响着人类的心理及精神健康。

（1）自然环境。人与自然息息相关的整体联系。季节的更替，天气的变化，不仅影响着人体气血的盈亏及敛散，也不可避免地影响着人的精神、情志活动。

《金匮要略·脏腑经络先后病》："夫人禀五常，因风气而生长，风气虽能生万物，亦能害万物，如水能浮舟，亦能覆舟。"

宋·陈直《养老奉亲书·秋时摄养第十一》："秋时凄风惨雨，草木黄落。高年之人，身虽老弱，心亦如壮，秋时思念往昔亲朋，动多伤感。"

《清代名医医案精华·叶天士医案》中风案云：

"今年风木司天，春夏阳升之候，兼因平昔怒劳忧思，以致五志气火交并于上，肝胆内风鼓动盘旋。上盛则下虚，故足膝无力。"

"离愁菀结，都系情志中自病。恰逢冬温，阳气不潜。初交春令，阳已勃然变化，内风游行扰络，阳但上冒，阴不下吸，清窍为蒙，状如中厥，舌喑不言。"

"嗔怒动阳，恰值春木司升，厥阴内风乘阳明脉络之虚，上凌咽喉，环绕耳后清空之地，升腾太过，脂液无以营养四末，而指节为之麻木。"

"今岁正月春寒，非比天暖开泄，此番病发，必因劳恐触动情志，至于呕逆，微冷倏热。"

吐血案亦云："半月前恰春分，阳气正升，因情志之动，厥阳上燔，致咳震动络中，遂令失血。"

上述中医古籍记载均说明季节气候等自然环境的变化和精神、情志的变化而致病。中医学认为，肝属木，主疏泄，性喜条达，肝气通于春。春回大地，万物复苏，草木吐绿，人体阳气受外在季节气候因素的刺激，容易激发各种各样的情绪变化。而精神病患者对气温、湿度、气压等气象因素的反应十分敏感，表现出烦躁不安、急躁易怒、躁动不宁或呆滞木然等。

（2）社会环境。社会环境包括经济状况、收入水平、居住条件、营养水平、就业条件等。社会环境的改变不仅会引起人们生活状况的改变，也会引起疾病尤其是精神情志类疾病的发生。

清·徐文弼《寿世传真》，形象地揭示了社会环境对心理健康的影响。

"人生世间，自幼至壮至老，如意之事常少，不如意之事常多。虽大富贵人，天下之所仰美以为神仙，而其不如意事各自有之，与贫贱者无异，特所忧患之事异耳，从无有足心满意者。故谓之缺陷世界。"

"为官卑，则恨不亨大位，及位高而陷祸巨测，回想卑官而享安稳之福，真仙境也：布衣粝食，举家安泰，惟恨不富，及至金多而经营劳困，惊惶忧恐，回想贫穷无事时，一家安泰，真仙境也。"

（3）人际关系。古人已经认识到，疾病的发生不仅与生物性因素相关，亦与社会因素（包括人际关系）有密切的联系。因此，养生防病，须"合于人事"；治疗疾病，尤其是精神情志病变时，亦须注意"人事"对疾病发展转归的影响。

《灵枢·逆顺肥瘦》说："圣人之为道者，上合于天，下合于地，中合于人事。"

《理虚元鉴·卷上·四难》在论及虚劳病难治之因时曾说：

"一家中如父母慈，兄弟友，夫妇挚而有别，童仆勤而不欺。此四者在人而不在己，在本家而不在医师，故曰难也。夫治劳之浅者，百日收功；稍深者，期年为限；更深者，积三岁以为期。其日逾久，则恩勤易怠，其效难期，则厌弃滋生，苟非金石之坚，难免喷室之怨。一着失手，满盘脱空，虽非医师之过，而为医者，亦不可不知也。"

这段论述强调了良好的人际关系是虚劳病康复的重要条件。若患病日久，亲属生厌，人际关系失调，则会造成患者的心理压力，产生焦虑、悲伤、烦闷等不良情绪，进而加重病情或诱发危症，不可不慎。如果与邻居、同事、家人之间关系不融洽，极易引发精神情感障碍，导致疾病。例如，闲居在家的老年女性易患抑郁症，究其原因，除了与肝肾亏虚、精血衰耗等生理功能减退有关外，亦与其在社会及家庭中的地位、周边的人际关系密切相关。

二、七情致病一般特点

七情调和，则身体安康。恬淡则气血调和，疾不能深入，反之，情志异常变化的累积可导致疾病的深入发展。七情损伤脏腑，首先是损伤脏腑气机，而气机升降失司，又可使相关脏腑发生一系列病理改变。

1.喜则气缓

喜为心志，心神愉悦时则表现为喜。"喜则气缓。"出自《素问·举痛论》。其"缓"字，包括缓和紧张情绪和心气涣散两个方面。在生理状态下，喜是一种积极的情志，可以使人心情舒畅，气机调和，营卫畅达，愉悦而高效地学习、工作和生活。尽管喜乐的表现形式及程度因人而异，但都具有缓和紧张情绪、促进营卫气血和调通畅的作用。喜而有节，在欢乐中保持平和的心态，有利于健康长寿。

若猝逢意外快事、喜庆团圆或朝思暮想、梦寐以求的夙愿终于实现时，往往导致喜志过用，大喜尤其是突然狂喜，不能自控者，则会使心气散乱弛缓。轻则运气无力，心神失养，出现心悸怔忡、乏力、精神不能集中、失眠等，甚则使心神浮越，神不守舍，以致时喜时泣，哭笑无常，象如神灵所作；若暴乐暴喜，阳气不收，则致昏厥、癫狂之疾。

2.怒则气上

怒，是遇到不符合情理的事情而气愤不已或情绪激越的表现。七情之气致病，惟怒最甚。

《老老恒言》："怒心一发，则气逆而不顺，窒而不舒。伤我气，即足以伤我身。"

《摄生三要·养气》："嗔心一发，则气强而不柔，逆而不顺，乱而不定，散而不聚矣。"

肝藏血，主疏泄，体阴而用阳，性喜条达，恶抑郁，在志为怒。若事悖己愿，郁怒伤肝，疏泄不及时，则木郁土变，则见胁肋胀痛或窜痛，郁闷不乐，急躁易怒，女性患者可见经期紊乱、乳房胀痛等；横逆乘脾犯胃，可致食少呕恶，肠鸣腹泻；若郁怒伤肝，持续不解，壅郁化火，则头晕、耳鸣、烦躁、口苦、不寐、胸胁满痛。

肺主一身之气，主宣发，亦主肃降，郁怒伤肝，肝气上逆犯肺，肺失清肃之权，则见咽痛声喑，咳引胁痛，呛咳不已；气滞痰凝，结于咽喉，则见咽中如有炙脔；积聚于颈项可致瘿瘤；若木火刑金，肺络受损，则致咳吐鲜血，或痰中带鲜红血丝等。若郁怒伤肝，肝郁化火，肝火横逆犯胃，胃气上逆动膈，则出现呃逆不止，声短而频，食不下，胃脘胀痛。

因为怒致病的病理变化多，导致临床表现复杂，危急重症多。

孙思邈《备急千金要方·卷二十七·养性序》：善养生者，当"忍怒以全阴"。

清·唐容川《血证论·卷六·劳复》："怒复者，怒气伤肝，相火暴发，而血因奋兴。""吾临血证多矣，每有十剂之功败于一怒。病家自误，医士徒劳。"

3.忧则气郁

忧，指忧虑担心，是预感到不顺心的事件有可能发生，而表现出的一种忧心忡忡、难以排解的低落消沉情绪状态，常与愁同时存在。忧则气郁，肺气不利，则胸闷、短气，善太息，临床可表现为终日愁眉苦脸，郁郁寡欢，闷闷不语，意志消沉，独坐叹息。其则悲伤欲哭，脘腹胀满，按揉则舒，频繁嗳气，或伴呕吐等。张景岳认为，忧不仅伤肺，亦伤脾，因"母子气通也"。

清·费伯雄《医醇賸义·卷二》："忧愁太过，忽忽不乐，洒渐寒热，痰气不清。"

人体之气机，贵舒而不欲郁。气为血之帅，气行则血行，故气舒则周身血脉畅利；郁则百脉愆和，凡过度忧虑者，易使气机变滞。

《灵枢·本神》："愁忧者，气闭塞而不行。""愁忧而不解则伤意，意伤则悗乱，四肢不举。"

元·李鹏飞《三元参赞延寿书·地元之寿·忧愁》："忧伤肺气，闭塞而不行"，若"遇事而忧不止，遂成肺劳，胸膈逆满，气从胸达背，隐痛不已"，"当食而忧，神为之惊，梦寐不安"，"女人忧虑，思想哭泣，令阴阳气结，月水时少时多，内热苦渴，色恶，肌体枯黑"。

4.思则气结

思是人类正常的心理活动之一，是集中精力运用智慧考虑问题时的精神状态。

《养生四要·慎动第二》："人之思者，谋望之事未成，探索之理未得，乃思也。"

思为脾志，发于脾，但成于心。

《素问·举痛论》"思则心有所存，神有所归，正气留而不行，故气结矣。"

可见，思与心藏神的功能是密不可分的。

"思虑"的主要表现为：精力高度集中于某一事物，苦思其想，难以排解，对其他事物视而不见，充耳不闻，甚则废寝忘食。思在《内经》中有时称为"思虑"，如《灵枢·本神》云："心怵惕思虑则伤神。"思属于较为高级的认识过程，是由近及远、由外至内、由具体到抽象，通过反复推敲、斟酌，把握从未感知过的新形象和新概念的过程。

《灵枢·本神》："因志而存变谓之思，因思而远慕谓之虑。"

因思则心存不放，念久难释，故易使气机蛮滞不行，即所谓"思伤脾"，"思则气结"。

《养生四要·慎动第二》："其病也，为不嗜食，口中无味，为嗜卧，为躁扰不得眠，为心下痞，为昏瞀，为白淫，女子不月，为长太息，为健忘。"

临床上，百合病、脏躁、梅核气、郁证、胁痛、胃脘痛、月经不调、痛经、闭经等，多与思虑气结有关。此外，若思慕女色，所愿不遂，气机郁结，日久化火，火热下扰精室，则遗精；结于宗筋，则致强中。

清·费伯雄《医醇賸义·卷二》："思虑太过，心烦意乱，食少神疲，四肢倦怠。"

《三元参赞延寿书·地元之寿·思虑》："思虑则心虚，外邪从之。喘而积气在中，时害于食…思虑伤心，为吐衄，为发焦。""谋为过当，食饮不敌，养生之大患也。"

5.悲则气消

悲即悲伤，是受到生活中不良事件的刺激而产生的痛苦情绪。

明·万密斋《养生四要·慎动第二》："人之悲者，或执亲之丧，而惨切于中，或势位之败，而慨叹于昔，乃悲也。悲则哽咽之声不息，涕泣之出不止，而气消矣。其病也，为目昏，为筋挛，为肉痹，为胸中痛。男子为阴缩，为溺血；女子为血崩。"

肺在志为悲，若过度悲伤，可使上焦心肺之气不得宣通，营卫之气不得布散，肺气不利，则喘息、胸闷、胸痛；哀号哭泣，使肺气受损，则见意志消沉、语声低怯、四肢无力。临床上可见于因悲伤情志刺激而引发的心绞痛等。

《素问·举痛论》："悲则心系急，肺布叶举，而上焦不通，营卫不散，热气在中，故气消矣。"

《素问·痿论》；"悲哀太甚，则胞络绝，胞络绝则阳气内动，发则心下崩数溲血也"。

提示悲伤太过则耗气，气虚不能摄血，可致崩漏、尿血等多种疾患。

《医醇賸义·卷二》："悲则气逆，愤郁不舒，积久伤肺，清肃之令不能下行。"则见气短、喘息、胸痛等证。

《保命歌括·卷七》："悲气所至，为阴缩，为筋挛，为肌痹，为脉痿，男为数溲血，女为血崩，为酸鼻辛頞，为目昏，为少气不能舒息，为泣则臂麻。此皆肺病，乃悲则气消之症。"

6. 恐则气下

恐，即恐惧，是人们突然受到来自外界的强烈刺激所产生的一种紧张情绪和心理活动表现，有时则是因脏气不足而致的一种极度不安的心理体验。

明·万密斋："人之恐者，死生之际，躯命所关，得丧之时，荣辱所系，乃恐也。恐则神色俱变，便溺遗失而气下矣。"

恐与惊虽属同类，却有所不同，因恐为自知，惊则往往难以预测。

《景岳全书·杂证谟》："盖惊出于暂，而暂者即可复；恐积于渐，而渐者不可解，甚至心怯而神伤，精却则阴痿，日消月缩，不亡不已。"

惊与恐又有一定的联系，惊为恐之因，恐为惊之果，二者常相继出现。例如，在遭受突然事件的刺激时，可表现为不由自主地尖叫，颜面失色，冷汗出，肢体活动失灵，甚则神昏僵仆，大小便失禁等。而受到惊吓刺激之后，亦常产生心中惴惴不安，如人之将捕，夜寐易惊，心悸气短等症。

恐为肾志，肾藏精，开窍于前后二阴。恐惧过度则伤肾，肾气不固，气泄于下，而表现为肢冷、汗出、大小便失禁，甚则导致痿软、晕厥、滑精等症。

《灵枢·本神》："恐惧而不解则伤精，精伤则骨酸痿厥，精时自下。"

《灵枢·经脉》："肾足少阴之脉气不足则善恐，心惕惕如人将捕之。"

《素问·举痛论》："恐则精却，却则上焦闭，闭则气还，还则下焦胀，故气下行矣。"

因突发事件而致不能自我排解的惊恐，则会使胆气虑，神魂不安，心虚烦闷，冷汗不止，瘫软无力等，甚则使人精神失常。

《三元参赞延寿书》："恐惧不解则精伤，骨酸痿疭，精时自下，五脏失守，阴虚气弱不耐。""因事而有大惊恐，不能自遣，胆气不壮，神魂不安，心虚烦闷，自汗体浮，食饮无味。""大怖生狂。""大恐伤肾，恐不除则志伤，恍惚不乐。"

《医醇賸义·卷二》亦云："恐则气馁，骨节无力，神情不安。"

《景岳全书·阳痿》："凡惊恐不释者，亦致阳痿……又或于阳旺之时，忽有惊恐，则阳道之痿，亦其验也。"指出惊恐伤肾，肾失封藏，宗筋不举，精关不固，可致阳痿、早泄等。

而张从正则认为："恐气所至，为破䐃脱肉，为骨酸痿厥，为暴下绿水，为面热肤急，为阴痿，为惧而脱颐。此皆肾病，乃恐则气下之症。"

7. 惊则气乱

惊，是指突然受到外界突发事件的刺激，如骤遇险恶、目击异物、耳闻巨响等，使心无所伤，神无所归，虑无所定而惊慌失措者。

《济生方》："或因事有所大惊，或闻虚响，或见异象，登高涉险，惊作心神，气与涎郁，遂成惊悸。"

《保命歌括·卷之七》："惊气所至，为潮涎，为目爱，为口呋，为痫瘨，为不省人，为僵仆，久则为痿痹。此心病也……心主惊，乃惊则气乱之症。"

惊恐皆为肾志，肾主封藏，开窍于二阴。过度惊恐，使肾气受损时，封藏失职，则见大小便失禁，或遗精、滑精等。心为五脏六腑之大主，精神之所舍，卒受惊吓，神不归宅，则见慌乱无措，心悸不宁；或因神无所附，而见沉默呆痴，语无伦次，哭笑无常的疯证；亦可见狂言骂詈，躁扰不宁的狂证。

《素问·经脉别论》："惊而夺精，汗出于心。"

《素问·举痛论》："惊则心无所依，神无所归，虑无所定，故气乱矣。"

若孕妇受到强烈的惊吓，则会惊动胎气，引起胎动不安，或令子病癫疾。《素问·奇病论》称癫疾为胎病，认为"此得之在母腹中时，其母有所大惊，气上而不下，精气并居，故令子发为癫疾也"。

三、情志变化对气、血的影响

1. 情志变化对气的影响

气是一切生理活动的动力。人体之气，是不断运动着的具有很强活力的精微物质。

《格致余论·相火论》："天主生物，故恒于动，人之有生，亦恒于动"。

流溢恒动之气，升降出入，无处不到，内而脏腑，外至肌肉皮毛，共同完成人体脏腑组织的生理活动。

情志刺激对气机的影响，虽然有气上、气下、气郁、气结、气缓、气消、气乱之分，但归纳起来不外乎气逆、气郁、气下三种基本形式。

（1）气逆。是指因情志刺激导致气机逆乱，当降不降者。例如：

《素问·生气通天论》所说的"大怒则形气绝，而血菀于上，使人薄厥"。

这类似于情志刺激而致的脑血管意外。郁怒伤肝，肝郁化热，火热上逆犯肺，肺失清肃，可见咳嗽、气急，咳则连声，甚则咳吐鲜血，或痰中带血丝，胸胁串痛，性急易怒，烦热口苦，面红目赤，脉弦数等。

情志怫郁，肝气横逆犯胃，胃气上逆，则见呕吐吞酸，嗳气频作，呃逆不止，或呕吐鲜血。惊惕恐惧，精失于下，气逆于上，可致胸闷、喘促、气急。

（2）气郁。指气机郁结而言。凡忧、愁、思、虑，皆可使气机不畅而致郁，甚则气结。

《素问·举痛论》："思则心有所存，神有所归，正气留而不行，故气结矣。"

《灵枢·本神》："愁忧者，气闭塞而不行。"

张景岳认为，情志活动中的恼怒、思虑、悲忧等精神因素，易使气机郁结而致病。故郁证应包括"五气之郁"与"情志之郁"，而情志之郁中又有怒郁、思郁、忧郁之不同。肝主疏泄，性喜条达，忧思过度或愤懑、恼怒等精神刺激，均可致肝失条达，气机不畅，而表现为精神抑郁，情绪不宁，胸胁胀满疼痛等；脾主运化水谷和水湿，是气机升降的枢纽，若长期忧思不解，则致脾失健运，中焦痞塞，而见脘闷纳呆，体倦乏力等。

《诸病源候论·卷十三·结气候》："结气病者，忧思所生出。心有所存，神有所止，气留而不行，故结于内。"

华佗《中藏经·卷中·论气痹第三十四》："愁忧思喜怒过多，则气结于上，久而不消则伤肺，肺伤则生气渐衰，则邪气愈盛。"

李用粹《证治汇补·卷之一》："七情不快，郁久成病，或为虚怯，或为噎膈，或为痞满，或为腹胀，或为胁痛，女子则经闭堕胎，带下崩中。"

津液的生成、输布与排泄，离不开气机的升降出入。人有七情，病生七气，若气机郁结，每易酿生痰浊。

赵献可在《医贯》中提出："七情内伤，郁而生痰。"

《症因脉治·卷二·内伤痰症》："七情所伤，易成郁结，肺气凝滞，脾元不运，思则气结，闷郁成痰，皆郁痰之因也。""怫郁气逆，伤其肺道，则痰凝气结"，可致内伤胸痛。

《金匮翼·卷三·痰膈》："因七情伤于脾胃，郁而生痰，痰与气搏，升而不降，遂成噎膈。""治喜怒忧思悲恐惊之气，结成痰涎，状如破絮，或如梅核，在咽喉之间，咯不出，咽不下，此七情所为也。"

总之，郁病虽多，皆因气不周流，也就是说，气郁乃诸郁之源，故朱丹溪指出："治郁之法，顺宁为先。"

（3）气下。是惊恐影响气机的反应。临床可表现为晕厥、大小便失禁、早泄、滑精等。

《素问·经脉别论》云："疾走恐惧，汗出于肝。"

《素问·本病论》："遇惊而夺精，汗出于心。"

《灵枢·本神》："恐惧而不解则伤精，精伤则骨酸痿厥，精时自下。"

若卒受惊恐，肾气下泄，精血不能上充元神之府，髓海空虚，则致昏仆、不省人事。

2. 情志变化对血的影响

情志所伤，气病居多，但因气为血之帅，气行则血行，气滞则血瘀，气逆则血上，气陷则血脱，故情志病时常影响到血分而导致血病。另外，血是精神情志活动的物质基础。

《灵枢·营卫生会》："血者，神气也"。

《素问·八正神明论》："血气者，人之神"。

因此，情志活动异常，未有不影响神明之府、扰及血分者。比如，愤怒时面红耳赤，怒目圆睁，是血随气逆所致；而恐惧时，面色苍白，肢冷汗出，则是恐则气下，血不上荣之征。

《金匮要略·五脏风寒积聚病》在论及因血气虚少而致的精神错乱证时，也曾指出："邪哭使魂魄不安者，血气少也；血气少者属于心；心气虚者，其人则畏，合目欲眠，梦远行而精神离散，魂魄妄行。"

（1）出血。如暴怒伤肝，肝火横逆犯胃，灼伤阳络，或郁怒伤肝，肝郁化火，损伤胃络，可见吐血鲜红或紫暗，脘胁胀痛，口苦心烦；灼伤肺络，则为咳血；上窜清窍，迫血妄行，则为鼻衄。

《素问·举痛论》："怒则气逆，甚则呕血。"

明·王肯堂《证治准绳·女科·鼻衄》："凡鼻衄虽多因热而得，此疾亦有因怒气而得之者。"

清·高秉钧《疡科心得集·辨鼻渊鼻痔鼻血论》：鼻衄"有因七情所伤，内动其血，随气上溢而致者"。

清·唐容川《血证论·卷一·脏腑病机论》："肝为风木之脏，胆寄其间。胆为相火，木生火也。肝主藏血，血生于心，下行胞中，是为血海。凡周身之血，总视血海为治乱。血海不扰，则周身之血无不随之而安。肝经主其部分，故肝主藏血焉。至其所以能藏之故，则以肝属木，木气冲和条达，不致遏郁，则血脉得畅。设木郁为火，则血不和。火发为怒，则血横决，吐血、错经、血痛诸证作焉。"

唐容川因其治疗血证"每有十剂之功，败于一怒"的体验，故强调"失血之人，戒劳更要戒怒"（《血证论·卷六》）。

情志刺激，气机逆乱，血行失于常度，不仅能使血出上窍，证见吐血、衄血、咯血，亦可因郁怒伤肝，气逆于上，不能摄血，血因之下行而引起便血、尿血、崩漏等。若思虑劳心，热乘下焦，灼伤膀胱血络，则尿血。

《景岳全书·血证》："怒气伤肝，血因气逆而下者，宜化肝煎、枳壳汤之类主之。"

《傅青主女科·上卷·郁结血崩十》："妇人有怀抱甚郁，口干舌渴，呕吐吞酸，而血下崩者。人皆以火治之，时而效，时而不效，其故何也？是不识为肝气之郁结也。夫肝主藏血，气结而血亦结，何以反致崩漏？盖肝之性急，气结则其急更甚，更急则血不能藏，故崩不免也。"

（2）瘀血。忧愁思虑，气机郁结，血行不畅时，可导致多种疾病的发生。例如情志抑郁，气滞心脉，可致心胸疼痛，病无定处；若肝气郁结，横逆犯胃或乘脾，则见胃痛连胁，痛处不移、拒按，且每因情志不舒而痛作；临床可兼见胸闷胁胀，嗳气频作，纳呆，恶心，肠鸣便溏，或腹壁络脉暴露，面色黧黑，头颈、胸腹红丝缕缕，唇色紫暗，舌质暗红，脉弦涩等气滞血府之象。

陈无择在论及瘀血胁痛时说："因大怒，血著不散，两胁疼痛，皆由瘀血在内。"

《症因脉治·卷三·内伤腹胀·气结腹胀》："或因恼怒伤肝，肝气怫郁，或因思虑伤脾，脾气郁结，郁怒思虑，则气血凝结而腹胀之症作矣。"

气机郁结，血行不畅，女性患者常出现月经不调、崩中、漏下、痛经、闭经等。

《清代名医医案精华·王九畔医案》："心境不畅，肝不条达，脾失斡旋，气阻血滞，痞满生焉。五志不和，俱从火化，火烁真阴，血海渐涸，故月事不以时下，必致血枯经闭而后已。"

四、七情所致五脏疾病

（一）喜和心病

喜伤证候

（1）定义　指由于过度喜乐，导致神气失常，以喜笑不休、精神涣散等为主要表现的情志证候。

（2）临床表现　喜笑不休，心神不安，精神涣散，思想不集中，甚则语无伦次，举止失常，肢体疲软，脉缓等。

（3）病机　喜为心志，适度喜乐能使人心情舒畅，精神焕发，营卫调和。然喜乐无制，则可损伤心神，使心气弛缓，神气不敛，故见肢体疲软，喜笑不休，心神不安，精神涣散，思想不集中等症；暴喜过度，神不守舍，诱发痰火扰乱心神，则见语无伦次，举止失常等症。

（4）辨证要点　有导致喜悦的情志因素存在，以喜笑不休、精神涣散等为主要表现。

（二）怒和肝病

怒伤证候

（1）定义。指由于暴怒或过于愤怒，导致肝气横逆、阳气上亢，以烦躁多怒、胸胁胀闷、面赤头痛等为主要表现的情志证候。

（2）临床表现。烦躁多怒，胸胁胀闷，头胀头痛，面红目赤，眩晕，或腹胀、泄泻，甚至呕血、发狂、昏厥，舌红苔黄，脉弦劲有力。

（3）病机。怒为肝志，怒则气上。大怒不止，可使肝气升发太过，阳气上亢而成本证。肝气郁滞而欲发，则见胸胁胀闷，烦躁易怒；肝气上逆，血随气涌，故见面红目赤，头胀头痛，眩晕，甚至呕血；阳气暴张而化火，冲扰神气，可表现为发狂，或突致昏聩；肝气横逆犯脾，则见腹胀、泄泻；舌红苔黄，脉弦劲有力，为气逆阳亢之征。

（4）辨证要点。有导致愤怒的情志因素存在，以烦躁易怒、胸胁胀闷、面赤头痛等为主要表现。

（三）悲和肺病

1. 悲伤证候

（1）定义。指由于悲伤过度，使气机消沉，伤及肺脏，而以情绪悲哀、神疲乏力等为主要表现的情志证候。

（2）临床表现。善悲喜哭，精神萎靡，疲乏少力，面色惨淡，脉结等。

（3）病机。悲则气消，悲哀太过，则神气涣散，意志消沉，故见悲哀好哭，精神萎靡，疲乏无力，面色惨淡等；气消则血行不畅，故见脉结。

（4）辨证要点。有导致悲伤的情志因素存在，以情绪悲哀、神疲乏力等为主要表现。

2.忧伤证候

（1）定义。指由于忧愁过度，导致脾肺之气机抑郁，以忧愁不解、胸闷气短、倦怠乏力等为主要表现的情志证候。

（2）临床表现。郁郁寡欢，忧愁不乐，表情淡漠，胸闷腹胀，善太息，倦怠乏力，脉涩等。

（3）病机。肺在志为忧，忧则气沉，忧愁过度，必伤于肺，因脾肺有母子之气相遇，也有伤于脾者。忧愁过度，气机沉郁，情志不舒，则见郁郁寡欢，忧愁不乐，表情淡漠，善太息等；肺气郁闭不宣，脾气不运，则腹部胀满，倦怠乏力等；脉涩为气滞不宣之象。

（4）辨证要点。有导致忧愁的情志因素存在，以忧愁不解、胸闷气短、倦怠乏力等为主要表现。

（四）思和脾病

思伤证候

（1）定义。指思虑过度，导致心脾等脏腑气机紊乱，以倦怠少食、健忘、失眠多梦等为主要表现的情志证候。

（2）临床表现。倦怠少食，面色萎黄，头晕健忘，失眠，多梦，心悸，消瘦，脉沉结。

（3）病机。脾在志为思，思虑太过则气结不散，脾胃不得正常受纳、运化而倦怠少食。思虑过度，暗耗心血，血不养神，则有头晕、健忘、失眠、多梦、心悸等症。心脾两虚，气血不足，则面色萎黄、消瘦等；中焦气结，中气失运，故脉沉结。

（4）辩证要点。有思虑过度的情志因素存在，以倦怠少食、健忘、失眠、多梦等为主要表现。

（五）恐和肾病

1.恐伤证候

（1）定义。指由于恐惧过度，使气机沉降，伤及肾脏，而出现以恐惧不安为主要表现的情志证候。

（2）临床表现。恐惧不安，心悸失眠，常被噩梦惊醒，甚则二便失禁，或为滑精、阳痿等。

（3）病机。恐则伤肾，恐则气下，肾气不固，神气不宁，故见恐惧不安，心悸失眠，甚至出现二便失禁、滑精、阳痿等症。

（4）辨证要点。有导致过度恐惧的情志因素存在，以恐惧不安为主要表现。

2.惊伤证候

（1）定义。指由于受到过度惊骇，导致气机逆乱，而出现以胆怯易惊、惊悸不宁、坐卧不安、失眠多梦为主要表现的情志证候。

（2）临床表现。胆怯易惊，惊悸不宁，坐卧不安，失眠多梦，或见短气，体倦自汗等。

（3）病机。惊则心无所倚，神无所归，虑无所定，气机逆乱，故见患者胆怯易惊，惊悸不宁，坐卧不安，失眠多梦等症；短气、体倦自汗等症则系过度惊吓导致气虚所致。

（4）辨证要点。有导致过度惊骇的情志因素存在，以胆怯易惊、惊悸不宁、坐卧不安、失眠多梦为主要表现。

五、七情在妇人疾病发生的特殊地位

（一）妇人情志病发生的特点

情志病的发生，女子较男子发病为甚，一般始发病于 14 岁。男女在杂病方面发病没有什么不同，但由于情志方面缠绵纠结，所致疾病多难治疗。

唐·孙思邈《备急千金要方·卷第二·妇人方上·求子第一》："十四岁以上，阴气浮溢，百想经心，内伤五脏，外损姿颜。"

"其杂病与丈夫同，则散在诸卷中，可得而知也。然而女子嗜欲多于丈夫，感病倍于男子，加以慈恋、爱憎、嫉妒忧恚，染着坚牢，情不自抑，所以为病根深，疗之难瘥。"

此论历代医家多从，亦可知古代医家临证对女性情志因素致病的治疗颇感棘手。

如南宋《女科万金方·薛氏家传女科歌诀》："大凡女子，禀受偏执，若欲治病，先戒性急。或因怒气，或为忧郁。忧郁生痰，痰因火致。怒气伤血，血伤失色。"说明女子戒急制怒在预防疾病发生的作用。

又如明·薛己《女科撮要》："其气愈滞，其性愈执，为多怂，为多郁，为多所好恶，而肝脾不得其平，矧且益之，经乳胎产，变态百端，良由是尔。"说明女子性易偏执，产生愤怒、抑郁情绪，从而导致肝脾气机运行失常，并导致经孕产乳多方面的疾病。

如清·吴谦《医宗金鉴·妇科心法要诀·调经门·内因经病》："妇人从人不专主，病多忧怂郁伤情，血之行止与顺逆，皆由一气率而行。"说明妇人忧思、愤怒、郁气可引发气的升降出入变化，从而引发气血运行的异常。

（二）妇人情志异常导致的疾病

1. 妇人七情致病种类及特点

总体而言，七情不舒，气血不和，周流受滞，则生百病。①七情致痰。此种痰"状如破絮，或如梅核在咽喉之间，咯不出，咽不下"。此种痰为气郁水滞所成，着而不去，上下不得。②七情致泄泻。此种泄泻，为七情病甚，以致脏腑气机壅塞不通，正气耗散，水谷不能运化而致泄泻。③七情可致胎动不安。气血和，则胞胎固；气血因情志而逆乱，胞胎则易受损。④七情可致妊娠心腹痛。七情致中焦气机升降失和，出现腹满、呕逆、腹泻。⑤七情可致产后血晕。产后诸脉空虚，气血受激后易于蒸腾，人素易于发怒，则气则逆上，则头目眩晕。⑥七情失和可致产后下痢。⑦七情可致妊娠吐血。妊娠吐血者，为忧、思、惊、怒，皆伤脏腑。⑧七情伤可致卒中。⑨七情伤可致晕厥。为因情志所致气机逆乱、心神失主而设。

具体而言，不同情志所致妇人疾病的特点如下。

1）怒。女子自二七天癸至后，任脉通，太冲脉盛，月事以时下。若怒不能自制，则易导致经行异常。

（1）气逆于上，临证表现多端：怒则气逆，随气机逆行之部位，表现为各相应部位的临床表现。如"悲怒则气逆，气逆则血逆，逆于腰腿，则遇经行时腰腿痛重，过期即安也。逆于头、腹、心、肺、背、胁、手足之间，则遇经行时，其证亦然。若怒极则伤肝，而有眼晕、胁痛、呕血、瘰疬、痈疡之病，加之经血渗漏于其间，遂成窍穴，淋沥无有已也。凡此之时，中风则病风，感冷则病冷，久而不愈，变证百出，不可言者。"即病于随气血所逆之处，症状轻者仅不舒、疼痛，重者甚至结积成块。

（2）肝气上逆可致血证：肝气上逆，迫血妄行，可导致多部位的出血证候。

如鼻衄，《妇人大全良方·卷之七》："夫妇人鼻衄者，由伤动血气所致也……凡鼻衄，虽多因热而得此疾，亦有因怒气而得之者。"怒则气逆于上，逆于鼻，气血壅盛过度而血溢脉外而鼻衄。

如呕血，《妇人大全良方·卷之七》："夫妇人吐血者，皆由脏腑伤损所致……又怒则气逆，甚则呕血；然忧思、惊恐、内伤气逆上者，皆吐血也。"证见"肝部弦，气口濡。"

如血崩，《妇人大全良方·卷之二十二》："血崩不是轻病，况产后有此，是谓重伤。恐不止，咸酸不节，而能致之多。因惊忧悲怒，脏气不平。"

（3）怒可致痔疾：怒则气急，心火炽盛，影响到下焦气血运行，气血瘀阻，致痔疾。

《妇人大全良方，妇人痔方论第十三·鳖甲散》："仆尝治一妇人，久病心焦多怒，遂成痔疾，状如莲子，热肿而痛。"

（4）怒可致妊娠大小便不通：怒则气逆，或充斥于膀胱，腹痛腹胀，四肢浮肿，喘息气急，大便困难。

《妇人大全良方·妊娠大小便不通方论第三·当归散》："治胎前诸疾。或因怒，中气充子脏，或充肾脉，腹急肚胀，腰腹时疼，不思饮食，四肢浮肿，气急时喘，大便忽难，小便忽涩，产门忽肿。"

2）忧思。忧思则气结，郁而不行，可致多种气滞血瘀的疾病，随病所在，表现各异。

（1）忧思气结而经闭：思则气结，忧思容易损伤心神，而心主血脉，所以心神伤可致阴血暗耗以致匮竭，终导致闭经。

如明·宋林皋《宋氏女科撮要》："有室女童男，积想在心，思虚过度，多致劳损，男子即神色失散，女子则月水先闭。"

（2）忧思气结而心腹刺痛：忧思气结，气滞则血液运行迟缓成瘀，结于心腹则刺痛难忍。忧思气结致经闭后，气滞血结，甚结成积块。

如《妇人大全良方·卷之一·调经门》："若经候顿然不行，脐腹疞痛，上攻心胁欲死。或因不行，结积渐渐成块，脐下如覆杯，久成肉癥，不可复治。由惊恐、忧思，意所不决，气郁抑而不舒，则乘于血，血随气行，滞则血结。以气主先之，血主后之，宜服桂枝桃仁汤。不瘥，宜地黄通经丸。已成块者，宜万病丸。"

（3）忧思致淫浊：思虑过极，致脾运化水湿失常，清浊相混，而成白浊。

《妇人大全良方·卷之一·妇人白浊白淫方论第十八》："若因思虑过当，致使阴阳不分，清浊相干而成白浊者，然思则伤脾故也。"

（4）忧劳致蓐劳：产后气血津液两伤，宜自将养为上。反操劳忧虑，致气血失和受损致劳。

如《妇人大全良方·卷之十一·产后蓐劳方论第四》："妇人因产理不顺，疲极筋力，忧劳心虑。致令虚羸喘乏，寒热如疟，头痛自汗，肢体倦怠，咳嗽痰逆，腹中绞刺，名曰蓐劳。"

3）恐惊。

（1）惊可致儿癫疾：胎儿在母体时，母亲受到惊吓，气上而不得下，壅滞而得癫病。

如《妇人大全良方·卷之十·气质生成章第七》："心气大惊而癫疾。"

（2）惊致经乱：经行之时，若受惊可致经停、癥瘕等疾，或生虚热，或生疼痛。

如《妇人大全良方·月经绪论第一》："若遇经脉行时，最宜谨于将理。将理失宜，似产后一般受病，轻为宿疾，重可死矣。盖被惊则血气错乱，经脉斩然不行，逆于身则为血分、癥瘕等疾。若其时劳力，则生虚热，变为疼痛之根。"

2. 妇人疾病所致情志异常

情志不得调摄失制可致妇人发生疾病，相反，若疾病致气血运行失常，也可导致异常的情志发生。

1）疾病致喜。骨蒸之疾犯心可致喜。

如《妇人大全良方·卷之五·妇人骨蒸方论第二》："夫骨蒸劳者，由热毒气附骨，故谓之骨蒸也。亦曰传尸……女人以血气为本，无同少、长，多染此病。内既伤于脏腑，外则损于肌肤，日久不瘥，遂致羸瘦心既受病，往往松悸，或喜或嗔，两颊常赤，唇色如朱，乍热作寒，神气不守。"

2）疾病致怒。

（1）骨蒸之疾犯肝可致怒。

《妇人大全良方·卷之五》："肺既受已，次传于肝；肝既受病，两目昏暗，胁下妨痛，不欲见人，常怀忿怒。"

（2）女劳传肝可致怒。忧思伤心血耗竭而经闭，致脾土失母（火生土）之生养，运化乏力，继而肺金失脾土化源，肺金不足则肾水无源，最后致肝木不充，易怒。此为女劳终末阶段，救治困难。

《妇人大全良方》："木气不充，故多怒，鬓发焦，筋痿。"

（3）劳蒸伤肝而致怒。蒸病以潮热、虚弱、消瘦为常见证候，多见于虚劳，当病邪日久，传及肝木，肝失所养，则易烦躁、恼怒。

《妇人大全良方·卷之五》："眼昏泪下，时复眩晕，躁怒不常，其蒸在肝。"

3）疾病致忧思。妊娠后渐阻滞中焦气机，脾胃升降失职，继而致脾气阻滞，多思，乏力嗜睡。

如《妇人大全良方·卷之十二·妊娠恶阻方论第二》"妊娠阻病，心中愦闷，见食呕吐，恶闻食气，肢节烦疼，身体沉重，多思嗜卧，面黄肌瘦。"

4）疾病致惊。

（1）血虚易惊。心主血脉，心主神，血舍神，血亏不能养心，则心虚胆怯易惊。

《妇人大全良方·卷之十九·产后脏虚心神惊悸方论第二》：七宝散"疗初产后，服之调和血气，补虚安神，压惊悸""疗血虚多惊，及产后败血诸疾。"

《妇人大全良方·卷之五·妇人血风劳气方论第三》："妇人所禀血气不足，不耐寒暑，易冒疾伤，月水不调；久而心虚，状若心劳，四肢易倦，筋骨少力，盗汗易惊。"

（2）风入五脏致惊。

《妇人大全良方·卷之三·妇人中风方论第一》：如排风汤"治男子、妇人风虚湿冷，邪气入脏，狂言妄语，精神错乱，及风入五脏等证……诸有此疾，令人心惊，志意不定，恍惚多忘，真排风汤证也。"

5）疾病致悲。

（1）心风致悲。

《灵枢·本神》："心藏脉，脉舍神，心气虚则悲。"

如《妇人大全良方·卷之三·妇人中风方论第一》："治男子、妇人风虚湿冷，邪气入脏，狂言妄语，精神错乱，及风入五脏等证……面赤翕然而热，悲伤，此心风也。"

（2）脏躁致悲。脏躁，多情志不舒或思虑过度，肝郁化火，伤阴耗液。

如《金匮要略·妇人杂病脉证并治》"妇人脏躁，喜悲伤欲哭，象如神灵所作，数欠伸，甘麦大枣汤主之。"

中医心理学的情志致病与治病有众多和现代心理治疗的方法与原则相一致之处，对其中的原理和临床效果尚有待用现代心理学的手段进行探索和验证，"洋"为"中"用，推动中医心理学的国际化。

第八章　中医心理的析梦学说

第一节　概　　述

我国古代，曾经有许多人对梦做过研究和探讨，为我们留下了许多有关梦的学术资料。

在《说文解字》中，对梦的解释为"寐而觉也"。《黄帝内经》中对于梦的形成、不同梦境的意义、梦境与疾病的关系等方面都做了深刻的阐发。中医认为，梦与人体的阴阳、脏腑、邪正盛衰等关系密切。

一、析梦的起源

梦都是发生在睡眠中的，人的一生有 1/4 ～ 1/3 的时间是在睡眠中度过的，因此做梦是每个人经常遇到的现象。数千年来古今中外的医家一直试图去了解并揭示梦的本质，因此逐渐产生了各种析梦学说。

在原始社会，由于当时的人类对大自然的认知水平不高，对发生在自己身边的很多自然现象无法得到合理的解释，因而充满了神秘感；加之当时所处的生存环境较为恶劣，为了生存所需，他们必须不断地提高自己的适应能力。在此过程中，人们就把经常遇到的一种现象，即在睡眠中发生的梦与自然现象联系起来。他们认为，梦也许与身边的自然现象有着密切的关系，或者有一种超自然的力量在左右着他们的梦，进而认为梦中所出现的情景是来自于身体同时又超出身体的一种"无形力量"所作用的结果。因此，人们开始运用这种观念来解释梦境和梦象，并且经过长期的观察、实践、总结，认为梦有可能会产生某些特殊的作用。比如，梦中的某些情景与随后发生的某些现实生活状况有些相似，据此便推测梦可以预卜未来；由于当时医疗水平极低，人们自然将梦象与身体健康状况联系起来，从中分析疾病症状及其预后转归等。这种对梦进行解释的观点虽说在当时有一定的合理性，但也充满了迷信色彩。

在适应、改造大自然的过程中，人类的认知能力得以不断加强，对很多自然现象有了一定的认识，其中对梦的认识也越来越多，因而人们对梦的解析也越来越丰富了，形成了很多析梦观点。这些析梦观点在当时大部分是围绕着梦能预知未来吉凶以及对身体健康状态的分析这两方面来进行阐述的。

对梦进行阐释解析的过程，就其称谓而言，我国古代始称"占梦"，随后又有"解梦""圆梦"之说。我国很早就开始了对梦的解析，据传在黄帝时代就有析梦现象占梦活动出现。"梦"的文字特点也反映了当时对梦的认识。根据早期的文字—甲骨文"梦"字的写法，文字学家分析，该字在写法上所蕴含的含义揭示了梦是人入眠后产生的一种现象（图8-1）。

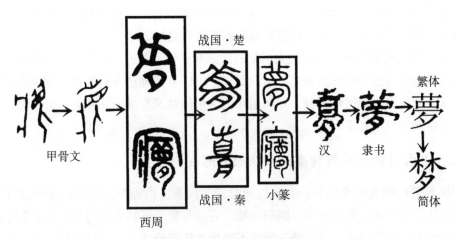

图 8-1　"梦"字的演变

在甲骨文中，我们可以看到梦字的左边是一张"爿"床，右边的上面是眉，下面是人，很形象的表示出人躺在床上入眠后，眼皮下意识跳动的现象。所以，在这个时期"梦"字是一个典型的会意字。而到了周朝，金文中出现了两个"梦"字。第一个"梦"省去了甲骨文中的"爿"床，将眉毛和下面的人进行了一个融合，并在下方加入了代表夜晚的"夕"字，以强调做梦的夜间时段。而另一个"梦"字不仅多加了"夕"字，还在文字的上部，加入了一个代表房顶的"宀"，更加形象地展现出，夜晚在屋子里的床上入眠的人。到了战国，"梦"字继承了金文中简单的写法，虽然各国各有不同，但大体上保留了夜晚在屋子里入眠的字形。在《说文解字》中，有两个"梦"字，而且也描述了，因为有简形，所以，复杂的梦慢慢就被弃用的原因。汉朝时，梦字出现了一个小的变化，上半部分的眉毛，开始慢慢简化，这也导致后世将原本的眉毛写成了草头，而代表眼睛的"目"和房子的"宀"以及夜晚的"夕"被保留下来，使其原本的意思在字形里慢慢地消失。直到现在，在《汉字简化方案》中简化的楷书"梦"，将正体楷书字形中的"草头"写成"林"，并且省去"目"和"宀"，至此"梦"的"睡觉"之意也完全消失。

此外，还有很多对梦象进行解析的卜辞出现。随着历史的发展及人类认知水平的不断提高，人们逐渐开始研究梦是如何产生的、梦的作用、梦能预示什么等问题，并因此留下了很多析梦观点。尤其是到了周朝时期，几乎是无梦不占，甚至开始委派官员专门负责占梦活动，在宫廷中设有专门负责占梦的职务。此外，通过大量的占梦实践活动，人们也逐渐认识到梦与疾病有一定的联系。通过梦与疾病的病因病机及疾病的转归关系来分析，人们认识到精神因素（情志）在梦的发生过程中起到了很重要的作用。

随着社会的发展，在文化、思想等方面形成了诸子百家学说，对梦的认识达到了百家争鸣的程度，因而有关析梦的理论也得到了极大的发展。著名的中医典籍《内经》结合中国古代的哲学思想以及中医思维对梦进行了解析，占有极其重要的地位。随着各方面的不断发展，对梦的研究也毫不例外地达到了空前的程度，并且提出了一些治疗梦疾的药物。此时期的阴阳、儒、墨、名、法、道德等六家，对梦学均有研究，并提出了相关观点。这些说明彼时对梦的研究达到了较高的程度，进一步为中国古代析梦理论奠定了基础。

后世的各个流派则在此基础上对梦做了进一步的阐释。人们对梦的认识更加丰富，尤其是通过梦与疾病之间的关系进行解析更是有其独到之处。

对梦与疾病相关的研究做出较大贡献的医家有张仲景等人。张仲景在前人的基础上将中医的辨证论治应用于梦证的研究，从而形成了中医梦证理法方药的初步理论体系随后，有医家从梦的成因方面进行阐释，如严用和认为机体状况与梦密切相关、清代医家王清任认为梦与血瘀密切相关等。

二、中医对梦及其与健康关系认知的形成

中医对梦的研究渊源已久。春秋战国时期的巨著《内经》，对梦的研究已有广泛认识，分别从梦的形成、梦的分类、阴阳与梦、五行与梦、五脏六腑与梦的关系等方面进行了较为系统而详尽的阐述。《内经》形成了梦学初步理论体系。东汉张仲景在不断总结前人经验的基础上，将辨证论治应用于梦证的诊疗，最终发展了有关中医梦证的理法方药理论基础。后世的医家们也经过不懈努力，对中医梦学做了大量的研究，不断完善梦学理论，流传下来许多极富价值的有关梦学的医学典籍及理论。

在诸子百家中，除了前文所提及的一些诸子析梦观点外，还有很多析梦理论。比如《庄子》中有大量关于梦象的阐述，其认为"真人无梦"。

对于因何成梦，即梦因的解析，各析梦观点主要是从外因及内因两方面进行阐述。外因方面，有从饮食起居入手的，如医家危亦林提出个人的具体饮食起居情况与梦的发生密切相关的观点；有从外邪六淫入手的，如刘完素从火热入手，认为六气皆能化火，五志过极皆可化火，郁热可致梦吃、多梦；葛洪在《肘后备急方》中提出并讨论了"卒魇"这一病证，认为卒魇是因外邪纠缠魂魄，魂魄不得归身而致梦。

内因方面，各医家主要从五脏六腑及情志变化入手。如徐春圃在《古今医统大全》中说梦因脏腑虚实而发；而张景岳则认为梦的发生与脏腑功能、外邪及情志因素密切相关，并提出魂魄扰动心神是梦的机制之一。

此外，很多医家从梦的病因病机及治疗方面做了大量相关阐述。比如医家昝殷提出多梦则梦者阴盛阳虚，少梦则梦者阳盛而阴虚；医家孙思邈还在梦因方面提出了"肝伤善梦"和饮食不当致梦的观点，同时还认为梦象在一定程度上具有诊断作用等。

就梦的分类而言，不同历史时期有不同的分类。如《周礼》将梦分为6种：正、噩、思、悟、喜、惧梦；隋代的杨上善则把梦分为3种：徵梦、想梦、病梦；等等。

第二节　阴阳睡梦论

《黄帝内经》从唯物的观点出发，运用阴阳、脏腑、营卫气血、邪正盛衰的理论对睡眠与梦的形成进行阐发，后世医家又在此基础上结合临床实践，不断地加以补充和完善，形成了具有中医特色的睡梦观——阴阳睡梦论。

一、睡眠

（一）睡眠与阴阳的关系

人体的阴阳盛衰变化，不但与睡眠有关，同时与梦也有一定的关系。

中医认为，睡眠是人体阴阳与自然界阴阳相通应的结果。在一天的二十四小时之中，自然界有昼夜晨昏的固有规律，有阴阳盛衰的不同变化，人体的阴阳盛衰也随其变化而变化，从而形成了睡眠与觉醒的交替出现。

因为睡眠的深浅变化受到卫气运行的影响，睡眠的深浅又与梦的多少有关。卫气在白昼行于阳分人则觉醒，卫气在夜间行于阴分人则睡眠。按照阴气的盛衰多少，阴又分为三阴，阴气最少的一阴称为厥阴，阴气最盛的三阴称为太阴，阴气居中的二阴称为少阴。卫气运行于阴气最少的厥阴时，睡眠比较浅，形成梦境的机会比较多；卫气运行于阴气最盛的太阴时，睡眠比较深，形成梦境的机会比较少。另外，由于身体素质、机体状况或者疾病等原因，导致人体的阴阳出现盛衰的不同变化，就会形成相应的梦境。

阴阳学说认为：白昼为阳，平旦之时阳气初生，日中阳气隆盛，所以从平旦至日中为阳中之阳；日中之后，阳气逐渐衰减，所以日中至黄昏之时为阳中之阴。黑夜为阴，黄昏之时阴气初生，以后阴气逐渐旺盛，所以合夜至鸡鸣之时为阴中之阴；鸡鸣时以后，阴气消减而阳气产生，所以合夜至鸡鸣之时为阴中之阳。自然界的阴阳盛衰变化是如此，人体的阴阳盛衰变化也是如此。

睡眠与觉醒是一个阴阳消长平衡的过程，白昼时自然界阳气旺盛而阴气衰减，人体阳气出于阴分而旺盛于外则觉醒；黑夜时自然界阴气旺盛而阳气衰减，人体阳气入于阴分则睡眠。只有这样，人体才能将息得宜，弛张有度，劳逸结合，从而保证生命活动的正常进行。

自然界的昼夜晨昏有阴阳盛衰的周期性变化，人体顺应自然界也有阴阳盛衰的周期性变化，才有睡眼和觉醒的生理现象。如果人体违背这个规律，就会发生疾病。平旦的时候，人体的阳气开始生发，日中的时候阳气最为隆盛，太阳偏西的时候阳气已经衰减，汗孔就闭合了。因此，夜幕降临时应当深居简出，不要进行剧烈运动，从而扰动筋骨、触冒雾露。如果违背以上规律，形体就会困顿而被外邪侵袭。由此可见，人的睡眠机制，是阴阳之气自然而有规律转化的结果。如果这种规律一旦被破坏，就会导致失眠的发生。

（二）睡眠与营卫气血的关系

中医理论认为，人的睡眠和觉醒与营气卫气的运行有密切关系。营气和卫气的周期性运行，是人体阴阳出入的物质基础。卫气属阳而主表，运行于脉外；营气属阴而主里，运行于脉中。两者贯穿于阴分阳分，环周不休而没有尽头。其中卫气的运行与睡眠觉醒的关系更为密切。

卫气在白昼运行于阳分 25 个周次，在夜间运行于阴分 25 个周次，卫气在白昼运行于阳分人就觉醒，运行于阴分人就睡眠。营气在脉中运行，卫气在脉外运行，两者营运周流不息，一个昼夜各自运行 50 个周次而重新会合一次，营气卫气贯穿于阴分阳分，像环子一样没有尽头。卫气在夜间行于阴分 25 个周次，在白昼行于阳分 25 个周次，卫气运行于阳分时人就觉醒而起床活动了，卫气运行于阴分时人就进入睡眠状态。

所以说：日中时分阳气最盛，为阳中之阳，称之为重阳；夜半时分阴气最盛，为阴中之阴，称之为重阴。太阴的阴气最为旺盛而主内，太阳的阳气最盛而主外。卫气分别在白昼和夜间运行于阴分、阳分各 25 个周次。夜半阴气最盛，夜半后阴气逐渐衰减，平旦时阴气消尽而阳分接受卫气。日中时分阳气最为旺盛，日西阳气衰减，日入阳气消尽而阴分接受卫气。夜半时分营气与卫气重新会合，人们都处于睡眠之中，将此状态称为合阴。到平旦之时阴气消尽而阳分接受卫气，照这样循环往复，没有尽头。人体的阴阳盛衰变化以及营气卫气的运行，与自然界的阴阳盛衰变化保持一致。

另外，老年人夜间睡眠少而白昼精神萎靡，少年人和壮年人白昼精神清爽而夜间安然熟睡，都是由于各自不同的年龄阶段阴阳盛衰、营卫气血运行各异而造成的。因为青壮年人的气血旺盛，肌肉滑利，气血运行的道路通畅，营气卫气旺盛而运行正常，所以表现为白天精神清爽而夜间安然入睡。老年人的气血衰弱，肌肉干枯，气血运行的道路不通，五脏的功能不能相互协调，营气卫气虚弱而运行失常，所以表现为白天精神不清爽而夜间的睡眠少。

其次，由于某些原因，使得人体的阴阳、气血、营卫出现盛衰变化，运行失常，就会形成睡眠的异常。正常生理情况下，卫气在白昼行于阳分而人处于觉醒状态，夜间行于阴分而人处于睡眠状态。如果由于一些疾病的原因，卫气不能入于阴分，总是滞留于阳分，使在外的阳气过盛，阳跷脉就随之过盛。既然卫气不能进入阴分，就会形成阴分气虚，所以就会导致失眠。有的人嗜睡，是什么原因引起的呢？

《灵枢·大惑论》指出：这一类人的肠胃较大，卫气滞留的时间就比较长；皮肤滞涩，分肉不滑利，卫气在外的运行就迟缓。卫气运行的常规，是白昼行于阳而夜间行于阴。卫气不在阳分运行而进入阴分，人就入睡；卫气不在阴分运行而进入阳分，人就觉醒。由于卫气久留于阴分，不能进入阳分，使得精神不能振奋，所以出现嗜睡多卧。至于胃肠较小的人，皮肤润滑舒缓，分肉之间通利，使卫气在阳分停留时间较长，精神容易振奋，所以睡眠比较少。

（三）睡眠与脏腑的关系

睡眠与各脏腑功能活动均有关，在各脏腑中，梦与心、肝的关系最为密切，其次与肾、脾也有一定的关系。

其中与心、肝、脾、肾关系密切，而人体睡眠与心神的关系最为密切。各脏腑功能活动直接作用于精神意识思维活动和情绪变化，从而影响睡眠；同时脏腑功能活动与阴阳、气血、营卫的盛衰及运行密切相关，也会影响睡眠。心主血脉而藏神，心气旺盛，气血充足，则心神安居其中，白天精神清爽而夜间安睡。如果心的气血不足而心神失养，则白天精神萎靡而夜间睡眠不安。

另外，其他脏腑的功能正常与否也会影响于心神，从而决定睡眠是否正常。例如，脾胃为气血生化之源，又能统摄血液。血液谷精气所化生，总统于心而生化于脾。因此，脾气旺盛，化源充足，气血充养于心神，则"昼精夜瞑"。如果脾胃的功能失常，或其他原因使气血不足，营卫失常，必然影响于心神致睡眠失常。肝主藏血，贮藏血液和调节血量，只有肝血充足才能保证心血旺盛。肝封泄而调节情志，所以人的精神意识思维活动虽然主宰于心，同时与肝的功能密切相关。因此，心和肝的功能协调配合，才能保证睡眠的正常进行。正常人肝的功能没有受到影响，或涵养于肝的阴血之中，心神安定，就能安然入睡。如果肝血虚衰，或受到某些邪气的侵袭就会使魂不守舍，心神不安而发生不寐。另外，心和肾的功能正常与否与睡眠也有密切的关系。心与肾的正常关系，古人称为"心肾相交""水火既济"。心位于上焦而属阳，主火其性主动；水位于下焦而属阴，主水，其性主静。心火必须下降于肾，与肾阳共同温煦肾阴，使肾水不寒；肾水必须上济于心，与心阴共同涵养心阳，使心火不亢。这种水火既济的关系保证了心和肾阴阳升降平衡，人才能安然入睡。如果肾水不足，不能上济心火而心火独亢，心神躁动而不能入睡。

影响睡眠的因素非常复杂，除了与阴阳、气血、营卫、脏腑有关以外，还与其他方面有关，如年龄长幼、体质强弱与胖瘦等。在年龄方面：婴幼儿为稚阳、稚阴之体，脏腑娇嫩形气未充，阳气滞留于阴分的时间比较长，睡眠的时间也就长。随着年龄的不断增长，脏腑的功能不断健全，阳气不断旺盛，觉醒的时间逐渐变长而睡眠的时间逐渐变短。

根据心理学家的观察研究，新生儿每天睡眠的平均时间为 16 小时；6 个月后，减为 13 小时；儿童期（2～12 岁）的睡眠时间为 10～12 小时；青春期（12～18 岁）的睡眠时间为 9～10 小时；成年人的睡眠时间为 7～8 小时；老年人（60 岁以上）的睡眠时间，一般在 5～7 小时。

传统中医在长期医疗实践和生活实践中也观察到，不同年龄阶段的人群睡眠时间有差异，并且随着年龄的不断增长，脏腑的功能不断减弱，气血不断亏损，睡眠的时间不断减少，同时白天的精力也会逐渐降低。

《灵枢·营卫生会》记载："壮者之气血盛，其肌肉滑，气道通，营卫之行不失其常，故昼精而夜瞑。老者之气血衰，其肌肉枯，气道涩，五脏之气相搏，其营气衰少而卫气内伐，故昼不精夜不瞑"。

在体质的强弱方面：由于先天禀赋不足，或素体虚弱，致使脏腑亏损，气血虚弱，营卫运行逆乱，而出现精神疲惫，或嗜睡或少寐。

在体质的胖瘦方面：肥胖的人，多形盛而气虚，肌肉腠理致密，形成卫气滞留于阴分的时间较长，因此嗜睡而多卧；消瘦的人，多阴虚而阳亢，肌肉腠理滑利，卫气通达而运行于阳分的时间较长，因此少寐而多动。

《景岳全书》中还记载了饮用浓茶也可以影响睡眠的问题，指出："饮浓茶则不寐……而浓茶以阴寒之性，大制元阳，阳为阴抑，则神索不安，是以不寐也。"

二、梦

现代心理学认为，梦是睡眠过程中发生的生理心理现象，具有明确的视、听、运动感觉性想象，又失去自我与现实世界，以及与时间、空间的连续性。梦的心理学特点：一是梦中的自我与觉醒的自我失去了连续性；二是觉醒时的时间、空间概念和规则在梦中完全崩遗，以致造成孩提时期与现实生活结合在一起，或者生者与死者会面等荒诞的现象。但是，梦的内容似乎与下列因素有关：所处环境中的声音、光线、气味的喇激；机体状况以及内在避腑功能活动的影响等。

现代医学和心理学认为，梦是人处在睡眠状态下一种潜意识，心理活动在大脑中所形成的影像，是属于一种心理生理现象，也可以反映人体心理生理异常变化。没有无梦的人。那些所谓不做梦的人，实际上只是没有记住罢了。和睡眠一样，梦对于人体的身心健康同样有着重要的作用。

我国古代，曾经有许多人对梦做过研究和探讨，为我们留下了许多有关梦的学术资料，《说文解字》中，对梦的解释为"寐而觉也"。《黄帝内经》中对于梦的形成、不同梦境的意义、梦境与疾病的关系等方面都做了深刻的阐发。中医认为，梦与人体的阴阳、胜精邪正衰等关系密切。

（一）梦与阴阳的关系

人体的阴阳盛衰变化，不但与睡眠有关，同时与梦也有一定的关系。因为睡眠的深浅变化受到卫气运行的影响，睡眠的深浅又与梦的多少有关。卫气在白昼行于阳分人则觉醒，卫气在夜间行于阴分人则睡眠。按照阴气的盛衰多少，阴又分为三阴，阴气最少的一阴称为厥阴，阴气最盛的三阴称为太阴，阴气居中的二阴称为少阴。卫气运行于阴气最少的厥阴时，睡眠比较浅，形成梦境的机会比较多；卫气运行于阴气最盛的太阴时，睡眠比较深，形成梦境的机会比较少。另外，由于身体素质、机体状况或者疾病等原因，导致人体的阴阳出现盛衰的不同变化，就会形成相应的梦境。

（二）梦与脏腑的关系

在各脏腑中，梦与心、肝的关系最为密切，与肾、脾也有一定的关系。

《类经·梦寐》："夫五行之化，本自无穷，而梦造于心，其原则一。盖心为君主之官，神之舍也。神动于心，则五脏之神皆应之，故心之所至即神也，神之所至即心也。第心帅乎神而梦者，因情有所着，心之障也……夫人心之灵，无所不至，故梦象之奇，亦无所不见，诚有不可以语言形容者。"

以上充分说明外界事物作用于心神而与梦的关系。心为君主之官，在人体居于重要地位，主管人体的精神意识思维活动。心接受外在事物对人体的作用会影响于其他脏腑，由于心所接受的外界事物的刺激不同，影响的脏腑不同，就会形成不同的梦。

其次，梦与肝的关系也非常密切。

《灵枢·本神》："随神往来者谓之魂。""肝藏血，血舍魂。"

魂是伴随心神而存在，依傍心神而发挥作用，受到心神影响而发生变化。如果某些精神刺激使心神异常而影响于魂，就会形成相应的梦境。同时，魂涵养于肝的阴血之中，游行于肝和眼目之间。如果肝血不足，或其他原因影响于肝的功能，使得魂不能涵养于肝的阴血之中而飞扬于外，就会出现梦或精神恍惚、幻视等以影像为特点的表现。

另外，梦与肾也有一定的关系。肾为水脏，位居于下焦，心为火脏，位居于上焦，肾的阴液向上滋养心火而心火不亢。肾属水，肝属木，肾与肝为母子关系，肾阴能滋养肝阴。如果肾阴不足，不能滋养肝心，心肝的阴血亏损而使神、魂异常，自然会形成梦。梦的形成与脾胃也有一定的关系。脾胃为后天之本，气血生化之源，脾气健运，化源充足，才能保证心和肝的气血旺盛。否则，脾胃气虚，化源不足，心肝血虚，也会形成梦。

因此，临床如果出现梦的异常，应当首先着眼于心、肝，再旁涉脾、肾进行治疗，才能获得满意的效果。

（三）梦与邪正的关系

关于梦与疾病的关系，中医有着一套完整的理论。能预兆人体病变的梦，中医称之为"梦证"，是由于人体的阴阳五行失调而造成。根据梦境，来推断出入体哪一部位的不和，并加以辨证施治，即为梦诊，这是中医非常传统的一种诊法。

中医学认为，人和自然是一体，环境的变化会引起人体内在脏腑的感应，通过梦象反映出来。梦象虽然是心神活动，但神魂的变化与形体密不可分，由此可以了解脏腑阴阳气血的变化，进而是全身各个组织的变化。

《黄帝内经》是第一部从梦象中探寻疾病的医书，它指出由于五脏、五声、五音、五色、五行相合，由此可以推导出产生梦境的生理以及病理原因，它阐述了梦的本质和特征。在《黄帝内经》中的《灵枢·淫邪发梦》《素问·脉要精微论》《素问·方盛衰论》等篇章中，记载了大量由于各种邪气侵袭人体而形成梦的内容。对人体阴阳、脏腑、气血、营卫的盛衰虚实等病理变化所导致的梦境，进行了分析归纳。阐述了脏腑、阴阳、气血的有余不足，营卫逆乱，形成梦境的机制，以及出现不同梦境的诊断意义。对于梦境的出现，古人认为与人体内、外环境直接相关，其变化也是复杂多端的。《黄帝内经》着重强调内环境中的病理变化和外环境中的邪气与梦境的关系，而对于引起梦境的生活经历、心理因素等方面涉猎的很少。

第二部分　中医心理基础技术

第九章　中医四诊技术

四诊，是指中医诊察和收集疾病有关资料的基本方法，包括望、闻、问、切四法，简称"四诊"。

人体是一个有机的整体，人体皮肉筋骨脉、经络与脏腑息息相关，且以脏腑为中心，以经络相通联，外部的征象与内脏功能关系密切，因而局部病变可影响全身，内脏病变也可从神色、形态及五官、四肢、体表等各个方面反映出来。

可以通过望、闻、问、切四诊来收集有关疾病的全部资料，进行科学的整理和归纳，并进行分析、综合、推理、判断，从而探求疾病的本质，为辨证论治提供充分的依据。

四诊合参，是指诊察疾病时，将望、闻、问、切四诊所收集的资料全面结合分析，为准确判断病证提供依据。

第一节　望　　诊

望诊，是医者运用视觉观察病人的全身和局部表现、舌象及排出物等，以收集病情资料的诊察方法。由于人体脏腑、气血、经络等变化，均可以反映于体表的相关部位或出现特殊表现，因而通过望诊能够认识和推断病情。望诊应在充足的光线下进行，以自然光线为佳。望诊须结合病情，有步骤、有重点地仔细观察，一般分全身望诊和局部望诊。

一、全身望诊

全身望诊主要是望病人的神、色、形、态等整体表现，从而对病性的寒热虚实、病情的轻重缓急形成总体的认识。

（一）望神

望神即通过观察人体生命活动的整体表现来断病情的方法。望神可知正气存、脏腑盛衰、病情轻重、预后善恶。望神包括表情、意识思维、面色眼神、语言呼吸、动作体态等，其中望神情、眼神最为重要。

1. 得神

又称"有神"，多见神志清楚，表情自然，言语清晰，反应灵敏，精力充沛，面色明润含蓄，两目灵活明亮，呼吸顺畅，形体壮实，肌肉丰满等。提示正气充盛，脏腑功能未衰，或病情较轻，预后良好。

2. 少神

又称"神气不足"，多见精神不振，动作迟缓，少气懒言，思维迟钝，面色少华，两目晦滞，目光乏神等。提示正气已伤，脏腑功能不足，多见于虚证。

3. 失神

又称"无神"，多见神志昏迷，或烦躁狂乱，或精神萎靡；目睛呆滞或晦暗无光，反应迟钝，呼吸气微，甚至目闭口开，手撒尿遗，或撮空理线，循衣摸床等。提示正气大伤，脏腑功能虚衰，病情严重，预后较差。

4. 假神

是指垂危病人出现的暂时性的某些症状"好转"的假象，如原本精神萎靡，面色晦暗，声低气弱，懒言少食，突然精神转佳，两颊色红如妆，语声清亮，喋喋多言，思食索食等。提示病情恶化，脏腑精气将绝，预后不良。古人比作"回光返照"或"残灯复明"。

（二）望色

望色是指通过观察病人皮肤色泽变化以了解病情的方法。

皮肤色泽，是脏腑气血之外荣，因而望色能了解脏腑功能状态和气血盛衰情况。

望色，以望面部气色为主，兼望肤色、目睛、爪甲等部位。根据五行学说和藏象理论，五色（青、黄、赤、白、黑）配五脏，故五色变化能反映相应脏腑的精血盈亏，光泽的变化能反映精气的盛衰。此外，病邪的性质、邪气部位等，也会通过色泽变化而有所反映。

1. 常色

常色即正常面色与肤色，因种族不同而异。我国健康人面色应是微黄透红，明润光泽，这是人体精充神旺、气血津液充足、脏腑功能正常的表现。常色有主色与客色之分，主色指由禀赋所致、终生不变的色泽；客色指受季节气候、生活和工作环境、情绪及运动等不同因素影响所致气色的短暂性改变，非疾病所致。

2. 病色

病色即由疾病造成的面色及全身肤色变化，包括五色善恶与变化。五色善恶主要通过色泽变化反映出来，提示病情轻重与预后吉凶。其中明润光泽而含蓄为善色，表示病情较轻，预后较好；晦暗枯槁而显露为恶色，表示病情较重，预后欠佳。现将五色主病分述如下。

（1）青色：主寒、痛、瘀血、惊风。青色属木，为气血运行不畅所致，如寒凝气滞，或瘀血内阻，或筋脉拘急，或因疼痛剧烈，或因热盛动风等均可出现。常见于面部、口唇、爪甲、皮肤等部位。如面、唇、爪甲青白为寒，青黑晦暗为阳虚，青紫多为阳气大衰；面色青黑多为寒痛证；鼻头色青多腹中疼痛；面色青，喜热饮，尿清长或腹满下利，多为腹中寒痛；腹痛时作，泛吐清水，面色乍青乍白，多为虫积腹痛；口唇青灰，常为心阳不振，心血瘀阻；小儿眉间、鼻柱、唇周见青色，为小儿惊风。

（2）赤色：主热。赤色属火，多为火热内盛，鼓动气血，充盈脉络所致。常见于面、唇、舌、皮肤等部位。主病有实热虚热之分。外感温热，可见面赤发热；实热证可见面赤、高热、口渴、便秘；虚热证常见两颧嫩红或潮红，多发于午后；虚损劳瘵，多见两颧潮红、午后潮热、五心烦热、盗汗等症。

（3）黄色：主湿、虚、黄疸。黄色属土，多为脾失健运，水湿不化，或气血乏源，肌肤失养而致。常见于面部，皮肤及白睛等部位。面色淡黄晦暗无泽者为萎黄，属脾胃气虚；面目虚浮淡黄者为黄肿，属脾虚湿盛；面目一身俱黄者为黄疸，其中色黄鲜明如橘皮者为阳黄，证属湿热熏蒸，色黄晦暗如烟熏为阴黄，证属寒湿郁阻；小儿生后遍体皆黄，多为胎黄；小儿面色青黄或乍黄乍白可见于疳积。病者黄色渐趋明润为胃气渐复，病情好转；若黄色转枯为胃气衰败，预后不良。

（4）白色：主虚、寒、失血。白色属金，乃阳气虚衰，血行无力，脉络空虚，气血不荣所致。多表现在颜面、口唇、舌及皮肤、爪甲、眼眦等部位。血虚者苍白无华；气虚者淡白少华；阳虚者色白无华而浮肿；肺脾气虚见面色淡白；面色青白多为寒证；产后面色㿠白多为夺血伤气；猝然失血见苍白，为气随血脱之危候；若突然面色苍白，冷汗淋漓，多为阳气暴脱。

（5）黑色：主肾虚、水饮、瘀血。

黑色属水，为阳虚阴盛，水饮内泛，气血凝滞，经脉肌肤失养而致。其色可见鼋黑、紫黑或青黑，多见于面部或口唇及眼眶。面色鼋黑，唇甲紫暗可见于肾阳衰微、阴寒凝滞的虚寒证；面黑干焦者，多属肾阴虚；妇人眼眶灰黑无华，多为肾虚水饮或寒湿带下；黑色浅淡为肾病水寒；鼻头色黑，目窠微肿多为水饮内停；色黑而肌肤甲错，为瘀血；心病额见黑色为逆证；环口鼋黑多为肾绝。

（三）望形

望形，即望形体，是通过观察病人形体的强弱胖瘦、体质形态和异常表现等来诊察病情的方法。

1. 形体强弱

主要反映脏腑的虚实和气血的盛衰。

（1）体强：指身体强壮。表现为骨骼粗大，胸廓宽厚，肌肉充实，皮肤润泽，精力充沛，食欲旺盛。说明内脏坚实，气血旺盛，抗病力强，不易患病，有病易治，预后较好。

（2）体弱：指身体衰弱。表现为骨骼细小，胸廓狭窄，肌肉瘦削，皮肤枯槁，精神不振，食少乏力。说明内脏脆弱，气血不足，抗病力弱，容易患病，有病难治，预后较差。

2. 胖瘦

主要反映阴阳气血的偏盛偏衰。

（1）肥胖：其体形特点是头圆形，颈短粗，肩宽平，胸厚短圆，大腹便便，体形肥胖。肥胖并见皮肤细白、食少乏力为形盛气虚之痰湿体质。

（2）消瘦：其体形特点是头长形，颈细长，肩狭窄，胸狭平坦，大腹瘦瘪，体形显瘦长。消瘦并见皮肤苍黄、肌肉瘦削为阴虚内热之多火体质。

（四）望态

望态，即望姿态，是观察病人身体的姿势和动态以诊察病情的方法。

1.动静

喜动者多为阳证、热证、实证，多见卧时面常向外，转侧时作，喜仰卧伸足，揭衣弃被，不欲近火，坐卧不宁，烦躁不安；喜静者多为阴证、寒证、虚证，多见喜卧，面常向内，蜷缩成团，不欲转侧，喜加衣被。

2.抽搐

多为动风之象。手足拘挛，面颊牵动，伴有高热烦渴者，多为热盛动风先兆；伴有面色萎黄，精神萎靡者，多为血虚风动；四肢抽搐，目睛上吊，眉间、唇周色青灰，时发惊叫，牙关紧闭，角弓反张，多为破伤风；手指震颤蠕动者，多为肝肾阴虚，虚风内动。

3.偏瘫

猝然昏仆，不省人事，偏侧手足麻木，运动不灵，口眼㖞斜，为中风偏枯证。

4.痿痹

关节肿痛，屈伸不利，沉重麻木或疼痛者多是痹证；四肢痿软无力，行动困难，多是痿证。

二、局部望诊

局部望诊是在全身望诊的基础上再根据病情和诊断的需要，对病人的某些局部进行深入细致的观察，从而帮助了解整体的病变。

（一）望头面

头部过大过小均为异常，多由先天不足而致；小儿囟门四陷或迟闭，多为先天不足或津伤髓虚；面肿者，或为水湿泛溢，或为风邪热毒；腮肿者，多为外感风温毒邪所致；口眼㖞斜者，或为风邪中络，或为中风。

（二）望五官

1.望目

五脏六腑之精气皆上注于目。中医的"五轮学说"将目的不同部位分属于五脏，即目眦血络属心，白睛属肺，黑眼属肝，瞳仁属肾，眼睑属脾。故目可反映五脏的情况。

（1）色泽。目眦赤为心火；白睛赤为肺火；全目肿赤为肝火或肝经风热；眼睑红肿湿烂为脾有湿热；白睛色黄为湿热或寒湿；白睛青蓝为肝风或虫积；目眦色淡白多为血虚；目眶周围色黑为脾肾虚损、水湿为患。

（2）形态。眼目胀痛流泪可见肝经郁热；目胞浮肿为水肿；目睛突出，伴有喘息多为肺胀，伴颈前肿物多为瘿肿；目窠内陷多因津液耗伤或气血不足；睡时露睛多为脾气虚弱或小儿疳积；针眼（麦粒肿）或眼丹（霰粒肿），多为风热邪毒或脾胃蕴热；胬肉攀睛多为风热或湿热塞盛；眼生斑翳，视物障碍多见于热毒，湿热痰火、外伤；两目上视、直视可见于肝风内动或精气衰竭；目睛呆滞无神，可见痰热内扰或元神将脱；两眼深陷，视物不见多为真脏脉现、阴阳离决之征兆。

2. 望耳

主要反映肾与肝胆的情况。耳轮肉厚，色红明润为肾精充足或病浅易愈。耳轮肉薄干枯色黑则为肾精不足；焦黑为肾精亏耗之兆；色淡白属气血亏虚；青黑属阴寒内盛或有剧痛者。耳肿痛多为邪气实；耳旁红肿疼痛可因风热外袭或肝胆火热；耳中疼痛，耳道流脓者为肝胆湿热；久病血瘀可见耳轮甲错。

3. 望鼻

主要反映肺与脾胃的情况。色青多为阴寒腹痛，色赤多为脾肺蕴热，色黄多为湿热，色白则为气血不足，色黑为肾虚水气内停；鼻燥色黑可因热毒炽盛，鼻冷色黑为阴寒内盛；鼻肿为邪气盛，鼻陷为正气虚；鼻塞多为外感，涕清为风寒，涕浊为风热；久流浊涕，色黄稠黏，香臭不分多为鼻渊；鼻翼扇动，发病急骤者为风热痰火或实热壅肺；鼻柱溃陷可见于梅毒、麻风病等。

4. 望口与唇

主要反映脾胃的情况。色红明润为正常。唇色红紫为实热；鲜红为阴虚；呈樱红色为煤气中毒；淡白为脾虚血少，白枯晦暗其证凶险；青紫多属血瘀；淡青为寒，青黑多属寒甚、痛极。口唇糜烂，为脾胃湿热；口疮，多为心脾积热；小儿口腔颊黏膜近白齿处，见边有红晕的白色小点，为将出麻疹之征。口角歪斜可见于中风；口噤不语为痉病；口开不闭，多属虚证；牙关紧闭，多属实证；睡时口角流涎，多属脾气虚弱或脾胃有热。

5. 望齿与龈

主要反映肾与胃的情况。牙齿干燥不泽，为阴液已伤；齿如枯骨是肾阴涸竭；牙齿黄垢为胃浊熏蒸；牙干焦有垢是胃肾俱热，干焦无垢是胃肾阴虚。齿龈兼痛为胃火，不痛为脾虚或肾火。咬牙磨齿者多为肝风内动，或惊厥之征；小儿眠中磨牙多因胃有积滞或虫积。齿龈色淡白为血虚；色深红或紫为热证；牙龈红肿疼痛是胃火上炎；牙龈溃烂流腐臭血水，甚则唇腐齿落者，称为牙疳，多为疫毒内热所致。

6. 望咽喉

主要反映肺胃与肾的情况。咽部红赤肿痛可见肺胃有热；咽红干痛为热伤肺津；若咽部嫩红，痛不甚剧，为阴虚火旺。一侧或两侧喉核红肿疼痛，甚或溃烂有黄白色脓点，称为乳蛾，属肺胃热盛，火毒熏蒸所致；咽喉有灰白点膜，迅速扩大，剥落则出血可见于白喉。

（三）望颈项躯体

瘿瘤，为肝气郁结，气滞痰凝；瘰疬，为肺肾阴虚，虚火灼津，或感受风火时毒，挟痰结于颈部所致项强，或为风寒外爱，经气不利，或为热极生风或肝阳暴亢；鸡胸，多为先天不足，或后天失养；腹部深陷，多为久病虚弱，或新病津脱；者单腹膨胀，四肢消瘦，甚者腹壁青筋暴露，肚脐突出，为臌胀，多属肝郁血瘀或癥积形成。

（四）望皮肤

主要观察皮肤的色泽形态变化及皮肤特有的病症如斑疹、痘疮、痈疽、疔疖等。

1. 望色泽形态

正常人皮肤润泽，柔软光滑而无肿胀。全身皮肤肿胀、或只有眼皮、足胫肿胀，按之有凹痕者，为水肿；皮肤干瘪枯槁者是津液耗伤；小儿骨弱肌瘦，皮肤松弛多为疳积证；肌肤甲错者常为瘀血内阻。

2. 望皮肤病症

（1）望斑疹。斑形如锦，或红或紫，平摊于皮肤，摸之不碍手。斑与疹不同，一般斑重于疹。斑有阴斑、阳斑之分，阴斑多为脾失统摄；阳斑多为温热病邪郁于肺胃，内迫营血所致。疹形如米粟色红，稍高于皮肤，摸之有碍手感。疹有麻疹、风疹，隐疹之别，多为外感风邪或疫毒时邪所致。斑疹有顺逆之分，以其色红活润泽，分布均匀，疏密适中，松浮于皮面为顺证，预后良好；其色深红或紫暗，布点稠密成团，紧束有根为逆证，预后不良。

（2）望痈疽疔疖。皮肤赤色，红疹集簇，烧灼刺痛，继而出现水疱，每多缠腰而发者多为缠腰火丹；皮肤先红斑、瘙痒，迅速形成丘疹、水疱，破后渗液，形成红赤湿润糜烂面者，为湿疹；若局部红肿热痛，高出皮肤，根部紧束者为痈，属阳证；漫肿无头，坚硬而肤色不红者为疽，属阴证；初起如粟米，根部坚硬，麻木或发痒，顶白痛剧者为疔；形如豆粒梅核，红热作痛，起于浅表，继而顶端有脓头者为疖。

（五）望毛发

应注意色泽、分布及有无脱落等情况。头发茂密，分布均匀，色黑润泽，为肾气充盛之象；白发多为肝肾亏损，气血不足；若毛发稀疏脱落，色枯无泽，多为肾气虚或血虚不荣；脱发可因血热或血燥；病久发脱多为精血亏虚；不规则片状脱发常因血虚或血瘀。小儿发结如穗，干枯不荣，多为疳积之征；初生少发、无发或头发稀疏黄褐，多为先天不足或体质较差。

三、望排出物

排出物指排泄物和分泌物，包括痰涎、呕吐物、大小便、涕泪、白带等。通过对其色、质、量的观察，了解有关脏腑的盛衰和邪气的性质。一般而言，排出物色白清稀者，多为寒证、虚证；色黄稠黏者，多属热证、实证。

（一）望痰、涎、涕、唾

痰清有泡沫为风痰；色白清稀为寒痰；痰多色白，咯之易出多为湿痰；痰黄稠黏为热痰；痰少色黄，不易咯出，或痰夹血丝者是燥痰。咳唾腥臭痰或脓血的是肺痈；劳瘵久咳，咯吐血痰多为虚火灼伤肺络；多涎喜唾可见于脾胃虚寒。

（二）望呕吐物

胃热则吐物稠浊酸臭，胃寒则吐物清稀无臭；食滞则呕吐酸腐；朝食暮吐，暮食朝吐，宿谷不化，为胃反；胃络伤则见呕血；呕吐黄绿苦水，多为肝胆郁热；呕吐清水痰涩，多属痰饮。

（三）望大便

虚寒之证大便溏薄，实热之证大便燥硬；便如羊粪为肠燥津枯；大便清稀如水样，属寒湿泄泻；大便黄褐如糜状，溏黏恶臭多为湿热泄泻；小儿绿便有泡多为消化不良或受惊；大便脓血，赤白相杂是下痢；便血色鲜红者是血热，色黑如漆为瘀血内积。先便后血，其色褐黑者，病多在脾胃，又称远血；先血后便，其色鲜红或深红者，病多在大肠与肛门，又称近血。

（四）望小便

小便清澈而长为寒，赤而短少为热；其色黄甚可见于湿热证；黄赤混浊，或偶有砂粒为石淋；混浊如米泔、淋沥而痛是膏淋；尿带血色、热涩刺痛为血淋。小儿尿如米泔，多是食滞肠胃，内生湿热，或为脾虚。

四、望小儿指纹

望小儿指纹是指通过观察小儿食指掌侧前缘浅表络脉的部位及形色变化来诊察病情的方法。适用于3岁以内的小儿，与诊成人寸口脉具有相同的原理及意义。

小儿指纹是手太阴肺经的分支，按部位可分为风、气、命三关。食指第一节为风关，第二节为气关，第三节为命关（图9-1）。

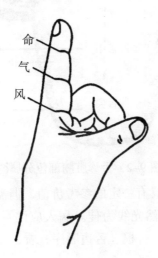

图9-1 小儿指纹三关图

诊察时，抱置小儿向光亮处，医者用左手握患儿食指端，以右手拇指蘸水推小儿食指掌侧前缘，从指端向手掌方向推动数次，用力须适中，使络脉显露，便于观察。

正常指纹：红黄隐隐于食指风关之内。

异常指纹：临床意义可概括为"浮沉分表里，色泽辨病性，淡滞定虚实，三关测轻重"。即指纹浮显者多表证，指纹深沉者多为里证；红紫多为热证，色鲜红者为寒证，青色主惊风或疼痛，紫黑者是血络闭郁，病情危重；色浅淡而白者为虚证，色浓滞者为实证；指纹突破风关，显至气关，甚至显于命关，表明病情渐重，若直达指端称为"透关射甲"，为临床危象。

五、望舌

舌诊历来为医者所重视，望舌对了解疾病本质、指导辨证论治有重要意义，故有"舌为心之苗，又为脾之外候"之说。

望舌主要是观察舌质与舌苔的变化。舌质也称舌体，是舌的肌肉脉络组织。舌苔是附于舌面的一层苔状物，由胃气上蒸而成。病苔由胃气挟邪气上蒸而成。足太阴脾经、足少阴肾经、足厥阴肝经、手少阴心经均通过经络或经筋直接或间接地联于舌，说明脏腑经络与舌有密切关系，即脏腑的精气上荣于舌，其病变则可从舌质与舌苔的变化反映出来。

前人在长期临床实践中发现舌的特定部位与相应的脏腑密切相关。舌尖主心肺；舌边主肝胆；舌中主脾胃；舌根主肾（图9-2）。若某脏腑有病变，在舌相应的部位可反映出来。

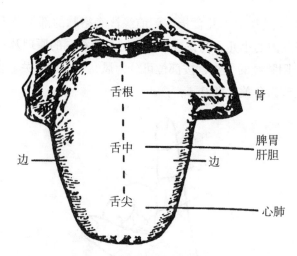

图9-2　舌诊脏腑部位分属图

舌的分部诊察在临床上虽具有一定的参考价值，但需"四诊合参"，灵活掌握。望舌时应注意光线要充足，以自然光线为佳。病人应注意伸舌姿态，自然伸舌，不可用力太过。医者应循舌尖、舌中、舌根、舌边顺序查看，先看舌苔，后看舌质，并注意辨别染苔。

正常舌象：概括为"淡红舌，薄白苔"，即舌质淡红明润，胖瘦适中，柔软灵活，舌苔薄白均匀，干湿适中。

（一）望舌质

1. 望舌神

是判断疾病预后的关键。舌质红活明润，舌体活动自如者为有神，说明津液充足，气血充盈，或病情轻浅，正气未伤；舌质干瘪晦暗，舌体活动呆滞为无神，说明津液匮乏，气血虚衰，正气已伤，病较危重。

2. 望舌色

（1）淡白舌：舌色较淡红舌浅淡，主虚证、寒证。多为阳气衰弱或气血不足，使血不盈舌而致。舌淡白而胖嫩多为阳气虚弱，淡白而瘦薄多为气血两虚。

（2）红舌：舌色较淡红舌为深，甚至呈鲜红色，主热证。多为热迫血行，热邪炽盛，舌之血脉充盈所致。全舌红，质粗有苔，甚至起芒刺者多为实热新病；舌红而舌心干燥可为热灼胃津；舌边红赤为肝胆有热；舌尖红起刺多为心火上炎；舌质鲜红，少苔或无苔，多为阴虚内热；舌红而见紫色瘀点多为血热发斑之象。

（3）绛舌：舌色深红甚于红舌，主热盛，主瘀。实热者多为外感热病；舌绛而起刺为热入营血；绛而舌心干者乃心胃火燔，劫铄津液；绛而干燥裂纹是热灼阴精；绛而苔黑者是实热盛极；舌绛而舌面黏腻，似苔非苔，为中焦秽浊。虚热者多为内伤杂病；舌绛少苔或无苔多为阴虚火旺；舌绛无苔，舌面光亮无津称为镜面舌，为内热阴液亏耗；舌绛不鲜，干枯而萎者，可见肾阴枯竭；舌绛色黯或有瘀斑、瘀点，是血瘀夹热；舌面红斑散在，可见热入血分，斑疹欲发。

（4）青紫舌：色谈紫无红者为青舌，舌深绛而黯是紫舌，两者常常并见。青舌主阴寒，瘀血；紫舌主气血壅滞，瘀血。舌色淡紫带青，嫩滑湿润，多为寒邪直中肝肾阴经，阴寒内盛；舌色深青，或舌边青，口干漱水不欲咽，可见于气血凝滞，瘀血内停；舌色紫绛，干燥苔黄，多为瘀热闭阻，热毒炽盛；舌色深紫可见于热入血分，脏腑皆热；色紫晦暗而湿润，多为痰湿或瘀血；全舌青紫为血瘀重证；局部见紫色斑点者，是瘀血阻滞于局部，如见于舌尖，为心血瘀阻，见于舌边，为肝郁血亮；舌紫肿大可见于酒毒攻心。

3. 望舌形

（1）老嫩：辨虚实的关键。舌体坚敛苍老，纹理粗糙，为老舌，主实证或热证，多见于热病极期；舌体浮胖娇嫩或边有齿痕，纹理细腻，为嫩舌，主虚证或寒证，多见于疾病后期。

（2）胖瘦：舌体肥大肿胀为胖肿舌，主脾虚湿蕴；舌体瘦小薄瘪为瘦瘪舌，主气血虚或阴虚。舌淡白胖嫩，苔白水滑，多为脾肾阳虚，水湿停留；舌红绛胖大，苔黄厚腻，多是脾胃湿热，痰浊停滞；舌赤肿胀而苔黄，乃热毒壅盛，心脾有热；舌肿胀紫黯多为中毒。舌瘦瘪淡红而嫩为心脾两虚，气血不足；舌瘦薄绛干多为阴虚火旺。

（3）芒刺：舌面有乳头高突如刺，状如草莓，扪之碍手，为芒刺舌，主热盛。芒刺兼苔焦黄者，多为气分热极；舌红绛而干有芒刺为热入营血；舌紫绛而干有芒刺为热甚伤阴、气血壅滞。舌边芒刺为肝胆火盛；舌中有芒刺为胃肠热甚；舌尖红赤起刺为心火上炎。

（4）裂纹：舌面有裂沟，深浅不一，浅如划痕，深如刀割，常见于舌面的前半部及舌尖两侧，主阴血亏虚。舌质红绛，少苔燥裂为热盛伤阴或阴虚火旺；舌浅淡而有裂纹者多为血虚；舌生裂纹而细碎者常见于年老阴虚。

（5）齿印：舌边有齿痕印称为齿痕舌，常与胖大舌并见，主脾虚、水湿内停。舌质淡红而嫩，边有齿痕，多为脾虚；舌质淡白，苔白湿润而有齿痕，常为寒湿困脾或阳虚水湿内停。

（6）舌疮：以舌边或舌尖为多，形如粟粒，或为溃疡，局部红痛，多因心经热毒壅盛而成；疮不出舌面，红痛较轻，多是肝肾阴虚，虚火上炎所致。

（7）舌下络脉：舌体上翘，可见舌底两侧络脉，呈青紫色。若粗大迂曲，兼见舌有瘀斑、瘀点，多为血瘀之象。

4. 望舌态

（1）痿软：是指舌体痿软无力，伸卷不灵，多为病情较重。久病舌体痿软，舌色淡白，属气血两虚，筋脉失养；痿软色绛，舌光无苔为肝肾阴液枯涸；突发舌体痿软，色红绛少津则为热灼阴液。

（2）强硬：舌体板硬强直，活动不利，言语不清，称舌强，为无胃气之重证。舌强而干，舌色红绛多为热入心包，灼伤津液；舌强语謇，口眼㖞斜，半身不遂者，多为中风；舌胖苔厚腻而强者，多因痰浊阻滞。

（3）震颤：是指舌体不自主地颤动。新病舌色红绛而颤动，常因热极生风；久病舌色淡白，蠕蠕微动，多为血虚风动。

（4）歪斜：是指伸舌时，舌尖向左或向右偏斜，多为风中经络，或风痰阻络而致。

（5）卷缩：是指舌体卷缩，不能伸出口外，多为危重之证。舌卷缩而赤干，属热极伤阴；舌卷缩而淡白湿润，是阳气暴脱，寒凝经脉；舌胖黏腻而短缩多为痰浊内阻。

（6）吐弄：舌伸口外，久不回缩为吐舌；舌体反复伸出舐唇，旋即缩回为弄舌；舌红吐弄为心脾有热；舌紫绛吐弄为疫毒攻心；小儿弄舌多是惊风先兆，或久病危候；先天不足，智能低下者，也可见弄舌。

（7）麻痹：舌体麻木，转动不灵称舌麻痹，常见于血虚风动或肝风挟痰等证。

（8）舌纵：舌体伸出口外，难以回缩称为舌纵。舌纵麻木可见于气血两虚；舌纵深红，口角流涎，口眼歪斜，多为风痰或痰火扰心；舌纵不收，舌枯无苔，言语謇涩，多属危重症。

（二）望舌苔

1. 苔质

（1）厚薄：反映病邪的深浅和重轻。透过舌苔能隐约见到舌质者为薄，不见舌质者为厚。苔薄者多邪气在表，病轻邪浅；苔厚者多邪入脏腑，病较深重。由薄渐厚，为正气渐复。

（2）润燥：反映津液之存亡。舌苔润泽有津，干湿适中，不滑不燥，称为润苔；舌面水分过多，伸舌欲滴，扪之湿滑，称为滑苔；舌苔干燥，扪之无津，甚则舌苔干裂，称为燥苔。润苔表示津液未伤；滑苔主脾虚湿盛或阳虚水泛；燥苔多为津液耗伤或热盛伤津或阴液亏虚，亦可因阳虚不运，津不上承所致。

（3）腐腻：主要反映中焦湿浊情况。颗粒粗大，苔厚疏松，状如豆腐渣，边中皆厚，易于刮脱者，称为腐苔，主食积胃肠，痰浊内蕴；颗粒细小，致密而黏，中厚边薄，刮之不脱者，称为腻苔，主湿浊、痰伙、湿温。舌苔霉腐，或糜点如渣，称霉腐苔，可见于胃脘腐败之危象；舌苔白中夹红，腐黏如脓，称脓腐苔，多为内痈；苔厚腻色黄，是湿热、痰热或暑湿；苔滑腻而色白多为寒湿。

2.苔色

（1）白苔：多主表证，寒证。苔薄白为病邪在表，病情轻浅；苔薄白而滑，主外感风寒；苔白而厚，主湿浊内盛，或寒湿痰饮；苔白滑黏腻多主痰湿；若舌苔白如积粉，舌质红赤，则主湿遏热伏，或瘟疫初起；苔白厚燥裂，可见于湿温病邪热炽盛，暴伤津液。

（2）黄苔：多主里证、热证。根据苔黄的程度，有微黄、深黄和焦黄之分，黄色越深，热邪越重。薄黄苔常为风热在表；舌苔黄滑润，舌淡胖嫩，多为阳虚水湿不化；苔黄厚滑，多因湿热积滞；苔黄黏腻，为湿热或痰热食滞；焦黄干裂或有芒刺，为里热盛极，耗伤气阴。

（3）灰黑苔：主里热、里寒之重证。苔色浅黑为灰苔，苔色深灰为黑苔，灰苔与黑苔只是轻重程度之差别，故常并称为灰黑苔。苔灰黑湿润多津，多由白苔转化而成，为寒湿；苔灰黑干燥无津液，多由黄苔转化而成，为火热；舌面湿润，舌边尖部呈白腻苔而舌中舌根部苔灰黑，多为阳虚寒湿内盛或痰饮内停；舌边尖见黄腻苔，而舌中为灰黑苔，多为湿热内蕴，日久不化所致；苔焦黑干燥，舌质干裂起刺者，无论是外感还是内伤病，均为热极津枯之证。

3.苔形

舌苔布满全舌者为全苔，分布于局部者为偏苔，部分剥脱者为剥苔。全苔主痰湿阻滞；苔偏舌之左右者，多属肝胆病证；苔剥多处而不规则称花剥苔，主胃气阴不足；小儿苔剥，状如地图者，多见于虫积；舌苔全部剥脱，舌面光洁如镜者，称为"镜面舌"，为胃阴枯竭，胃气大伤。

（三）望舌的临床意义

在疾病的发生发展过程中，舌质与舌苔的变化是正邪斗争、病邪进退的反应。一般情况下舌质与舌苔的变化和主病是一致的，如实热证多见舌红苔黄；虚寒证多见舌淡苔白；热邪内盛，津液耗伤者，则舌红干苔燥；寒湿内停者，则舌淡润苔滑。若见舌质与舌苔变化不相一致时，应结合全身症状，进行综合分析，做出正确判断。

舌质与舌苔是中医辨证论治的重要观察依据之一，一般认为，舌质主要反映脏腑虚实、气血盛衰等证的变化情况；舌苔主要反映病证寒热的深浅，邪正的消长变化。舌质与舌苔的变化能够客观地反映正气的盛衰、病邪的深浅、邪气的性质、疾病的进退等，还可以判断疾病的转归和预后。

（1）判断正气盛衰。舌质红润，气血旺盛；舌质淡白，气血亏虚。舌苔薄白而润，胃气旺盛；舌光无苔，胃之气阴衰败。

（2）辨病位深浅。舌苔薄白，疾病初起，病位在表；舌苔厚，病邪入里，病位较深；舌质绛，热入营血，病情危重。

（3）区别病邪性质。白苔多主寒证；黄苔常主热证；腐腻苔多主食积、痰浊。青紫舌或舌边的瘀点瘀斑主瘀血。

（4）推断病势进退。舌苔自白转黄或变为灰黑色表示病邪由表入里，由轻到重，病情发展；舌若由润转燥，多是热邪渐显而耗伤津液；舌苔由厚变薄、由燥转润常常是病邪渐消，津液复生。

（5）预测病情预后。舌胖瘦适中，活动自如，谈红润泽，舌面有苔，是正气内存，胃气旺盛，预后多佳。若舌质枯晦，舌苔聚剥，多属正气亏损，胃气衰败、病情危重，预后不良。

应注意的是，舌的变化只是全身生理痛理变化在局部的一个反应，临床应用时应结合其他诊法。进行综合分析，方符合四诊合参的原则。

第二节　闻　诊

闻诊是通过听声音和嗅气味来诊察疾病的方法。声音和气味都是在脏腑生理和病理活动中产生的，因而能够反映出脏腑的变化情况。

一、听声音

1.声音

实证和热证，声音重浊而粗、高亢洪亮、烦躁多言；虚证和寒证，声音轻清、细小低弱、静默懒言。声音重浊，或声音嘶哑，见于新病骤起，多为外感风寒或风热犯肺；久病暗哑或失音者，多为肺肾阴亏，或虚劳之证；神昏不醒，鼾声作响，手撒尿遗，多见于中风危候。

小儿阵发惊呼，尖利高亢，多见惊风；阵哭拒食，辗转不安，多因腹痛；小儿夜啼，可因惊恐、虫积、饥饱不调而致；呻吟不已，哀号啼叫，多为剧烈疼痛。

2.语言

（1）谵语：神志不清，语无伦次，语意数变，声音高亢，多为热扰心神之实证。

（2）郑声：神志不清，声音细微，语多重复，时断时续，为心气大伤，精神散乱之虚证。

（3）独语：喃喃自语，喋喋不休，逢人则止，属心气不足，或气郁痰阻、清窍阻蔽所致。

（4）狂语：精神错乱，语无伦次，狂躁妄言，不避亲疏，多为痰火扰心。

（5）言謇：舌强语謇，言语不清，多因风痰阻络，为中风病。

3.呼吸

呼吸主要与肺肾病变有关。呼吸声高气粗而促，多为实证和热证；呼吸声低气微而慢，多为虚证和寒证；呼吸急促而气息微弱，为元气大伤的危重证候；久病肺肾之气欲绝，可见虽气粗但呼吸不匀，或时断时续。

（1）喘：指呼吸急促，甚则鼻翼扇动，张口抬肩，难以平卧。喘有虚实之分。实喘者，发作较急，胸满声高气粗，呼出为快，多为病邪壅塞肺气；虚喘者，来势较缓，气怯声低，吸少呼多，气不得续，吸入为快，动则喘甚，为肾虚不纳气或肺气虚衰。

（2）哮：指呼吸时喉中有哮鸣音，时发时止，反复难愈。多因痰饮内伏，复感外邪所诱发，临床有冷哮、热哮之别。

（3）短气：指自觉呼吸短促而不相接续，似喘而不抬肩，气急而无痰声。短气有虚实之别，虚者多因肺气不足，实者多因痰饮、胃肠积滞、气滞或瘀阻。

（4）少气：又称气微，指呼吸微弱而声低，气少不足以息，言语无力。属诸虚劳损，多因久病体虚。

4. 咳嗽

有声无痰为咳，有痰无声为嗽，有痰有声为咳嗽。暴咳声哑为肺实；咳声低弱而少气，或肺肾气虚。或久咳音哑，多为虚证；外感病多咳声重浊；小儿咳嗽阵发，连声不绝，终止时作鹭鸶叫声，为百日咳；小儿咳声嘶哑，如犬吠，可见于白喉。

5. 呕吐

胃气上逆，有声有物自口而出为呕吐，有声无物为干呕，有物无声为吐。虚证或寒证，呕吐来势徐缓，呕声低微无力；实证或热证，呕吐来势较猛，响亮有力。

6. 呃逆

指胃气上逆，自咽喉出，其声呃呃，不能自主，俗称"打呃"。虚寒者，呃声低沉而长，气弱无力；实热者，呃声频发，高亢而短，响而有力。新病呃逆，声响有力，多因邪客于胃；久病呃逆不绝，声低气怯，多为胃气衰败征兆。

7. 太息

又称叹息，指时不自觉地发出长吁短叹声，多为情志抑郁，肝失疏泄所致。

二、嗅气味

（1）口气。酸馊者是胃有宿食；臭秽者多属胃热；腐臭者，可为牙疳或内痈。

（2）汗气。汗有腥膻味为湿热蕴蒸；腋下汗臭者，多为狐臭。

（3）痰涕气味。咳唾浊痰脓血，味腥臭者是肺痈；鼻流浊涕，黄稠有腥臭为肺热鼻渊。

（4）二便气味。大便酸臭为肠有积热，大便溏薄味腥为脾胃虚寒，矢气奇臭为宿食积滞。小便臊臭黄赤多为湿热，小便清长色白无臭为虚寒。

（5）经带气味。带下色黄臭秽多为湿热，带下清稀腥臊多为寒湿。

（6）病室气味。有腐臭气味，多属患者疮疡溃烂；有尸臭味，为脏腑衰败；尿臊味者，多见于水肿病晚期患者；有血腥臭气的是血证；有烂苹果味者可见于消渴重证。

一般而言，各种排泄物与分泌物，凡有恶臭者多属实证、热证，凡带腥味者多属虚证、寒证。

第三节　问　诊

问诊，是医者通过对病人或陪诊者进行有目的的询问，了解疾病的起始、发展及治疗经过、现在症状和其他与疾病有关的情况，以诊察疾病的方法。

问诊主要包括一般情况、主诉、现病史、既往史、个人生活史、家族史等，其中尤其应注重围绕主诉询问现病史。自明代张景岳以后，一般认为"十问歌"是比较全面而重点突出的问诊方法，即

"一问寒热二问汗，三问头身四问便，五问饮食六胸腹，七聋八渴俱当辨，九问旧病十问因，再兼服药参机变。妇女尤必问经期，迟速闭崩皆可见。再添片语告儿科，天花麻疹全占验。"

一、问寒热

问寒热是指询问病人有无怕冷或发热的感觉。寒与热是临床常见症状之一，是辨别病邪性质、机体阴阳盛衰及病属外感或内伤的重要依据。"寒"指病人自觉怕冷的感觉，临床上有恶风、恶寒和畏寒之分。病人遇风觉冷，避之可缓者，谓之恶风；病人自觉怕冷，多加衣被或近火取暖而不能缓解者，谓之恶寒；病人自觉怕冷，多加衣被或近火取暖而能够缓解者，谓之畏寒。"热"即发热，是指病人在体温升高和体温正常时自觉全身或局部发热，如壮热（指高热持续不退，体温39℃以上）、潮热（指按时发热或按时热甚，如潮水之有定时）。

1. 恶寒发热

指恶寒与发热同时出现，多为外感病的初期，是表证的特征。若恶寒重、发热轻，为外感风寒的特征；发热重、恶寒轻，为外感风热的特征；发热轻而恶风，多属外感风邪，伤风表证。

2. 但寒不热

指病人只感寒冷而不发热，为里寒证。新病畏寒，多为寒邪直中；久病畏寒，多为阳气虚衰。

3. 但热不寒

指病人只发热而无怕冷之感，为里热证。高热不退为壮热，多因里热炽盛；定时发热，或定时热甚为潮热，其中日晡潮热者，多为阳明腑实证；午后潮热，入夜加重，或骨蒸痨热者，多为阴虚；午后热盛，身热不扬者，可见于湿温病；身热夜甚者，也可见温热病热入营血。

4. 寒热往来

指恶寒与发热交替而发，是正邪交争于半表半里，互为进退之象，可见于少阳证和疟疾。

二、问汗

汗液是阳气蒸化津液出于腠理而成。问汗可辨邪正盛衰、腠理疏密和气血盈亏。问汗主要诊察有无汗出及其汗出部位、时间、性质、多少等。

1. 表证辨汗

表证无汗为表实，多为外感风寒；表证有汗为表虚或表热证。

2. 里证辨汗

汗出不已，动则加重者为自汗，多因阳气虚损，卫阳不固；睡时汗出，醒则汗止者为盗汗，多属阴虚内热；身大热而大汗出，多为里热炽盛，迫津外泄；汗热味咸而黏，脉细数无力，多为亡阴之证；汗凉味淡清稀，脉微欲绝者，多为亡阳之证；先恶寒战栗，继而全身大汗者为战汗，多见于急性热病正邪剧烈交争，为疾病之转折点，若汗出热退，脉静身凉为邪去正复之吉兆，而汗出身热，烦躁不安，脉来急促为邪盛正衰之危候。

3. 局部辨汗

头汗可因阳热或湿热；额部汗出，脉微欲绝，为元阳离散，虚阳浮越之危象；半身汗出者，多无汗部位为病侧，多因风痰、瘀血或风湿阻滞、营卫不和或中风偏枯；手足心汗出甚者，多因脾胃湿热，或阴经郁热而致。

三、问疼痛

疼痛有虚实之分。一般而言，新病剧痛属实，久病痛缓属虚；痛而拒按属实，痛而喜按属虚。问疼痛，应注意问询疼痛的部位、性质、程度、时间及喜恶等。

1. 疼痛的性质和特点

导致疼痛的病因病机不同，即所谓"不荣则痛"和"不通则痛"，可使疼痛的性质及特点各异。疼痛伴有胀感者为胀痛，为气滞所致，如见于胸胁为肝郁气滞，头目胀痛为肝阳上亢或肝火上炎；痛如针刺刀割者为刺痛，为瘀血所致；绞痛者，或为有形实邪阻滞气机，或为阴寒之邪凝滞气机；隐痛者，多为精血亏虚，或阳虚有寒；重痛者，常为湿邪困阻，气机不畅所致；酸痛见于肢体多为湿阻，见于腰膝多属肾虚；冷痛者，常因寒邪阻络或阳虚所致；灼痛者，多因邪热亢盛。痛处走窜，病位游走不定，为窜痛，或为气滞，或为风胜；痛处固定者，发于胸胁脘腹多为血瘀，见于关节的为痹证。

2. 疼痛的部位

（1）头痛：后脑痛连项背，属太阳经病；痛在前额或连及眉棱骨，属阳明经病；痛在两颞或太阳穴附近，为少阳经病；头痛而重，腹满自汗，为太阴经病；头痛连及脑齿，指甲微青，为少阴经病；痛在巅顶，牵引头角，气逆上冲，甚则作呕，为厥阴经病。

（2）胸痛：多为心肺之病，常见于热邪壅肺、痰浊阻肺、气滞血瘀、肺阴不足所致之肺痈、胸痹、肺痨等病证。

（3）胁痛：多与肝胆病关系密切，可见于肝郁气滞、肝胆湿热、肝胆火盛、瘀血阻络及水饮内停等证。

（4）脘腹痛：其病多在脾胃。有寒热虚实之分，一般喜暖为寒，喜凉为热；拒按为实，喜按为虚。既可因寒凝、热结、气滞、血瘀、食积、虫积而发，也可由气虚、阴血虚、阳虚所致。

（5）腰痛：或为寒湿痹证，或为湿热阻络，或为瘀血阻络，或为肾虚所致。

（6）四肢痛：多见于痹证。风邪偏盛，疼痛游走不定者，为行痹；寒邪偏盛，剧痛喜暖者，为痛痹；湿邪偏盛，重着而痛者，为湿痹；热邪偏盛，红肿疼痛者，为热痹。足跟或胫膝酸痛者，多为肾虚。

（7）周身痛：新病乍起者，多为实证，以感受风寒湿邪者居多；久病不愈者，多为虚证,以气血亏虚常见。

四、问饮食口味

主要问食欲好坏,食量多少,有无口渴,饮水多少,冷热喜恶,口味偏嗜,以及异常口味等情况,以判断胃气有无及脏腑虚实寒热。

1. 食欲与食量

食少纳呆者,或为脾胃气虚,或为内伤食滞,或为湿邪困脾;厌食脘胀,嗳腐吞酸,多为食滞胃脘;喜热食或食后常感饱胀,多是脾胃虚寒;厌食油腻,胁胀呕恶,可见于肝胆湿热;消谷善饥者,多为胃火炽盛,伴有多饮多尿者,可见于消渴病;饥不欲食者,常为胃阴不足所致;食入即吐,其势较猛,多属胃中实火;朝食暮吐,暮食朝吐,多因脾胃虚寒;吞咽艰涩,哽噎不顺,胸膈阻塞者,可见于噎膈证;久病重病,厌食日久,突然思食、索食、多食,多为脾胃之气将绝之"除中"证,属"回光返照"之象。小儿嗜食异物,如泥土、纸张、生米等,可见于虫积疳积证。

2. 口渴与饮水

口渴可见于津液已伤,或水湿内停,津气不运。渴喜冷饮为热盛伤津;喜热饮,饮水不多或水入即吐者,可见于痰饮水湿内停,或阳气虚弱;口干但欲漱水不欲咽者,多为瘀血之象;口渴伴多饮多尿者,可见于消渴。

3. 口味口苦

多见于胃热、肝胆火盛或肝胆湿热;口淡多见于脾胃虚寒或水湿内停;口甜多见于脾胃湿热;口酸多见于肝胃不和;口咸多见于肾虚;口腻多见于脾胃湿阻。

五、问睡眠

睡眠失常可分为失眠与嗜睡两类。以不易入睡或睡而不酣,易于惊醒或醒后难眠,甚至彻夜不眠者为失眠,为阳不入阴,神不守舍所致。虚者或为心血不足,心神失养,或为阴虚火旺,内扰心神;实证可由邪气内扰,或气机失调,或痰热食滞等所致。时时欲睡,眠而不醒,精神不振,头沉困倦者为嗜睡,实证多为痰湿内盛,困阻清阳,虚证多为阳虚阴盛或气血不足。

六、问二便

问二便,主要是询问大小便次数、便量、性状、颜色、气味以及便时有无疼痛、出血等症状,以了解脾胃、大肠的寒热虚实和肺、脾、肾及膀胱情况。

1. 问小便

小便色黄赤而短少者,多属热证;清长量多者,多属寒证;多尿且多饮而消瘦者,为消渴;尿频量多而清,为下焦虚寒;尿频数短赤不畅,急迫疼痛,见于淋证,多为膀胱湿热,其中伴尿流中断,有砂石排出者为石淋;夜间遗尿或尿失禁,多为肾气不固,膀胱失约;老人膀胱胀满,小便不利或癃闭,多因肾气虚弱,或血瘀湿热所致;产妇尿闭,常因血瘀或胞宫膨大压迫膀胱所致;重病之中癃闭无尿,或神昏遗尿,为阳气外脱,精气衰败之征兆。

2. 问大便

便秘以大便次数减少，质硬便难，或排便时间延长为特征。便秘有寒热虚实之分：实热者，多腹胀满闷，痛而拒按，苔黄燥裂，为热邪炽盛；实寒者，多腹痛拒按，苔白身冷，为寒邪阻遏阳气，腑气不通；大便燥结，硬如羊粪，排便困难，常见于病久不愈、年老体弱、孕中产后，乃因阴血亏少，无水行舟或气虚无力推动所致。

泄泻以大便次数增加，一日数次或更多，便质溏稀或稀水状为特征。泄泻有寒热虚实之别：湿热泄泻，可见暴发泄泻，大便臭秽，腹痛肠鸣，肛门灼热；寒湿泄泻，可见泻如稀水，色淡黄而味腥臭；食滞泄泻，可见吐泻交作，吐物酸臭，泻下臭秽；脾虚泄泻，可见完谷不化，便稀溏薄，迁延日久；大便时干时稀，多为肝郁脾虚，肝脾不调；大便先干后稀，多属脾胃虚弱；大便脓血，下利赤白，多为痢疾；里急后重者，多为湿热痢疾；肛门灼热者，多为大肠湿热；排便不爽，或因湿热内蕴，或为饮食积滞；每日黎明前腹痛泄泻，泻后则安，多为肾阳虚泄泻，又称"五更泄"；肛门气坠，甚则脱肛，多为中气下陷。

七、问小儿及妇女

1. 问小儿

主要应了解出生前后的情况、预防接种和是否患过麻疹、水痘等传染病及传染病接触史。小儿常见致病因素有易感外邪、易伤饮食、易受惊吓等，故受寒、喂养、受惊等情况应详细问及。

此外，父母兄妹健康状况及遗传性疾病史均应询问。

2. 问妇女

除常规问诊内容外，妇女应加问月经、带下、妊娠和产育等情况。

（1）月经：主要了解初潮、末次月经、绝经年龄、月经周期、行经天数、经量、经色、经质以及有无痛经、闭经等情况。正常月经周期为 28 天左右，行经约 3～5 天，经量适中，色正红，质地不稀不稠，无瘀块。经色浅淡，质地清稀多为气血亏虚；经色鲜红，质地浓稠多为血热；紫黑有块者多为血瘀。常见以下情况：

月经先期，即经期提前 7 天以上，连续发生 3 个月经周期以上者，多为血热妄行或气虚不能摄血。

月经后期，即经期延后 7 天以上，连续发生 3 个月经周期以上者，多为任脉不充的血虚证，或为寒凝气滞，经血不利。

月经先后不定期，即经期不定，或提前或延后 7 天以上，且连续发生 3 个月经周期以上者，多为肝郁气滞。

经量过多，即经量超过了正常生理范围，其色红而稠者为实证、热证，其色谈者为气虚证。

经量过少，即经量少于正常生理范围，其色淡、量少为精血亏虚证，色紫黯、有块者为瘀血。

闭经，即未妊娠而停经在 3 个月以上者，为化源不足，血海空虚或因寒凝气滞血瘀所致。

痛经，是行经期间或行经前后发生阵发性小腹疼痛，或痛引腰骶，甚至剧痛难忍者。实证多为寒凝、气滞血瘀所致，虚证多因气血两虚、阳虚。

（2）带下：主要了解色、量、质、气味等情况。如白带量多，质稀如涕，淋漓不绝，多为脾肾阳虚，寒湿下注；带下色黄，质黏臭秽，多属湿热下注；带下有血，赤白夹杂，多属肝经郁热或湿热下注。

第四节　切　　诊

切诊，包括脉诊和按诊，是医者用手对病人体表某些部位进行触、摸、按、压，以了解病情的诊察方法。

一、脉诊

（一）脉象的形成原理与脉诊的临床意义

脉象与心脏的活动密切相关。因心主血脉，心脏搏动把血液排入血管，形成脉搏，而血液行于脉中，除心主血脉的主导作用外，还必须由各脏腑协调配合才能正常。如肺朝百脉；脾胃为气血生化之源，脾主统血；肝藏血，主疏泄，以调节循环血量；肾藏精，精化血等。可见脉象的形成与各脏均有密切关系，因而脉诊的临床意义在于可以了解疾病的病因、病位、病性、邪正盛衰，推断病情轻重及其预后情况。

（二）脉诊的部位和方法

脉诊常用"寸口诊法"。部位在手腕部的寸口，此处为手太阴肺经的原穴所在，是脉之大会，脏腑的生理和病理变化均能在这里有所反映。寸口脉分为寸、关、尺三部（图9-3），通常以腕后高骨处（桡骨茎突）为标记，其内侧为关，关前（腕侧）为寸，关后（肘侧）为尺。其临床意义大致为左手寸候心、关候肝胆，右手寸候肺、关候脾胃，两手尺脉候肾。

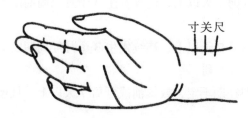

图 9-3　脉诊寸关尺部位图

脉诊时以环境安静，医患双方气血平和为佳。患者将前臂平伸，掌心向上，腕下垫脉枕。医者切脉时，用左手按病人的右手，用右手按病人的左手。布指时，以中指定关位，食指切寸位，无名指切尺位，三指呈弓形，指头平齐，以指腹切按脉体，布指疏密应根据病人手臂长短而调整。诊脉时用指力轻切在皮肤上称为举，即浮取或轻取；用力不轻不重称为寻，即中取；用重力切按筋骨间称为按，即沉取或重取。如此脉分三部，每部有轻、中、重取三法，共称三部九候。脉诊时，医者以正常的一呼一吸（即一息）作为时间单位去计算病人的脉搏至数，一般一息4～5至。切脉的时间必须在1分钟以上。

（三）正常脉象

正常脉象又称"平脉"或"常脉"，其特点是：三部有脉，不浮不沉，不快不慢（一息4～5至，每分钟60～90次），和缓有力，节律均匀。这些特征在脉学中称为"有胃、有神、有根"。有胃即从容、和缓、流利为主要特点，反映脾胃运化功能的强盛和营养状况的良好；有神以应指有力柔和、节律整齐为主要特点，反映病情轻浅或病虽重而预后良好；有根以尺脉有力，沉取不绝为特点，反映肾气犹存，生机不息。平脉反映了机体气血充盈，脏腑功能健旺，阴阳平衡，精神安和的生理状态，是健康的标志。

平脉可由于人体内外诸多因素的影响而发生相应的生理性变化，如性别、年龄、体格、情志、劳逸、饮食、季节气候、地理环境等，但常以有胃、有神、有根者为平脉范围。此外，临床所见少数人脉不见于寸口，而从尺部斜向手背，此名"斜飞脉"；也有脉见于腕部背侧的，此名"反关脉"，均为脉道位置的生理变异，不属于病脉。

（四）常见病脉及主病

在历代脉学文献中，关于脉象的论述很多，李中梓《诊家正眼》为二十八脉（表9-1）。现将其中常用脉象分述如下。

表9-1　二十八种脉象特点及分类和主病简表

脉纲	共同特点	脉名	脉象	主病
浮脉类	轻取即得	浮	举之泛泛有余，按之相对不足	表证或虚证
		洪	脉来如波涛汹涌，来盛去衰	热盛
		濡	浮小而细软	主虚，又主湿
		散	浮散无根	元气离散，脏腑之气将绝
		芤	浮大中空，如按葱管	失血，伤精
		革	浮而搏指，中空外坚	精血亏虚
沉脉类	重按始得	沉	轻取不应，重按始得	里症
		伏	重按推筋着骨始得	邪闭、厥证、痛极，又主阳衰
		弱	柔细而沉	气血不足
		牢	沉实弦长	阴寒内积，疝气癥瘕

续表

脉纲	共同特点	脉名	脉象	主病
迟脉类	一息不足四至	迟	一息不足四至	寒证
		缓	一息四至，脉来怠缓	湿证，脾虚（如一息四至而脉来从容和缓者为正常脉）
		涩	脉细行迟，往来艰涩，如轻刀刮竹	精伤、血少、气滞、血瘀
		结	脉来缓中时止，止无定数	阴盛气结、寒痰血瘀、气血虚衰
数脉类	一息五至以上	数	脉来急促，一息五至以上	热证或虚阳外越
		促	脉来急数，时见一止，止无定数	阳盛热实，气滞血瘀，痰饮，宿食停滞，脏气衰败
		疾	脉来急疾，一息七～八至	阳极阴竭，元气将脱
		动	脉短如豆，见于关上	痛，惊
虚脉类	应指无力	虚	举按无力	虚证，多为气血两虚
		细	脉细如线，应指明显	诸虚劳损，以阴血虚为主；又主湿
		微	极细极软，似有似无，至数不明	阴阳气血诸虚，多为阳衰危证
		代	动而中止，不能自还，良久复动，止有定数	脏气衰微，风证，痛证，七情惊恐，跌仆损伤
		短	首尾俱短，不及本位	有力主气郁，无力主气损
实脉类	应指有力	实	举按均有力	实证，热结
		滑	往来流利，应指圆滑	痰饮，食滞，实热
		紧	脉来绷急，紧张有力，状如转索	寒，痛，宿食
		弦	端直以长，如按琴弦	肝胆病，诸痛，痰饮
		长	首尾端直，超过本位	阳气有余，热证

1. 浮脉

脉象：轻取即得，重按反减。

主病：主表证，虚证。见于表证者，为卫阳与邪气交争，脉气鼓动于外而致；见于虚证者，多因精血亏损，阴不敛阳或气虚不能内守，脉气浮散于外而致，为虚象严重。

2. 沉脉

脉象：轻取不应，重按始得。

主病：主里证。所主里实证可见于气滞血瘀积聚等，为邪气内郁，气血困阻，阳气被遏，不能浮应于外而致，多脉沉而有力，按之不衰；所主里虚证，为气血不足，阳气衰微，不能运行营气于脉外而致，多脉沉而无力，愈按愈弱。

3. 迟脉

脉象：脉来缓慢，一息不足四至（每分钟少于 60 次）。

主病：主寒证。若里虚寒者，多阳气衰微，脉迟而无力；里实寒者，多因阴寒积冷，凝滞阻闭，脉迟而有力。此外，若邪热内结，脉气郁闭，亦见迟脉，但迟而有力且伴有热结之象。久经体力锻炼者，脉迟和缓而有力，为健康之象。

4. 数脉

脉象：脉来急促，一息脉来五至以上（每分钟 90 次以上）。

主病：主热证。若数而有力，多因邪热鼓动，气盛血涌，血行加速而致；数而无力，甚则数大而空，多因精血不足，虚阳外越所致。

5. 虚脉

脉象：举之无力，按之空虚，应指软弱。

主病：主虚证。多见于气血两虚，气虚则血行无力，血少则脉道空虚。

6. 实脉

脉象：脉来坚实，三部有力，来去俱盛。

主病：主实证。乃邪气亢盛，正气不衰，正邪剧烈交争，气血壅盛，脉道坚满而致。若虚证见实脉则为真气外越之险候。

7. 弦脉

脉象：形直体长，如按琴弦。

主病：主肝胆病、诸痛、痰饮、疟疾。弦为肝脉，以上诸因致使肝失疏泄，气机失常，经脉拘急而致。

此外，老年人脉象多弦硬，为精血亏虚，脉失濡养而致。春令平脉亦见弦象。

8. 滑脉

脉象：往来流利，如珠走盘，应指圆滑。

主病：主痰饮、食积、实热。为邪正交争，气血壅盛，脉行通畅所致。脉滑和缓者，可见于青壮年和妊娠妇女。

9. 洪脉

脉象：脉形宽大，状如波涛，来盛去衰。

主病：主气分热盛。属实证，乃邪热炽盛，正气抗邪有力，气盛血涌，脉道扩张而致。

10. 紧脉

脉象：脉来绷紧有力，屈曲不平，左右弹指，如牵绳转索。

主病：主寒证、痛证、宿食。乃邪气内扰，气机阻滞，脉道拘急紧张而致。

11. 濡脉

脉象：浮而细软。

主病：主诸虚、湿证。气血亏虚则脉浮而软，阴血不足则脉形细小；湿邪内侵，机体抗邪，气血趋于肌表则脉浮，湿邪阻遏脉道，则脉细而软。

12. 细脉

脉象：脉细如线，应指明显，按之不绝。

主病：主气血两虚，诸虚劳损；又主伤寒、痛甚及湿证。虚证因营血亏虚，脉道不充，气虚血运无力而致；实证因暴受寒冷或疼痛导致脉道拘急收缩，脉细而弦紧，湿邪阻遏脉道则见脉象细缓。

13. 涩脉

脉象：脉细行迟，往来艰涩不畅，如轻刀刮竹。

主病：主气滞血瘀、伤精血少痰食内停。脉涩有力，多为有形之邪闭阻气机，脉道不畅而致；脉涩无力，多因精亏血少，脉道不充而致。

14. 结脉

脉象：脉来缓中时止，止无定数。

主病：主阴盛气结、寒痰瘀血、气血虚衰。实证者为实邪郁遏，脉气阻滞而致；虚证者脉为气虚血衰，脉气不相顺接所致。

15. 代脉

脉象：脉来缓而时一止，止有定数，良久方来。

主病：主脏气衰微，亦主风证、痛证、七情惊恐、跌打损伤。脉代而无力，良久不能自还，为脏气衰微，脉气不复所致；脉代而有力，多为痹证、痛证、七情内伤、跌打损伤等邪气阻抑脉道，涩滞血行所致。

16. 促脉

脉象：往来急促，数而时止，止无定数。

主病：主阳热亢盛，气血痰食郁滞，脏气衰败。见于实证者，脉促有力，或因阳热亢盛，迫动血行而脉数，热灼阴津，津血衰少，致急行血气不相接续，或因气滞、血瘀、痰饮、食积等有形之邪阻闭气机，亦可致脉气不相接续；见于虚证者，脉促无力，多因阴液亏耗，真元衰疲，脏气衰败，气血不相顺接而致。

（五）相兼脉、真脏脉及主病

1. 相兼脉

由于疾病常由多种病因相兼而致，因而脉象也常是两种以上的脉象相兼出现。凡脉象由两种或两种以上复合构成者称为"相兼脉"或"复合脉"。

相兼脉象的主病，往往就是各组成脉象主病的综合，如浮紧脉多主外感风寒表实证或风寒湿痹；浮缓脉主外感风寒表虚证；浮数脉主表热证；浮滑脉多见于表证夹痰；沉迟脉多主里寒证；沉涩脉多主阳虚寒凝血瘀；沉缓脉主脾肾阳虚，水湿内停；沉细数脉多主阴虚内热；弦紧脉常见于寒滞肝脉或肝郁气滞证；弦数脉多主肝郁化火或肝胆湿热等证；弦细脉多主肝肾阴虚、血虚肝郁或肝郁脾虚；滑数脉多主痰热、湿热或食积内热；洪数脉主气分热盛等。

总之，每种脉象均通过脉位、脉率、脉形、脉势体现出来，并因某一方面突出异常而命名。诊脉时必须综合考察其变化，从而确认相兼脉象及主病，以正确地认识疾病。

2. 真脏脉

真脏脉是指疾病危重期出现的脉象，以无胃、无神、无根为特点，又称"败脉""死脉""绝脉"等。根据其主要形态特征，大致可分成三类：

（1）无胃之脉：以无冲和之意，应指坚搏为主要特征，提示邪盛正衰，心、肝、肾等脏气外现，是病情危重之兆。

（2）无神之脉：以脉率无序，脉形散涩滞为主要特征，提示脾胃或肾阳衰败，神气耗散，生命将绝。

（3）无根之脉：以虚大无根或微弱不应指为主要特征，均为三阴寒极，亡阳于外，虚阳外越之象。

（六）诊妇人脉与小儿脉

1. 诊妇人脉

（1）诊月经脉：妇人如无它病，左关尺脉忽洪大于右脉是月经将至；寸关脉调和而尺脉弱或细数者多见月经不利；妇人闭经，尺脉虚细涩者为精亏血少，迟脉弦涩者多为气滞血瘀。

（2）诊妊娠脉：已婚妇女月经停止，脉来滑数和缓者多为妊娠的表现；若孕妇脉沉而涩多见精血不足，胎元受损；涩而无力多为阳气虚衰。

（3）诊临产脉：临产时见尺脉转急浮大而滑，中指动脉搏动明显，称为离经脉，为欲产征象。

2. 诊小儿脉

诊小儿脉多用一指总候三部的诊法，即"一指定三关"。小儿平脉至数，因年龄不同而异，多为一息六～八至。小儿脉象一般只诊浮沉、迟数、强弱、缓紧，以辨别阴阳、表里、寒热、邪正盛衰。数为热，迟为寒；浮数为阳，沉迟为阴；强弱可测虚实，缓紧可测邪正；沉滑为食积，浮滑为风痰；紧主寒，缓主湿，大小不齐多食滞。

（七）脉症的顺逆与从舍

脉象和症状是疾病的表现，二者通常对于病情的反映一致，即脉症相应。但也有脉症不相应，甚至相反的情况。一般脉症相应者为顺证，多易治；反之为逆证，预后较差。临床上脉症相悖时，常有真假之别。在症真脉假时，须"舍脉从症"；而症假脉真时，须"舍症从脉"。

二、按诊

按诊是医者用手直接触摸或按压病人某些部位，以了解局部冷热润燥，软硬、压痛、肿块或其他异常变化，从而推断疾病部位，性质和病情轻重等情况的一种诊病方法。其手法主要是触、摸、按、叩四法。临床上多先触摸，后按压，由轻到重，由浅入深，先远后近，先上后下地进行诊察。

（1）按胸胁。主要诊察心、肺、肝的病变。前胸高起，叩之膨膨然，其音清者，多为肺胀；胸胁按之胀痛者，多为痰热气结或水饮内停；胁下肿块，多属气滞血瘀；疟疾日久，左胁下可触及痞块，按之硬者，为疟母。

（2）按虚里。虚里位于左乳下心尖搏动处，反映宗气的盛衰。若微动不显，多为宗气内虚；若动而应衣，为宗气外泄；若按之弹手，洪大而搏或绝而不应者是心气衰竭，为危重之象；"其动欲绝"而无死候的，多为痰饮。

（3）按脘腹。主要了解有无压痛及包块。腹部疼痛，按之痛减，局部柔软者为虚证；按之痛剧，局部坚硬者为实证。右少腹疼痛而拒按为肠痈。腹中包块固定不移，痛有定处，按之有形者，称为积，病在血分；若包块往来不定，痛无定处，聚散无常者，称为聚，病在气分。脐腹包块，起伏聚散，往来不定，按之指下蠕动者多为虫积。

（4）按肌肤。主要了解寒热、润燥、肿胀等内容。肌肤灼热为热证；冰冷为寒证；湿润多为汗出或津液未伤；干燥者多为无汗或津液已伤；肌肤甲错，为内有瘀血；按之凹陷，应手而起者为气胀，不能即起者为水肿。

（5）按手足。按手足的冷暖，可判断阳气的盛衰。手足俱冷者属寒证，多为阳虚或阴盛；手足俱热者属热证，多为阴虚或阳盛；手足心热甚于手足背者，多为内伤发热。

（6）按腧穴。通过按压某些特定腧穴以判断脏腑的病变。如肺病按压肺俞、中府；心病按压心俞、膻中；肝病按压肝俞、太冲、期门；脾病按压脾俞、章门、梁门；肾病按压肾俞、气海、京门；胃病按压胃俞、足三里；胆病按压胆俞、日月；膀胱病按压膀胱俞、中极；小肠病按压小肠俞、关元；大肠病按压大肠俞、天枢。此外，指压某些腧穴还可以辅助诊断，如双侧胆俞压痛可见胆道蛔虫腹痛，指压双侧阑尾穴可诊断阑尾炎等。

第五节　四诊技术在心理疾病诊断中的应用

中医心理疾病的诊断方法，也是以望、闻、问、切四诊为主。但在全面诊察的基础上，又特别侧重于心理情志症状的收集分析，并且主要落实在心理情志病证的辨识上。运用中医四诊并侧重收集心理情志症状等病情资料，进行心理情志病证辨识的方法，即称为中医心理诊断方法。

一、四诊分论

（一）望诊察心法

"望而知之谓之神"。望诊是医者运用视觉对患者表现出来的心理现象变化进行有目的的观察，以了解其心理品质及水平的方法。一般将望诊分为望全身和望局部，具体内容有望神、望面色、望举止形态等。

1. 望神

临床上，望神一般是指观察患者得神、失神、假神等精神状态，从神的健全与否可窥测内在脏腑生理情况，进而预测疾病的轻重、预后等。

得神，即有神、神盈。失神，即神亏、少神或无神。有神、神气充盈则人体脏腑功能强健，而神亏或无神则说明人体脏腑功能活力不足、衰弱或停息。

望神有多种途径，其中望眼神最为重要。

即是说，人的眼睛既是脏腑精气所形成，也是营、卫、气、血、精、神、魂、魄经常通行和寓藏之所在。其精明视物的功能，主要出于神气的供养。眼睛的视觉活动主要受心支配，这是因为心主藏神的缘故。

临床上，眼神的变化主要表现在目色的清浊、目光的明暗、瞳孔大小的调节和眼球运动的灵活与呆滞等方面。通过对这些方面的观察，可以大致了解患者的心理活动，如欣喜时双眼神采奕奕，忧愁时双眼暗淡无光，愤怒时两目如火、凶威逼人，惊恐时两目发呆、直视等。

得神是指眼神精彩内含，炯炯有神，目光明亮，反应灵敏，神志清楚，语言清晰，体态自如，动作灵活，表情丰富自然，呼吸调匀，面色明润等。这是精气充足的表现，虽病而正气未伤，病轻而预后良好。

失神，其表现为目暗睛迷，目光呆滞，反应迟钝；或神志昏迷，语无伦次，语言不清，表情呆板，精神萎靡，呼吸急促或微弱而喘，形羸色败，面色晦暗等。这是精气亏损的表现，病至此已属重笃，预后不良。

神气不足是轻度失神，介于有神和无神之间，一般多见于虚证，故较之无神更为多见。

神志失常也是失神的一种表现，但与精气衰竭的失神有本质不同，一般见于精神疾病范畴的烦躁不安、脏躁、癫、狂、痫等。

假神，如久病、重病之人本已失神，但突然精神转佳、目光转亮、言语清亮、面赤如妆等，这是垂危患者表现的假象，预示生命将终止。

对于神的诊察，望诊虽然重要，但也要综合其他诊断方法，如闻诊的言语、声音、气息等，四诊合参，才能正确地判断患者神气的盛衰、存亡。

2. 望面色

望面色主要指观察患者面部的颜色和光泽。神志发生变化，面部色泽也随之而变，如喜悦时面色红润，怒则面青或紫，羞愧则面红甚则出潮润，惊恐则面色乍黑乍白，甚则出冷汗，忧思则面色萎黄等。面部色泽的改变有些较短暂，而有些则较长久。

3. 望举止形态

望举止形态是指观察患者形体举止姿势及动与静等。举止形态与患者的疾病、内在脏腑气血阴阳密切相关，在一定程度上也可反映患者心理活动状况。从患者的行、卧、坐、立等举止形态中，可以了解其心态及间接了解其阴阳盛衰、气血亏余、病变的虚实顺逆。

望举止形态一般以阴阳动静（抑制与兴奋）立纲，这是依据《内经》"阳主动，阴主静"的原则。通常喜动者多偏阳，个性特征多见于兴奋，多喜多怒，偏于外向等。而喜静者多偏阴，其个性特点有善于抑制，心理活动深沉持久，偏内向，常有多思多疑，或喜怒不形于色等。对于诊断疾病，喜动者多属阳证，喜静者多属阴证。

清·汪宏《望诊遵经·形容望法大纲》提出望"形容"八法，即望动静、强弱、俯仰、屈伸，将人的动静姿态大致概括为这八方面。其中动、强、仰、伸属阳，为病在表，多热多实；静、弱、俯、屈属阴，为病在里，多寒多虚。一般中医诊病也多以此为原则。

如患者多行少坐、多立少卧，或卧而面外，仰面伸足，身强自能转侧者，多为阳证、热证、实证。若喜坐卧而恶行立，或卧而面内，屈膝蜷缩，喜加衣被，身弱不能转侧者，多为阴证、寒证、虚证。若卧不得坐，坐而昏眩者，多为气血俱虚；若睡卧不安，坐立不定，扬手掷足者，多为烦躁之证；若逾垣上屋，手足躁扰，四处奔走者，多为火热亢盛；若行动小心翼翼，闻声则惕然而惊，多为惊悸之病。

患者的所欲与所不欲也可以通过举止形态表现出来。了解患者的欲恶，对判断疾病的阴阳寒热等极有价值。

（二）闻诊察心法

"闻而知之谓之圣"。闻诊是指医者通过听觉了解患者发出的声音，以诊察疾病。在中医心理诊断中辨语音是诊察心理状态的重要方面，主要包括听患者语音，气息的高低、强弱、缓急等。

1. 语音辨情志、疾病

患者的语音能够反映其情志活动，如高兴时语声欣悦而散、悲哀时声音凄惨而断续、烦躁时发声多急促而忿厉、暴怒时高声喊叫、恐惧时尖声呼号或声低语颤、长期心情抑郁则语音低沉而无力。

闻语声之强弱可了解疾病的性质、病情的轻重。

东汉·张仲景《金匮要略·脏腑经络先后病脉证》说："病人语声寂然喜惊呼者，骨节间病；语声暗暗然不彻者，心间病语声啾啾然细而长者，头中病。"

不同的疾病表现出的语声各有所异。

清·吴谦等《医宗金鉴·四诊心法要诀》说："好言者热，懒言者寒。言壮为实，言轻为虚。言微难复，夺气可知。谵妄无伦，神明已失。"

这是以声音判断疾病的寒热、虚实、生死预后。

《中藏经》："阳候多语，热也；阴候无声，寒也。发言壮厉，实也；发言轻微，虚也。若言声微小不能出喉，欲言不能复言者，此夺气也。谵言妄语，不别亲疏，神明失也，皆主死候。"

2. 几种异常语言现象的鉴别

（1）狂言与癫语。均是患者神志错乱、意识思维障碍所表现出的语言障碍现象。

狂言：即胡言乱语，似精神疾病的夸大妄想之类，同时表现为情绪极度兴奋、骂詈歌笑无常、躁扰妄动、烦躁不安等。主要见于狂证，属阳、热、实证，多因痰火扰心，或肝胆郁火引起。

癫语：表现为语无伦次，自言自语或默默不语，哭笑无常，精神恍惚，不欲见人。主要见于癫证，患者精神抑郁不振，属阴证，多因痰蒙心窍或心脾两虚所致。

（2）独语与错语。

独语：是指患者自言自语，首尾不续，见人便止，伴有精神萎靡不振，倦怠，健忘，动作迟缓，反应迟钝，面色无华，舌淡脉细等。多由于气血不足，心失所养，或因痰浊内盛，上蒙心窍，神明被扰所致。

错语：是指患者语言颠倒错乱，或言后自知说错，但不能自主，又称"语言颠倒""语言错乱"。多由肝郁气滞，痰浊内阻，心脾两虚所致。

（3）谵语与郑声。

谵语：多表现为语声较高，胡言乱语，神志昏迷，多伴身热烦躁，多属实证、热证。多因邪气亢盛，扰动心神所致。

郑声：多表现为语言重复，低微无力，时断时续，语不成句或言语前后不相接续。多因正气大伤，心神失养所致，多见于病情危重或疾病晚期。

（三）问诊察心法

"问而知之谓之工"。问诊是医者通过询问患者或陪诊者，了解患者心理活动的方法。在四诊中，中医尤其重视问诊，包括患者的个性心理特征、习惯嗜好、社会生活环境的适应情况、与疾病有关的某些心理活动，有时望、闻、切诊难以获得的，而问诊却可弥补其不足。

1. 心理问诊的主要内容

（1）问主诉。通过询问，确定患者主要的心理异常表现，如无端发怒、生闷气、紧张、忧虑、恐惧、失眠多梦等，以及由心理异常引起的躯体症状、主要心理症状表现的程度、持续的时间等情况。

（2）问现病史。询问心理症状等产生的环境与时间，是否有明显的起病原因或诱因，是否因社会生活环境因素的刺激而产生，或是由自身其他疾病的影响而产生，心理症状的性质、持续时间及程度等。

要按时间顺序询问，从起病到就诊时病情发展变化的主要情况，患者心理症状或躯体症状有无性质、程度的明显变化，其变化有无规律性等。还要询问诊治过程的情况，即从起病到就诊前做过的诊断与接受治疗的情况。

（3）问现症状。尽量全面地询问患者就诊时的心理体验，以及同时伴有的其他症状，这样可以全面掌握患者的情况。

（4）问一般情况、既往史、家族史。一般情况包括患者姓名、性别、年龄、民族、职业、籍贯、文化程度、经济状况、社会地位、家庭成员情况、家庭气氛、人际关系、居住环境、工作环境、生活史、生育史、教养、恋爱、婚姻、生活习惯、性格、兴趣爱好等，务求广泛详尽，这对心理诊断极有意义。

既往史及家族史是指既往曾患过何种疾病，是否曾出现过与就诊时同样或类似的心理现象，曾经怎样治疗，家族成员有否类似的情况等。

2. 心理问诊技巧

初次接诊，问者应使患者产生信任感，能否建立起这种关系，除与问者医术、经验有关外，还与接诊技巧有关。临床上有经验的多是先翻看病历，然后询问上次治疗后的感觉，这样开始的诊断疾病过程，可让患者对医者产生信任感。未掌握这种技巧的，不是先看病历，而是开口便问你感到哪里不舒服？若患者是新病初诊尚且无妨，但若患者是旧病复诊，则会感到失望而产生不信任，则妨碍进一步诊察。若是初访的咨询患者，应认真听取其谈话，往往患者欲言又止的问题正是其心理障碍所在，如能抓住这样的蛛丝马迹，给予有效的初步治疗，便会很快吸引住患者，使之产生对医者的信任感。

问诊中，如果医者流露出轻视或随便斥责患者，易造成患者的就医心理压力，甚至形成封闭心理，以致搞不清真实情况。临床上有时会遇到患者因为文化水平低或其他原因，回答询问时缺乏条理，往往把一些与病无关生活中的琐碎小事赘述给医者。医者可能因为时间紧迫的原因加以诱导，这样做便有可能漏掉有价值的诊疗信息。因为心理诊断与单纯的躯体病痛诊断有所不同，有价值的信息往往大量存在于患者对其社会生活情况的赘述中。

心理问诊应注意患者的性格特点，做到因人施问，即根据不同个性的患者采用不同的问诊技巧。凡因心理疾病就诊者，多有隐曲之事、难言之情。性情爽快者，稍加疏导便可说出，甚者滔滔不绝，说话走题，此时需及时扭转话题，但不要打断谈话。性情孤僻者，宜从容慢谈，应耐心细致，温和友好，从其好恶，经多次接触，取得患者的信任与合作。态度蛮横者，尤其是受家人迫使而非情愿来诊者，问诊中有可能闷声不语，这时可用激将法使之开口说话。自尊心较强者，来诊或回答询问时，往往不切题，不仅需要以恭敬之态满足对方的自尊心，还要能听出弦外之音。有隐曲而不愿说出者，需医者单独与之交谈，先示以诚心，保守秘密，再行询问，或不急于追问，待多次接触后，取得患者信任，再据其情志所喜所恶，顺势了解真情。患者的个性是多种多样的，故问诊时不可一概而论，而应因人施问。

此外，设问要巧，有些患者出于自尊，防卫心理较强，多不言实情，此时不要直言相问，而应迂回开导，声东击西，但要注意不能暴露真实意图，以免适得其反，使患者生厌。同时，要善于识别真伪，以避虚就实。

（四）切诊

"切而知之谓之巧"。切诊包括切脉与按诊。

切诊又称切脉，是医者利用手指皮肤触觉对患者腕部脉搏进行触、摸、按压的一种诊察疾病的方法。

1. 情志与脉象的关系

外在环境及各种心理因素成为致病性刺激因素时，可引起情志活动变化，不同的气质类型有不同的情志活动特点。情志变动时会产生一系列的生理变化，脉象的变化就是其中较为明显的表现之一。中医经长期临床观察发现，情绪与脉搏之间有规律性的联系，如高兴、兴奋时脉数，忧思则脉迟，郁怒则脉弦，羞怯则脉浮，心神不定则脉迟数不定……中医古典医著中很早就有这方面的记载。

金·成无己《注解伤寒论》："人恐怖者，其脉何状？师曰：脉形如循丝累累然，其面色脱色也……人愧者，其脉何类？师曰：脉浮而面色乍白乍赤；恐怖则气随神乱，脉形如丝而细小无力。"

西汉名医淳于意有医案二则：

其一是为"齐王中子诸婴儿小子"诊悲郁之症，"脉来数疾，去难而不一"，即脉来快而去难（有涩象），而且脉律不整齐，为气机不畅，"病主在心此悲心所生也，病得之忧也"。

其二是为济北王侍韩女"单相思"诊病，"所以知韩女之病者，诊其脉时，切之，肾脉也，啬而不属。啬而不属者，其来难、坚，故曰月不下。肝脉弦，出左口，故曰欲男子不可得也"。

患者肾脉涩、往来难，一止再复来，有停滞，不连贯，肝脉弦直，超出左寸口，肝气失其疏泄所致，是积虑于心而生病。

宋·陈无择在《三因极一病证方论·卷之一·总论脉式》："切脉动静者，以脉之潮会，必归于寸口。三部诊之，左关前一分为人迎，以候六淫，为外所因；右关前一分为气口，以候七情，为内所因……喜则散，怒则激，忧涩思结，悲紧恐沉惊动，皆内所因。"

《三因极一病证方论·卷之一·五用乖违病脉》："凝思则滑，神耗则散，皆伤心也""惊惑眩乱，脉多失序""癫狂神乱，关上洪疾"。

《三因极一病证方论·卷之一·脉偶名状》："伏者，沉隐不出……凝思滞神。"

《三因极一病证方论·卷之一·九道病脉》："细为气血俱虚……为忧伤过度……动为痛、为惊、为挛、为泄、为恐。"

总结历代医家关于脉象论述，可以看出，情志与脉象的关系体现在两个方面：一是脉象与情志活动相符合，即脉象的变化与情志活动顺应，如恐时脉形如循丝、羞愧时脉浮、凝思时脉伏、惊恐时脉动、怒时脉弦、忧伤过度时脉细迟等；二是脉象与情志活动不相符合，如：性急脉应躁，但脉反缓；性慢脉应缓，但脉反而躁；多喜脉应滑数，但脉反而涩。又如忧郁脉反而滑、过思脉却洪、惊恐脉沉缓等皆属此类。

不同气质类型的人，由于其情志特点不同，脉象也会有所差异。如太阳之人多怒，所以脉多洪大有力；少阳之人易激动，脉也相应多见弦滑而数；阴阳平和之人，性情平和，脉常缓和；少阴之人性格内向，若多忧郁者，则脉多沉而弦涩；太阴之人性格内向，孤僻冷漠，脉多见沉而迟涩。

2. 情志脉象的机理

情志变化可以影响脉象的变化，这是因为情志由五脏所主，而脉的跳动也是脏腑功能的反映。

首先，脉象的形成与心主血脉的功能有关。脉为血之府，心的有规律的收缩、舒张能的反映。运动，推动血液在脉管内运行，脉管随之产生有节律的运动，从而形成脉搏。脉搏的形成，除了心的主导作用外，还有赖于其他脏腑器官的协调配合。如肺朝百脉，即循行于全身的血脉均汇聚于肺，且肺主气，通过肺气的输布，血液才能布散全身。

明·张介宾《类经·藏象类》指出："经脉流动，必由于气，气主于肺，故为百脉之朝会。"

脾可统血，即统摄血液循行于脉内而不溢出脉外，且脾胃为气血生化之源；肝藏血，主疏泄，调节循环血量；肾藏精，精化气，是人体阳气之本，各脏腑组织功能活动的原动力，且精可以化生血，是生成血液的物质基础之一。脉象的形成与一定的血液量、推动血液循行的动力等诸多因素有关。

脉象反映情志引起脏腑功能变化的关系时，有两种情况出现：一是脉象与情志变化一致，如喜则脉散、怒则脉激、忧则脉涩、思则脉结、惊则脉动等。这是某种情志引起其相应内脏变化，从而有相应脉象出现。二是脉象与情志变化不一致，这反映了脏腑之间的相克（乘）关系。如喜本应见散脉，但实际出现的是沉散脉象，脉见沉象为肾水过盛，故此时脉象反映出肾水乘心火的情况，即肾水过盛，心火被抑。

宋·陈无择《三因极一病证方论·卷之一·五脏传变病脉》中说："因怒则魂门弛张，木气奋激，肺金乘之，必弦涩；因喜则神廷融泄，火气赫羲，肾水乘之，必沉散；因思则意舍不宁，土气凝结，肝木乘之，脉必弦弱；因恐则志室不遂，水气旋却，脾土乘之，脉必沉缓。"

这里所说的过喜脉沉散、过思洪短、恐则脉沉缓，指出了脉象与情志活动的不一致，并且解释了这种现象的内在脏腑活动机理。

明·李梴《医学入门，气口人迎脉诀》说："喜则伤心脉必虚，甚则……心脉反沉。思伤脾脉结中居，甚则脾脉反弦；因忧伤肺脉必涩，甚则……肺脉反洪。怒气伤肝脉定濡，基则……肝脉反涩。恐伤于肾脉沉是，甚则肾脉反濡。"

这也是对脉象与情志活动一致与不一致两种情况的论述。

3. 情志脉象的诊断意义

情志为病多有情绪、情感、思维、行为等方面的障碍，这类患者往往不能很好地回答医者的询问，故脉诊显得尤其重要。脉象不仅可以反映情志变化，还可以反映情志引起的内在脏腑功能的变化。

情志变化有正常状态与致病状态之不同，并在脉象上有所反映。

如《素问·大奇论》指出："肝脉鹜暴，有所惊骇，脉不至若暗，不治自已并小弦欲惊。"

即是说，肝脉脉象搏动急疾而乱，肝之气机必定紊乱，此乃突然遭受惊吓所致，若一时按不到脉搏，并且失音，是因惊吓一时气逆而致脉气不通，不需治疗，待其气通即可恢复。文中"脉不至"是指"惊者其脉止而复来"。若脉沉且并见小而弦者，便可能发生惊病。

以上所述，是根据脉象推测病情及发病趋势。根据脉象还可以推测发病的原因。

东汉·张仲景《金匮要略·惊悸吐衄下血胸满瘀血病脉证治》对惊悸脉象的描述："寸口脉动而弱，动则为惊，弱则为悸。"

后世医籍也有详解，如清·吴谦等《医宗金鉴·卷二十·惊悸吐衄下血胸满瘀血病脉证并治第十二》云："惊自外至者也，惊则气乱，故脉动而不宁；悸因中虚，故脉弱而无力。"

由此分析：寸口脉"动"，是因外惊引起；而寸口脉"弱"，是因中虚悸而引起。因此，惊悸的原因是外有惊扰，内有所虚，内外相合所致。

历代医家根据自己的临床经验，总结出一些独特的情志脉象，并据此辨证施治。

清·高鼓峰《医家心法·诊法》指出："怫郁之脉，大抵多弦涩凝滞，其来也必不能缓，其去也必不肯迟，先有一种似数非数躁动之象，细体认之，是无焰之火也，是无韵之音也，是往来不圆滑也，此为郁脉，法当疏之发之。"

高氏在此对因情志怫郁（忧郁）而出现的脉象进行了详细的描述，并给出了治疗法则。临床上情志疾病复杂，各种情志疾病的脉象也种类各异，但历代医家留下的这些临证经验，值得借鉴。

4.诊脉方法及注意事项

诊脉时一般让患者取坐位，手掌平放与心脏近于同一水平，直腕仰掌，并在腕关节处垫上脉枕，医者用左手按诊患者的右手桡动脉搏动处，用右手按诊患者的左手桡动脉搏动处，中指按在掌后高骨内侧关脉位置，以指腹接触脉体。脉体通过位、数、形、势四方面来体察。

位，指脉象位置的浮、沉，以及位于寸、关、尺何部位。

数，是指脉的至数（次数），即速率，如迟脉、数脉。

形，指脉的形状，如脉象的长短、宽窄、刚柔等。

势，指脉的强弱气势，如虚脉气势弱、实脉气势强。

清·周学海《重订诊家直诀》指出："夫脉有四科，位数形势而已。位者，浮沉尺寸也；数者，迟数促结也；形者，长短、广狭、厚薄、粗细、刚柔，犹算学家之有线面体也；势者，敛舒、伸缩、进退，起伏之有盛衰也。势因形显，敛舒成形于广狭，伸缩成形于长短，进退成形于前后，起伏成形于高下，而盛衰则贯于诸势之中以为之刚柔也。此所谓脉之四科也。"

脉诊用于心理诊断还应注意：①脉象与面色、形态、言语等方面结合起来，进行综合分析。②影响脉象的因素很多，即使正常情况，脉象也会随着体内外各种因素如四时气候、地理环境、性别、年龄、体质、劳逸、饮食等情况而变化。所以把脉象作为情志变化的生理指标时，应考虑其他影响因素。③脉象与情志变化不一致的情况。④如果情志刺激是一时性的，相应脉象的呈现也较短暂。例如，怒则伤肝而脉急、惊则气乱而脉动等，都是这种情况，当情志恢复平静后，脉即恢复正常。具有不同气质特点的人，其情志特征是稳定的，故脉象也有较稳定的特点。如果情志刺激过久或过重，对内在脏腑功能的影响超出正常调节范围，那么呈现的脉象不是暂时的而是持续的。

5.按诊

在某些情志状态下，按诊可以了解皮肤温度的变化，如惊恐、暴怒而气血逆乱时，伴随着情志状态会出现手指冰冷。情志郁结，烦躁易怒时可有手心发热。皮肤电生理的变化是现代研究情绪状态的生理指标之一，故按诊的科学性是不言而喻的。

不同气质类型的人，平时肌肤凉热感觉也有不同，肌肤偏凉多见于偏阴气质者，而肌肤偏热则多见于阳性气质者。

按诊包括按虚里，虚里位于左乳下心尖搏动处。《内经》提示，此处为诸脉所宗，是宗气所在之处。当人在较强的情绪状态下，如惊恐、大怒等，虚里脉动即高可应手；但静息下来时，虚里脉动即平复如常。

二、四诊合参

在心理诊断中，四诊虽各有特点、各有偏重，但实际工作中，必须遵守中医诊断历来强调的"四诊合参"，坚持这一原则才能对患者的心理品质及其水平做出大致正确的评估。此外，就四诊方法而言，问诊是医者直接听取患者的主观感受，这一途径收获的信息较大程度受到患者主观因素的影响。望、闻、切则是医者凭借自己的视、听、触觉获取信息，较大程度受医者自己主观因素的影响，如医者的精神、掌握的中医理论的多寡、经验的定势、环境、暗示等。所以，必须将望、闻、问、切四诊所获取的信息资料结合起来，才能全面、客观地判断情志疾病的病情。

近年来中医界学者进行了许多四诊客观化研究，如果临床时心理医者能对其中成熟的经验加以利用，在坚持四诊合参的基础上，再吸收一些现代心理学的方法，一定能够尽量实现心理诊断的客观化。

第十章 中医辨证

辨证，就是分析、辨认疾病的证候，是中医学认识和诊断疾病的方法。辨证的过程即是诊断的过程，也就是从整体观念出发，以中医理论为指导，将四诊收集的病史、症状、体征等资料进行综合分析，判断疾病的病因、病位、病性和正邪盛衰变化，从而做出诊断的过程。

中医学的辨证方法主要有八纲辨证、脏腑辨证、六经辨证、卫气营血辨证和三焦辨证等。

第一节 八 纲 辨 证

八纲，即阴、阳、表、里、寒、热、虚、实。它们根据四诊所收集的资料，经过分析和综合，以概括病变的类别、部位、性质以及邪正盛衰等方面情况，从而归纳为阴证、阳证、表证、里证、寒证、热证、虚证、实证八类基本证候。

八纲辨证是概括性的辨证纲领，是各种辨证的总纲。它是根据病人的整体证候表现概括出来的规律。因为任何一种疾病，从类别上都可分为阴证和阳证，从病位上都可分为表证和里证，从病性上都可分为寒证和热证，从邪正盛衰又可分为实证和虚证。

一、表里辨证

表里辨证是辨别病变部位、病情轻重和病势趋向的一种辨证方法，以辨别疾病病位内外和病势深浅为纲领。人体的皮毛、肌腠、经络在外，属表；五脏六腑在内，属里。表里辨证，适用于外感病，其意义在于可察知病情的轻重深浅及病理变化的趋势。表证病浅而轻，里证病深而重，表邪入里为病进，里邪出表为病退。了解疾病的轻重进退，就能掌握疾病的演变规律，取得治疗上的主动权，是采用解表与攻里等治法的依据。

（一）表证

表证是病位浅在肌肤的一类证候，是外感六淫、疫疠之邪从皮毛、口鼻侵入机体所致的外感病初起阶段。表证多具有起病急、病程短、病位浅的特点。表证的临床表现是以发热恶寒（或恶风）、头身痛、舌苔薄白、脉浮为主症，常兼见鼻塞流涕、咽喉痒痛、咳嗽等症状。

（二）里证

里证是病位深在于内（脏腑、气血等）的一类证候。里证可由表邪不解，内传入里，侵入脏腑而产生：或邪气直接侵入脏腑而发病；或由情志内伤、饮食劳倦等其他原因，导致脏腑功能失调而致。

里证包括的证候范围很广，临床表现多种多样，概括起来则以脏腑的证候为主。里证病程长，无恶风寒，脉象不浮，可与表证相鉴别。里证常见壮热、烦躁神昏、口渴、腹痛、便秘或腹泻、呕吐、小便短赤、舌苔黄或白厚腻、脉沉等症状。

（三）表证与里证的关系

1. 表里同病

表证和里证同一时期出现的，称为表里同病。如病人既有发热、恶寒、头痛等表证，又有腹胀、便秘、小便黄等里证。表里同病，一般多见于表证未解，邪已入里，或病邪同时侵犯表里，亦有旧病未愈，复感外邪所致。常见的有表寒里热、表热里寒、表虚里实、表实里虚等。

2. 表里转化

表证、里证还可以相互转化，即所谓"由表入里"和"由里出表"。表证和里证之间相互转化是有条件的，主要取决于正邪相争的状况。当机体抵抗力下降，或邪气过盛、护理不当、失治误治等，皆能导致表证转化为里证。凡病邪由表入里，表示病势加重；病邪由里出表，表示病势减轻。

3. 半表半里

外邪由表内传，尚未达于里，或里证出表，尚未至于表，邪正搏于表里之间的一种证候，称为半表半里证（六经辨证中称为少阳证）。其证候表现为寒热往来，胸胁苦满，口苦咽干，目眩，心烦喜呕，不欲饮食，脉弦等。

二、寒热辨证

寒热是辨别疾病性质的两个纲领，是阴阳偏盛偏衰的具体表现。辨寒热就是辨阴阳之盛衰。辨别疾病性质的寒热，是治疗时立法用药的依据之一。

（一）寒证

寒证是感受寒邪，或阳虚阴盛，表现为机体功能活动抑制或衰减的证候。多由外感寒邪，或因内伤久病，耗伤阳气，阴寒偏盛所致。其主要临床表现有：恶寒或畏寒喜暖，口淡不渴，面色苍白，肢冷蜷卧，小便清长，大便稀溏，舌淡苔白而润滑，脉迟等。

（二）热证

热证是感受热邪，或阳盛阴伤，表现为机体功能活动亢进的证候。本证多由外感热邪，或素体阳盛，或寒邪入里化热，或情志内伤，郁而化火，或过食辛辣，蓄积为热，而使体内阳热过盛。其临床表现有：发热喜凉，口渴喜冷饮，面红目赤，烦躁不宁，痰涕黄稠，大便秘结，小便短赤，舌红苔黄而干，脉数等。

（三）寒证与热证的鉴别

辨别寒证与热证，不能孤立地根据某一症状做出判断，应对疾病的全部表现综合观察，才能得出正确结论。临床多从病人的面色、寒热喜恶、四肢冷暖、口渴与否、二便情况、舌象、脉象等的变化进行辨别。

（四）寒证与热证的关系

寒证与热证虽然有着阴阳盛衰的本质区别，但又互相联系，它们既可以在病人身上同时出现，表现为寒热错杂的证候，并且在一定条件下又可互相转化，在疾病的危重阶段，还可出现假象。

1. 寒热错杂

寒证和热证同时并存，称之为寒热错杂。临床上所见上热下寒、上寒下热、表寒里热、表热里寒等皆属此类。如患者在同一时间内，既可见胸中烦热、频频呕吐的上热证，同时又可见腹痛喜暖喜按、大便稀溏的下寒证，这便是寒热错杂证。寒与热同时并见，除了要分清表里上下经络脏腑之外，还要分清寒热孰多孰少和标本先后主次，这些鉴别十分重要，是用药的准绳。

2. 寒热转化

临床上先出现寒证，后出现热证，当热证出现，其寒证消失，此谓寒证转化为热证。若临床中先见热证，后见寒证，而当寒证出现时，其热证消失，此即为热证转化为寒证。寒热转化是病情进一步发展的表现。如某些温热病，在危重阶段，由于热毒极重，大量耗伤机体的元阳，阳气骤虚，可由原来的壮热、目赤而突然转化为面色苍白、四肢厥冷、大汗淋漓等一派阳气暴脱所致的阴寒危象，由热证转化为寒证。又如风寒束肺证，初起表现咳嗽、痰涎清稀、苔白滑，但由于失治、误治，寒邪郁久从阳化热而见发热、咯黄稠痰、胸痛、苔黄、脉洪大而数等痰热壅肺的症状，属于由阴转阳，由寒证转化为热证。寒热证的互相转化，反映邪正盛衰情况，由寒证转化为热证是人体正气尚盛，寒邪郁而化热；热证转化为寒证，多属邪盛正虚，正不胜邪。

3. 寒热真假

在疾病过程中，一般情况下，疾病的本质与其所反映的现象是一致的，即热证见热象，寒证见寒象。但在疾病的危重阶段，有时会出现真热假寒、真寒假热的证候，即寒证见热象，热证见寒象。因其临床症状与疾病的本质不一致，故需要细心辨别。

（1）真热假寒：又称阳盛格阴，由于内热过盛，深伏于里，阳气被郁而不能外达四肢，就会出现格阴于外的一些假寒的现象。如四肢厥冷、脉沉等，似属寒证，但其身寒而不喜加衣被，脉沉而有力，并且又可见口渴喜冷饮、咽干口臭、谵语、小便短赤、大便燥结等热象，说明内热炽盛是真，外呈寒象是假。

（2）真寒假热：又称阴盛格阳，由于阴寒内盛，阳气虚弱已极，阳不制阴，虚阳浮越于外，使阴阳不相顺接而致。临床表现为身热、面红、口渴、脉大等，似为热证，但见其身热而欲加衣被，面红而四肢寒冷，口渴而又喜热饮，饮而不多，脉大但无力，且又见小便清长、大便稀、舌淡、苔白等寒象，此即阴寒内盛是真，外呈热象是假。

辨别寒热的真假，除必须了解疾病的全过程外，还应从以下两个方面注意观察：①假象的出现，多在四肢、皮肤和面色方面，而脏腑、气血、津液等方面的内在表现则如实地反映了疾病的本质，故辨证时应以里证、舌象、脉象等作为诊断的依据。②假象毕竟和真象不同，如假热之面赤是面色白而仅在颧颊上浅红娇嫩，时隐时现，而真热的面赤却是满面通红。假寒常表现为四肢厥冷，而胸腹部则是大热，按之灼手，或周身寒冷而反不欲近衣被；真寒是身蜷卧，欲得衣被。

三、虚实辨证

虚实辨证是用以概括和辨别正气强弱和邪气盛衰的两个纲领。实证主要取决于邪气盛方面，而虚证则主要取决于正气虚方面，即"邪气盛则实，精气夺则虚"（《素问·通评虚实论》）。

辨别疾病属虚属实，是治疗时确定扶正法或祛邪法的主要依据。

（一）虚证

虚证，是指人体的正气不足，脏腑功能衰退所表现的证候。虚证的形成，有先天不足和后天失养两个方面，但以后天失养为主。如饮食失调，后天之本不固；七情劳倦，内伤脏腑气血；房事过度，耗伤肾脏元真之气，或久病失治误治，损伤正气等，均可成为虚证。虚证大体包括阴、阳、气、血的虚证。

（1）血虚证。是指血液不足不能活养脏腑、经脉、组织器官而出现的证候。临床表现有：面色苍白或萎黄无华，唇色淡白，头晕眼花，心悸失眠，手足麻木，妇人月经量少、延期或经闭，舌质淡，脉细无力等。

（2）气虚证。是指全身或某脏腑功能减退而产生的证候。临床表现有：面色无华，少气懒言，语声低微，疲倦乏力，自汗，动则诸症加重，舌淡，脉虚弱。

（3）阴虚证。由于体内阴液亏损所出现的证候。临床表现有：午后潮热，盗汗，颧红，咽干，手足心热，小便短黄，舌红少苔，脉细数等。

（4）阳虚证。由于体内阳气不足所出现的证候。临床表现有：形寒肢冷，面色恍白，神疲乏力，自开，口淡不渴，小便清长，大便稀溏，舌淡苔白，脉弱等。

（二）实证

实证，是指邪气过盛，脏腑功能亢盛所表现出来的证候。实证的成因有两个方面：一是外邪侵入人体；二是由于内脏功能失调，以致痰饮、水湿、瘀血等病理产物停留在体内所致。由于邪气的性质及其所在的部位不同，因此临床上表现亦不一样。

一般常见症状有：发热，形体壮实，声高气粗，精神烦躁，胸胁脘腹胀满，疼痛拒按，大便秘结或热痢下重，小便短赤，舌苔厚腻，脉实有力等。

（三）虚证与实证的鉴别

辨别虚证和实证，主要从病程的长短、病人的形体盛衰、精神状态的好坏、声音气息的强弱、痛处的喜按与拒按，以及舌、脉的变化上相鉴别。

（四）虚证与实证的关系

疾病的变化是一个复杂的过程，常由于体质、治疗、护理等各种因素的影响，使虚证和实证之间发生虚实夹杂、虚实转化等相关变化。

1. 虚实夹杂

在病人身上虚证和实证同时出现，此谓虚实夹杂。虚实夹杂的证候，有的是以实证为主而夹有虚证，有的是以虚证为主而夹有实证，有虚实证并见、并重者。

2. 虚实转化

在疾病发展过程中，由于邪正相争，故在一定条件下，虚证和实证还可以相互转化。实证转化成为虚证，多因实证失治或误治，或邪气过盛伤及正气而成，出现如低热、无力、面色苍白、脉细无力等虚证表现；虚证转化为实证，在临床上比较少见，临证中多见先为虚证，而后转化为虚实夹杂证者，如脾虚食滞证，见食少、纳呆、身倦乏力等脾虚症状，由于脾失健运，继而会出现脘腹痞满、嗳腐吞酸、大便臭秽、舌苔厚腻等虚实夹杂证。

3. 虚实真假

虚证和实证有真假疑似之分，辨证时要从错杂的证候中辨别真假，以去伪存真，才不致犯"虚虚实实"之戒。辨别虚实之真假与虚实错杂绝不相同，应注意审查鉴别。

总之，辨别虚实真假，应注意下述几点：①脉象的有力无力，有神无神，浮取如何，沉取如何；②舌质的胖嫩与苍老；③言语发声的高亮与低怯；④病人体质的强弱，发病的原因，病的新久，以及治疗经过如何。

四、阴阳辨证

阴阳是概括病证类别的一对纲领，大之可以概括整个病情，小之可以用于对所出现症状的分析。阴阳是八纲的总纲，它可以概括其他三对纲领，即表、热、实属阳，里、寒、虚属阴。因此可以说，尽管病证千变万化，但总括起来不外乎阴证和阳证两大类。

（一）阴证与阳证

阴证是体内阳气虚衰，或寒邪凝滞的证候，属寒、属虚。此类病证，机体反应多呈衰退表现。主要见证有：精神萎靡，面色苍白，畏寒肢冷，气短声微，口不渴，大便溏，小便清长，舌淡胖嫩，脉沉迟、微弱、细涩等。

阳证是体内热邪壅盛，或阳气亢盛的证候，属热、属实。此类病证，机体反应多呈亢盛表现。主要见证有：身热面赤，精神烦躁，气壮声高，口渴喜饮，呼吸气粗，大便秘结，小便短赤，舌红绛，苔黄，脉洪滑实等。

阴阳消长是相对的，阴证可转阳，阳证可转阴，一般说阳证转阴是病情加重，阴证转阳是病情减轻。

（二）亡阴证与亡阳证

亡阴证和亡阳证是疾病过程中出现的危重证候。发生的原因主要有两个方面：一是病情的发展和突变；二是治疗的错误。

亡阴证，是指体内阴液大量消耗或丢失，而出现阴液衰竭的病变和证候。主要见证有：汗出而黏，呼吸短促，身热，手足温，烦躁不安，渴喜冷饮，面色潮红，舌红而干，脉细数无力等。

亡阳证，是指体内阳气严重耗损而表现出阳气虚脱的病变和证候。主要见证有：大汗淋漓，面色苍白，精神淡漠，身畏寒，手足厥逆，气息微弱，口不渴或渴喜热饮，舌淡，脉微欲绝等。

亡阴可迅速导致亡阳，亡阳后亦可出现亡阴，只不过其先后主次不同而已。为此，临床上应分清亡阴、亡阳的主次矛盾，才能达到及时正确地救目的。

五、八纲之间的相互关系

在临床应用八纲辨证过程中，虽然每一纲都各自有其独特的内容，但它们之间又相互关联而不能截然分割。如辨别表里应与寒热虚实相联系，辨别虚实又必须与表里寒热相联系。例如表证有表寒、表热、表虚、表实之区别，还有表寒里热、表实里虚等错综复杂的病理变化。表证如此，其他之里证、寒证、热证、虚证、实证也基本一样。在一定的条件下，表里、寒热、虚实是可以互相转化的，如由表入里、由里出表、寒证化热、热证化寒、虚证转实、实证转虚等。有的病情发展到严重阶段，病势趋于寒极和热极的时候，往往出现与疾病本质相反的假象。为此，在运用八纲辨证过程中，既要掌握八纲各自不同的辨证、证候特点，又要注意八纲之间的相兼、转化、夹杂、真假，才能对疾病做出全面正确的判断。

第二节　脏腑辨证

脏腑辨证，是根据脏腑的生理功能、病理表现，结合八纲、病因、气血等理论，通过四诊收集病情资料，对疾病证候进行分析和归纳，以推究病机，判断病位、病性以及正邪盛衰状况的一种辨证方法。这是中医临床辨证方法中的一个重要组成部分，主要应用于内科杂病，是其他辨证的基础。

一、心与小肠病辨证

心的病证有虚有实，虚证为气、血、阴、阳之不足，实证多为火、热、痰、瘀等邪气侵犯而致。心病的常见症状：心悸怔忡，心烦，心痛，失眠多梦，健忘，谵语。

小肠病有小肠实热、小肠虚寒等，小肠实热是因心火下移致肠内积热所致，小肠虚寒多由脾阳受损而累。心与小肠相表里。

（一）心气虚、心阳虚与心阳暴脱证

心气虚证和心阳虚证是指心气不足，心之阳气虚衰所表现出来的证候。

【证候】心悸，气短，活动时加重，自汗，脉细弱或结代，为其共有症状。

若兼见面白无华，体倦乏力，舌淡苔白，此属心气虚证；若兼见形寒肢冷，心胸憋闷，舌淡胖，苔白滑，此属心阳虚证。若突然冷汗淋漓，四肢厥冷，呼吸微弱，面色苍白，口唇青紫，神志模糊或昏迷，则是心阳暴脱的危象。

【分析】临床诊断本证，若见心之常见症状，又兼见气虚证的共见症者，此为心气虚证；若见心之常见症状，又兼见阳虚证之共见症者，此为心阳虚证。

心气虚与心阳虚时，心脏鼓动乏力，不能推动血液正常运行而强为鼓动，故见心悸；心气不足，胸中宗气运转无力，则见气短，动则耗气，故活动劳累时加重；气虚表卫不固，则自汗出；心气不足，血液运行无力，不能上荣，故见面白无华，舌淡；气血不足，不能充盈脉管或脉气不相连续，故见脉细弱或结代。气虚及阳，损伤心阳，故为心阳虚，心阳虚则心脉阻滞，气血运行不畅，则心胸憋闷，舌质紫黯；心阳虚不能温煦周身，故见形寒肢冷。若心阳衰败而暴脱，阳气衰亡不能卫外则冷汗淋漓，不能温煦肢体故四肢厥冷。心阳衰，宗气泄，不能助肺以行呼吸，故见呼吸微弱不得续；阳气外失，无力推动血行致络脉瘀滞，血液不能外荣肌肤，所以面色苍白，口唇青紫；心神失常或涣散，致神志模糊，甚则昏迷。

（二）心血虚、心阴虚证

心血虚证，是由于心血亏虚，心失濡养所出现的证候。心阴虚证是由心阴亏损，虚热内扰所致的证候。

【证候】心悸、失眠、健忘多梦为其共有症状。若见面白无华，眩晕，唇舌色淡，脉细，此为心血虚证；若见心烦，颧红，潮热，五心烦热，盗汗，舌红少津，脉细数，此为心阴虚证。

【分析】临床诊断本证，若见心的常见症状同时兼见血虚证，为心血虚证；若见心的常见症状同时兼见阴虚证，为心阴虚证。此两证常由于久病耗伤阴血或失血过多，或阴血不足，或情志不遂，进而耗伤心血或心阴所致。心阴（血）不足，心失所养，故出现心悸；心主神志，阴不敛阳，神不守舍，故健忘，失眠多梦。心血虚时，不能上荣清窍，故出现眩晕，面白无华，唇舌色淡，脉细。心阴虚时，心阳偏亢，虚火内扰，故见五心烦热，潮热，盗汗，舌红少津，脉细数。

（三）心火炽盛证

心火炽盛证，是指心火炽盛所表现出来的实热证候。

【证候】心胸烦热，失眠，面赤口渴，舌尖红赤，苔黄，脉数；或见口舌生疮，舌体糜烂疼痛，或吐血衄血，甚或狂躁、谵语等。

【分析】本证常因七情郁久化火或六淫内郁化火所致。心火炽盛，内扰心神，轻者为心胸烦热、失眠，重者见狂躁、谵语。心火炽盛，灼伤津液，则见口渴，尿黄，便秘。心火上炎，故见舌体糜烂疼痛，或见口舌生疮，舌尖红赤。心火炽盛，灼伤络脉，迫血妄行，故见吐衄、苔黄、脉数有力等实热之象。

心火炽盛证与心阴不足证都能反映心病的常见症状和热象。但前者属实，后者属虚，有着本质的不同，应注意鉴别。

（四）心血瘀阻证

心血瘀阻证，是指瘀血、痰浊阻滞心脉所表现出来的证候。

【证候】心胸憋闷或刺痛，痛引肩背内臂，时发时止，或伴心悸、怔忡，舌质紫黯或见瘀点瘀斑，脉细涩或结代；重者暴痛欲绝，口唇青紫，肢厥神昏，脉微欲绝。

【分析】本证多继发于心气虚证或心阳虚证后。由于心气不充、气血运行不畅，或心阳虚衰，无力温运血脉，使瘀血内阻或痰浊停聚，致心脉痹阻，又因情绪激动、劳累、受寒凉、过食肥甘、饮酒等因素而诱发或加重。心阳不振，体内气血运行不畅致心脉痹阻，故可见心胸憋闷或刺痛，手少阴心经循肩背而行，故能引肩背内臂疼痛，或伴心悸、怔忡。心血瘀阻，故见面唇青紫，舌紫黯或见瘀斑、瘀点，脉细涩或结代。心阳暴绝，血脉凝滞不通，故心暴痛，见口唇青紫，甚至神昏，脉微欲绝。

瘀阻心脉的疼痛以刺痛为特点，伴见舌色紫黯、紫斑，脉细涩或结代等瘀血内阻的症状；痰浊停聚心脉的疼痛以闷痛为特点，患者多见体胖痰多、身重困倦、舌苔白腻、脉象沉滑等痰浊内阻的症状；阴寒凝滞心脉的疼痛，以痛势剧烈、突然发作、得温痛减为特点，伴见畏寒肢冷、舌淡苔白、脉象沉迟或沉紧等寒邪内盛的症状；气滞心脉的疼痛以胀痛为特点，其发作往往与精神因素有关，脉多见弦象，气滞多影响血行，影响较轻则舌淡红，稍重则黯红。

（五）痰迷心窍证

痰迷心窍证，是指因情志不遂，气结痰凝，痰浊蒙蔽心神所致的证候。

【证候】面色晦滞，脘闷作恶，意识模糊，语言不清，呕吐痰涎或喉中痰鸣，甚则昏迷不省人事，苔白腻，脉滑；或有精神抑郁，表情淡漠，神志痴呆，喃喃自语，举止失常。

【分析】本证多因外感热病或其他疾病恶化所致，或因七情所伤，肝气郁结，气郁生痰，痰浊阻闭于心神所致。痰蒙心神，可见神志异常或表现为精神抑郁、神志痴呆，喃喃自语的癫证，突然昏倒、不省人事、两目上视，手足抽搐之痫证；或表现为面色晦滞、胸闷痰多，舌苔腻、脉滑等痰浊蒙蔽心神证。在辨证上要注意区分痰浊阻窍和痰热阻窍之不同。

外感湿浊之邪，湿浊郁遏中焦，清阴不升，浊气上泛，故见面色晦滞；胃失和降，胃气上逆则脘闷作恶；湿邪留恋不化，酝酿成痰，痰随气升则喉中痰鸣；上迷心窍，神识受蒙则意识模糊，语言不清，甚则人事不省。舌苔白腻，脉滑是痰浊内盛确据。

（六）痰火扰心证

痰火扰心证，是指火热痰浊之邪侵扰心神所表现出来的证候。

【证候】面赤，发热，气粗，口苦，喉间痰鸣，咯痰色黄，舌质红，苔黄腻，脉滑数；或失眠心烦，或神志错乱，哭笑无常，狂躁谵语，甚则打人骂人。

【分析】痰火扰心证，多由情志不遂，气机不舒，郁而化火，灼津成痰，内扰心神所致。外感热病是以高热痰盛、神志不清为辨证要点；内伤杂病中，轻者见失眠心烦，重者以神志狂乱为其辨证要点。

外感热病，因其邪热亢盛，炼液为痰，痰热相结，内扰心神；邪热炽盛，火性上炎，故见面赤气粗，口苦；蒸腾于外，故发热；痰热阻滞气机，气激痰涌，则见喉中痰鸣；舌红苔黄腻，脉滑数，乃痰火内盛之征。内伤病中，因痰火扰心，则见失眠、心烦；若出现神志错乱，哭笑无常，狂躁谵语，此为痰火互结，内扰心神所致。

（七）小肠实热证

小肠实热证，是指心火下移，致小肠里热炽盛所表现出来的证候。

【证候】心中烦热，口渴喜凉饮，口舌生疮，小便赤涩，尿道灼痛，尿血，舌质红，苔黄，脉数。

【分析】本证多由于心热之邪下移小肠所致。心与小肠相表里，小肠主泌别清浊，今心移热于小肠，影响其泌清别浊功能。症见小便赤涩，尿道灼痛；热盛灼伤血络，则见尿血；心火炽盛，内扰心神，轻者见心胸烦热，甚者见心烦失眠；心火上炎，故见口舌生疮；热盛伤津，见渴喜凉饮；舌红苔黄，脉数，皆为内热炽盛之征。

（八）小肠虚寒证

小肠虚寒证，是指脾阳受损累及小肠，致小肠阳虚所表现出来的证候。

【证候】腹痛绵绵或时有隐痛，喜暖喜按，肠鸣泄泻，小便频数不爽或清长，面色淡白，神疲乏力，畏寒肢冷，口淡不渴，舌质淡苔薄白，脉沉细。

【分析】本证多因饮食不节、劳累过度等，损伤脾阳，累及小肠，致使小肠阳气亏虚所致。小肠阳虚，肠道失于温煦，则腹痛绵绵或隐痛时作；证属虚寒，故见喜暖喜按；小肠泌别清浊功能失司，故见小便清长或频而不爽；水湿不化而下趋，故有肠鸣泄泻；阳虚则神失所养，故神疲；机体功能衰退，则少气乏力；形体失于温煦，故畏寒肢冷；阳虚寒盛，津液未伤，故口不渴；舌淡，脉沉细，均为虚寒之征。

二、肺与大肠病辨证

肺的病证有虚有实，虚证多见气虚和阴虚；实证则由风、寒、燥、热等邪气侵袭或痰湿阻肺所致。

肺病的常见症状有咳嗽、气喘、胸痛、咯血等。

大肠病变常见于饮食不节或热病后津液耗亏所致，常见有大肠实热、大肠津亏和大肠热结证。大肠传导功能失常，主要表现为便秘或泄泻。肺与大肠相表里。

（一）肺气虚证

肺气虚证，是指肺气不足所表现出的证候。

【证候】咳喘无力，动则气短，面色㿠白无华，体倦乏力，声音低微，痰清稀，或自汗畏风，易于感冒，舌淡，脉虚弱。

【分析】本证多因久咳久喘，或禀赋不足，或他脏变化累及肺，导致肺气虚，全身功能活动减弱所致。肺气亏虚，宗气生化不足，故咳喘无力，动则气急；气虚功能低下，故气短，声低，自汗，面色㿠白无华，气虚卫外不固，腠理不密，防御功能降低，故易受外邪侵袭而常患感冒；肺为水之上源，今肺气虚，其输布水液功能相应减弱，水液停聚于肺，故见痰多而质清稀；面色无华，体倦乏力，声低，舌淡，脉虚，均为肺气虚之征。

（二）肺阴虚证

肺阴虚证，是指肺阴不足，虚热内生所表现出的证候。

【证候】干咳无痰，或痰少而黏稠，或咳痰带血，口干咽燥，声音嘶哑，形体消瘦，潮热，颧红，五心烦热，盗汗，舌红少津，脉细数。

【分析】本证多因久咳伤阴或痨虫袭肺，邪热恋肺，耗伤肺阴所致。肺阴不足，虚火内灼，肺为热蒸，气机上逆，则为咳嗽；肺津为热灼，炼液成痰，故痰量少而质黏稠；虚火灼伤肺络，则痰中带血；津液耗伤不能上润咽喉，故见口干咽燥；虚火内炽则午后潮热、五心烦热；热扰营阴则盗汗；虚热上炎则颧红；舌红少津，脉细数，均为阴虚火旺之征。

（三）风寒束肺证

风寒束肺证，是指感受风寒，肺卫失宣所表现出来的证候。

【证候】咳嗽气喘，痰稀色白，鼻塞流清涕，或恶寒发热，无汗，头身疼痛，舌苔薄白，脉浮紧。

【分析】本证是由外感风寒，肺卫失宣所致。肺失宣降，肺气上逆则咳嗽；寒属阴，故痰液稀薄而色白；鼻为肺窍，喉为门户，今肺失宣降，故有鼻塞流清涕，咽痒；邪客肺卫，卫气郁遏则恶寒；正气抗邪，邪正交争则发热；毛窍郁闭则无汗；苔薄，脉浮紧，为风寒束表之征。

本证与风寒表证的临床表现很相近，但辨证要点各有侧重。本证以咳嗽为主症，兼见风寒表证，且表证一般较轻，有时甚至不太明显；风寒表证，以恶寒发热为主症，或有咳嗽，即使出现亦很轻微，这是两者的主要区别。

（四）风热犯肺证

风热犯肺证，是指风热之邪侵犯肺卫所表现出的证候。

【证候】咳嗽，咯吐黄稠痰而不爽，恶风发热，口渴咽干痛，目赤头痛，鼻流黄涕，舌尖红，苔薄黄，脉浮数。

【分析】本证是由外感风热之邪犯肺，肺失清肃、宣降之功，出现咳嗽；风热灼肺津，炼液为痰，则见痰黄稠而不爽；肺卫受邪，卫阳抗邪则发热；卫气被郁，故微恶风寒；咽喉为肺之门户，风热上壅，故见口渴、咽喉干痛；肺开窍于鼻，肺气不宣，鼻窍不利，津液为风热所灼，故见鼻流黄浊涕；肺为华盖，其位在上，而舌尖常候上焦病变，今肺为风热侵袭，故见舌尖红；目赤身痛，苔薄黄，脉浮数，皆为风热犯肺之征。

（五）燥邪犯肺证

燥邪犯肺证，是指燥邪侵犯肺卫所表现出的证候。

【证候】干咳无痰或痰少而黏，不易咯出，唇、舌、口、鼻、咽干燥，或身热恶寒，头痛或胸痛，咯血，舌干红，苔白或黄，脉浮数或细数。

【分析】本证多因秋令燥邪犯肺，耗伤肺津，津亏液少，肺失滋润，清肃失职，故见干咳无痰或痰少而黏，不易咯出；燥伤肺津，津液不布，则唇口舌干，鼻、咽喉干燥；肺气通于皮毛，肺为燥邪所袭，肺卫失宣，故身热恶寒，脉浮；燥邪化火，灼伤肺络，故胸痛咯血；燥邪伤津，津伤阳亢，故唇舌干红；燥邪袭表则苔白；燥热伤肺入里则苔黄、脉浮数或细数。

（六）痰热壅肺证

痰热壅肺证，是指热邪夹痰内壅于肺所表现出的实热证候。

【证候】咳嗽喘促，甚则鼻翼扇动，咯痰黄稠或痰中带血，或咯脓血痰有腥臭味，发热，胸痛，烦躁不安，口渴，小便黄，大便秘结，舌红苔黄腻，脉滑数。

【分析】本证多因温热之邪从口鼻而入，热邪壅肺，煎熬津液成痰，痰热郁阻，肺气不利，宣降失常，故见咳嗽喘促，鼻翼扇动，痰黄稠；痰热阻滞肺络则胸痛，血败肉腐化脓则咯脓血痰有腥臭味；热邪郁遏于里，肺热炽盛，痰热内灼阴津，故身热口渴，小便黄，大便秘结；痰热内扰心神，则烦躁不宁；舌红苔黄腻，脉滑数，皆为痰热内壅之征。

（七）痰湿阻肺证

痰湿阻肺证，是指由痰湿阻滞于肺而表现出的证候。

【证候】咳嗽痰多，色白而黏，容易咯出，胸部满闷或见气喘，喉中痰鸣，舌淡苔白腻，脉滑。

【分析】本证多因久咳伤肺，或脾气亏虚，或感受寒湿等病邪所引起。病机则为久咳伤肺，肺不布津，水湿停聚而成痰湿；脾虚生湿，输布失常，水湿凝聚为痰，上渍于肺；感受寒邪，肺失宣降，水液停聚而为痰湿。痰湿阻肺，失于宣降，故咳嗽，痰多色白黏易咯出；痰湿阻滞气道，肺气不利，则见胸部满闷，甚则气喘痰鸣；舌淡苔白腻，脉滑，皆为痰湿内阻之征。

（八）大肠湿热证

大肠湿热证，是指湿热蕴结于大肠所表现出的证候。

【证候】腹痛，泄泻秽浊，或有下利脓血，里急后重，肛门灼热，口渴，小便短赤，舌红苔黄腻，脉滑数。

【分析】本证多因饮食不节，或过食辛辣、不洁之物，暑湿热毒侵犯肠胃所致。湿热蕴结于大肠，胶结不解，壅阻气机，传导失常，故见腹痛，里急后重；湿热熏灼肠道，脉络损伤，血腐成脓，故见下利脓血；湿热下注大肠，传导失职，则泄泻秽浊，肛门灼热；发热口渴，舌红苔黄腻，脉滑数，均为湿热内结之征。

湿热为病，有湿重、热重之分，湿重于热，脉象多见濡数，热重于湿，脉象多见滑数。

（九）大肠津亏证

大肠津亏证，是指大肠津亏液少所表现出来的证候。

【证候】大便干燥，难于排出，舌唇干燥，咽干口臭，头晕，舌红少津，脉细。

【分析】本证多由于热病后，或汗、吐、下后，肠道无津以润，以致粪便在肠道中涩滞难下；阴伤于内，故口唇及咽部失润而见干燥；大便日久不下，浊气不得下泄而上逆，故见口臭、头晕；阴津不足，虚火上扰，故有舌红少津；阴液不足，脉道不充，则脉细。

（十）大肠结热证

大肠结热证，是指邪热结于大肠所表现出的实热证候。

【证候】大便干结，身热口渴，腹部胀满，拒按疼痛，日晡热甚，口舌生疮，尿赤，舌红，苔黄而干起芒刺，脉沉实兼滑。

【分析】本证多由邪热炽盛于胃，胃肠热结里实，大肠传导难行，故见大便干结，数日不下；腑气不通，则见腹胀痛而拒按；里热蒸腾，则有身热，面赤，口渴；日晡正当阳气旺时，其与邪相争，今阴不胜阳，故日晡热甚；热盛津伤则有尿赤；邪热上扰则见口舌生疮；舌红，苔黄而干起芒刺，脉沉实兼滑，皆为燥热内结之征。

三、脾与胃病辨证

脾胃病证，皆有寒热虚实之不同。脾病多虚证，以脾阳虚衰，运化失调，水湿痰饮内生及气虚下陷为常见。胃病多实证，以受纳腐熟功能障碍，胃气上逆为主要的病理改变。脾病的常见症状有腹胀腹痛、泄泻便溏、浮肿、出血等。胃病多见脘痛、呕吐、吸气、呃逆等症。脾与胃相表里，脾升胃降，燥湿相济，共同完成食物的消化、吸收与输布，为气血生化之源，后天之本。

（一）脾气虚证

脾气虚证，是指脾气不足，失其健运而出现的证候。

【证候】食少纳呆，口淡无味，脘腹胀满，便溏，面色萎黄，少气懒言，四肢倦怠消瘦，舌淡边有齿痕，苔白，脉缓弱。

【分析】本证多因饮食不节或饮食失调，或过度劳倦，或其他疾病影响，损伤脾气所致。脾气虚，运化失常，故食少纳呆，口淡无味；脾虚失运，消化迟缓，食后脾气反为所困，故食后腹胀愈甚；脾虚生湿，水湿不化，清浊不分，水谷齐下并走肠中，故有便溏；脾虚食少，精微不布，气血生化之源匮乏，不荣润于面，则面色萎黄；肌体失于奉养，则少气懒言，四肢倦怠，消瘦；舌边有齿痕，脉缓弱等，皆为脾气亏虚，气血不充之征。

（二）脾阳虚证

脾阳虚证，是指脾阳虚衰，阴寒内盛所表现出的证候。

【证候】纳呆食少，脘腹胀满冷痛，喜温喜按，畏寒肢冷，面色萎黄，口淡不渴，或肢体困重，或周身浮肿，大便溏薄清稀，或白带量多质稀，舌质淡胖，苔白滑，脉沉迟无力。

【分析】本证多因脾气虚日久，损伤脾阳所致；或因过食生冷，过用寒凉药物；或命门火衰，火不暖所致。脾阳虚衰，运化诚弱，故见食少纳呆，脘腹胀满；中阳不振，虚寒内生，寒凝气滞，故腹中冷痛，喜温喜按；阳虚阴盛，温煦失职，故有畏寒肢冷；中阳不运，水湿内盛，水湿流注肠中，故便溏清稀；水湿泛溢肌肤，故周身浮肿；水湿渗注于下，故白带清稀量多；舌淡胖，苔白滑，脉沉迟无力，均为脾阳虚之征。脾阳虚证，由于寒象明显，胃阳也虚，故又称"脾虚寒证"或"脾胃虚寒"。

（三）脾气下陷证

脾气下陷证，是指脾气虚弱，升举功能失常所表现出的证候。

【证候】脘腹有坠胀感，食后益甚，或便意频频，肛门坠重，或久利不止，甚则脱肛，或内脏下垂，或小便混浊如米泔，伴头晕目眩，少气无力，肢体倦怠，食少便溏，舌淡苔白，脉虚弱。

【分析】本证多由久病虚损，劳倦伤脾或脾气不升及脾气虚进一步发展而来。脾气虚则升举无力，内脏无托，故见脘腹坠胀，便意频频，或见脱肛、内脏下垂；固摄无权，故久利不止，小便混浊如米泔；清阳之气不能上升于头，清窍失养，故见头晕目眩。少气无力，肢倦，食少便溏，舌淡，脉虚弱等，均为脾气虚弱之征。

（四）脾不统血证

脾不统血证，是指脾气虚不能统摄血液所表现出的证候。

【证候】便血，尿血，肌衄，鼻衄，齿衄或妇人月经过多，崩漏，伴有食少便溏，神疲乏力，少气懒言，面白无华，舌淡，脉细弱。

【分析】本证多由久病脾气虚弱所致。脾气虚失于统摄，血液不能循经而行，逸于肌肤，故见肌衄；逸于胃肠，则便血；逸于膀胱，则见尿血；脾虚统血无权，冲任不固，故月经过多，崩漏；食少便溏，神疲乏力，舌质淡，脉细弱，均为脾气虚甚之征。

（五）寒湿困脾证

寒湿困脾证，是指寒湿内盛，脾阳受困所表现出的证候。

【证候】脘腹痞闷，食少便溏，泛恶欲吐，口黏乏味，头身沉重，面色晦黄或见肢体浮肿，小便短少，妇人白带过多，舌淡胖，苔白腻，脉濡缓。

【分析】本证多因贪凉饮冷，过食生冷瓜果，或居处潮湿，或内湿素盛所致。脾为太阴湿土，喜燥而恶湿。今寒湿内侵，中阳被困，升降失常，故见脘腹痞闷，重则作胀疼痛，食少便溏，泛恶欲吐，口黏乏味；寒湿滞于经脉，湿性黏滞重浊，阳气被困失展，故见头重身困；脾为湿困，生化不足，气血不能外荣，故有面色晦黄；阳气被寒湿所困，不能温化水湿，湿泛肌表，故见肢体浮肿，小便短赤；寒湿渗注于下，故白带量多；舌胖，脉濡，皆为寒湿内盛之征。

寒湿困脾和脾阳虚都有脾失健运、寒象以及湿阻的表现，但两者重点不同。鉴别要点如下：寒湿困脾证是寒湿内侵，中阳受阻，性质属实，病程短，苔白腻，脉濡缓；脾阳虚证是阳虚失运，寒湿内生，性质属虚，病程长，苔白腻滑，脉沉迟。

（六）脾胃湿热证

脾胃湿热证，是指湿热蕴结脾胃所表现出的证候。

【证候】脘腹痞闷，纳呆呕恶，口黏而甜，肢体困重，便溏尿黄，身目发黄或皮肤发痒，或身热起伏，汗出热不解，舌红苔黄腻，脉濡数或滑数。

【分析】本证多由感受湿热之邪或饮食不节，或过食肥甘酒酪，酿成湿热，内蕴脾胃所致。湿热之邪蕴于脾胃，受纳运化失职，升降失常，故见脘腹痞闷，纳呆呕恶；湿热上泛，故口黏而甜；脾主肌肉，湿性重者，脾为湿困，故肢体困重；湿热蕴结，不得泄越，熏蒸肝胆，胆汁外逸，故见身目发黄；皮肤瘙痒，湿热蕴脾，交阻下迫，故便溏、尿黄；湿遏热伏，热处湿中，湿热郁蒸，故身热起伏，汗出热不解；舌红苔黄腻，脉濡数或滑数，均为湿热内盛之征。

（七）胃阴虚证

胃阴虚证，是指胃阴亏虚，虚热内生所表现出的证候。

【证候】胃脘隐痛，饥不欲食，口燥咽干，或脘痞不舒，干呕呃逆，形瘦便干，舌红少津，脉细数。

【分析】本证多因湿热病后，热盛伤津所致。胃阴不足，胃阳偏亢。虚热内生，胃气不和，故见胃脘隐痛，饥不欲食；胃阴亏虚不能滋润咽喉，故口燥咽干；燥热伤津，津不下润，不能濡润大肠，故大便干结；胃纳不足，形体失养，故消瘦；阴虚热扰，胃气上逆，则见干呕呃逆；舌红少津，脉细数，皆为阴虚内热之征。

（八）胃火炽盛证

胃火炽盛证，是指胃中火热炽盛所表现出的证候。

【证候】胃脘灼热疼痛，吞酸嘈杂，或食入即吐，渴喜冷饮，消谷善饥，或牙龈肿痛溃烂，齿衄，口臭，小便短黄，大便秘结，舌红苔黄，脉滑数。

【分析】本证多由平素过食辛辣，化热生火或邪热犯胃，或情志不遂，气郁化火所致。胃火内炽，煎灼津液，故见胃脘灼热疼痛，渴喜冷饮；肝经郁火横逆侮土，肝胃气火上逆，则吞酸嘈杂，呕吐，或食入即吐；胃热炽盛，腐熟水谷功能亢进，故消谷善饥；胃的经脉上络齿龈，胃热上蒸，故有口臭，齿龈肿痛或溃烂；热灼血络，迫血妄行，故见齿衄；大便秘结，溲短黄，舌红苔黄，脉滑数，皆为胃中热盛之征。

（九）食滞胃脘证

食滞胃脘证，是指食物停滞胃脘所表现出的证候。

【证候】脘腹胀满或疼痛，嗳腐吞酸，或呕吐酸腐饮食，吐后腹痛得减，厌食，矢气酸臭，大便溏泄，泻下物酸腐臭秽，舌苔厚腻，脉滑。

【分析】本证多由饮食不节，暴饮暴食，或脾胃素虚，食滞于胃脘，阻滞气机，故见脘腹胀满疼痛；胃失和降而上逆，胃中腐败谷物挟腐蚀之气上泛，故见嗳腐吞酸，吐酸臭馊食，厌食；吐后食积得去，实邪得消，故腹胀痛得减；食浊下趋，积于肠道，则腹痛，腹泻，矢气酸臭，泻下物酸腐臭秽；苔厚腻，脉滑，皆为食浊内阻之征。

（十）胃阳虚证

胃阳虚证，是指胃中阳气不足所表现出的证候。

【证候】胃脘隐痛，吐清水，喜温喜按，得食痛减，面色白，畏冷肢凉，神疲乏力，舌质淡，苔白，脉弱。

【分析】本证是由胃气虚证发展而致。胃为阳土，主受纳腐熟水谷，今胃阳不足，虚寒内生，阳不化气，故见胃脘隐痛，时发时止；得温得食得按，则寒气可散，胃络得养，热气得至，其症自解；阳虚胃寒，水饮不化，故吐清水；阳虚生外寒，温煦功能减退，故见面色白，畏冷肢凉；食少，生化之源匮乏，机体失养，故神疲乏力；舌质淡，苔白，脉弱，皆为阳虚之征。

（十一）肝气犯胃证

肝气犯胃证，是指木郁伐土，不利于胃之和降所表现出的证候。

【证候】胃脘胀满，疼痛连胁，吸气频作，呃逆呕吐，食少嘈杂吞酸，郁闷不畅，烦躁易怒，舌苔薄黄，脉弦。

【分析】本证多由肝郁气滞致胃腑气滞，不得散越，故见胃脘胀满；肝脉布于胁肋，故有窜痛连胁；胃失和降，气逆于上，故嗳气频作，呃逆呕吐；气滞胃中，肝失条达，郁而生热，故有嘈杂吞酸；气滞不舒，肝失条达，故情志抑郁或摸躁易怒；胃腑气滞，不能受纳，故饮食减少；气郁胃中，久而生热，故苔薄黄；气郁则脉气紧，故脉沉弦。

四、肝与胆病辨证

肝的病证有虚有实。虚证多见肝阴、肝血不足；实证多见气郁火盛、寒滞肝脉、肝胆湿热，甚或肝阳上亢、肝风内动等，多为虚实夹杂之证。肝病的常见症状有胸胁少腹胀痛窜痛、烦躁易怒、头晕胀痛，肢体震颤、手足抽搐，以及目疾、月经不调、睾丸胀痛。胆病常见口苦、发黄、惊悸、失眠等症。肝与胆相表里。

（一）肝气郁结证

肝气郁结证，是指肝失疏泄，气机郁滞所表现出的证候。

【证候】情志抑郁或易怒，善太息，胸胁或少腹胀痛，或咽有哽塞感，或胁下痞块，妇人见乳房胀痛，痛经，月经不调，甚至闭经，舌质紫或边有瘀斑，脉沉弦涩。

【分析】本证多因情志不遂，肝的疏泄失常所致。肝属木，主疏泄，以疏达为畅，今因情志不遂，肝失条达，故见精神抑郁、易怒，胸闷不舒，善太息；肝脉布胁肋，肝郁则经脉不利，故见胸胁少腹胀痛；气郁生痰，痰随气逆，痰气搏结于咽喉，故咽喉有异物梗塞感，俗称"梅核气"；肝气郁结，气血不畅，冲任失调，故有月经不调，经前乳房胀痛；肝郁经久不愈，气病及血，则成癥瘕痞块，痛经或闭经；舌质紫或有瘀斑，脉沉弦涩，皆为气滞血瘀之征。

（二）肝火上炎证

肝火上炎证，是指肝经气火上逆所表现出的证候。

【证候】头胀痛，眩晕，面红目赤，急躁易怒，口苦咽干，不眠或噩梦纷纭，胁肋灼痛，耳鸣耳聋，尿黄便秘，或吐血，衄血，或目赤肿痛，舌红苔黄，脉弦数。

【分析】本证多由情志不遂，肝郁化火，过食肥甘厚腻、嗜酒，或因外感火热之邪所致。肝火上攻于头，故见头胀痛，眩晕，面红目赤，肿痛；肝火循经上扰于耳，则耳鸣耳聋；肝火内盛不能疏泄情志，故急躁易怒，不能藏神，失眠，多噩梦；火热内盛，肝不藏血，血热妄行，则吐血，衄血；口干，尿黄，便秘，脉弦数，均为肝火内盛之征。

（三）肝血虚证

肝血虚证，是指肝藏血不足，导致肝血亏虚所表现出的证候。

【证候】眩晕耳鸣，面白无华，爪甲不荣，两目干涩，视物模糊，夜盲，肢体麻木，筋脉拘挛，月经量少或闭经，舌质淡，脉细。

【分析】本证多因生血不足或失血过多所致。肝血不足，不能上荣于头面，故有眩晕，面白，舌质淡；肝血不足，不能上注于目，故视物模糊，两目干涩，夜盲；肝血亏虚，血不荣筋，故肢体麻木，筋脉拘挛，爪甲不荣；肝血不足，血海空虚，故经少经闭；血少，脉失充盈，故见脉细。

（四）肝阴虚证

肝阴虚证，是指肝阴不足，虚热内扰所表现出的证候。

【证候】头晕，头痛，耳鸣，胁肋隐痛，两目干涩，视物模糊，烦躁失眠，五心烦热，潮热盗汗，咽干口燥，舌红少津，脉弦细数。

【分析】本证多因情志不遂，气郁化火，灼伤阴液，致肝阴不足所致。肝阴不足，不能上滋于头目，故见头晕、头痛、耳鸣；肝阴不足，不能濡养肝络，故有胁肋隐痛；肝血不足，不能上注于目，则两目干涩，视物模糊；阴虚内热，热扰心神，故见烦躁、失眠；五心烦热，潮热盗汗，咽干口燥，舌红少津，脉细数，均为阴虚内热之征。

肝阴虚证与肝火上炎证，均有热象的表现，但前者属虚热，后者为实火，有着本质的不同。临床辨证，应予注意。

（五）肝阳上亢证

肝阳上亢证，是指肝气亢奋，或肝肾阴虚，阴不潜阳，肝阳上扰头目所表现出的证候。

【证候】急躁易怒，头胀痛，眩晕目胀，或面部烘热，口苦咽干，小便黄，大便秘结，舌红苔黄，脉弦数。

【分析】本证多由素体阳旺或七情内伤所致。肝失疏泄，肝气亢奋，或肝阴不足，肝阳上扰于头目，故见头胀痛，眩晕目胀或面部烘热；肝阳失潜，肝失疏泄，气郁化火，内耗阴血，阴不制阳，阴虚阳亢，故见急躁易怒，口苦咽干，小便黄，大便秘结，舌红苔黄，脉弦数。

肝气郁结、肝火上炎、肝阴不足、肝阳上亢四证的病理机制，往往不断变化。如肝气久郁，可以化火；肝火上炎，火热炽盛，可以灼铄肝阴；肝阴不足，可致肝阳上亢；而肝阳亢盛又可化火。所以在辨证上既要掌握其临床表现的各个特征，又要分析其内在联系的不断变化，才能及时地做出判断。

（六）肝风内动证

肝风内动证，是指肝阳化风、热极生风、血虚生风所表现出来的证候。

1.肝阳化风证

是指肝阳亢逆无制而表现出的风动证候。

【证候】眩晕欲仆，头痛而摇，项强肢麻，肢体震颤，语言不利，步履不稳，舌红，脉弦细；或见猝然昏倒，不省人事，口眼㖞斜，半身不遂，舌强语謇，喉中痰鸣等中风证候。

【分析】本证多由肝阳上亢而致。肝阳亢逆无制，阳亢于上，阴亏于下，则风自内生，上达巅顶，横窜脉络，而见面红目赤、烦躁、眩晕欲仆、肢体麻木、震颤头摇等动风之象。上盛下虚，故有步履不稳，行走飘浮。阳盛灼液而成痰，风阳夹痰上扰，蒙蔽清窍，则见猝然昏倒，不省人事；风痰窜络，经气不利，则见口眼㖞斜，半身不遂，舌强语謇等。

2.热极生风证

是指热邪炽盛引起抽搐等动风的证候。

【证候】高热，烦渴，躁扰不安，抽搐，两目上翻，甚见角弓反张，神志昏迷，舌红苔黄，脉弦数。

【分析】本证多因外感温热邪毒入里，热邪炽盛，燔灼肝经，筋脉失养而动风，故见抽搐项强，角弓反张，两目上翻；热入心包，心神被扰，则见烦躁不宁；蒙蔽心窍，则神志昏迷；高热，口渴，舌红苔黄，脉弦数，均为热邪炽盛之征。

3.血虚生风证

是指血虚、筋脉失养所表现出的证候。

【证候】手足震颤，肌肉瞤动，关节拘急不利，肢体麻木，眩晕耳鸣，面色无华，爪甲不荣，舌质淡，苔白，脉细。

【分析】本证多由失血过多，或久病血虚所致。肝血不足，不能上荣于头面，故见眩晕耳鸣，面色无华，舌质淡；筋脉失去营血的濡养，则爪甲不荣；血虚动风，故见肢麻，筋挛，肉瞤震颤；血少则脉不充盈，故脉细。

（七）肝胆湿热证

肝胆湿热证，是指湿热蕴结肝胆所表现出的证候。

【证候】胁肋胀痛，口苦纳呆，呕恶腹胀，小便短黄，大便不调，苔黄腻，脉弦数；或兼见身目发黄，发热；或见阴囊湿疹，睾丸肿大热痛，外阴瘙痒，带下黄臭等症。

【分析】本证多因感受湿热之邪，或嗜酒，过食肥甘，酿生湿热所致。湿热内蕴，肝胆疏泄失常，气机郁滞，故见胁肋胀痛；湿热熏蒸，胆气上泛则口苦；胆汁不循常道而外逸，则面目周身发黄，发热；湿热郁阻，脾胃升降失常，故有纳呆、腹胀、呕恶、大便不调；肝脉绕于阴器，湿热下注，则阴囊湿疹或睾丸肿痛，妇人则见外阴瘙痒，带下黄臭等症。

（八）寒凝肝脉证

寒凝肝脉证，是指寒邪凝滞于肝脉所表现出的证候。

【证候】少腹胀痛，睾丸坠胀遇寒加重、得温痛减；或见阴囊内缩，痛引少腹，面色青白，形寒肢冷。口唇青紫，小便清长，舌淡苔白，脉沉弦。

【分析】本证多因寒邪侵袭肝脉，使气血凝滞而致。寒凝肝脉，气血凝滞，故见少腹胀痛，睾丸坠胀，寒则气血凝涩，热则气血通利，故疼痛遇寒加重，得温痛或减；寒主收引，肝脉受寒，则阴囊冷缩而痛引少腹；寒为阴邪，寒盛阻遏阳气，阳气不得布达，故见面色青白，形寒肢冷；阴寒内盛不能化气行水，泌清浊，水走肠间，而见小便清长，便溏；肝络环唇，寒滞于肝，故口唇青紫；舌淡苔白，脉沉弦，皆属寒盛于肝之征。

寒凝肝脉证，常见于疝气病中的寒疝，因其具有小肠从少腹下垂阴囊而致气胀坠痛的特点，故又称小肠气痛。

（九）胆郁痰扰证

胆郁痰扰证，是指胆失疏泄，痰热内扰所表现出的证候。

【证候】惊悸不寐，烦躁不安，口苦泛恶呕吐，胸闷胁胀，头晕目眩，耳鸣，舌黄苔腻，脉弦滑。

【分析】本证多由情志不遂，气郁化火，炼津生痰所致。肝与胆相表里，互为络属，肝热及胆，痰热内扰，胆气不宁，故见惊悸不寐，烦躁不安；胆热犯胃，胃气上逆，故口苦泛恶呕吐；胆气郁滞，见胸闷胁胀；痰热循经上扰，则头晕目眩，耳鸣；苔黄腻，脉滑，均为痰热内蕴之征。

五、肾与膀胱病辨证

肾为先天之本，藏真阴而寓元阳，宜固藏而不宜泄。另外，多种疾病发展到严重阶段，都可累及肾，故肾病多虚证。肾病的常见症状有腰膝酸软而痛、耳鸣耳聋、发白早脱、齿牙动摇、阳痿遗精、精少不育、女子经少经闭以及水肿、二便异常等。膀胱病常见尿频、尿急、尿痛、尿闭以及遗尿、小便失禁等症。肾与膀胱相表里。

（一）肾阳虚证

肾阳虚证，是指肾脏阳气虚衰所表现出的证候。

【证候】腰膝酸软，形寒肢冷以下肢为甚，头晕耳鸣，神疲乏力，阳痿，不孕，尿少，浮肿或五更泄，面色㿠白，舌质淡胖，脉沉弱。

【分析】本证多因素体阳虚、久病劳损或年高肾亏所致。肾主骨生髓，肾阳虚则骨失所养，髓液不充，故见腰膝酸软；阳气不能温煦肌肤，故畏寒肢冷；肾阳不足，阴寒盛于下，故下肢尤其两足发冷明显；阳衰精髓不足，脑失所养，故神疲，甚则头晕耳鸣；肾藏精主生殖，肾阳不足，命门火衰，其生殖功能减退，故见阳痿或精冷、不孕；阳虚气化不及，故尿少、浮肿；阳虚不能温煦脾胃，故五更泄；舌淡胖，脉沉弱，均为阳虚之征。

（二）肾气不固证

肾气不固证，是指肾气亏虚，固摄无权所表现出的证候。

【证候】腰膝酸软，耳鸣耳聋，小便频数清长，遗尿，小便失禁或余沥不尽，夜尿多，滑精早泄，白带清稀，胎动易滑，舌淡苔白，脉沉弱。

【分析】本证多由年高肾气衰弱，或年幼肾气不充，或久病劳损而伤肾，使肾气亏损，失去封藏固摄之权所致。肾气不固，肾与膀胱相表里，膀胱失约，不能贮藏津液，故小便频数清长，遗尿，小便失禁或余沥不尽；夜为阴盛阳衰之时，肾气虚则阴寒尤甚，故夜尿多；肾失封藏，精关不固，故滑精早泄；不能固胎涩带，故白带清稀，滑胎；腰为肾之府，开窍于耳，故有腰膝酸软，耳鸣耳聋；舌淡苔白，脉沉弱，皆为肾气虚而不固之征。

（三）肾虚水泛证

肾虚水泛证，是指肾阳虚不能温化水液，水湿泛滥所表现出的证候。

【证候】全身水肿，腰以下尤甚，按之没指，腹胀满，小便少，腰膝酸软，形寒肢冷，或见心悸，气短，喘咳痰鸣，舌淡胖嫩有齿痕，苔白滑，脉沉细。

【分析】本证多因素体虚弱或久病，肾阳虚衰以致水湿泛滥所致。肾阳虚衰致膀胱气化无权，故小便不利而尿少；肾阳虚不能化气行水，水溢于肌肤，停滞胃肠，故有全身水肿，腹胀满；水湿趋下，故腰以下肿尤甚；阳虚不能温煦肢体，则形寒肢冷；水气凌心，心阳受阻，则心悸、气短；水气射肺，肺失肃降，故喘咳痰鸣；舌胖有齿痕，苔白滑，脉沉细，皆为阳虚水泛之征。

（四）肾不纳气证

肾不纳气证，是指肾气虚衰，气不归元所表现出的证候。

【证候】喘促、气短，呼多吸少，气不得续，动则喘息益甚，自汗神疲，声音低怯，腰膝酸软，舌淡苔白，脉沉细无力。

【分析】本证多由久病咳喘，肺虚及肾，或年老体衰，肾气虚弱所致。肺司呼吸，肾主纳气。经久咳喘由肺及肾，肾虚下元不固，摄纳无权，气不归元，故见喘促、气短，呼多吸少，气不得续；动则耗气，故动则益甚；肾虚腰膝失养，故腰膝酸软；肾阳虚亏，则自汗神疲，声音低怯；舌淡苔白，脉沉细无力，均为肺肾气虚之征。

（五）肾阴虚证

肾阴虚证，是指肾阴亏虚，虚热内扰所表现出的证候。

【证候】眩晕，耳鸣耳聋，失眠多梦，咽干舌燥，腰膝酸软，形瘦，五心烦热，潮热盗汗，男子遗精，女子经闭，不孕或崩漏，舌红苔少而干，脉细数。

【分析】本证多因久病伤肾，或房事过度，或热病伤阴，或情志内伤，耗伤肾阴后所表现出的证候。腰为肾之府，肾主骨生髓，肾阴虚不能生髓充骨养脑，故见眩晕，耳鸣耳聋，腰膝酸软；肾阴不足，形体失于濡养则形瘦；阴虚生内热，故见五心烦热，失眠多梦，潮热盗汗，咽干；肾阴虚而相火妄动，火扰精室，则男子遗精或不育，女子崩漏经闭或不孕；舌红苔少而干，脉细数，均为肾阴虚之征。

（六）肾精不足证

肾精不足证，是指肾精亏损所表现出的证候。

【证候】男子精少不育，女子经闭不孕，性功能减退；小儿发育迟缓，身材矮小，智力低下，动作迟钝，囟门迟闭，骨骼痿软；成人可见早衰，发脱齿摇，耳鸣耳聋，健忘恍惚，足痿无力。

【分析】本证多因先天禀赋不足，元气不充，或后天失养所致。肾精亏虚，则性功能减退，男子精少不育，女子经闭不孕；精亏则髓少，髓少不能充骨养脑，骨骼失充，脑髓空虚，故见小儿五迟、五软；肾精不足，无以化生，故在小儿则见身材矮小、智力低下、动作迟钝、囟门迟闭等发育迟缓症状，成人则见发脱齿摇、耳鸣耳聋、健忘恍惚、足痿无力等早衰症状。

（七）膀胱湿热证

膀胱湿热证，是指湿热蕴结于膀胱所表现出的证候。

【证候】尿频，尿急，排尿灼热疼痛，小便短赤涩少或尿血，或尿有砂石、尿浊，或腰痛，少腹拘急胀痛，发热，舌红苔黄腻，脉濡数。

【分析】本证多由湿热之邪蕴结于膀胱，或饮食不节，湿热内生，下注于膀胱所致。湿热蕴结，膀胱气化失常，故见小便短涩不利，淋沥不尽；湿热下迫尿道，故尿频、尿急、尿赤混浊；湿热阻滞，故尿痛；伤及阴络，则尿血；湿热煎熬津液，渣滓沉结而成砂石；湿热阻滞肾府，故腰痛；湿热郁蒸则发热；舌红苔黄腻，脉濡数，皆属湿热内阻之征。

六、脏腑兼病辨证

人体各脏腑之间，生理上相互联系、密切相关，发生病变时亦常会相互影响。凡两个以上脏腑相继或同时发病者，即为脏腑兼病。临床上，常见的脏与脏、脏与腑的兼证辨证如下。

（一）心肺气虚证

心肺气虚证，是指心肺两脏气虚所表现出的证候。

【证候】心悸气短，久咳不已，咳喘少气，动则尤甚，胸闷，痰液清稀，声音低怯，头晕神疲，自汗乏力，面白无华，舌淡苔白，脉细无力。

【分析】本证多由久病咳喘，耗伤心肺之气，或先天禀赋不足所致。肺气虚弱，宗气生成不足，致使心气亦虚；而当心气先虚时，其宗气耗散，亦可致肺气不足，导致心肺气虚。宗气不足，心的鼓动力弱，故见心悸，脉细无力；肺气虚则肃降无权，气机上逆则咳喘；宗气不足，则气短乏力，声音低怯，动则尤甚；胸阳不振，肺气不宣，则胸闷；肺气不能敷布津液，则痰稀；肺主一身之气，心主血脉，今心肺气虚，全身功能活动减弱，肌肤及头面供养不足，则面白无华，头晕神疲；表卫不固则自汗；舌淡白，脉细无力为气虚之征。

（二）心脾两虚证

心脾两虚证，是指心血亏虚，脾气虚弱所表现出的证候。

【证候】心悸健忘，失眠多梦，饮食减少，腹胀便溏，倦怠乏力，面色萎黄，或皮下出血，妇人月经量多色淡，或崩漏或经少，经闭，舌淡，脉细弱。

【分析】本证多因久病失调、失血，或思虑过度，致心血耗伤，脾气受损所致。脾气虚弱，生血不足或统摄无权，血逸脉外可致心血虚；心血不足，无以化气以温煦脾胃，则脾气变虚，形成心脾两虚证。

心血不足，心神失养，神不守舍故心悸健忘，失眠多梦；脾气虚，脾失健运，故食少，腹胀便溏，倦怠乏力，面色萎黄；脾主统血，脾气虚，摄血无力，故皮下出血，月经量多，或崩漏；脾为后天之本，脾虚气血生化无源，故经少，经闭；舌淡，脉细弱，均为心脾两虚，气血不充之征。

（三）心肾不交证

心肾不交证，是指心肾水火既济失调所表现出的证候。

【证候】心烦失眠，心悸健忘，头晕耳鸣，咽干，腰膝酸软，多梦遗精，潮热盗汗，小便短赤，舌红少苔，脉细数。

【分析】本证多由久病伤阴，房事过度，或思虑太过所致。肾水不足，不能上滋心阴，心阳偏亢；或心火亢于上，内耗阴精，致肾阴亏于下。心肾阴阳水火失去了协调相济的关系，形成了心肾不交。肾水不升，心火无制，心神不安，故见心烦失眠，健忘心悸；肾阴虚，则腰膝酸软；虚火内扰，精关不固，故见多梦遗精；津亏火旺则咽干，小便短赤；舌红少苔，脉细数，皆为阴虚内热之征。

（四）心肾阳虚证

心肾阳虚证，是指心肾阳气虚衰，失却温运而表现出的证候。

【证候】形寒肢冷，心悸，小便不利，肢体浮肿，甚则唇甲青紫，舌青紫黯淡，苔白滑，脉沉微。

【分析】本证多因久病不愈，或劳倦内伤所致。心阳虚衰，病久及肾，导致肾阳亦衰，造成心肾阳虚。阳衰不能温养机体，故形寒肢冷；心肾阳虚，鼓动乏力，不能温运血液，血行瘀滞，则见心悸，心胸憋闷，甚则唇甲青紫，舌青紫黯淡，脉沉微；心肾阳衰，肾阳不能气化水液，水液内停，故小便不利；泛滥肌肤则肢体浮肿，水气凌心则喘息。

（五）肝脾不调证

肝脾不调证，是指肝失疏泄，脾失健运所表现出的证候。

【证候】胁肋胀闷疼痛，善太息，情志抑郁或急躁易怒，纳呆腹胀，便溏，或腹痛欲泻，泻后痛减，苔白腻，脉弦。

【分析】本证乃因肝失疏泄，气机不利，以致脾失健运，形成肝脾不调。胁乃肝之分野，肝失疏泄，肝郁气滞，则胁肋胀闷疼痛，善太息，情志抑郁或急躁易怒；脾失健运，则纳呆腹胀，便溏；肝郁乘脾，气机失调，脾失健运，清气不升，则腹痛泄泻，泻后气滞得畅，故泻后疼痛缓解；苔白腻，脉弦，均属肝脾不调之征。

（六）肝胃不和证

肝胃不和证，是指肝失疏泄，胃失和降所表现出的证候。

【证候】胸胁、胃脘胀满疼痛，呃逆嗳气，吞酸嘈杂，郁闷或烦躁易怒，苔薄黄，脉弦。

【分析】本证多因情志不遂，肝气横逆犯胃，胃失和降所致。肝郁气滞，横逆犯胃，则胃脘胀痛；肝胃郁热，胃失和降，胃气上逆则呃逆嗳气，吞酸嘈杂；肝气郁结，肝失条达，故性情郁闷或烦躁易怒等；苔薄黄，脉弦，均属肝胃不和之征。

（七）肝火犯肺证

肝火犯肺证，是指肝火上逆犯肺所表现出的证候。

【证候】胸胁灼痛，咳逆上气，甚则咯血，急躁易怒，头晕目赤，烦热口苦，舌红苔薄黄，脉弦数。

【分析】本证多由情志郁结，肝郁化火，上逆犯肺，肺失消肃所致。肝郁化火，故胸胁灼痛，急躁易怒；肝火上逆犯肺，肺失清肃，则咳逆上气；火热灼伤肺络，则咯血；肝火上炎，故烦热口苦，头晕目赤，苔薄黄，脉弦数。

（八）肝肾阴虚证

肝肾阴虚证，是指肝肾两脏阴液亏损所表现出的证候。

【证候】头晕目眩，视物模糊，耳鸣，胁痛，腰膝酸软，咽干，颧红盗汗，五心烦热，遗精，月经不调，舌红少苔，脉细数。

【分析】本证多由久病失调、房事过度、情志内伤等所致。肝藏血，肾藏精，精血互相资生，在病理上亦相互影响。当肾阴不足，则水不涵木，因之肝阴亦亏；肝阴亏虚，子病及母，又可累及肾阴，导致肾阴亦亏，形成肝肾阴虚。肝肾阴虚，肝脉失养，虚火上扰，故头晕目眩、视物模糊、胁痛等；肾精不足，耳失所养，则耳鸣；冲任隶属于肝肾，肝肾阴亏，冲任失调，故月经不调；虚火扰动精室，则遗精；腰为肾府，腰膝失于肾精滋养，则腰膝酸软；五心烦热，咽干，颧红盗汗，舌红少苔，脉细数，皆属肝肾阴虚之征。

（九）肺脾气虚证

肺脾气虚证，是肺脾两脏气虚所表现出的证候。

【证候】久咳不止，气短而喘，痰多稀白，食欲不振，腹胀便溏，甚则面浮足肿，舌淡苔白，脉细弱。

【分析】本证多由久病咳喘，肺虚累及脾，或饮食不节，劳倦伤脾，不能输精于肺所致。脾肺之气均不足，水津无以布散，痰湿由内而生，形成肺脾气虚。肺气受损，故见久咳不止，气短而喘；肺气虚，水津不布，聚湿生痰，故痰多稀白；脾虚运化失常，故食欲不振，腹胀便溏；肺失宣发，脾失健运，肺脾之气不能化气行水，故面浮足肿；舌淡苔白，脉细弱，皆属肺脾气虚之征。脾肺气虚证与心肺气虚证均有气虚表现，所不同的是前者伴有脾病证候，后者兼有心病证候。

（十）肺肾阴虚证

肺肾阴虚证，是指肺肾两脏阴亏所表现出的证候。

【证候】咳嗽痰少，间或咯血，消瘦，腰膝酸软，骨蒸潮热，颧红，口干咽燥或声音嘶哑，盗汗，遗精，舌红少苔，脉细数。

【分析】本证多因久咳耗伤肺阴，进而耗伤肾阴，致肺肾阴虚。阴虚肺燥，津液不能上承，肺失清肃，则干咳少痰，口燥咽干，甚或声音嘶哑；虚火上炎，灼伤肺络，故咯血；肾阴不足，故见腰膝酸软，遗精；阴精不足，虚热内生，故见形体消瘦、骨蒸潮热、颧红盗汗、舌红少苔、脉细数等阴虚内热之征。肝肾阴虚证与肺肾阴虚证都有肾阴不足、虚火内炽的表现，所不同的是前者尚有肝阴虚、肝阳亢的症状，后者反映肺阴虚的现象。

（十一）脾肾阳虚证

脾肾阳虚证，是指脾肾阳气亏虚所表现出的证候。

【证候】形寒肢冷，面色㿠白，腰膝或下腹冷痛，下利清谷，或五更泄泻，或面浮肢肿，小便不利，甚则出现腹水，舌淡胖大，脉沉弱。

【分析】本证多由脾、肾两脏久病，耗气伤阳，形成脾肾阳虚证。脾肾阳虚，不能温养形体，故见形寒肢冷，面色㿠白，舌质淡胖、脉沉细弱；肾阳不能正常温煦腰膝，故腰膝冷痛；脾阳虚失于运化水谷精微，则下利清谷，五更泄泻；脾阳虚不能运化水液，水湿内停，膀胱气化失司，则小便不利：水湿泛滥肌肤，则面浮肢肿；土不制水，水湿内聚，水渗腹腔，则出现腹水，甚之见腹胀如鼓。

第三节　六经辨证

六经辨证是《伤寒论》辨证论治的纲领，是东汉张仲景所创立，用于对外感伤寒发生发展过程中所表现出的证候进行分类归纳的一种辨证方法。

六经是指太阳、阳明、少阳、太阴、少阴、厥阴，是人体脏腑经络气血的生理功能和病理变化的概括。张仲景在《黄帝内经》的基础上，总结前人的经验，依据机体抗病的强弱、病邪的盛衰及病势的进展、缓急，结合八纲，联系经络、脏腑、气血，对外感伤寒演变过程中所表现的各种证候，进行分类、归纳，概括为六经病证，即太阳病、阳明病、少阳病、太阴病、少阴病、厥阴病，用以说明病变的部位、性质，正邪斗争的消长盛衰，病势趋向和六类病证之间的传变关系。

六经辨证是以六经为纲，将外感病在发生发展过程中表现出的不同证候，归纳为三阳病和三阴病两大类。将太阳病、阳明病、少阳病归为三阳病，太阴病、少阴病、厥阴病归为三阴病。一般说来，三阳病多属阳证、热证、实证，三阴病多属阴证、寒证、虚证。就表里而言，太阳属表，其余各经病变属里，但表里的概念又是相对的。例如三阳属表，三阴属里；阳明病属表，太阴病属里等。

根据经络脏腑相关理论，每条经脉在体内都与一定的脏腑相联系。六经病证是经络、脏腑病理变化的反映，其中三阳病证是以六腑病变为基础，三阴病证是以五脏病变为基础。所以说，六经辨证实际上基本概括了脏腑十二经的病变。

六经辨证从病变部位上分，太阳病主表，阳明病主里，少阳病主半表半里，三阴病则统属于里。从病变性质及正邪关系上分，凡正盛邪实，抗病能力强，病势亢奋，表现为热为实的，多属三阳病证，治疗当以祛邪为主；凡抗病能力衰减，病势虚衰，表现为寒为虚者，多属三阴病证，治疗当以扶正为主。

一、太阳病证

太阳统摄营卫，主一身之表，有抗御外邪侵袭的功能，故称太阳为六经之藩篱。寒邪袭表，多从太阳而入，为外感病的初期阶段。由于患者体质有差异，感受病邪性质之不同，因而有太阳中风（表虚）与太阳伤寒（表实）的区别。

（一）太阳中风证

太阳中风证，是指风邪袭表，卫气不固所表现出的证候。

【证候】发热，恶风，汗出，头痛，苔薄白，脉浮缓。

【分析】本证多由风邪袭表，腠理不固，营卫失调所致。卫阳与风邪相抗相争，故有发热；风性开泄，腠理疏松，营阴不能内守，故汗出，恶风；风邪袭表，经气不利，故头痛；汗出营阴受损，则脉浮缓。

（二）太阳伤寒证

太阳伤寒证，是指寒邪袭表，卫阳被郁所表现出的证候。

【证候】恶寒发热，头项强痛，身痛腰痛，骨节疼痛，无汗而喘，脉浮紧。

【分析】本证乃因寒邪侵袭腠表，风寒外束所致。卫阳被郁，肌肤失于温煦，故有恶寒；邪正相争，阳气被郁，故见发热；邪郁经脉，腠理闭塞，故无汗；寒邪凝滞营卫，气血不得宣通，故身痛腰痛；肺主皮毛，邪犯太阳，肺失宣降，故见喘；寒邪束于肌表，故脉浮紧。

二、阳明病证

阳明主里主燥，为此当病邪传入阳明胃肠时多化热化燥，表现出一派阳亢热极的证候，为外感伤寒化热过程中邪热炽盛之阶段。由于体质的差异和邪气侵犯的部位不同，阳明病有经证和腑证之分。

（一）阳明经证

阳明经证，是指邪客阳明，邪热弥漫全身所表现出的证候。

【证候】面赤心烦，身大热，汗大出，口大渴，舌苔黄燥，脉洪大。

【分析】本证乃因邪热客于阳明经，里热弥漫全身，但肠内尚未结燥所致。邪热侵客阳明，造成里热亢盛蒸腾于外，故见身大热、面赤；热迫津液外泄，故大汗出；汗出津伤，则口渴；里热扰于心神，则心烦；舌苔黄燥，脉洪大，皆为里热炽盛，热盛伤津之征。

（二）阳明腑证

阳明腑证，是指邪热传入阳明之腑，热邪与肠中糟粕相结，致使腑气通降不利所表现出的证候。

【证候】身热，日晡潮热，汗出连绵，大便秘结，腹满硬痛，拒按，烦躁，甚则神昏谵语，舌苔黄燥或焦黄起芒刺，脉沉实有力。

【分析】本证乃由热邪入里，传入阳明之腑所致。阳明经气旺于日晡，今阳热亢盛，邪正交争，故日晡潮热；里热蒸腾于外，故汗出连绵；邪热现肠中糟粕相搏，燥屎内结，致使腑气不通，故大便秘结，腹满硬痛，拒按；邪热炽盛，上扰于心，故见烦躁，甚则神昏谵语；里热亢盛成实，故脉沉实有力；苔黄燥或焦黄起芒刺，为燥热内结伤津之征。

三、少阳病证

少阳病，是病邪已离太阳之表，尚未进入阳明之里的阶段，病邪客于半表半里之间。足少阳经属胆，胆居六腑之首，与肝脏相表里，其主半表半里。因其为介于表里之间的证候，故临床称"半表半里证"。

【证候】口苦，咽干，目眩，往来寒热，胸胁苦满，心烦喜呕，默默不欲饮食，脉弦。

【分析】本证乃因邪犯少阳经，处半表半里，正邪相争所致。热邪犯少阳，胆火上炎，耗伤津液，故口苦，咽干；热邪上熏，则目眩；邪处半表半里间，邪正相争，病邪出入未定，故见寒热往来；少阳经脉布于胸胁，今热郁少阳，经气不利，故胸胁苦满；胆之郁热犯胃，胃为热扰，故默默不欲饮食；热郁则心烦，胃逆则呕，故有心烦喜呕；弦脉为少阳病之主脉。

四、太阴病证

太阴病证，为脾阳虚、寒湿内盛的里虚寒证。其形成有两个因素：一为阳经传变而来，多由三阳病失治、误治，以致里虚而邪传太阴；二为素体脾胃虚弱，寒邪直中于太阴，引起虚寒下利及脾阳虚等证候。

【证候】腹满呕吐，食欲不振，腹泻，腹痛阵发，喜温喜按，口不渴，舌淡苔白滑，脉迟缓。

【分析】本证多由阳经病失治或误治传入太阴，或由素体脾胃虚衰，寒邪直中，导致脾阳虚，寒湿内盛而成。脾阳不足，脾失健运，寒湿内停，故见腹满，食欲不振；阳虚致阴寒凝滞，故腹痛阵发，喜温喜按；脾胃为寒湿所伤，升降失职，胃气上逆，则呕吐；脾阳虚，中阳不运，寒湿内盛，故腹泻；口不渴，苔白滑，脉迟缓，皆为脾阳虚、寒湿内盛之征。

五、少阴病证

少阴病证，是指心肾功能衰退的病变，无论其来自传变，或因体质素虚而外邪直中，皆为疾病的严重阶段。其病变以阳虚里寒为主，有寒化、热化两个证型。

（一）少阴寒化证

少阴寒化证，是指病邪从阴化寒，阴盛阳衰所表现出的证候。

【证候】畏寒蜷卧，四肢厥冷，下利清谷，舌淡苔白，脉沉微。

【分析】本证乃因心肾两脏阳气虚亏所致。阳气虚衰不能温煦机体，故见畏寒蜷卧，四肢厥冷；肾阳虚不能温暖脾阳，使脾虚不运水谷，故下利清谷；舌淡苔白，脉沉微，皆属阳虚阴盛之征。

（二）少阴热化证

少阴热化证，是指病邪从阳化热，阴虚而阳亢所表现出的证候。

【证候】心烦不寐，口燥咽干，舌红少津，脉细数。

【分析】本证乃因邪入少阴，灼耗肾阴，心火独亢所致。邪袭少阴从阳化热，灼伤肾阴，水亏而不能上济于心，使心火独亢，故见心烦不寐；阴虚内热，耗灼津液，故口燥咽干；舌质红少津，脉细数，皆为阴虚内热之征。

六、厥阴病证

厥阴病证，是六经病证的最后阶段，因此阶段正气和病邪在做最后抗争，故病变表现极其错综复杂。若阳气由虚衰而转复，则示病势好转；若阴寒盛极而阳气不续，则示病势重危；若阴寒虽盛而阳气尚能与之抗争，则病势多表现为寒热错杂的证侯。因厥阴病证是一个病情严重的阶段，临床表现又错综复杂，为此抓住辨证要点是非常重要的。在临证当中，必须随时关注厥阴病证的正邪进退之状况，及时调整治疗方案，才能获得疗效。

（一）寒热错杂证

寒热错杂证乃由正邪交争，阴阳失调形成的上热下寒、胃热肠寒的证侯。

【证候】口渴饮水不止，气上冲心，胸中热痛，饥而不欲食，食则吐蛔，四肢厥冷，下利呕吐。

【分析】本证乃由厥阴证阴寒与阳气相抗，造成阴阳失调，气机逆乱，所形成的寒热错杂证。若见上热，则口渴不止，气上冲心，心胸热痛而知饥渴；若见下寒，则不欲食，下利；若蛔虫上窜，故吐蛔；若阳气不能达于四肢，故四肢厥冷。

（二）厥热胜复证

厥热胜复证，为厥阴病发展过程中阴阳消长的外在表现。

【证候】四肢厥冷与全身发热交替而作。

【分析】本证乃由邪正相搏，正邪之间进退，表现出的阴阳交争之证侯。阴气盛，则厥冷；阳气复，则发热。厥冷时多，发热时少，为阳消阴长，其病为进；先发热而后厥冷者，病重。邪正相搏、厥热往来代表病之进退，故临床上常以厥热的时间长短以及厥热的多少，作为预测疾病病情转归和判断预后的依据。如厥热相等，为阳气来复，阴阳则趋于平衡，其病情向愈；热多厥少，乃为正能胜邪，故病势好转；厥多热少，则是正不胜邪，其病为进。热而复厥，为阳复不及，病又发作；但厥不热，则为阴盛而阳衰，病情危重；厥退而热不止，此为阳复太过，病从热化。

六经辨证是《伤寒论》辨证论治的纲领，八纲辨证是对一切疾病的病位和证候性质的总概括，两者相互补充，不可分割。因为疾病是在外邪的作用下，正邪斗争的临床反映，而正邪的消长盛衰，决定着疾病的发展变化，关系着疾病的证候性质，所以六经辨证的具体运用，无不贯穿着阴阳表里寒热虚实等内容。后世所说的八纲辨证，就是从《伤寒论》中得到启发而加以系统化的。由此可见，六经辨证与八纲辨证的关系是相辅相成的，必须明确这一点，才能有效地运用于临床的辨证和治疗。

第四节　卫气营血辨证

卫、气、营、血的名称出自《黄帝内经》，原指人体的物质基础和功能活动。卫和气属阳，在外，是人体的功能活动；营和血属阴，在内，指人体的营养物质。它们之间相互资生而又相互制约。四时温热病邪侵袭人体，造成卫气营血生理功能的失常，导致温热病的发生。叶天士引申了卫气营血之间的生理关系，创立了卫气营血辨证，将外感温热病在其病程发展过程中所表现出的证候，进行分析、归纳，概括为卫、气、营、血四个不同阶段的证候类型，即卫分证、气分证、营分证、血分证四个阶段，用以说明其病位深浅、病情轻重以及各阶段的病理变化及其传变规律，为临床治疗提供依据。卫气营血辨证是针对温病而创立的辨证方法。

"温病"，即温热病，是温热病邪所引起的急性发热病的总称。其特点是发病急速，病情多变，具有传染性、流行性、季节性、地域性等。温热病是由特异的致病因素"温邪"引起，"温邪"一词首见于叶天士的《温热论》，该书谓："温邪上受，首先犯肺。"温邪包括风热、暑热、暑湿、湿热、燥热、伏寒化温等，发病后以发热为主症。温邪的特异性体现在从外侵袭人体，温热性质显著，易消耗人体阴津，不同的温邪大多具有特定的侵犯部位等。

温热病邪侵袭人体，多起于卫分，渐次转入气分、营分、血分，这是病情发展的一般规律。但是，这种传变规律并不是一成不变的。由于病人的体质有强弱之分，感邪有轻重之别，临床上亦有起病即从营分或气分开始者，亦有病虽入气分而卫分之邪仍未消除者，还有不仅气分有热而血分同时受到热灼者，从而酿成气血两燔。为此，临床当中应根据病情的具体情况做出具体分析加以灵活运用。

温热病的临床治疗大法是：卫分证，治宜辛凉解表；气分证，治宜清热生津；营分证，治宜清营透热；血分证，治宜凉血散瘀。

一、卫分证

卫分证，是温热病的初期阶段，为温热病邪侵袭肌表，卫气功能失调所表现出来的证候。属八纲证候中的表热证。因肺主皮毛，卫气通于肺，故卫分证常见肺经病变的证候。

【证候】发热，微恶风寒，舌尖边红，苔薄白或微黄，脉浮数。常伴有头痛，咳嗽，口微渴，无汗或有少许汗，咽喉肿痛。

【分析】温邪初袭肌表，卫气被郁，肌肤失去温煦，故见恶寒；正邪交争于肌表，则发热；温为阳邪，温热之邪袭体则见发热重，恶寒轻；温热上扰于清窍，则头痛；温热犯表，肺失宣降，故咳嗽；咽喉为肺之门户，温热袭肺，则咽喉肿痛；温热袭表，卫气被郁，开合失司，故有汗或无汗；热邪伤津不甚，则口微渴；舌尖边红，苔薄白或微黄，脉浮数，为热邪在卫分之征。

二、气分证

气分证，是指温热病邪内入脏腑，为正盛邪实，正邪剧争，阳热炽盛的里热证。其病变范围较广泛，凡温邪不在卫分，又未传入营（血）分，皆属于气分范围。温热入气分的途径大致有两方面：一是从卫分传来；二是温热病邪直入气分。由于邪犯气分所在脏腑部位不同，故病理变化与临床证候也不一样。常见者有气分大热的阳明经证及热结肠道的阳明腑证。

（一）气分大热证

气分大热证是指邪热炽盛所表现出的证候。

【证候】大热，大汗，大渴，喜冷饮，面赤，心烦，舌红苔黄燥，脉洪大。

【分析】本证多由邪热炽盛而灼伤津液，气分热甚，弥漫全身，故见大热、大渴喜冷饮；邪热蒸腾，迫津外泄，故大汗出；热扰心神，故心烦；里热炽盛，气盛血涌，故呈面赤；因其为实热，故见苔黄燥，脉洪大。

（二）热结肠道证

热结肠道证，是指邪热入腑与糟粕互结，耗伤津液所表现出的证候。

【证候】日晡潮热，大便燥结，腹满硬痛，拒按，舌苔黄燥，脉沉实。

【分析】肠道属阳明经，而阳明经气旺于日晡。今热入气分，燥热内盛，正邪交争，故见日晡潮热；热结肠道，耗伤津液，肠道津亏，使肠内不润，故大便燥结；燥屎内结，腑气不通，故腹满、硬痛、拒按；舌苔黄燥，脉沉实为里热实之征。

三、营分证

营分证，是指温热之邪，内陷心营之深重阶段，以实质损害为主要病机变化。营分证是以营热伤阴，心神被扰的病变为主，其病位在心和心包。营分证多为气分不解而内传入营者；亦有从卫分证不经气分而直入营分者，此称为"逆传心包"；或由温邪直入营分者。

（一）热伤营阴证

热伤营阴证，是指温热之邪深入营分，耗伤营阴所表现出的证候。

【证候】身热夜甚，口干不欲饮，心烦不寐，或见神昏谵语，斑疹隐隐，舌红绛，脉细数。

【分析】本证乃由邪热入营，灼伤营阴所致。温热之邪侵袭而入营，灼耗而伤及营阴，故见身热而夜甚；营气通于心，今邪热入营，内扰于心神，则见心烦不寐或神昏谵语；热伤血络，故斑疹隐隐；热入营分，蒸腾营阴，营气上升则口干不欲饮；舌红绛，脉细数，均为热伤营阴之征。

（二）热入心包证

热入心包证，是指卫分邪热直接内陷心包所表现出的证候。

【证候】高热，神昏谵语，手足厥冷，舌红绛，脉细数。

【分析】本证是因温热之邪内陷于心包所致。热邪内咯心包，心神被扰，阻闭心窍，故见高热，神昏谵语；邪热闭遏于内，则自觉身灼热而手足厥冷；舌红绛，脉细数，皆为邪热伤营之征。

四、血分证

血分证，是温热病发展到最危重阶段，亦是卫气营血病变的最后阶段，病变已属极期和后期，以动血耗血、瘀热内阻为主要病机变化。凡邪热久留必使其体内真阴耗损，故病久而累及肾，为此血分证候是以心肝肾的病变为主。温热之邪入血分，多由营分证不解而传入血分，或由气分直接传入血分，此称为"气血两燔"。

（一）血热妄行证

血热妄行证，是指血分热炽，灼伤血络所表现出的证候。

【证候】在营分证的基础上，出现躁扰不安，斑疹透露，吐血，便血，尿血，血色鲜红或深红，舌质深绛，脉细数；常兼见全身壮热、口渴引饮、多汗等气分见证者，为气血两燔证。

【分析】本证乃因热入血分，灼伤血络所致。热入血分，血分热炽，神明被扰，故见躁扰不安；血热迫血妄行，故见发斑、吐血、衄血、尿血、便血等，且血色鲜红；若血热深重，则血色深红带紫；舌质深绛，脉细数，均为热邪深入血分之征。

（二）肝热动风证

肝热动风证是指血热灼伤肝经，肝风内动所表现出的证候。

【证候】发热，心烦，口渴，头痛眩晕，手足抽搐，角弓反张，舌红绛，脉弦数。

【分析】本证是由温热之邪亢盛，灼伤津液，故见发热，心烦，口渴；热邪上扰清窍，故见头痛，眩晕；血热灼伤肝络，筋脉失养，则抽搐，角弓反张；舌质红绛，脉弦数，皆属肝经热邪内盛之征。

（三）血热伤阴证

血热伤阴证是指血分热盛，耗伤阴液所表现出的证候。

【证候】低热不退，夜热早凉，五心烦热，口燥咽干，神疲，耳聋，舌红少苔，脉细数。

【分析】本证多由温热病后期，邪热久留，导致肝肾真阴亏损，虚热内生所致。虚热内炽，故见低热不退，夜热早凉，五心烦热；阴虚阳亢，虚火上炎，则口燥咽干；阴精亏损，正气虚衰，故见神疲无力；肾开窍于耳，肾精耗损，则耳聋；舌红少苔，脉细数，均为阴虚内热之征。

温病与伤寒类外感疾病的区别主要在于病源不同。温病是感受温热邪气而致，阳盛则阴病，乃化燥伤阴，多热势偏盛，甚至耗血动血；在病变过程中，又易于出现神昏谵语，斑疹，吐衄，动风痉厥等症。伤寒则是感受寒邪，阴盛则阳病，乃寒化伤阳。在治疗上，病变初期，温病宜辛凉解表以透热，伤寒宜辛温解表以散寒；后期，温病应重在养阴，伤寒应注意回阳。

第十一章 针灸心理疗法

第一节 基 本 理 论

从中医学发展早期开始，针灸疗法便一直是一种重要的治疗手段之一，在中医学中占有重要地位，同时也是治疗心理疾患的重要手段，是中医系统心理疗法必不可少的干预技术。其诊断心理疾病依据中医特色即辨证论治，然后对"证"进行治疗。同时针灸疗法注重调神，是对患者及医者在治疗过程中的要求。针灸疗法的特点主要是适应证广、疗效独特、经济安全且操作方便，是中医的一种适宜技术。

针灸疗法的精髓在于调气和治神，调气也是针灸疗法这一技术的关键所在，在治疗过程中讲究"气至而有效"，而治神则是调气的关键和前提，治神应包含两个方面的内容：其一，医者自身必须治神，也就是说针灸时一定要集中精神，专注意念，要求"手如握虎，如临深渊"一般；其二，患者也须以神应之，仔细感受得气感并引导其"气至病所"。

一、针灸理论与心理理论基础

（一）施针的中医理论基础

"治神"是针刺施治的基础与前提，在针刺治疗中居首要地位。神一方面指人体生命功能活动的外在表现，另一方面指人的精神活动。包括七情、五志，均属于精神活动范围。《素问·宝命全形论》："凡刺之真，必先治神……经气已至，慎守勿失。"

调气是针灸治病的奥妙所在，即"凡刺之道，气调而至"，"用针之要，在于知调阴与阳，调阴与阳，精气乃光，合气与形，使神内藏"，是说针灸通过调气而调节人体的阴阳平衡，使形神相合，从而达到治病的目的，而调气的前提与关键又在于调神摄神。由于经络内属脏腑，外络肢节。行气血，营阴阳，沟通内外，是联系形神的途径，腧穴又是神气游行出入之处，腧穴配合适当就能调节整个机体的功能，使经脉气血按正常规律升降出入，从而使患者恢复健康。对医者来说，针灸的取经、选穴主要取决于其对针灸学原理的掌握、理解和对疾病的正确认识与诊断，而手法才是针刺调气治病的核心。

中医针灸有数十种具体的手法形式，但强调"下守形，上守神。"也就是说下工泥于形迹，徒守刺法，而上工则应以己之神守病人之神，对此《素问·宝命全形论》有重要论述："故针有悬布天下者五……一曰治神……"即是指治神乃是针刺的首要法则。张景岳曰："医必以神，乃见其形，病必以神，气血乃行，故针以治神为首务。"

（二）针灸疗法的心理学理论基础

1. 针灸疗法中的心理暗示作用

治疗过程中，患者的心理因素对治疗效果的好坏有直接的影响。《东医宝鉴》尤其强调心理治疗的重要性，认为："古之神圣之医，能疗人之心，预使不至于有病。今之医者，唯知疗人之疾，而不知疗人之心，是犹舍本逐末，不穷其源而攻其流，欲求疾愈，不亦愚乎？虽一时侥幸而安之，此则世俗之庸医，不足取也。"

《内经》也很早就认识到某些疾病疗效欠佳与患者的精神活动存在密切关系。如果患者信任医者且有主动要求接受治疗的意愿，常会起到事半功倍的效果。如果患者怀疑医者，对治疗存有畏惧、猜疑之心，通常很难取得较好的疗效。如《素问·五脏别论》所云："病不许治者，病必不治，治之无功矣。"

暗示疗法是指在无对抗态度的条件下采用语言、表情、手势或其他暗号含蓄、间接地对他人的心理和行为产生影响的做法。暗示多采用言语的形式，也可用手势、表情或其他方式进行。如《素问·调经论》中："帝曰：刺微奈何？岐伯曰：按摩勿释，出针视之，曰我将深之，适人必革，精气自伏，邪气散乱，无所休息，气泄腠理，真气乃相得。"

针刺之前，将针拿出来给患者看，并告诉他将要深刺，以使患者精神集中，而实际上刺入的深浅程度，则按具体病情需要而实施。针灸治疗过程是一个完整的心身调节过程，不能简单地理解为一个单纯的物理刺激过程。正确的针灸理论和言语暗示、行为暗示均可对针灸的效应和临床疗效产生影响。在针灸时，将经络传感循行顺序告诉患者，并嘱其感知，其实就是具有言语暗示的心理治疗作用。此外，针灸得气亦是对患者的良性心理暗示。

2. 针灸疗法中对医者和患者的心理素质要求

（1）对医者的心理素质要求。《灵枢·九针十二原》中"粗守形，上守神"指出，要成为一名针灸"上工"，必须理智地驾驭自己的意志，做到积神于心，精神专一，调理自己的精神意念活动，保持精神的高度集中，利用自己正面的情绪状态感染患者。可以看出，古代医家非常注重守神。《灵枢·官能》中"用针之要，无忘其神"是指治神应当贯穿于从接诊到针刺完毕的整个过程之中，并做到将自己的"神"与患者的"神"统一起来，集中于针上。

重视治医者之神，就是要求医者自始至终心无旁骛，将精力专注于针下和患者。施治过程中即使医者明了经脉穴道，熟练施治手法，但如果其精神不能专一，志意杂乱无主，其施治亦难以成功。医者要了解患者心理状态变化的影响因素，准确地分析发病原因、判断疾病预后，并有效地将心理暗示干预等运用到针灸治疗中。针灸过程中，医者要密切观察患者的各种反应。

《灵枢·九针十二原》强调要注意观察患者神色的变化。《素问·针解》中也提醒医者尤其要注意患者的眼神，"必正其神者，欲瞻病人目制其神，令气易行也"，治疗中注意患者眼神，引导患者使其精神专一，细心体会针下感应，可令经气畅达，有利于疾病向愈。通过对患者形神的观察，可以了解患者对针刺的耐受情况，及时调整针刺手法和强度，有效地防止晕针等针刺意外事件的发生，并可增强患者对医者的信任感，取得最佳的治疗效果。

（2）对患者的心理素质要求。治疗要达到最佳疗效，不仅对医者有要求，对患者来说也有一定的要求，只有双方互相协作配合才可以达到最佳状态。针灸施治过程中要求患者能够做到神情安定，意守感传，医者需在患者平和稳定的精神状态下进针。

《素问·刺禁》中指出以下几种情况不得马上针刺："无刺大醉，令人气乱。无刺大怒，令人气逆。无刺大劳人，无刺新饱人，无刺大饥人，无刺大渴人，无刺大惊人。"

在以上这些患者神气未定情况下，马上针刺，会造成"气乱""气逆"等不良后果。

《灵枢·终始》也提出："大惊大恐，必定其气，乃刺之。乘车来者，卧而休之，如食顷，乃刺之。出行来者，坐而休之，如行十里顷乃刺之。"认为医者必须要让患者情绪稳定，神气安宁后方可行针治疗。

患者的精神状态可以影响治疗效果，在针刺治疗中尤为明显。

《金针梅花诗钞》："病者之精神治，则思虑蠲，气血定，使之信针不疑，信医不惑，则取效必宏，事半功倍也。"

针刺治病时医者之神与病者之神应相辅相成，缺一不可。医者在自身守神的基础上引导患者积极配合。

《素问·针解》："必正其神者，欲瞻病人目制其神，令气易行也。"

这就是以意引气的一种方法，即以医者之神，摄制患者之神，通过暗示的心理影响，引导患者注意施术部位，使经气易于运行，而产生针刺传感反应。名医华佗也十分注重对患者的暗示引导作用。

《三国志·华佗传》："下针言，'当引某许，若至，语人'。病者言'已到'，应便拔针，病亦行差。"

患者在安神定志的基础上，全身心地投入到治疗过程中，积极配合，可显著提高疗效。此外，医者专注的神情、认真的态度，对患者无疑会产生良好的心理安慰作用，从而增强患者对医者的信任感和战胜病痛的信心，这对针灸疗效的提高也有促进作用。

此外，治神时要求患者"入静"，它可明显提高针刺时的循经感传出现率。入静过程中，患者的心理负荷显著下降，完成被试任务所需要的心理资源量减少，同样，它还可通过改变人体中枢神经系统特别是大脑皮质的功能状态，使循经感传的出现率明显提高，从而进一步提高针刺疗效。

第二节 基 本 操 作

一、针灸治神的主要方法

（一）治神三步骤

神是人体生命活动的总称，是人的精神、意识、知觉、运动等一切生命活动的集中表现和主宰者。中医论针刺，首先重神，"用针之要，无忘其神"，"凡刺之法，先必本于神"。

临床诊治中常分为"察神""守神""治神"三个步骤。

1. 察神

神以精、气、血、津液为物质基础，是脏腑功能和气、血、津液盛衰的外露征象，主宰着全身。因此，神的盛衰与存亡反映在全身各部。当身患疾病时，神受到侵害，就会出现种种异常状况，如目无光彩、语言失常、昏不知人等。所以临床观察患者的神，可以判断病情的轻重安危。

生命运动的过程肉眼是看不见的，但其运动功能所形成的结果是可见的，这可见的现象就是"神"。就人而言，神不能离开机体而独立存在，有形才有神，形为神舍，神为形主。故《素问·上古天真论》有"形与神俱，形神合一"之说。神在于形，几乎体现在全身各个部位。

在临床上对于神的诊察，不仅要注意观察患者局部的变化，而且还应该重视对患者的全身情况进行仔细地诊察。具体言之，主要诊察眼神、神情、神志、言语、声音气息、饮食，舌象和脉象等诸方面的异常变化，才能正确地判断出患者神气的盛衰与存亡。如脉诊。脉贵有神。脉有三部九候，一息四至，不浮不沉，不快不慢，从容和缓，节律一致。心主血而藏神，脉为血之府。血气充盈，心神健旺，脉象自然有神。

《灵枢·九针十二原》："凡将用针，必先诊脉，视气之剧易，乃可以治也。"

在针灸治疗过程中，医者应明察秋毫，注意患者的神态变化。患者神情安详，面色如常，示针刺顺利，脉气调顺。若患者显痛苦之状，则可能因医者进针不当伤及血脉，或手法过重，补泻失宜，患者不堪耐受，或患者体位变动，以致气滞不通。如果患者突然面色苍白，汗出心慌，头晕，大多属晕针，此时应及时去针，去枕平卧，保暖。施针已毕，还要通过察神，了解患者的情绪及心理状态，根据不同情况嘱"慎其大喜""慎勿大怒""勿大悲伤"，心情平静，以静养气，令气勿散。这样方有利于维持针刺治病的效应。

2. 守神

古人在针灸时非常重视"守神"。所谓"守神"，即在针刺过程中始终驻守"医患"双方的神气。

《灵枢·本神》："凡刺之法，必先本于神。"

《灵枢·官能》："用针之要，忽忘其神。"

《灵枢：九针十二原》"粗守形，上守神。"

刺法技术的高低，"守神"与否及其掌握程度就是分水岭，守神在针灸治病中极为重要。"守神"必须做到定神和专一。

（1）定神。指在治疗中要设法让患者安定。针刺疗法往往令人畏惧，特别是初次接受针刺治疗的患者，或多或少怀有恐惧心理，发生全身肌肉紧张等现象，给寻找针感和掌握针感带来操作上的不便，故消除患者的恐惧心理，树立患者的治疗信心，是保证针术操作顺利的必要条件。

《金针梅花诗抄》："病者之精神治，则思虑蠲，气血定，使之信针不移，信医不惑，则取效必宏，事半而功可倍也。"

此外毫针的操作不同于其他方法，治疗的环境一定要安静，在针刺过程中，患者的精神必须集中在针感上。患者神志安定才能施针，这时，针下的气行现象才容易出现，未安而勿刺。

《标幽赋》："凡刺者，使本神朝而后入：即刺也，使本神定而气随，神不朝而勿刺，神已定而可施。"

（2）专一。指在治疗中医者要神情专一。针刺必然要选取一定的腧穴，而腧穴的作用就是以神气为主。

医者在临诊时应全神贯注，精神集中，专心致志地体会针下感觉和患者反应。故东汉名医郭玉曾深有体会地说："神在于心手之际"。在治疗过程中，运针调气，也要把握住心，使神不外驰。

医者将要针刺时，要聚精会神，静心凝志，观察患者鼻与两眉之间的神气与色泽，从而测知疾病的虚实，正气盛衰。进针时要把注意力集中在微细的针端。高明的医者，知道并谨守人体血气的往来盛衰，在补泻时懂得把握气机变化的规律，一旦针下得气，就密切注意气之往来，而不失去应补应泻的时机。

3.治神

"治神"首见于《黄帝内经》。"治神"在针刺治疗过程中对医者和患者皆具有重要意义。

《素问·宝命全形论》："凡刺之真，必先治神。""故针有悬布天下者五……一曰治神。"

《金针梅花诗钞》："用针者人也。医者之精神治，则造化通，料事明，决断果，使之临危则不乱，卒遇大恐而不能惊。病者之精神治，则思虑蠲，气血充，使之信针不移，信医不惑，则取效必宏，事半而功倍也。"

临床治神应分两个层次。一是调理医患双方的精神状态；二是调治患者经脉血气虚实顺逆。至于治神的具体针法，根据不同情况，又各不相同。

《灵枢·根结》："用针之要，在于知调阴阳。调阴与阳，精气乃光，合形与气，使神内藏。"

"神"字贯穿于针灸诊治疾病的全过程，是针灸治病的精华所在。

（二）来自医者的治神方法

针灸疗法中治神是关键，既包括来自医者的因素，也包括患者的因素。在方法上，主要有医者治神的方法和患者治神的方法。

1. 治则明确

针灸治疗也讲究辨证论治，才能取得好的效果。施治原则对于针灸处方选穴以及操作方法的运用等都具有重要的指导意义。

《灵枢·九针十二原》："凡用针者，虚则实之，满则泻之，菀陈则除之，邪胜则虚之。"

《灵枢·经脉》："盛则泻之，虚则补之，热则疾之，寒则留之，陷下则灸之，不盛不虚，以经取之。"

2. 取穴准确

经络是气血运行的通道，腧穴是人体脏腑经络气血输注于体表的部位，因此，针灸治疗取效首要条件是选经取穴的准确。腧穴有其特异性，取穴不同，效用不同；取穴不准，则效用亦差。由此可见，选穴准确对疗效之重要。选穴准，疗效好，才得"治神"之目的。

3. 手法精确

在取穴准确、治则明确的基础上，手法的精确是针灸取效的关键所在。除补泻所用的单式补泻法、复式补泻法等手法外，针刺常用的辅助手法如循、弹、刮、摇、搓、飞、震颤等方法，对用于催气、行气均有其精妙之处。得气之后，为使气至病所，针灸学尚有逼针法、推气法、按截法等行气的手法，以使经气的感应传导到病变部位。

4. 针刺深度

针刺的深浅必须适度。针刺的深浅应根据病变部位的深浅来决定。针刺的深浅应根据针感来决定，也就是以得气为度。一方面指在施针时对针下酸麻胀重感应大、出现快、精神紧张、惧怕针刺的患者，针刺应当浅些，对于感应迟钝或者感应小的患者，针刺应当深些。另外一方面则是指得气即可，故病深而针浅则病不能去，病浅而针深则徒伤肌体正气。

（三）患者配合治神的方法

病者之治神针刺取效与否，不仅取决于医者，也与患者的精神状态密切相关。实际上，神是脏腑气血功能状态的外在表现。患者精神放松，神安气定时用针，则气易至而效亦佳；精神紧张，心神不宁时用针，则气不至而效不彰。

《灵枢·本神》："是故用针者，察观病人之态，以知精、神、魂、魄之有之，得失之意，五者以伤，针不可以治之也。"

《标幽赋》云："凡刺者，使本神朝而后入，既刺也，使本神定而气随，神不朝而勿刺，神已定乃可施。"

1. 信任

历代医家均认为"不信医者不治"。如果患者不信针灸疗法或不信医者，医者当先安其心神。

《灵枢·师传》："告之以其败，语之以其善，导之以其所便。"

针刺过程中，医者应充分调动患者的主观能动性，使其神气得复能够应针，否则未治先失其神，以致无法激发其心神，调摄其神气。再者如果患者的精神已经损伤，神气涣散，说明病情危重，就不能再妄用针灸之法了。可见针灸治病时医者之与病者之神相辅相成，缺一不可。

2. 定心

治神要求医者和患者都要心情平静。医者在针灸临床中应注意对患者进行"定心"的引导。首先要创造安静而舒适的治疗环境；接诊者应举止端庄，热情大方。询问病史、体格检查要认真仔细；积极开导和努力消除患者对疾病和治疗方面的疑虑和恐惧。调整和稳定好患者的情绪。

《灵枢·邪客》："持针之道，欲端以正，安以静。"

情绪是内外刺激的一种客观表现，又是一种主观体验。当人的情绪处于低潮或不稳定时，人的兴奋性随之而下降，生理功能、心理承受能力、机体的免疫功能也随之下降。就针刺治疗而言，它的作用在于激发、推动机体的自我调整能力，调动机体固有的积极因素使机体的正气上升、邪气下降，即扶正祛邪，从而达到机体正常的气血平衡、阴阳平衡、动静平衡，实现机体由病理状态向生理状态的转化。这个转化过程的实现，有赖于患者情绪的支持。

3. 入静

《标幽赋》："凡刺者，使本神朝而后人，既刺也，使本神定，而气随。神不朝而勿刺，神已定而可施。"

只有患者神志安定才能施针，未安而勿刺。"入静"可使针刺时的循经感传出现率明显提高。在入静过程中，患者的心理负荷明显下降，完成被治疗任务所需要的心理资源量减少，说明一种低心理负荷，低心理能量消耗的皮层状态很可能是循经感传的重要条件之一。入静，通过改变人体中枢神经系统特别是大脑皮层功能状态使循经感传的出现率明显增高。因此，在临床治疗中强调"入静"之目的，在于能进一步提高针灸疗效。

4. 得气

在针灸临床中，特别强调得气的感觉。得气，亦称"气至""针感"，是指毫针刺入穴位后，施以一定手法而使针刺部位获得"经气"感应。医者感到针下有沉、紧、涩、滞等感觉。

《标幽赋》："轻滑慢而未来，沉紧涩而已至气之至也，如鱼吞钩饵之沉浮；气未至也，如闲处幽堂之深邃。"

《针灸大成》："如针下沉重紧满者，为气已至……如针下轻浮虚活者，气犹未至，如插豆腐者，莫能进之，必使之候，如神气既至，针自紧涩，可以依法察虚实而施之。"

《灵枢·九针十二原》："刺之而气不至，无问其数；刺之而气至，乃去之……刺之要，气至而有效。"

在针灸治疗时，必候经气之所在而刺之，针刺得气是取得疗效的关键，得气就是针感效应，即患者的针感与医者的手感，这种感觉和表现依赖于医患双方的密切配合，认真体会，细心观察，准确把握，及时捕捉。人的感觉与脑主神明密切相关，所以治神对于得气与否十分重要。

二、针灸技术的选择与实施

针灸技术包括艾灸、拔罐、刮痧、皮肤针（梅花针）、耳针、三棱针、指针、毫针等。

（一）艾灸

用艾绒或以艾绒为主要成分制成的灸材，点燃后悬量或放置在穴位或病变部位，进行烧灼、温熨，借灸火的热力以及药物的作用，达到治病、防病和保健目的的一种方法。

常用艾条、艾炷做介质，采用直接灸或间接灸法操作。直接灸是将艾炷直接置放在穴位皮肤上施灸的一种方法。间接灸是在艾炷与皮肤之间垫隔适当的中药材后施灸的一种方法。根据选用中药材的不同又分为不同的间接灸，如隔姜灸、隔蒜灸等。

具体操作可参照国家标准《针灸技术操作规范 第1部分：艾灸》进行。

（二）拔罐

拔罐是以罐为工具，利用燃烧抽吸、蒸汽等方法造成罐内负压，使罐吸附于腧穴或体表的一定部位，以产生良性刺激，达到调整功能防治疾病目的的外治法。

拔罐可分为火罐、水罐、抽气罐。火罐：火罐是指通过燃烧罐内空气的方法用来拔罐的器具；水罐：水罐是利用空气热膨胀原理，通过蒸汽、水煮等方法用来拔罐的器具；抽气罐：用一种特制的罐具和一个抽气装置构成并通过抽吸方法用来拔罐的器具。拔罐的部位：根据病症选取适当的治疗部位。以肌肉丰厚处为宜，常用肩、背、腰、臀、四肢近端以及腹部等部位。

施术方式：具体操作可参照国家标准《针灸技术操作规范 第5部分：拔罐》进行。

（三）皮肤针

皮肤针俗称梅花针，由多支不锈钢短针集成一束，或均匀壤嵌在如莲蓬形的针盘上，固定在柄的一端而成的针具。

施术部位：选取与疾病相关的穴位叩刺。主要用于背俞穴、夹脊穴、某些特定穴和阳性反应点。

穴位叩刺：可采取局部穴位或循经穴位，针尖对准叩刺部位，运用灵活的腕力垂直叩刺，即将针尖垂直叩击在皮肤上，并立即弹起，如此反复进行。

刺激强度：刺激强度分为弱中强三级。

弱刺激：用较轻的腕力叩刺，局部皮肤略见潮红，患者稍有疼痛感觉。

中等刺激：叩刺的腕力介于弱、强刺激之间，局部皮肤明显潮红，微渗血，患者有疼痛感。

强刺激：用较重的腕力叩刺，局部皮肤明显潮红，可见出血，患者有明显疼痛感觉。

具体技术操作方法参照国家标准《针灸技术操作规范 第7部分：皮肤针》进行。

（四）刮痧

用特制的器具，依据中医经络腧穴理论，在体表进行相应的手法刮拭，以防治疾病的方法。刮痧板由牛角、砭石、陶瓷、玉石等质地坚硬的材质制成的板状器具，是刮痧的主要工具。刮痧时涂抹在刮拭部位的润滑护肤增效制剂，如刮痧油、刮痧乳等刮痧介质。刮痧后皮肤出现潮红、紫红色等颜色变化，或出现粟粒状、丘疹样斑点，或片状、条索状斑块等形态变化，并伴有局部热感或轻微疼痛，称为出痧。

与心理治疗相关的刮痧的适应证如下。

内科：头痛、头晕、失眠、发热、胃痛、腹痛、便秘、腹泻、中暑、痹证、痿证、面瘫、哮喘、中风后遗症、胁痛、呃逆、疲劳、肥胖等。

外科：落枕、颈痛、肩痛、背痛、腰痛、腿痛、膝关节痛、足跟痛等。

妇科：痛经、月经不调、带下病、闭经等。

皮肤科：痤疮、荨麻疹等。

五官科：耳鸣、耳聋等。

刮痧的具体操作可参照国家标准《针灸技术操作规范 第22部分：刮痧》进行。

（五）耳针

耳针是指使用短毫针针刺或其他方法刺激耳穴，以诊治疾病的一种方法。耳郭与人体各部存在着一定的生理联系。望耳的形态、色泽可以辅助诊断疾病，刺激耳部穴位可以防治疾病，其治疗范围较广，操作方便，且对疾病的诊断也有一定的参考意义。

耳穴刺激方法：在耳穴的刺激方法上，除刺血外，尚有针刺、艾灸、按摩、塞药、割治之法。

耳针治疗的心理病证：包括神经衰弱、戒烟酒、躯体化障碍、哮喘、更年期综合症等。

耳针具体技术操作方法参照国家标准《针灸技术操作规范 第3部分：耳针》进行。

（六）毫针

是针灸临床使用最多的一种针具，分为针尖、针体、针根、针柄、针尾五个部分。操作毫针要求较高，一般由具有中医临床执业医师或针灸康复治疗师操作。

具体操作方法参照国家标准《针灸技术操作规范 第20部分：毫针基本刺法》和《针灸技术操作规范 第21部分：毫针基本手法》进行。

接受专门的中医心理技术培训者，原则上不要独立进行毫针操作，但可以在中医医师的指导下参与毫针治疗的部分操作。不过，在运用其他认知与行为心理治疗技术过程中，可以辅助运用指针代替毫针做针灸操作。指针即是用手指来按压相应的针灸穴位，替代毫针起针灸治疗的作用。指针与推拿技术相类似，但指针是按照毫针的原理来进行的穴位定点按压，通过指力轻重、按压状态的深浅来发挥穴位治疗的作用。

第三节　针灸疗法中影响治神的主要因素

一、生理因素

信息增强规律认为针刺是一种对人体的能量输入，本身所含的信息量较少，主要是提供人体组织细胞机械能、热能，但信息度较强。人体的经络气血运行发挥自身整体调节功能的信息（即经络传导信息），是一种生命信息，含有丰富的信息内容，包括复杂的生物电、组织细胞物理化学变化等，其相对于针刺强度说是极其微弱的，很难用效应来觉察它的存在。但是机体组织细胞吸收了针灸刺激的能量信息后，其经络传导信息的强度增强，通过经络感传，气血运行，从而达到抗病治病之目的。从效应状况来说，健康者可以发挥自身调节功能而保持经络传导稳定的状态。在疾病条件下，人体的自身调节功能强度降低（即经络传导功能降低），不足以使经络气血运行通畅，发挥自身整体调节功能的信息是"潜在的"信息。通过吸收针灸刺激能量后，其经络传导功能的信息强度增强，通过产生酸胀痛麻等感应，转化为一种"现实的"信息，使病情向痊愈方向发展，达到治病的目的。生命信息的功能在于能从针灸等刺激中吸取能量来加大自己的强度和有序化效应，这是针灸发挥作用的现代信息论机理。如何才能最大限度地吸收外界针刺所提供的能量信息、发挥针灸的治疗效果，主要与患者的生理、心理、病理因素密切相关。

人体是一个有机整体，其生理功能、病理反应均受到心理因素的影响。如：人发怒时，心率加快、血压升高、胃肠运动减弱、瞳孔扩大、红细胞增多、血糖增高、呼吸加深加快、肌紧张、肌肉运动增强；人紧张时，肾上腺素、肾上腺皮质激素、胰岛素和抗利尿激素等分泌增加。现代心理生物学研究表明，作为神经内分泌系统轴心的下丘脑垂体——靶腺激素系统是心理因素影响躯体生理病理过程的解剖学基础。此外，心理因素还可以通过影响自主神经系统的功能，影响内脏功能和免疫功能。针灸是通过激发机体固有的生理调节系统功能，产生针灸调节效应，因此针灸效应也必然受心理因素的影响。

二、心理因素

针灸前，患者在接受针灸治疗时的心理状态各不相同。有些患者迫切希望接受治疗，心理上表现为求治动机明确，希望自己能在短时间内康复；而有些患者没有长期与疾病抗争的心理准备，对治疗的效果容易产生怀疑和动摇的态度；还有一些患者对针灸治疗存在恐惧心理，害怕疼痛，情绪紧张，对针灸治疗仍抱着半信半疑的态度。这个时候，医者就要表现出充分的信心和耐心，多谈成功的治疗案例，以增强患者的信心，使之更好地配合治疗。对病情严重的患者，要告知预后，制定好疗程，并正确说明各个治疗阶段后可能达到的疗效。如患者病情转归如医者所述，才能增加患者对医者的信任，坚定其治疗信心。同时可以加强新患者与疗效较好的老患者之间的交流，通过现身说法，宣传疾病的治疗效果，增强患者信心。

主动要求接受治疗者常有事半功倍之效。怀疑医者，对治疗存有畏惧、猜疑心理者常难收良效。

《素问·五脏别论》："病不许治者，病必不治，治之无功矣。"

在不良的精神状态或惧针恐医的心理情况下进行针刺，往往会引起一系列机体功能紊乱，容易发生意外，轻则晕针、滞针，重则病情恶化。

《素问·汤液醪醴论》："病为本，工为标，标本不得，邪气不服。"

各种治疗措施能否发挥作用，取决于患者良好心态的配合。这就要求医者对患者要做到语言亲切，检查细致，耐心解释，使患者消除顾虑，树立战胜疾病的信心，情绪稳定，心神安宁地接受治疗。

进针前，医者应掌握患者的精神症状、心理状态，了解患者对针刺治疗的认知程度，把握言语分寸和沟通技巧及对患者隐私的尊重。及时给予患者相应的良性暗示和心理疏导，以增强患者战胜疾病的信心，使患者从终日沉浸在疾病的烦恼郁闷中解脱出来。

《灵枢·师传》提出了开导患者的具体方法："人之情，莫不恶死而乐生，告之以其败，语之以其善，导之以其所便，开之以其所苦，虽有无道之人，恶有不听者乎？"

通过分析疾病的危害，使患者重视疾病，认真对待；指导患者如何进行调养及配合治疗；讲解疾病的可愈性，增加战胜病魔的信心；给予患者一定的承诺，以减轻或消除患者的心理压力。通过这种语言说理开导，可改善患者精神状态，使某些疾病获愈，达到促进心身健康的目的。

当进针时，医者应全神贯注于针尖上，一刺而入，将自己的学识、专注和自信融为一体，可使患者增加对医者的信任感，从而增强疗效。如若医者针刺之时与旁人谈笑风生，不顾患者的反应，给患者留下不负责任的印象，就会影响患者对治疗的配合，甚则造成针刺意外。同时以针治病，有物凭借，使言语暗示诱导的作用在针刺激的基础上得以强化，比单纯暗示效果佳，因此安慰针加语言暗示在止痛治疗中可取得较好疗效。

针灸疗法容易令人畏惧，对初次接受针刺或精神紧张的患者，医者应以温和、自信的言语进行诱导，叮嘱其全身放松，转移其注意力，松弛骨骼肌肉，缓解紧张不安的情绪，减轻患者的畏惧心理和针刺疼痛程度，使患者神气专一，身心同治。手法上也要注意轻柔，要充分发挥左手的作用，在穴位处按揉，并可随咳嗽进针，以分散其注意力，尽量减少进针的疼痛感，保证针术操作的顺利进行，即"语徐而安静，手巧而心审谛者，可使行针艾，理血气而调诸逆顺"。

施针时，医者将患者的意念活动引入治疗中，会大大提高疗效。可令患者闭目调息，排除杂念，以达心静、体松、神凝的状态，认真体会针下感觉。患者跟随医者的语言诱导暗示，导入良性意念，从而达到良好的功能状态，在暗示之下可更快得到针感，并使针感迅速达到病所，根据意到气到、气领血行的原理，可以加快病变部位的气血运行，加快疾病的痊愈。医者在行针过程中，可以告诉患者针刺后的针感传导方向，嘱患者以意念领针感至病所，在暗示的引导下，患者循经感传的出现率可大大提高。在一些疾病的治疗中可以在针刺的同时指导患者活动相关部位或进行精神活动，如语言功能障碍者以指导其发音为主，脏腑或胸腹疾病患者以胸或腹式呼吸为主，落枕、扭伤患者以活动患处为主，以针刺为媒介，激发、推动机体的自我调整能力，调动机体固有的积极因素。临床上可用灵活的暗示法转移患者的注意力，进针时要分散患者的注意力，进针后又必须回转患者的注意力于所刺部位，以促进疗效。

《素问·五脏别论》中指出，治病时医者要"观其志意，与其病也，拘于鬼神者，不可与言至德。恶于针石者，不可与言至巧。病不许治者，病必不治，治之无功矣"。

针刺之时，医者要有良好的情绪及精神状态，才能感染和调动患者使其产生积极心理状态和情绪活动，配合针刺治疗，双方达到"治神"的状态，才能取得预期疗效。反之，如果医者情绪不好，恼怒或悲伤，则医者本人不但不能集中精神施针，且不能取得患者的信任，从而无法获得较好的临床疗效。

接受针灸治疗的许多患者的疾病与精神心理因素相关，如偏头痛、失眠、心悸、经前期紧张综合征等。错误的认知是此类患者的通病，他们会将一个躯体症状放大并与很多恶性疾病产生联想，比如从胁肋胀痛、胸闷、善太息等联想到肝癌、喉癌、严重心脏病等。对于这样的患者不能简单地用"不是""绝对不是"的方式进行解释，必须让患者知道"不是"的原因和依据，在说明主症的同时，准确地指出患者尚未言及的一些临床体征，并告知这些体征的内在联系以及一同出现的必然性，明确指出这些病症确为良性或功能性疾病，使患者对病情心中有数，消除顾虑。对于一些功能性疾病，临床上可巧妙地运用心理暗示，并适当地用一些保证及鼓励性语言，如"你的病不算什么，这种方法曾治好很多你这样的患者""你只要坚持治疗就会看到效果的"等，帮助患者树立战胜疾病的信心。

出针后，医者须嘱患者注意针后的精神摄调，保持稳定平和的情绪，以免因情绪波动而影响疗效或复发。

《素问·刺法论》提出刺毕须"静神七日""慎其大喜""慎勿大怒""勿大醉歌乐""勿大悲伤也"，以发挥针刺的远期效应。

《素问·汤液醪醴论》："针石，道也。精神不进，志意不治，故病不可愈。"

说明针刺治疗后应让患者神志安定，保持平静的心境，这对于提高和巩固针刺治疗效果是十分重要的。精神状态可影响针刺的治疗效果。

三、个性特征

患者的个性心理特征突出表现为中医所说的气质类型。在针刺治疗中，个性特征具有预测作用，即据此可预测患者对针刺的反应情况，如"得气"的快慢。同时，个性特征还具有指导医者针刺手法的作用，以及具有预防作用，即根据患者气质类型预测并防止某些不良现象的出现，如晕针等。

1. 气质类型与针灸反应

中医认为人的性格、气质特征与其生理素质，即气血、阴阳、脏腑的盛衰有机联系在一起，构成不同的气质类型。不同类型的患者对针刺治疗的反应有所不同，对此，《内经》有不少阐述。

《灵枢·行针》中对"重阳之人"的心身特点及针刺反应特点论述最详，指出："重阳之人""熇熇蒿蒿，言语善疾，举足善高，心肺之脏气有余，阳气滑盛而扬。"

即这一气质类型的人言语爽朗流利，语速快，走路也显得精神抖擞；“熇熇然，炽盛也”，“蒿，谓气蒸出貌”，用以形容精力充沛，魄力十足的样子，这是心肺之脏气健旺，阳气十分充盛所表现出来的气质特征。此类人对针刺的反应为“其神易动，其气易往也”，“神动而气先行”，即对针刺极易发生反应，“得气”很快，甚至气先针行，也就是不待针刺入，刚一听到或看到针具（神动），便似乎已有“得气”的感觉。“重阳之人”中也有个别情况对针刺反应不那么灵敏（“神不先”），这与此种人阳中颇有阴，即阳气虽盛，而阴气亦盛的生理特点有关，一般这种人有经常抑郁恼怒、好发脾气但易缓解的情绪特点，由于阳中有阴，阳为阴滞，阴阳离合困难，所以其神气不易激动，对针刺反应的速度不是那么快。

2. 气质类型与针灸的选择

针灸疗法需参照多种因素才能决定，其中患者的个性气质类型是重要的参考依据。

《灵枢·通天》：“古人善用针艾者，视人五态乃治之，盛者泻之，虚者补之。”再结合《灵枢·行针》《灵枢·逆顺肥瘦》等篇，可以得出关于针灸疗法的一般规律。

阴阳和调之人针灸时用一般常规刺法即可。

《灵枢·逆顺肥瘦》：“端正敦厚者，其血气和调，刺此者，无失常数也。”

《灵枢·通天》：“阴阳和平之人，其阴阳之气和，血脉调……审有余不足，盛则泻之，虚则补之，不盛不虚，以经取之。”

此“以经取之”指从其本经取治。“盛则泻之”即邪气盛用泻法，“虚则补之”即正气虚用补法。

多阴少阳之人，相当于太阳之人与少阳之人，其除具有《灵枢·通天》所描述的心身特征外，《灵枢·行针》还突出指出了其“多阳者多喜”的情志特点。《灵枢·通天》认为均可泻其阳，但因其中少阳之人“实阴而虚阳”，阳的含量少于太阳之人，所以针治不应该仅泻其阳，而应泻其阳的同时充实阴经。泻阳指泻其络脉。

多阴少阳者，太阴之人“其阴血浊，其卫气涩，阴阳不和，缓筋而厚皮”，所以针治此者“不之疾泻，不能移之”，即若不急泻其阴分，病情就不能好转。少阴之人“多阴而少阳”，针灸时“必审而调之”，即详察阴阳盛衰进行调治。

第四节　针灸调神的常用穴位及方法

一、调神的常用针灸穴位

1. 少商

【取法】在拇指桡侧，去指甲角 0.1 寸处取穴。

【特异性】五输穴之井穴，五行属木。

【功用】解表清热，通利咽喉，苏厥开窍。

2. 风池

【取法】正坐或俯伏，在项后，与风府穴（督脉）相平，当胸锁乳突肌与斜方肌上端之间的凹陷中取穴。

【特异性】手足少阳、阳维之交会穴。

【功用】平肝息风，祛风解毒，通利官窍。

3. 足三里

【取法】正坐屈膝位，于外膝眼（犊鼻）直下一夫（3寸），距离胫骨前嵴一横指处取穴。或用手从膝盖正中往下摸取胫骨粗隆，在胫骨粗隆外下缘直下1寸处取穴。

【特异性】五输穴之合穴，五行属土；胃之下合穴。

【功用】健脾和胃，扶正培元，通经活络，升降气机。

4. 天枢

【取法】仰卧位，在脐中（任脉之神阙穴）旁开2寸处取穴。

【特异性】大肠之募穴。

【功用】调中和胃，理气健脾。

5. 丰隆

【取法】正坐屈膝或仰卧位，在条口穴后方1横指取穴，约当犊鼻与解溪的中点处。

【特异性】足阳明经之络穴。

【功用】健脾化痰，和胃降逆，开窍。

6. 三阴交

【取法】正坐或仰卧位，在内踝高点上3寸，胫骨内侧面后缘取穴。

【特异性】足太阴、厥阴、少阴之交会穴。

【功用】健脾胃，益肝肾，调经带。

7. 心俞

【取法】俯卧位，在第5胸椎棘突下，神道（督脉）旁开1.5寸处取穴。

【特异性】心的背俞穴。

【功用】宽胸理气，通络安神。

8. 厥阴俞

【取法】俯卧位，在第4胸椎棘突下，旁开1.5寸处取穴。

【特异性】心包之背俞穴。

【功用】宽胸理气，活血止痛。

9. 膈俞

【取法】俯卧位，在第7胸椎棘突下，至阳（督脉）旁开1.5寸处取穴。

【特异性】八会穴之一，血会膈俞。

【功用】理气宽胸，活血通脉。

10. 肝俞

【取法】俯卧位，在第9胸椎棘突下，筋缩（督脉）旁开1.5寸处取穴。

【特异性】肝之背俞穴。

【功用】疏肝利胆，理气明目。

11. 胆俞

【取法】俯卧位，在第 10 胸椎棘突下，中枢（督脉）旁开 1.5 寸处取穴。

【特异性】胆之背俞穴。

【功用】疏肝利胆，清热化湿。

12. 脾俞

【取法】俯卧位，在第 11 胸椎棘突下，脊中（督脉）旁开 1.5 寸处取穴。

【特异性】脾之背俞穴。

【功用】健脾和胃，利湿升清。

13. 合谷

【取法】拇、示两指张开，以另一手的拇指关节横纹放在虎口上，当虎口与第 1、2 掌骨结合部连线的中点：拇示指合拢，在肌肉的最高处取穴。

【特异性】大肠之原穴。

【功用】镇静止痛，通经活络，清热解表。

14. 曲池

【取法】屈肘成直角，当肘弯横纹尽头处。

【特异性】五输穴之合穴，五行属土。

【功用】清热和营，降逆活络。

15. 灵道

【取法】仰掌，在尺侧腕屈肌腱与指浅屈肌腱之间，腕横纹上 1.5 寸处取穴。

【特异性】五输穴之经穴，五行属金。

【功用】宁心，安神，通络。

16. 通里

【取法】仰掌，在尺侧腕屈肌腱桡侧缘，当神门与少海连线上，腕横纹上 1 寸处取穴。

【特异性】手少阴经之络穴。

【功用】清热安神，通经活络。

17. 神门

【取法】仰掌，在尺侧腕屈肌桡侧缘，腕横纹上取穴。

【特异性】五输穴之输穴，五行属土；心经原穴。

【功用】益心安神，通经活络。

18. 少冲

【取法】在小指桡侧，去指甲角 0.1 寸处取穴。

【特异性】五输穴之井穴，五行属木。

【功用】清热息风，醒神开窍。

19. 涌泉

【取法】当足底第 2、3 跖趾缝纹头端与足跟连线的前 1/3 与后 2/3 交点的凹陷处取穴。

【特异性】五输穴之井穴，五行属木。

【功用】苏厥开窍，滋阴益肾，平肝息风。

20. 后溪

【取法】微握拳，在第 5 掌指关节尺侧后方，第五掌骨小头后缘，赤白肉际处取穴。

【特异性】五输穴之输穴，五行属木。

【功用】清心安神，通经活络。

21. 少泽

【取法】在小指尺侧，去指甲角 0.1 寸处取穴。

【特异性】五输穴之井穴，五行属金。

【功用】清热利咽，通乳开窍。

22. 内关

【取法】伸臂仰掌，在腕横纹上 2 寸，掌长肌腱与桡侧腕屈肌腱之间取穴。

【特异性】手厥阴经之络穴；八脉交会穴之一，交阴维脉。

【功用】宁心安神，和胃降逆，理气镇痛。

23. 劳宫

【取法】在掌心横纹中，第 3 掌骨的桡侧，屈指握拳时，中指指尖所点处取穴。

【特异性】五输穴之荥穴，五行属火。

【功用】清心泄热，开窍醒神，消肿止痒。

24. 大陵

【取法】伸臂仰掌，在腕横纹正中，掌长肌腱与桡侧腕屈肌腱之间取穴。

【特异性】五输穴之输穴，五行属土；心包之原穴。

【功用】宁心安神，和营通络，宽胸和胃。

25. 中冲

【取法】仰掌，在手中指尖端之中央取穴。

【特异性】五输六之井穴，五行属木。

【功用】苏厥开窍，清心泄热。

26. 中渚

【取法】俯掌，液门穴直上 1 寸，即第 4、5 掌指关节后方凹陷中取穴。

【特异性】五输穴之一，本经之输穴，属木。

【功用】清热通络，开窍益聪。

27. 大敦

【取法】足大指末节外侧，距指甲根角 0.1 寸。

【特异性】五输穴之一，本经井穴，五行属木。

28. 太冲

【取法】足背第 1、2 跖骨之间，跖骨底结合部前方凹陷处。

【特异性】五输穴之一，本经输穴，五行属土。肝之原穴。

【功用】平肝泄热，疏肝养血，清利下焦。

29. 百会

【取法】在前发际正中直上 5 寸；或与两耳尖连线的中点处取穴。

【特异性】督脉、足太阳之会。

【功用】息风醒脑、升阳固脱。

30. 水沟

【取法】仰靠或仰卧，于人中沟的上 1/3 与中 1/3 交点处取穴。

【特异性】督脉、手足阳明之会。

【功用】醒神开窍，清热息风。

31. 关元

【取法】在脐下 3 寸，前正中线上，仰卧取穴。

【特异性】小肠募穴；足三阴、任脉之会。

【功用】培补元气、导赤通淋。

32. 四神聪

【取法】取穴时患者下坐位或仰卧位，先取头部前后正中线与耳尖连线的中点（百会穴），在其前后左右各 1 寸处取穴。

【功用】镇静安神，清头明目，醒脑开窍。

33. 治疗精神情志疾病的十七鬼穴

唐代孙思邈和宋代徐秋夫分别提出了治疗精神情志病的十三鬼穴，其中有九穴相同，四穴不同，合名为十七鬼穴，包括人中、承浆、颊车、少商、大陵、隐白、间使、风府、舌下中壁、会阴、曲池、申脉、上星，神庭、乳中、阳陵泉、行间。此法可治一切精神情志疾病。操作方法：将 17 个穴位轮流使用，每次取 2～3 穴，可针可灸，视病情而定。患者安静仰卧，穴位常规消毒进针后，取平补平泻手法，留针 30 分钟，15 天为一疗程。

二、针灸调神十法

1. 益气调神法

（1）处方：足三里、气海、内关、人中。

（2）适应证：适于气虚所致诸疾。

（3）功能：扶正祛邪，益气调神。

2. 养血调神法

（1）处方：肝俞、膈俞、三阴交、内关、人中。

（2）适应证：适于血虚所致诸疾。

（3）功能：滋阴养血调神。

3. 理气调神法

（1）处方：太冲、期门、天枢、内关、人中。

（2）适应证：适于气滞所致诸疾。

（3）功能：疏肝理气调神。

4. 活血调神法

（1）处方：心俞、膈俞、血海、内关、人中。

（2）适应证：适于血瘀所致诸疾。

（3）功能：活血化瘀调神。

5. 祛寒调神法

（1）处方：大椎、命门、神门、内关、人中。

（2）适应证：适于寒邪所致诸疾。

（3）功能：助阳散寒，温经通络调神。

6. 清热调神法

（1）处方：曲池、大椎、内关、人中。

（2）适应证：适于热邪所致诸疾。

（3）功能：清热泻火，镇惊调神。

7. 祛痰调神法

（1）处方：肺俞、脾俞、丰隆、内关、人中。

（2）适应证：适于因痰所致诸疾。

（3）功能：祛痰通络调神。

8. 息风调神法

（1）处方：风池、大椎、太冲、肝俞、内关。

（2）适应证：适于各种动风。

（3）功能：镇静息风，通络调神。

9. 开窍调神法

（1）处方：人中、内关、涌泉、神门、劳宫。

（2）适应证：适于窍闭神昏诸症。

（3）功能：宣闭开窍，醒神调神。

10. 除湿调神法

（1）处方：足三里、阴陵泉、丰隆、支沟、内关、人中。

（2）适应证：适于湿邪所致诸疾。

（3）功能：健脾燥湿，利湿通络调神。

第十二章 中医推拿疗法

推拿学是以中医理论为指导，运用各种手法作用于人体特定部位的一种治疗方法，又称"按摩"。推拿学是中医学重要组成部分，属于中医外治法范畴。在临床上广泛应用于内、外、妇、儿、五官、心理等科。

第一节 概　　述

一、推拿的作用原理

（一）中医治疗效应

推拿的基本作用是通过手法作用于人体体表的特定部位，以达到调理疏通经络、促进气血运行、调整脏腑功能、舒筋滑利关节、增强抗病能力等作用。

1. 调理疏通经络

推拿具有疏通经络的作用。经络是人体气血运行的通路，内属脏腑，外连肢节，通达表里，贯串上下，像网络一样分布全身，将人体各部分联系成一个统一、协调而稳定的有机整体，又具有"行血气而营阴阳，濡筋骨，利关节"之功能。当经络的生理功能发生障碍时，就会导致气血失调，不能行使正常的营内卫外功能，百病则由此而生。推拿手法作用于体表，就能引起局部经络反应，激发和调整经气，并通过经络影响到所连属的脏腑、组织的功能活动，从而调理机体的生理、病理状况，达到治疗全身疾病的效果，使百脉疏通，五脏安和。

2. 促进气血运行

气血是构成人体的基本物质，人体的脏腑组织器官都需要气血的供养和调节才能发挥它的功能。人体一切疾病的发生、发展无不与气血有关，气血调和则能使阳气温煦，阴精滋养。若气血失和则皮肉筋骨、五脏六腑均将失去濡养，以致脏器组织的功能活动发生异常，而产生一系列的病理变化。正如《素问·调经论》提出的："血气不和，百病乃变化而生。"推拿具有调和气血、促进气血运行的作用。其途径有二：一是通过健运脾胃。脾胃有主管消化饮食和运输水谷精微的功能，而饮食水谷是生成气血的重要物质基础，故有脾胃是"后天之本"和"气血生化之源"之说。脾胃健运则气血充足，从而保证全身的需要。临床上常通过摩腹、擦督脉及脾胃俞，一指禅推、按、揉脾胃经等方法，以增强脾胃运化功能，促进全身气血的运行。二是疏通经络和加强肝的疏泄功能。经络是人体运行气血、联络脏腑肢节、沟通上下内外的通路，经络畅通则气血得以通达全身，发挥其营养组织器官、抵御外邪，保卫机体的作用。肝的疏泄功能，关系着人体气机的调畅，气机条达，则气血调和而不致发生瘀滞。

3. 调整脏腑功能

脏腑是化生气血、通调经络、维持人体生命活动的主要器官。推拿具有调整脏腑功能的作用。例如，点按脾俞、胃俞穴能缓解胃肠痉挛、止腹痛；在肺俞、肩中俞施用一指弹推法能止哮喘。而且不论是阴虚还是阴盛，阳虚还是阳亢，也不论是虚证或实证，热证或是寒证，只要选用相宜的手法治疗，均可得到不同程度的调整。推拿对脏腑的调节作用，是通过手法刺激体表直接影响脏腑功能以及经络与脏腑间的联系来实现的。

4. 舒筋滑利关节

关节属筋骨范畴，亦需气血的温煦濡养。筋骨损伤必累及气血，致脉络受损，气滞血瘀，肿胀为病，影响肢体的活动。推拿滑利关节的作用表现在 3 个方面：一是通过手法促进局部气血运行，消肿祛瘀，改善局部营养，促进新陈代谢；二是运用适当的活动关节的手法松解粘连；三是应用整复手法纠正筋出槽、关节错缝。

5. 增强抗病能力

疾病的发生、发展及其转归的全过程，就是正邪相争、盛衰消长的过程。"正气存内，邪不可干"，"邪之所凑，其气必虚"。临床实践表明，推拿能增强人体的抗病能力，提高机体的免疫功能，具有扶正祛邪的作用。所以推拿常作为一种养生保健和身体调整的重要手段应用于临床和日常生活中。其作用机制有三：一是通过刺激经络，直接激发、增强机体的抗病能力；二是通过疏通经络，调和气血，有利于正气发挥其固有的作用；三是通过调整脏腑功能，使机体处于最佳的功能状态，对抗邪气。

由此看出推拿的基本作用是彼此关联，密不可分的。通过疏通经络，促进气血运行，调整脏腑功能，滑利关节，增强人体抗病能力，最终达到调和阴阳的作用，使机体处于"阴平阳秘"的状态。

（二）心理治疗效应

推拿不仅仅可以直接发挥中医治疗作用，还有很强的心理治疗效应。

1. 积极的心理暗示作用

推拿作为一种物理治疗的手段，在权威专家的操作指引下，推拿同其他任何医疗手段一样，具有积极的心理暗示作用。且在推拿的过程中，伴随治疗师的语言与体态语言交流，能影响到患者对于心理治疗的认知，潜移默化地产生认知与行为改变，从而促进心理治疗的疗法。

2. 同感共情作用

推拿又称为按摩，人在日常生活中遇到躯体与心理痛苦时，其家人与朋友就自觉或不自觉地使用按摩手法，这其实是一种同感共情的行为举措，让处在痛苦中的亲人能够体验到关怀者的关心与关注，从而实现良好的同感共情。如果心理治疗师使用推拿技术，起到抚慰支持效应，则能更好地发挥心理治疗师的专业同感共情技术作用。

推拿按摩是一种非常有效的同频共振沟通模式，有助于增强沟通，促进神经系统的发育与功能保持。有人认为新生儿出生时已具有视、听等各种功能，其中触觉是最原始的感觉功能，皮肤又是面积最大的感觉器官，是中枢神经系统的外在感受器，故抚触的刺激可以促进婴儿神经系统的发育。

3. 转移注意力作用

推拿也可以转移患者对躯体化症状或者焦虑或情感痛苦的注意力，从而实现症状的缓解与痛苦的体验。

4. 放松紧张，稳定情绪

推拿按摩最迅速、最直接的结果是放松肌肉。推拿治疗具有抚慰支持、镇静催眠、暗示及反馈调节等作用。这些作用的发挥，主要取决于手法导致的一系列内在的变化，其次还与其治病模式有关，即医患直接接触模式。在诸多的医患模式中，这一模式被认为是比较有利于医患之间相互配合从而促进治疗的。所以，近年来已有人把推拿应用于某些心身疾病的治疗，取得了良好的效果。

二、推拿基本治法

推拿的治法包括推拿八法、手法治疗、固定和功能锻炼等四个方面。有时也辅助于药物内服和外用、牵引、针灸及封闭等其他疗法。

推拿八法是推拿基本治法，是根据辨证而确立的治疗大法，对于临床病证治疗方法的确立，起着执简驭繁的作用。它不同于具体的治疗方法，却又是临床治疗中必不可少的最基本的方法。推拿在临床上常用的治疗大法有温、补、和、散、通、泻、汗、清等，并根据这些治疗大法来选择手法，确定施法的穴位或部位。

1. 温法

"劳者温之""损者温之"，运用一些温柔的手法，如按、揉、摩、擦、滚、一指禅推等手法，在一定的穴位或部位上进行缓慢而柔和的长时间操作，使之产生一定的热力渗透到组织深部，起到扶助阳气、温经散寒的作用。本法适应于虚寒证。

2. 补法

使用轻柔的手法，如一指禅推、滚、揉、擦、摩、振等手法在一定穴位或部位上进行长时间的操作，旨在补益正气和使其功能旺盛，达到"补虚祛邪"的目的。本法适用范围较广，凡功能衰弱、体虚者均可用之。临床常用的有补脾胃、补心肾、补肺气等。

3. 和法

和法即和解之法，是以调和气血、调整阴阳为主要作用的一种方法，凡病在半表半里者宜用之，手法应平稳而柔和，以振动类和摩擦类手法为多用。临床可分为调气血、和脾胃与疏肝理气等三方面。

4. 散法

"结者散之，摩而散之"，运用由缓慢而渐快的轻柔手法，如摩、搓、揉、推、一指禅推等手法，在一定穴位或部位上操作，使结聚疏通，达到消瘀散结的目的。故不论有形或无形的积滞，均可使用本法。

5. 通法

"通则不痛，痛则不通"，故痛证或经络不通所引起的病证，宜用本法治之。它有祛除病邪壅滞之作用，手法运用时要刚柔兼施，常用推、拿、按，揉，擦等手法。

6. 泻法

泻法为攻逐结滞、通泄大便的治法，一般用于下焦实证。以挤压类和摩擦类的手法为多用，在运用时手法较重而刺激性强。

7. 汗法

汗法有开泄腠理、祛除表邪的作用，适用于外感风寒或风热之邪。多用拿、按、推、揉及一指禅推等手法。临床应用时，外感风寒，手法用先轻后重的拿法；外感风热，手法用轻快柔和的拿法。本法是小儿推拿的常用方法。

8. 清法

清法是以清热为主要作用，刚中有柔的手法。在一定穴位或部位上进行操作，达到清热除烦的目的。常选用摩擦类手法。本法在小儿推拿中应用较多。

以上八法是骨伤、内、妇、儿、外和五官等各科临床常见病治疗中的基本方法，对于内、妇、儿三科常见病的治疗更为重要。

三、影响推拿效应的因素

由于其治疗作用是多方面的，而影响其治疗作用的因素也不是单一的。诸如对疾病的了解和辨证，对病人体质、生活习惯、过去健康状况等情况的了解。对治疗穴位或部位的掌握、选择和应用。医者手法练功的功力和对手法技巧的熟练与灵巧运用，以及手法在运用过程中的速度、轻重、时间和步骤的掌握与操作方向、部位（穴位）的准确与否，都会直接影响推拿的作用。认识这些，对理解和研究推拿的作用，有着极其重要的意义。

四、心理推拿的适应证与禁忌证

（一）适应证

1. 身心或心身疾病

推拿对于身心疾病或者心身疾病的治疗效果尤其显著。

（1）内科病症：常见的头痛、胃脘痛、呃逆、便秘、久泄、支气管哮喘、高血压病、胆绞痛、糖尿病、风湿性关节炎、肥胖症等。

（2）外科病症：乳腺增生症等。

（3）妇科病症：痛经、闭经、月经不调、子宫下垂、盆腔炎等。

（4）儿科病症：夜啼、遗尿、惊风、百日咳等。

（5）骨伤科病症：颈椎病、落枕等。

（6）五官科病症：视力疲劳、耳聋耳鸣、慢性咽喉炎与慢性鼻炎等。

2. 躯体化障碍

躯体化障碍具有典型的身体不适感或疼痛，这种由于纯精神心理原因引起的躯体化症状的消除，最绿色健康的治疗手段之一便是推拿按摩。

3. 失眠症

绝大多数疾病引起的失眠症状，均可以通过推拿按摩得到缓解或根治。

4. 一般精神心理障碍

如焦虑、抑郁、恐怖、性冷淡、阳萎、早泄等均可配合推拿按摩治疗，以增强其药物或其他认知行为疗法的治疗效果。

（二）禁忌证

1. 某些器质性疾病

（1）一些急性传染病，如肝炎、脑膜炎、肺结核等。

（2）外伤出血、骨折早期、截瘫初期以及内脏的损伤等。

（3）一些感染性疾病，如疔、丹毒、骨髓炎与化脓性关节炎等。

（4）各种出血症，如尿血、便血、吐血与衄血等。

（5）烫伤与溃疡性皮炎的局部病灶等。

（6）肿瘤及脓毒血症等。

2. 某些重症精神障碍

（1）有攻击性行为的精神心理障碍。

（2）有严重自杀倾向的抑郁症患者。

3. 无亲友在场陪伴

（1）医疗机构内无第三人（医务人员）在场。

（2）心理咨询与治疗机构无亲友陪伴的异性来访者。

第二节　推拿手法

一、概述

1. 推拿手法定义

用手或肢体的其他部分，按照各种特定的技巧和规范化的动作，以力的形式在体表进行操作，称为推拿手法。尽管其具体操作方式多种多样，但都是直接在患者体表进行操作，以力的形式作用于经络穴位或特定部位，而产生治疗作用，因主要是以手进行操作，故统称为手法。由于操作的形式、刺激的强度（力量）、时间的长短以及活动肢体的方式不同，就逐渐形成了许多动作和操作方法不同的各种基本手法。熟练的手法技术应该具备持久、有力、均匀、柔和这四大基本要求，从而达到"深透"作用而又不损伤机体。这是推拿学通过长期的临床实践所总结的经验。

2. 推拿手法的补泻意义

推拿手法的补泻原则，在中医历代文献中多有叙述，尤其在小儿推拿的临床应用中更为广泛。如旋推为补，直推为清（泻）；左揉为补，右揉为泻；顺摩为补，逆摩为泻；缓摩为补，急摩为泻等。一般认为，手法的补泻作用，主要与所用手法的性质、刺激的强弱和时间的长短有关。凡刺激较弱、较浅，作用时间较长的手法，具有兴奋作用，属于"补"的范畴；反之，凡刺激较强、较深，作用时间较短的手法，具有抑制作用，属"泻"的范畴。从这一意义上说，重刺激为"泻"，轻刺激为"补"，但这种因手法刺激的轻重所起的补泻作用，其压力的分界量是因各人的体质和不同部位接受刺激的阈值而异的，在临床上则是以病人有较强烈的"得气"感来衡定的。

此外，手法的补泻作用，与具体的刺激部位有密切的关联。根据不同对象、不同病症和不同的治疗部位，通过选择相应的经络穴位，采用相应的手法在经络穴位或特定部位的刺激，才能起到应有的治疗作用，当然其中也包括补泻的作用。但是，手法所起的补泻作用的意义与口服用药不同，它是通效，达到阴阳相对平衡。

二、基础手法

1. 一指禅推法

【定义】用大拇指指端，或指面，或偏峰着力于一定穴位或部位上，沉肩、垂肘、悬腕，通过前臂与腕部的协调摆动和指间关节的屈伸活动，使之产生的力持续地作用于穴位或部位上的种手法。

【操作】端坐位或站势，拇指自然着力，不要用力下压，推动时着力点要吸定，摆动幅度与速度要始终一致，动作要灵活。移动时应缓慢地循经或做直线的往返移动，即"紧推慢移"，推动时的速度一般以每分钟 120～160 次为宜。（图 12-1）

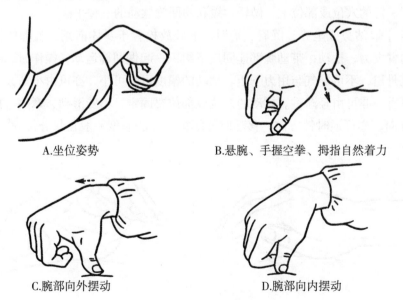

A.坐位姿势　　　　　　　B.悬腕、手握空拳、拇指自然着力

C.腕部向外摆动　　　　　　D.腕部向内摆动

图 12-1　一指禅推法

【应用】本法可用于全身各部，临床常用于头面、胸腹及四肢等部位，治疗头痛、胃痛、腹痛及关节痛等病症，具有舒筋活络、调和营卫、祛瘀消积、健脾和胃等功能。

2. 㨰法

【定义】用手背近小指部分或小指、环指和中指的掌指关节着力于一定穴位或部位上，通过前臂的旋转摆动，连同肘关节做屈伸外旋的连续动作，使之产生的力持续地作用于部位或穴位上的一种手法。

【操作】取站势，两脚呈"丁字步"，沉肩、垂肘，肘关节下屈呈130°，置于身体侧前方。操作时要吸定于着力穴位或部位，发力要均匀、柔和，有明显的㨰动感。动作要协调、连续，有节律，移动时要循经或做直线往返移动。动作的速度每分钟以120～160次为佳。（图12-2）

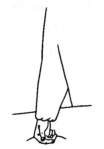 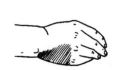 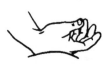 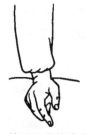

A.㨰法姿势   B.㨰法吸定部位和接触部位   C.屈腕和前臂璇后   D.伸腕和前臂旋前

图 12-2   㨰法

【应用】本法适用于肩背、腰臀及四肢等肌肉较丰厚的部位。临床常用于治疗肌肉酸痛、麻木或肢体运动功能障碍等病症，具有舒筋活血、滑利关节、缓解痉挛等作用。

3. 揉法

【定义】用掌或掌根，或大鱼际，或小鱼际，或手指拇指面以及肘尖部等其他部位着力，固定于一定的穴位或部位上，做轻柔缓和的回旋揉动的一种手法。

【操作】取站势或坐势，沉肩、垂肘，上肢放松置于身体前侧，腕部放松，手指自然伸开，前臂发力、摆动，带动腕部连同皮下组织一起做回旋运动。操作时，呼吸均匀、自然，气沉丹田，不可屏气与用力下压。揉动的幅度可大可小，亦可由小渐大，揉动时的力量可轻可重，亦可由轻渐重。揉动的穴位或部位要固定，不能滑动、摩擦。揉动的方向可顺时针方向，亦可逆时针方向，移动时要缓慢。揉法速度一般在每分钟60～120圈。（图12-3）

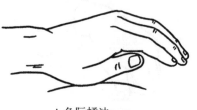 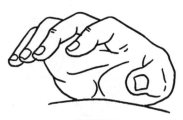

A.鱼际揉法   B.掌根揉法

图 12-3   揉法

【应用】本法常与其他手法同时使用，组成如按揉、拿揉、点揉、掐揉、揉捏等复合手法，适用于全身各部，常用于治疗脘腹痛、胸胁痛、便秘、泄泻等病症，具有宽胸理气、消积导滞、活血化瘀、消肿止痛等作用。

4. 推法

【定义】用指端、掌根、大鱼际或小鱼际、肘面、肘后鹰嘴突起部着力于一定穴位或部位，缓缓地做单方向的直线推动的一种手法。

【操作】站势，沉肩、垂肘，肘关节屈曲，呼吸自然，气沉丹田，不能屏气。着力部贴于皮肤，做缓慢的直线推动，用力均匀、一致，切忌耸肩、左右滑动、忽快忽慢和用力下压。推动距离应尽量长，然后顺势返回，推法速度一般在每分钟 30～60 次。（图 12-4）

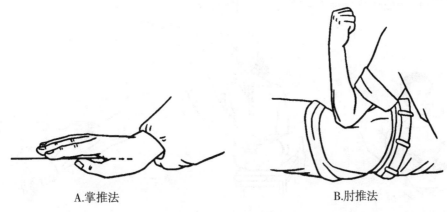

A.掌推法　　　　　　　　　　　　　　B.肘推法

图 12-4　推法

【应用】本法可应用于人体各部，具有行气活血、舒筋活络、增强肌肉兴奋性等作用。

5. 摩法

【定义】用手掌掌面或食指、中指、无名指三指指面，附着于一定穴位或部位上，以腕关节连同前臂在皮肤做环形有节律的抚摩的一种手法。

【操作】坐势，亦有取站势，沉肩、垂肘，上肢放松，呼吸均匀、自然，指、掌、腕、前臂同时做缓和协调的环旋抚摩而不带动皮下组织，可顺时针方向摩，亦可逆时针方向摩。用力平稳、均匀，轻快柔和，不得按压、滞着。其用力要领是上臂甩动来带动前臂及腕部，摩法速度一般在每分钟 60～120 圈。（图 12-5）

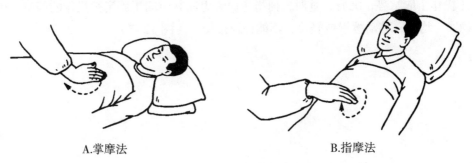

A.掌摩法　　　　　　　　　　　　　　B.指摩法

图 12-5　摩法

另外，在本法操作时，裸露被操作部位，先涂上介质（如药膏、药水等），然后进行手法操作，以增加治疗效果，即为古代的"膏摩"。

【应用】本法是胸腹、胁肋部常用手法，常用于治疗脘腹疼痛，食积胀满，气滞及胸胁进伤等病症，具有理气和中、消积导滞、调节肠胃蠕动等作用。

6. 擦法

【定义】用四指面、手掌掌面、大小鱼际部位附着于一定的部位上，做直线往返摩擦的一种手法。

【操作】取弓箭步或马步，沉肩、垂肘，肘关节屈曲，腕平指直，呼吸自然，气沉丹田，不要屏气。着力部要贴附肌肤上做稳实、均匀、连续的往返摩擦，不能用力下按或按压。擦法速度一般在每分钟 60~120 次。（图 12-6）

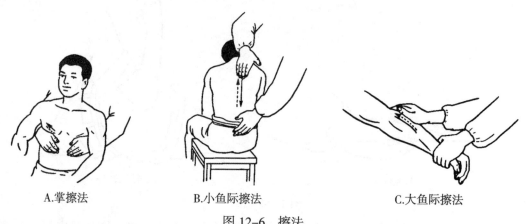

A.掌擦法　　　　　　　B.小鱼际擦法　　　　　　　C.大鱼际擦法

图 12-6　擦法

在临床运用中，有时要使用介质，如按摩油、药膏等既可以防止擦破表皮，又能借助介质中的药物渗透来加强疗效。本法常作为治疗结束时的最后一个手法。

【应用】本法常用于治疗内脏虚损及气血功能失常等病症。掌擦法多用于胸胁及腹部，小鱼际擦法多用于肩背腰臀及下肢部，大鱼际擦法多用于胸腹、腰背、四肢等部位。本法具有温经通络、行气活血、消肿止痛、健脾和胃等作用。

7. 抹法

【定义】用双手或单手拇指指面为着力部位，贴于一定的部位上，做上下或左右轻轻地往返移动的一种手法。

【操作】取站势，沉肩、垂肘，拇指指面着力而其余四指固定被操作的部位。用力轻柔、稳实、均匀，移动缓慢或轻快，不能往返按压。（图 12-7）

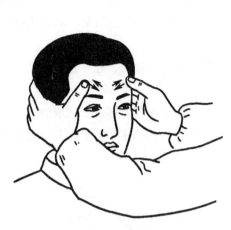

图 12-7　抹法

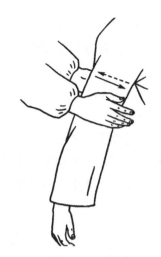

图 12-8　搓法

【应用】本法常用于头面及颈项部，治疗头晕、头痛及颈项强痛等病症，具有开窍镇静、醒脑明目等作用。

8. 搓法

【定义】用双手掌面，或小鱼际部位，对称地夹住肢体的一定部位，相对用力，自上而下地做快速搓揉的一种手法。

【操作】取马步，沉肩、垂肘，上肢放松，呼吸自然，气沉丹田，切忌屏气发力。掌与指自然伸直，夹持的部位要松紧适宜。搓动时要轻快、柔和、均匀、连续，移动时要缓慢，并顺其势自然而下。搓法速度一般在每分钟 120 次以上。（图 12-8）

【应用】本法适用于腰背、胁肋及四肢等部位，多作为治疗后的结束手法，与捻法、抖法配合应用。搓法具有调和气血、舒筋通络等作用。

9. 按法

【定义】以手指拇指端或中指端，或掌根部，或肘尖部，或肢体的其他部位为着力点，按压一定穴位或部位，逐渐用力深按，按而留之的一种手法。

【操作】取站势或坐势，沉肩、垂肘，气沉丹田，自然呼吸，意念集中于着力部位。所按穴位或部位要准确，用力须平稳并逐渐加重，使气力深透，以有"得气感"为度。按压时，不可移位，按压时间在 10 秒到 2 分钟。（图 12-9）

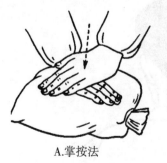

A.掌按法

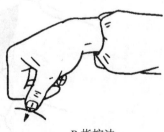

B.指按法

图 12-9　按法

【应用】本法常用于治疗胃脘痛、头痛、肌肉酸痛、麻木等病症。指按法适用于全身各部穴位；掌按法常用于腰背和腹部。按法具有放松肌肉、开通闭塞、活血止痛等作用。

10. 点法

【定义】以指峰或屈指后第一指间关节突起部为着力部位，在一定穴位或部位用力下压的一种手法。

【操作】沉肩、垂肘，气沉丹田，呼吸自然，意念在者力部位，选取的穴位或部位要准确。用力平稳，逐渐加重，不可久点（图12-10）。使用时要根据病人的具体情况和操作部位酌情用力，常在肌肉较薄的骨缝处施术。

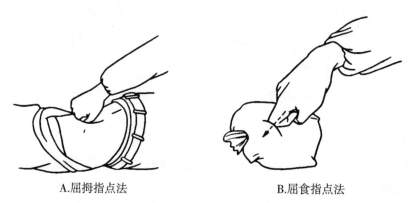

A.屈拇指点法　　　　　　B.屈食指点法

图 12-10　点法

【应用】本法是伤科推拿的主要手法，亦是小儿推拿、气功推拿、自我保健推拿以及治疗运动损伤的常用手法。临床用于治疗脘腹挛痛、腰腿痛等病症，具有开通闭塞、活血止痛、调整脏腑功能等作用。

11. 拿法

【定义】用拇指与其他手指指面或拇指与食、中二指为着力部位，对称用力，一紧一松，一拿一放，拿取一定穴位或部位的一种手法。

【操作】沉肩、垂肘，悬腕，以腕关节与掌指关节的协调活动为主导，对称用力一紧一松。拿取的穴位和部位要准，用力稳实，由轻渐重，不可屏气突然用力，整个操作要和缓而有节律。（图12-11）

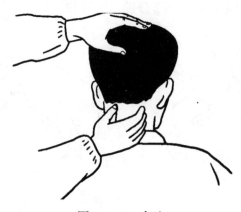

图 12-11　拿法

【应用】本法适用于颈项、肩部和四肢等部位，具有祛风散寒、开窍止痛、舒筋通络等作用。

12. 捏法

【定义】用拇指与食指、中指三指的指腹部为着力部位，捏住一定部位，将皮肉捏起，对称用力做连续捻转挤捏的一种手法。

【操作】沉肩、垂肘、自然呼吸，以腕关节活动带动掌指关节做连续不断的、灵活轻快的捻转挤捏，不能跳跃和间断，移动缓慢，用力柔和、均匀。用于脊柱时，其操作较为特殊，即用拇指指面顶住皮肤，食指、中指两指前按，二指同时对称用力提拿捻捏，双手交替移动向前；或食指屈曲，以中节指骨桡侧顶住皮肤，拇指前按，两手同时对称用力提拿捻捏，双手交替移动向前，从尾部程至大椎穴。一段每次理3～5遍，在捏第2遍、第4遍时，每捏3下，双手即用力将皮肤向上提一下，称为"捏三提一法"，也称之为"捏脊疗法"。（图12-12）

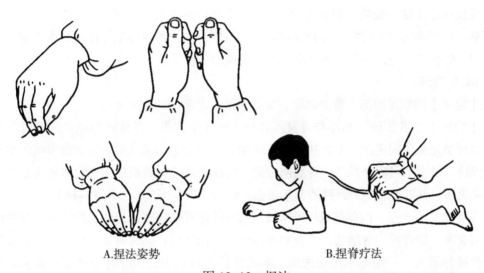

A.捏法姿势   B.捏脊疗法

图 12-12 捏法

【应用】本法适用于颈项部、四肢及背脊等部位，具有舒筋通络，行气活血等作用。捏脊疗法对消化系统病证有较好的治疗作用，可增强体质，故无论小儿、成人均可运用。

13. 掐法

【定义】用将拇指甲为着力部位，在一定穴位或部位深深地指压的一种手法。

【操作】沉肩、垂肘，用力平稳，以被指压穴位或部位有得气感为度。掐取的穴位或部位要准确无误。使用时，要突然用力，快速掐取某穴位，如人中穴，或掐压某部位，以患者清醒为度，掐后常以揉法来缓解其对局部的刺激。（图12-13）

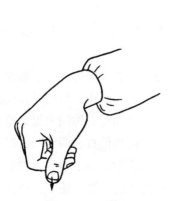

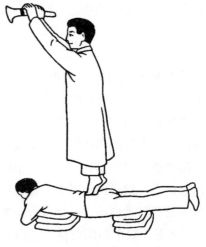

图 12-13　掐法　　　　　　　　　　图 12-14　踩跷法

【应用】本法一般临床很少使用，常作为急救时的主要手法而运用于昏迷、惊风、肢体痉挛、抽搐等病症的治疗，具有开窍醒神、镇惊止痛、解除痉挛等作用。本法亦是小儿推拿的主要手法之一，多与揉法结合，组成掐揉的复合手法。

14. 踩跷法

【定义】用双足前部为着力部位，交替踩踏一定部位的一种方法。

【操作】患者俯卧，胸部与骨盆部各垫 2～3 个枕头，以使腰部悬空；术者全身放松，以两手先抓住固定在墙上的扶手；以踝关节活动为主，带动足的前掌做连续的交替踩踏与弹跳，足尖不可离开局部。踩踏的力量与弹跳的高度，要根据患者的体质、耐受力与病情来决定。并嘱患者随着弹跳的起落做张口呼吸，严禁屏气。（图 12-14）

本法刺激力较强，因刺激量较难掌握，故在临床操作前要进行认真的训练。对脊柱有骨性病变者，如骨折、骨结核、骨肿瘤等病症，一律禁用；同时对久病体虚，体质虚弱、耐受性极差等人，一般亦不主张选用。本法在操作过程中，须时时观察患者对手法的反应，以防发生意外。

【应用】本法刺激量大，一般多用于腰骶部，其次为腰背部。临床常用于腰椎间盘突出症的治疗，具有矫正脊柱畸形、帮助复位、舒筋活络等作用。

15. 振法

【定义】用手掌掌面或拇指或中指为着力部位，术者将上臂肌肉持续收缩产生振颤，然后将振颤逐渐向下传到指端或掌面，引起着力的部位被动振颤的一种手法。

【操作】沉肩，垂肘，呼吸自然、均匀、深长。前臂强力地静止性用力，使力量集中于指端或手掌上，产生振颤动作。切不可屏气发力。振动的幅度要小，频率要快，不可断断续续、忽快忽慢、时轻时重。一般每分钟在 400 次左右，振法时间一般在 5～20 分钟。操作时，因其着力部位不同分为指振法、掌振法、大鱼际振法等（图 12-15）。本法一般常用单手操作，也可双手同时操作。

【应用】本法适用于全身各部，具有和中理气、消食导滞、温经止痛等作用。

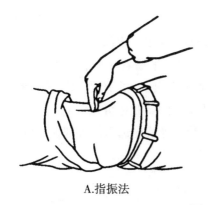
A.指振法

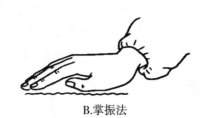
B.掌振法

图 12-15 振法

16. 抖法

【定义】用双手握住肢体远端，用力做缓缓的、连续不断的、小幅度上下抖动的一种手法。

【操作】取马步，上身微前倾，沉肩、垂肘，肘关节屈曲 130° 左右，两手同时做快速小幅度的抖动并由小缓慢增大，频率始终保持一致。呼吸自然、均匀、深长，不能屏气，意念在两手，令被抖动的肢体放松。（图 12-16）

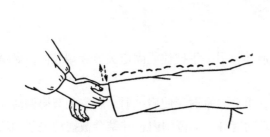
图 12-16 抖法

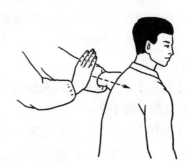
图 12-17 拍法

【应用】本法可用于四肢部，以上肢为常用。临床常与搓法配合运用，作为治疗的结束手法。常与拔伸法结合，组成牵抖的复合手法而多用于腰骶部和下肢部；与提、拿法结合，组成提拿抖，或提抖，或拿抖的复合手法而多用于腰部、膝部、肩部等部位。本法具有调和气血、舒筋通络等作用。

17. 拍法

【定义】用虚掌或实掌或拍子，拍打体表一定部位的一种手法。

【操作】沉肩、垂肘，腕部应放松，然后前臂带动，甩动腕部拿指关节微屈成虚掌，五指并拢。拍打要平稳而有节奏，拍打后迅速提起，拍打的部位要准确一致。（图 12-17）。

本法在操作时，可单手操作，亦可双手交替同时操作，操作时用手掌拍为拍掌法，用特制的拍子拍打为拍打法。

【应用】本法主要适用于肩背、腰臀及下肢部等部位，常配合其他手法治疗风湿酸痛、局部感觉迟钝或肌肉痉挛等病症，具有舒筋通络、行气活血等作用。

18. 击法

【定义】用拳背、掌根、小鱼际、指端或棒，叩击体表一定部位或穴位的一种手法。

【操作】沉肩、垂肘，肘部放松悬屈，叩击时用力平稳着实而有节律。叩击的部位要准确一致，不可偏歪与移动，叩击的力量与次数应根据治疗的需要而定，一般是由轻渐重。本法的刺激力较强，但侧击法刺激较温和，棒击法的刺激量可强可弱，点击法的刺激力最强，临床使用时要根据病情和病人的体质与耐受性等情况选用，否则易发生意外。

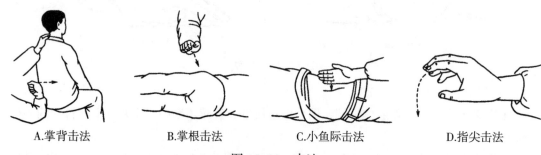

A.掌背击法　　　　B.掌根击法　　　　C.小鱼际击法　　　　D.指尖击法

图 12-18　击法

【应用】本法常配合其他手法用于治疗风湿痹痛、局部感觉迟钝、肌肉痉挛、头痛等病症。拳击法常用于腰背部；掌击法常用于头顶、腰臀及四肢部；侧击法常用于腰背及四肢部；指尖击法常用于头面、胸腹部；棒击法常用于头顶、腰背及四肢部。本法具有舒筋通络、调和气血等作用。

19. 摇法

【定义】用一手握住或夹住关节近端肢体，另一手握住或固定关节远端肢体，做缓和回旋转动的一种手法。

【操作】取站势，亦可用马步或弓步，沉肩、垂肘，使肩、肘、腕三关节协调活动。用力平稳，动作缓和，摇动的幅度要在生理功能许可的范围内，并结合被摇动关节的活动受限情况而定，顺其自然，因势利导，切忌使用蛮力和粗暴动作。摇动的幅度应由小渐大，由慢渐快，循序渐进，不能操之过急。摇法因运用部位的不同，其操作要点各有不同，要点如下。

（1）摇颈项：一手托住下颌部，一手扶住枕后部，做左右前后的环转摇动。术者立于患者后侧，用两前臂固定患者两肩部，两手拇指顶于风池穴，余四指托住下颌部，做左右前后的环转摇动。（图 12-19）

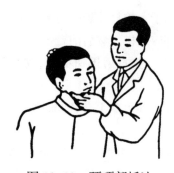

图 12-19　颈项部摇法

（2）摇腰部：患者端坐，术者立于前侧，两膝夹住患者两大腿以固定下腰，两手夹住患者两肩，做腰部环转摇动。术者立于患者一侧后部，一手扶住肩部，一手按于腰部，做腰部环转摇动。患者俯卧，术者立于患者一侧，一手托住患者两膝部，一手按于腰部，做腰部环转摇动。

（3）摇肩部：一手扶住肩部，一手握住腕部，做肩关节的小幅度环转摇动；一手扶住肩部，一手托住肘部，做肩关节的环转摇动；一手握住腕部做肩关节的大幅度环转摇动，同时另一手从前臂至肩部做掌抹法。（图 12-20）

（4）摇肘部：一手固定肘部，一手握住腕部，做肘关节的环转摇动。

（5）摇腕部：一手握住腕部，一手握住手掌，做腕关节的环转摇动。

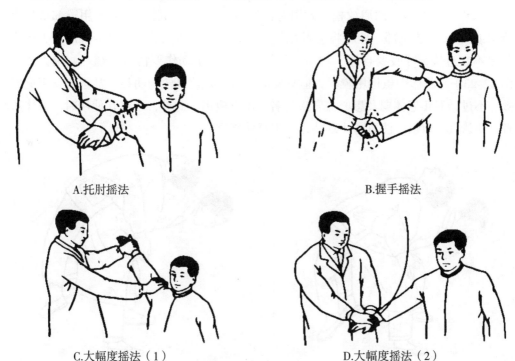

A.托肘摇法　　　　　　　　　　　　　　　　　B.握手摇法

C.大幅度摇法（1）　　　　　　　　　　　　　D.大幅度摇法（2）

图 12-20　肩部摇法

（6）摇髋部：患者仰卧，屈髋屈膝各呈 90°，术者一手按住膝部，一手握住踝部，做膝关节的环转摇动。（图 12-21）

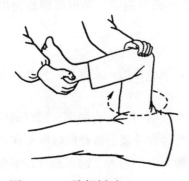

图 12-21　髋部摇法

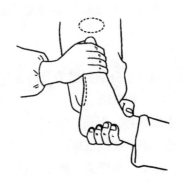

图 12-22　踝部摇法

（7）摇膝部：患者屈膝呈90°，术者一手握住股骨下端髁部，一手握住踝部，做膝关节的环转摇动。

（8）摇踝部：一手托住足跟部，一手握住足背部，做踝关节的环转摇动。（图12-22）

【应用】本法适用于四肢关节及颈项、腰等部位，治疗关节强硬、屈伸不利等病症，具有滑利关节、增强关节活动等作用。

20. 背法

【定义】术者与患者背靠背站立，用两肘挽住患者肘弯部，将患者反背起来，进行晃动或抖动的一种方法。

【操作】取马步，两肩放松，两肘弯曲用力，弯腰、屈膝、挺臀，用臀部抵住患者腰骶部或第4、5腰椎部。伸膝将患者背起后，做有节律的晃动或抖动，幅度可大可小，但频率不宜过快，呼吸要自然、均匀，不能屏气，整个动作要协调、统一，用力要稳实（图12-23）。临床中虽运用较少，但只要应用得当，效果较为明显，甚至有立竿见影的功效。不过，对年老体弱及患心血管疾病者，不宜应用。此外，本法在使用时，遇体质壮实者，要认真、审慎，注意防止跌仆，发生意外事故。

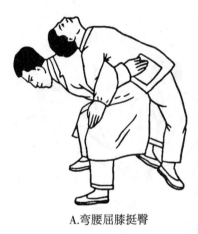

A.弯腰屈膝挺臀　　　　　　　　　　B.伸膝臀部颤动

图12-23　背法

【应用】本法适用于腰或腰骶部损伤性疾病，常用于治疗腰部扭闪疼痛及腰椎间盘突出等病症。本法具有缓解腰肌痉挛、整复腰椎小关节错缝、帮助椎间盘突出物还纳等作用。

21. 扳法

【定义】用两手分别固定关节的远端和近端，或肢体的一定部位，做相反方向或同一方向用力扳动的一种方法。

【操作】取站势，沉肩、垂肘，两手用力稳实、恰当，配合协调，同时向同一方向或相反方向扳动，不可硬扳或施以暴力，整个操作要缓和准确。扳动的幅度要在正常的生理活动范围内，并结合病变关节的活动度而定，一般为由小到大、循序渐进，不得强求。因扳动的部位不同，其操作要点亦各异。

（1）颈项扳法：患者坐位，颈前屈到某一需要的角度后，术者在其背后，用一肘部托住其下颌部，手则扶住其枕部（向右扳则用右手，向左扳则用左手），另一手扶住患者肩部。托扶其头部的手用力，先做颈项部向上牵引，同时把患者头部向患侧被动旋转至最大限度后，再做扳法。（图 12-24）

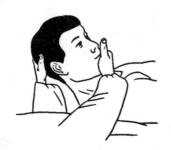

图 12-24　颈项扳法

（2）胸背部扳法：操作时有两种方法。

拇指顶扳法：患者坐位，令其两手上举交叉扣住，置于头顶部。术者一手托住患者两肘部，并用另一手拇指顶住患者背部，嘱患者自行俯仰，并配合深呼吸，做扩胸牵引扳动（图 12-25）。

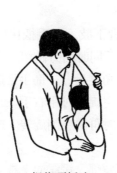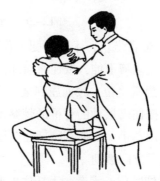

A.拇指顶扳法　　　　　　　B.膝顶扳法

图 12-25　胸背扳法

膝顶扳法：患者坐位，令其两手交叉扣住，置于项部。术者在其后面，用两手从患者腋部伸入其上臂之前，前臂之后，并握住其前臂下段，同时术者用一侧膝部顶住患者脊柱。嘱患者身体略向前倾，术者两手同时向后上方用力扳动（图 12-25）。

（3）腰部扳法：本法操作时，常用的有斜扳法、旋转扳法、后伸扳法三种。

斜扳法：患者侧卧位，术者用一手抵住患者肩前部，另一手抵住臀部，或一手抵住患者肩后部，另一手抵住髂前上棘部。把腰被动旋转至最大限度后，两手同时用力做相反方向扳动（图 12-26）。

旋转扳法：有 2 种操作方法。

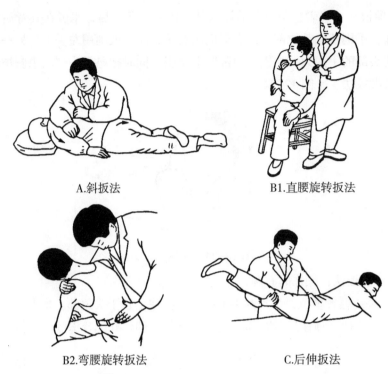

A.斜扳法　　　　　　　　B1.直腰旋转扳法

B2.弯腰旋转扳法　　　　　　　C.后伸扳法

图 12-26　腰部扳法

直腰旋转扳法：患者坐位，术者用腿夹住患者下肢，一手抵住患者近术者侧的肩后部，另一手从患者另一侧腋下伸入抵住肩前部，两手同时用力做相反方向扳动。

弯腰旋转扳法：患者坐位，腰前屈到某一需要角度后，一助手帮助固定患者下肢及骨盆。术者用一手拇指按住需扳动的脊椎的棘突（向左旋转时用右手），另一手勾扶住患者项背部（向左旋转时用左手），使其腰部在前屈位时再向患侧旋转。旋转至最大限度时，再使其腰部向健侧侧弯方向扳动。

后伸扳法：患者仰卧位，术者一手托住患者两膝部，缓缓向上提起，另一手紧压在腰部患处，当腰后伸到最大限度时，两手同时用力做相反方向扳动。

扳法操作时动作必须果断而迅速，用力要稳，两手动作配合要协调，扳动幅度一般不能超过各关节的生理活动范围。本法对年老体弱、久病体虚者慎用，对患有关节或脊柱骨性病变、关节或脊柱本身发育不良，或关节、脊柱强直、僵硬，或关节、脊柱有严重畸形者，均禁用。总之，本法属被动活动关节的一类手法，应用时一定要诊断明确，审慎选用。

【应用】本法临床常和其他手法配合使用，常用于脊柱及四肢关节等部位，治疗关节错位或关节应用障碍等病证，具有舒筋通络、滑利关节、纠正解剖位置失常等作用。

第十三章　中医心理养生

中医心理养生源远流长，理论与实践内容都十分丰富，尤其是现存最早的古典医籍《黄帝内经》中已有着许多精辟独到的阐述和不少专论养生的篇章，如《上古天真论》《四气调神大论》等。后世更对中医养生内容有诸多的发展。

中医心理养生属中医养生或摄生的范畴。实际上在中国传统文化中，心与身本为一体，"修身""养生"一类的词兼具"养心"与"养身"（指纯粹肉体）之意。在中医学中，形与神的调养是不可分离的，并强调精神调摄在维护和增进人体健康中的重要作用，所谓"太上养神，其次养形"，说的就是养生应以养神为要。

中医心理养生是以中医的整体观念和形神理论为指导，结合现代心理学的思想，着重研究维护和增进心身健康的原则和方法。中医学自古以来就强调卫护心神、重视心理养生，即注重保护心理健康。

中医心理养生体现了心身统的整体观，其内容包括了心理活动（认知、情感行为个等）的协调统一完整，心理与环境的协调统，心理与躯体功能的协调统一，从原则上说这与现代心理学的心理健康观是一致的。

强调心理养生，重视心神的调摄，这对增强体质，预防疾病，延缓衰老等方面都具有十分重要的意义。

第一节　中医心理养生原则

一、顺应自然

顺应自然是中医养生的基本原则，也是中医心理养生的基本原则。人的生活起居及情志活动都应该顺应自然界的运动变化规律和特点，调节人体，以达到防病强身、益寿延年的目的。

《灵枢·本神》："智者之养生，必顺四时而适寒暑，和喜怒而安居处，节阴阳而调刚柔，如是则避邪不至，长生久视。"

中医学将人视为一个整体，而人与自然界也是一个整体，这是中国传统文化中"天人合一"观念用于理解人体和疾病的自然结果，中医学里处处渗透着这一观念，因此养生要遵循顺应自然的原则。

天，在此主要指整个自然界。中医认为，人类生活在自然界中，自然界存在着人类赖以生存的必要条件，包括空气、阳光、水分、土壤、食物等。同时，自然界的万事万物，天地间的运动变化，又直接或间接地影响着人类。人与自然界是一个不可分割的统一体。所谓"相应"，即是说自然界的运动变化，常常直接或间接地影响着人体，而人体受自然界的影响也必然发生生理和心理上的适应或病理上的反应。

《灵枢·岁露论》中说："人与天地相参也，与日月相应也。"

正因为"人与天地相应"，人的生理、心理必须与自然界相适应，才能保持生命的健康顺应自然包括两方面的内容：一是遵循自然界正常的变化规律，二是慎防异常自然变化的影响。

《素问·生气通天论》："苍天之气，清静则志意治，顺之则阳气固，虽有贼邪，弗能害也。此因时之序。故圣人传精神，服天气，而通神明。失之则内闭九窍，外壅肌肉，卫气散解。此谓自伤，气之削也。"

人能保与自然界相适应、相协调，就能"志意治""阳气固"，身心健康，虽有致病因素，亦不能为害。反之则"内闭九窍，外壅肌肉"，致使阳气遭受损害，成为邪气伤人的依据。必须强调的是，顺应自然规律，并不是要被动地适应，而应采取积极主动的态度，掌握自然变化的规律，主动地调节心身，以防御外邪的侵害。

总之，人只有发挥主观能动性，适当地调摄心神，注意饮食起居等，使心身与自然界协调统一，方能有效地养生防病，健康长寿。

二、适应社会

人不仅是自然的一部分，也是社会的一部分，不仅有自然属性，更重要的还有社会属性。早在《内经》中就已经认识到，社会环境同样会影响人的生理和心理健康。因此，人类还应当学会适应社会环境的变化进行自我调适，特别是对精神情志的调摄。

《灵枢·逆顺肥瘦》："圣人之为道者，上合于天，下合于地，中合于人事，必有明法，以度数，法式检押，乃后可传焉。"

《素问·著至教论》：道上知天文，下知地理，中知人事，可以长久。以教众庶，亦不疑殆。医道论篇，可传后世，可以为宝。

天和地，为自然界；人事，则指人类社会状态及社会成员的行为，包括社会的政治、经济、文化教育、道德、法律、民俗等。这说的是，人除了顺应自然，还要清楚地认识与适应自身所处的社会环境，使自己"合"于其中以保障心身的健康。

中医学特别重视社会环境对人的心理影响，指出人因社会经济、政治地位的不同，而形成不同的心理特点。如《素问·上古天真论》就对古今两个时代的人所持的心理养生态度做了比较：上古时代的人多健康长寿，"度百岁而动作不衰"，除了因为他们能够顺应自然环境，"调于四时""虚邪贼风，避之有时"之外，最重要的是此时的社会环境与当今不同，具有极其朴实的社会风气，"美其食，任其服，乐其俗，高下不相慕，其民故曰朴"。在这样的社会环境中，人们"嗜欲不能劳其目，淫邪不能惑其心，愚智贤不肖不惧于物"，处于"志闲而少欲，心安而不惧，气从以顺，各从其欲，皆得所愿"的良好心理状态。如此"恬淡虚无""精神内守"的养生之道，使人的真气和顺，脏腑功能正常，精力旺盛，则疾病难以发生，自然能够延年益寿。而"今世"之社会，虽然生产力和生活水平远比"上古"为高，但社会关系和人际关系却比"上古"复杂许多，人们的心理产生了变化，缺少了朴实敦厚，而滋长了骄奢烦躁之性，且"不知持满，不时御神，逆于生乐"，如此纵情取乐而违反养生之道，自然易使精气耗散，体质虚弱则"半百而衰也"。

此外，社会环境的剧烈变动对人的心身更能产生巨大的影响。

《素问·疏五过论》："故贵脱势，虽不中邪，精神内伤，身必败亡。始富后贫，虽不伤邪，皮焦筋屈，痿躄为挛。"说的是政治和经济上的突然失势所引起的心身变化。

"切脉问名，当合男女，离绝菀结，忧恐喜怒，五藏空虚，血气离守。"说的是男女之间的恋爱婚姻，家庭成员的生离死别等，也可引起强烈的精神变化。

因此，必须重视心理养生，通过对心身的调摄，特别是对精神情志的调摄，以培养人类适应社会的能力。中医历代医家均提倡修身养性，即通过加强道德修养和心理调节，积极主动地调适自我以适应社会环境的变化。

三、形神共养

《素问·上古天真论》："故能形与神俱，而尽终其天年，度百岁乃去。"

形与神俱，讲的就是基于形神统一的关系而要求形神共养的一种中医养生原则，是指在养生时，不仅要注意形体的保养，还要注意精神的摄养，两者相辅相成，相得益彰，使身体和精神都得到协调统一的发展，从而使人健康长寿。

"形与神俱"也是中医整体观念在养生方面的具体体现。中医学认为，人身由"神"与"形"组成，形神合一构成了人的生命。所谓"形"，指人的整个形体结构而言，包括五脏六腑、经络、四肢百骸等组织结构和气血津精等基本背养物质；"神"是指情态、意识、思维为特点的心理活动现象，以及生命活动的全部外在表现。两者的辩证关系是相互依存、相互影响，密不可分的一个整体。

首先，神为形之主，无神则形不可活。神是机体生命活动和思想意识的体现，中医学将神（包括魂、魄、志、意等心理活动在内）作为人体精神、意识、知觉、运动等一切生命活动的最高主宰。认为脏腑组织的功能活动必受神的控制、支配和调节，人的心理活动制约着人的生理活动，这是中医学形神观的特点之一。神对形体活动的作用，主要体现在两个方面，一是神能协调脏腑、气血、阴阳的变化，维持人体内环境的平衡；二是神能调节脏腑等组织使之主动适应外环境的变化，缓冲由外部因素引起的情志刺激，从而维持人体与外环境的平衡。

其次，神生于形，无形则神无以生。中医学形神观认为：神是形的产物，形为神的物质基础。

《荀子·天论》指出："形具而神生，好恶喜怒哀乐藏焉。"

朱丹溪亦认为："神不得形，不能自成。"

张景岳《类经·针刺类》则强调"形者神之本，神者形之用，无神则形不可活，无形则神无以生"。

这些论述都说明了形（物质）是第一性的，而神（精神、心理活动）是第二性的，离开了人的形体，也就不可能产生人的精神思维活动。形与神的相辅相成，是生命存在及其发挥正常功能的重要保证。从病理上看，形健则神旺，形衰则神惫，形体受损，则神亦必受到影响。

《灵枢·本神》："肝气虚则恐，实则怒……心气虚则悲，实则笑不休。"

《伤寒论》："太阳病不解，热结膀胱，其人如狂。""其人喜忘者，必有蓄血。"

《景岳全书》："凡气血一有不调便致病者，皆得之谓郁。"

以上对形与神关系的唯物和辩证认识，为指导中医心理养生，提出"形与神俱"的形神共养原则奠定了理论基础。历代医家都非常重视形神共养。

《素问·上古天真论》："形体不敝，精神不散。"

嵇康亦《养生论》："是以君子知形恃神以立，神须形以存，悟生理之易失，知一过之害生，故修性以保神，安心以全身……使形神相亲，表里俱济也。"

中医学在"形神共养"的养生原则下，将养神视为首务，即调形先调神，养身先养心。

《素问·宝命全形论》："一曰神，二曰知养身……"先秦医家张湛将养生大要归纳为啬神、爱气、养形、导引、言语、饮食、房室、反俗、医药及禁忌十项，以"啬神"居其首。

《艺文类聚·养生》："太上养神，其次养形。"

《寿世保元·摄养》概括的十一条养生纲要中，除薄滋味之外，其余十条均属养神之道，即省思虑、节嗜欲、戒喜怒、惜元气、简言语、轻得失、破忧沮、除妄想、远好恶、收视听。

《中外卫生要旨》："养生家当以养心为先，心不病则神不病，神不病则人自宁。"

李梴《医学入门·保养论》："若要全形，必先治神。治神所以宝命，宝命则能全形矣"。

《医钞类编》："养生在凝神，神凝则气聚，气聚则形全，若日逐攘忧烦，神不守舍，则易于衰老。"

总之，形与神俱、形神共养是中医学推崇的基本养生原则，是健康长寿的根本。其中保养心神、调摄情志更是养生保健的首要问题。

四、动静合一

动与静，是物质运动的两个方面或两种不同表现形式。人体生命运动始终保持着动静和谐的状态，维持着动静对立统一的整体性，从而保证了人体正常的生理活动功能。因此，保持人体形与神的协调、神气动与静的统一，是中医心理养生的重要原则。

《增演易筋洗髓·内功图说》："人身，阴阳也；阴阳，动静也。动静合一，气血和畅。百病不生，乃得尽其天年。"

古代养生家对于神气的保养主张以"静"为主。人体的一切生命活动均由心神所主宰，心神目理万机，常常处于动而难静的状态。

《灵枢·本神》中就说道："所以任物者谓之心"。

如果心神过于躁动，神不内守，必然扰乱脏腑，耗气伤精，容易招致疾病，甚至促人衰老，减短寿命。因此，养神之道，贵在于静。

《素问·痹论》："静则神藏，躁则消亡。"

神气只有保持清静的状态，才易于内守而不致耗散，从而充分发挥其主宰生命活动的功能，使精气充盛，形体健壮，真气和顺，邪不可侵。

《素问·上古天真论》："恬淡虚无，真气从之，精神内守，病安从来。"

清静养神，既可防病，又可抗衰而延年。

陶弘景《养性延命录·教诫篇》："静者寿，躁者天。"

《淮南子·原道训》："人生而静，天之性也；感而后动，性之害也；物至而神应，知之动也；知与物接，而好憎生焉。好憎成形，而知诱于外，不能反己，而天理灭矣。"

《淮南子》："夫精神气志者，静而日充者以壮，躁而日耗者以老。"

清代养生家曹庭栋《老老恒言·燕居》："养静为摄生首务。"

万全《养生四要》提出"慎动"的养生观，他认为"人之性常静，心常清静则神安，神安则精、神皆安，以此养生则寿"，同时，他在该书中还指出，儒、道、释三家有关养生的主张是"正养此心，使之常清常静，常为性情之主"。

但是，强调静以养神，并非是指绝对的神静不用。

彭祖有言："凡人不能无思。"

曹庭栋亦说："心不可无所用。"

即言人必有思，神岂能不用？用进废退是自然界的普遍规律，人之元神，亦非例外。倘若绝对地静神不用，则心神必然衰退。只有在用神之中，心神才能生机勃勃。

司马迁就说过："精神不用则废，用之则振，振则生，生则足。"

明·高濂也在《遵生八笺》："精神不运则愚，血脉不运则病。"

因此，中医学认为，神气的保养应当动静合一，既要清静以养神，又要用神以振神。而其中的关键又在于心神专一而不杂乱。

《庄子·刻意》："水之性，不杂则清，莫动则平，郁闭而不流，亦不能清，天德之象也。故日纯粹而不杂，静一而不变，淡而无为，动而以天行，此养神之道也。"

这就是说，没有杂物污染，水才能清净，不受躁动，水才能平静而不起波澜，但死水一潭，不能流动，仍然不能清静。同样的道理，要想保养精神，完全不动神是不行的，只要排除事累，心神专一不杂，就能做到神静不躁，即所谓神虽动而犹静也。

五、神情相应

中医学认为神是人体生命活动的主宰，由于神有精神与情志之分，在中医整体观念的指导下，人的精神与情志应保持协调一致，即神情相应，如此才能保证人体的健康发展。

神情相应中的神主要指精神意识思维活动，包括神、魂、魄、意、志、思忘、虑、智等；情则则是指喜、怒、悲、忧、恐等情志活动，是人类情感的外露、情绪的表现，神与情，即精神活动与情志活动，往往相互交错，人的各种特神活动都是在一定的情结状态下进行的，而人的情志活动一般能够反映其精神活动的状态。同时，两者又相互影响，只有精神活动正常才能接受外在事物对人体的作用，而形成相应的情志变化；只有保持正常的情感反映，才能保证精神意识思维活动的正常进行。

《灵枢·本神》："神伤则忍惧自失。""怵惕思虑则伤神。""盛怒者，迷惑而不治。恐惧者，神荡惮而不收。"

《素问·举痛论》："惊则心无所倚，神无所归……思则心有所存，神有所归。"

由于人的情志活动易受多方面的因素影响，如周围环境的变动、社会因素、语言文字等，故极易产生情绪波动；而人的精神活动，如魂、魄，在"两精相搏"结成胎儿时就已化生，并随着身形发育而逐渐成长，故相对于情志而言则比较稳定。因此，精神对情志具有一定的调节作用。

《灵枢·本脏》："志意者，所以御精神……和喜怒者也。志意和则精神专直……悔怒不起。"

所以，要做到神情相应，一方面应注意调摄情志、控制情绪，使情志活动与心神相统一；另一方面，则应加强对心神的调养，形成良好的精神状态，发挥其对情志的调节作用，使情绪不致过度的波动。

此外，中医的"五志相胜"理论也是精神情志活动协调统一的重要基础。中医在五行学说的指导下认为，不同情志活动之间存在着相生相克关系，既相互资助，又相互制约。这一理论，体现了心理活动之间的整体性联系。情志活动本是人的正常心理表现，只有强度过于激烈、刺激过于持久的情绪反应，才能引起脏腑及阴阳气血的功能失调，而情志之间的制约关系，则可以调节或控制这些不良情况，从而使人体重新恢复"阴平阳秘"的和谐状态，保持精神情志的协调统一。

六、审因制宜

中医学强调，养生要根据自然环境、社会环境、时间、季节、人的体质、人格、年龄、性别等不同的因素来对具体情况进行具体分析，以制定出适宜的养生方法。这也是心理养生必须遵循的基本原则。

影响心理健康的因素十分复杂。首先，人是自然界的产物，人的心理变化必然受着季节、气候、地域等环境因素的影响。因此，心理养生必须做到"因时、因地制宜"。

《素问·四气调神大论》中指出：在万物始生的春季，精神调摄要相应于万物蓬勃的生机，"生而勿杀，予而勿夺，赏而勿罚"。

其次，还要"因人事制宜"。人亦是社会的组成部分，诸如经济状况、社会地位、生活方式、文化程度、人生境遇等不同社会条件及变化，也会对人的心理产生一定的影响，这就要求根据不同的情况进行心理调摄。

《证类本草·序例上》："世有童男室女，积想在心，思虑过当，多致劳损，男则神色先散，女则月水先闭，盖忧愁思虑则伤心，心伤则血逆竭，故神色失散而月水先闭也……若或自能改易心志，用药扶接，如此则可得九死一生。"

这是说少男少女因恋慕未遂，忧虑过度而耗伤心神，并导致脏腑气血功能障碍，除了以疏肝解郁的药剂治疗以外，主要还应"改易心志"以慰情怀。

此外，个体的性别、年龄、体质、种族、信仰等差异，也是其心理特点形成和变化过程中的重要影响因素。

第二节　中医心理养生常用方法

一、清静养神法

人生在世，都会面临许多诱惑，引发许多烦恼忧愁，只有心清神静，人的整个心理才能够得到安宁。只有心理安宁了，保持"常清常静"，才可以得到长寿。不懂得"清静"以"养神保精"，而通过其他途径"求补"，是不会达到目的的。

万全在《养生四要·慎动》中对于清静养神的意义进行了概括："正养此心，使之常清常静，常为性情之主。""故心常清静则神安，神安则七神皆安，以此养生则寿。"

刘完素《素问病机气宜保命集》："夫一身之间，心居而守正，肾下而立始，精神之居。此宫不可太劳，亦不可竭。故精太劳则竭，其属在肾，可以专啬之也。神太用则劳，其藏在心，静以养之。唯精专然后可以内守。故昧者不知于此，欲拂自然之理，谬为求补之术，是以伪胜真，以人助天，其可得乎。"

清静养神的机制主要在于"静则神藏，躁则消亡"（《素问·痹论》），"夫精神气志者，静而日充以壮，躁而日耗者以老"（《淮南子·原道训》）。

内心清静，精气神日益充沛，则精神饱满；心浮气躁，则精神不断衰弱。

"清静则生化治，动则苛疾起"（《素问·至真要大论》），"清静则肉腠闭拒，虽有大风苛毒，勿之能害"（《素问·生气通天论》）。

清静养神，可以使脾胃生化功能、腠理开合功能正常，从而外诱不入，内心安定，使机体的生理功能正常，抗病力增强，不易罹疾生病。

中医主张通过守神、御神、放松来进行清静养神。守神的"守"是坚守、保持之意。守神即"精神内守"，主要是指人对自己的意识思维活动及心理状态进行自我锻炼、自我控制、自我调节，使之与机体、环境保持协调平衡而不紊乱的能力。神是生命活动的主宰，是人体脏腑气血盛衰的外露征象。然而，在生命过程中，"神"易于动而致耗，难于静而内守。

因此，《黄帝内经》特别强调"神安则延寿，神去则形散"。

守神，即是要求一个人应保持神气内潜而守持于中，使精神专一，不致外越，其神可养，方能身安延寿。只有精神专一，才能"嗜欲不能劳其目，淫邪不能惑其心"，不至于神乱。

"御神"的御即驾驭、控制的意思，御神就是要有意识地控制和调节自己的心神。

《素问·上古天真论》："不时御神故半百而衰。"

人是有感情的，无论在生活、工作或人与人之间的交往中，难免遇到不如己意的事情，而在精神上受到一定的刺激。善于御神的人，则能时时、事事做到控制自己的情感，既不使其太过，又不使其持久，做驾驭自己情感的主人。此外，对于生活中遇到的各种问题，既不为非原则的无端琐事而忧虑焦躁，也不为一时得失而牵肠挂肚。否则，会耗损精气，致半百而衰"。

《医钞类编》："养生在凝神，神龀则气聚，气聚则形全，若日逐攘忧烦，神不守舍，则易于衰老。"

对于外界环境的不良刺激，要能"自讼、自克、自悟、自解，善于自排解"。善于自控制，则得长生也。

《东医宝》："欲治其疾，先活其心，必正其心，乃资于道。"

病者尽去心中疑虑思想，一切妄念、一切不平、一切人我，悔悟平生所为过恶，便当放下身心，以我之天合所事之天，久之遂凝于神，则自然心君泰宁，性地和平，知世间万事皆是空虚，终日营为皆是妄想，知我身皆是虚幻，祸福皆是无有，生死皆是一梦，慨然领悟，顿然解释，则心地自然清净，疾病自然安痊。情志得调，气机流畅，病安从来，人定能长寿。

清静养神也可以通过放松练习来实现。放松是指身体和精神的某些紧张状态的解除及轻松愉快的体会和感受。中医气功修炼中有着丰富的放松方法。气功的具体方法主要是调神（心）、调气（息）和调身。

清·汪昂《医方集解·勿药元诠》："调息之法，不拘时候，随便而坐，平直其身，不倚不曲，解衣宽带，务令调适。口中舌搅数遍，微微吐出浊气，鼻中微微纳之，或三、五遍，或一二遍，有津咽之，叩齿数遍，舌舐上腭，唇齿相着。两目垂帘，令朦胧然。渐次调息，不喘不粗，或数息出，或数息入。以一至十，以十至百，摄心在数，勿令散乱。"

二、养性调神法

中国传统文化中一直将道德修养视为养生的重要内容之一，道德的日渐完善是维护健康、提升人格层次的必然途径。中医养心，也强调养德。

《黄帝内经》提倡"淳德全道"。

孔子说："仁者寿""有大德必得其寿"。

明·吕坤对孔子思想进行发挥："仁可长寿，德可延年，养德尤养生之第一要也。"

唐·孙思邈提倡重视德行。所谓"德行"，就是道德行为。他在《备急千金要方》中写道："夫养性者，欲所习以成性，性自为普。性既自善，内外百病皆悉不生，祸乱灾害亦无由作，此养性之大经也。善养性者，则治未病之病，是其义也。古养性者，不但饵药餐霞，其在兼于百行，百行周备，虽绝药饵足以遐年。德行不克，纵服玉液金丹，未能延年"，"道德日全，不祈善而有福，不求寿而自延。此养生之大旨也。"

所以说，调摄情志，修养德行是保健养生统摄全局的重要方法。这种心理养生可以说是深层次的养生修炼方法。

关于养性的具体方法，可参照列出的中医典籍。

首先，人要善于调节情志，心情平静中和才能长寿。

陶弘景《养生延寿录》："养性之道，莫大忧愁大哀思，此所谓能中和，能中和者必久寿也。"

其次，喜怒哀乐人之常情，但不可太过，过则伤身，善于节制、善于调和方能维护健康。

《医醇賸义》："夫喜怒忧思悲恐惊，人人共有之境。若当喜而喜，当怒而怒，当忧而忧，是即喜怒哀乐发而皆中节也。此天下之至和，尚何伤之有？惟未事而先意将迎，既去而尚多留恋，则无时不在喜怒忧思之境中，而此心无复有坦荡之日，虽欲不伤，庸可得呼？"

再次，适度控制自己的欲望，远离谗佞虚妄，不诽谤嫉妒他人，不然其他的养生的努力都是无用的。

葛洪《抱朴子·养生论》："且夫善养生者，先除六害，然后可以延驻于百年，何者是邪？一曰薄名利，二曰禁声色，三曰廉货财，四曰损滋味，五曰除佞妄，六曰去沮嫉。六者不除，修养之道徒设耳。"

孔子认为，人在不同的年龄阶段，修身养性的重点有所不同："君子有三戒：少之时，血气未定，戒之在色；及其壮也，血气方刚，戒之在斗；及其老也，血气既衰，戒之在得。"

最后，心地善良、宽容忍让，自然心清神健，万事无忧。

《素问·上古天真论》："以恬愉为务，以自得为功，形体不敝，精神不散，亦可以百数。"

北京安贞医院的洪昭光教授用现代语言进行对日常的养性调神做了形象的归纳，他在《让健康伴随您》一文中，提出了养生的"养心八珍汤"：第一味药，慈爱心一片；第二味药，好心肠二寸；第三味药，正气三分；第四味药，宽容四钱；第五味药，孝顺常想；第六味药，老实适量；第七味药，奉献不拘；第八味药，回报不求。八味药放在"宽心锅"里炒，文火慢炒，不焦不燥。再放"公平钵"里研，精磨细研，越细越好。三思为末，淡泊为引，做事要三思而行，还要淡泊宁静。做好菩提子大小，和气汤送下，清风明月，早晚分服。可净化心灵，升华人格，陶冶情操，调适心理，物我两忘，宠辱不惊。

三、节欲守神法

中医节欲守神的理念和方法集中体现在《素问·上古天真论》：

"上古之人，其知道者，法于阴阳，和于术数，食饮有节，起居有常，不妄作劳，故能形与神俱，而尽终其天年，度百岁乃去。今时之人不然也，以酒为浆，以妄为常，醉以入房，以欲竭其精，以耗散其真，不知持满，不时御神，务快其心，逆于生乐，起居无节，故半百而衰也。"

"夫上古圣人之教下也，皆谓之虚邪贼风，避之有时，恬淡虚无，真气从之，精神内守，病安从来。是以志闲而少欲，心安而不惧，形劳而不倦，气从以顺，各从其欲，皆得所愿。故美其食，任其服，乐其俗，高下不相慕，其民故日朴。是以嗜欲不能劳其目，淫邪不能惑其心，愚智贤不肖不惧于物，故合于道，所以能年皆度百岁而动作不衰者，以其德全不危也。"

《内经》认为，阴精是构成人体生命和维持人体正常生理活动以及防病康复的基础物质，所谓"人始生，先成精"。"精者，身之本也"。肾主藏精，主生殖，肾精所化之肾气关系到人的生长发育和衰老。

《素问·上古天真论》："女子七岁，肾气盛，齿更发长；二七而天癸至，任脉通，太冲脉盛，月事以时下，故有子；三七，肾气平均……七七，任脉虚，太冲脉衰少，天癸竭，地道不通，故形坏而无子。丈夫八岁，肾气实，发长齿更；二八，肾气盛，天癸至，精气溢泻，阴阳和，故能有子；三八，肾气平均七人，肝气衰，筋不能动，天癸竭，精少，肾藏衰，形体皆极。"

不论男女，其发育期、成熟期、衰老期，都分别以肾气盛、肾气平均、肾气衰来说明。肾气在生命活动中由始至终，犹如纵轴贯穿于各个阶段，其盛衰直接关系到人的生长、发育和衰老。因此，《内经》强烈反对"以酒为浆，以安为常，醉以入房，以欲竭其精"的行为，因为饮酒过度、纵欲过度、夜生活过度会严重损伤肾气。

朱震亨《格致余论》："人之情欲无涯。……心，君火也，为物所感侧易动，心劲则相火亦动。动则精自走，相火俞然而起，虽不交会，亦暗流而疏泄矣。所以圣贤只是教人收心养心，其旨深矣。"

《内经》积极主张积精全神，保养肾精、肾气就成为养生的根本原则。具体方法有节房劳，保阴精，戒醇酒，保精气等。

"恬使虚无"就是要求人们思想娴静，没有过分的欲望。这就应做到心情宽松、平静，少存邪欲之念，不要患得患失，保持思想纯平、心神平静情绪乐观的状态。孙思邈主张"勿汲汲于所欲，心无安念，所至之处，勿得多求"，且起欲专言普事不欲先计较钱财。

华佗《太上老君养生决·养生真诀》："善摄生者，要当先除六害然后可以保性命，延驻百年。何者是也？一者薄名利，二者禁声音，三者廉货财，四者捐滋味，五者除佞妄，六者去妒忌。"

四、怡情畅神法

人们凭常识都知道，心情愉快有利于健康长寿。喜悦、欢乐、愉快，是最佳的心灵营养品，常怀喜乐，给人喜乐，能使身心健康，延年益寿，人际关系和谐融洽。

《内经》认为："喜则气和志达，营卫通利。"

清·张英认为养生的关键在于保持愉快和悦的心境："人常和悦，则心气冲而五脏安，昔人所谓'养欢喜神'。真定梁公每语人：'日间办理公事，每晚家居必寻可喜笑之事，与客纵谈，掀髯人笑，以发抒一日劳顿郁结之气'。此真得养生要诀。"

人的精神、情志和心理活动，与内脏的关系十分密切。中医学认为，神志、情志虽属五脏所主，但心是产生神志、情志的主要脏器，说明心是主宰精神意识情志活动的。故古人多崇尚"乐"，提倡心理健康，认为"乐"可愉悦身心，益于健康，各人虽乐法不一，但都与人的心理和情趣有关。

创造和保持愉快心情的方法多种多样。

清·李渔《笠翁一家言全集·闲情偶集》："行乐之事多端，未可执一而论。如睡有睡之乐，坐有坐之乐，行有行之乐，立有立之乐，饮食有饮食之乐，栉有栉之乐。即袒裼裸裎，如厕便溺，种种秽亵之事，处之得宜，亦各有其乐。苟能见景生情，逢场作戏，即可悲可涕之事，亦变欢娱。"

《医学心悟》中说："保生四要：一曰节饮食……二曰慎风寒……三曰惜精神。人之有生惟精与神。精神不散，四体长春。嗟彼昧者，不爱其身，多言损气，喜事劳心。或因名利，朝夕热中，神出于舍，舍则已空……隔房独宿，体质轻强。……积精全神，寿考弥长。四曰戒嗔怒。无恚无嗔，涵养心田，心田宁静，天君泰然……凡人举事，务期有得，偶尔失意，省躬自克，戒尔嗔怒，变化气质，和气迎人，其仪不忒。"

孔子的"知者乐水，仁者乐山"，是寄情山水的快乐；苏轼的"凡物皆有可观"，是词人充满美感的快乐；"雅淡者百祥之本"，是一种恬淡的快乐。

清·石成金《长生秘诀》中说到人生八乐："静坐之乐，读书之乐，赏花之乐，玩月之乐，观画之乐，听鸟之乐，狂歌之乐，高卧之乐。"

明·胡文焕《类修要诀》："笑一笑，少一少；恼一恼，老一老；斗一斗，瘦一瘦；让一让，胖一胖。"

《遵生八笺·起居安乐》："余故曰：知恬逸自足者，为得安乐本；审居室安处者，为得安处窝；保晨昏怡养者，为得安乐法；闲溪山逸游者，为得安乐所欢：识三才避悲者，为得安乐戒；严宾朋交接者，为得安乐助。"

乐观是心理养生的不老丹，乐观是一种积极向上的性格和心境。在困难面前一筹莫展，影响身心健康。会不会乐在于各人对心理的调节，能否保持健康的心理。

孔子《论语·述而》："知者乐，仁者寿。"

《论语·雍也》："饭疏食饮水，曲肱而枕之，乐亦在其中矣。"

苏轼："凡物皆有可观。苟有可观，皆有可乐，非必怪奇纬丽者也。铺糟吸漓皆可以醉，果蔬草木皆可以饱推此类也，吾安往而不乐？"

中医讲究平衡协调，在提倡保持乐观愉快的情绪时，提醒注意情绪的强度不能过激，否则会出现喜伤心等结果。要明辨乐中有忧的哲理，从而控制自己的情感，以免情志紊乱，耗气招邪。

《三元延寿参赞书》："喜乐无极则伤魄，魄伤则狂。狂者意不存，皮革焦。喜怒不节，生乃不固，和喜恐以安居处，邪僻不至，长生不视。喜怒不测，阴气不足，刚气有余，营卫不行，发为痈疽"。

《素问·疏五过论》："暴乐暴苦，始乐后苦，皆伤精气，精气竭绝，形体毁沮。"

《儒门事亲·九气感疾更相为治衍》："喜气所至，为笑不休，为毛发焦，为内病，为刚气不收，甚则为狂。"

梁章巨："人但知过怒过哀足以害性，而不知过喜过乐亦足以伤生。"

《淮南子·原道训》："大怒破阴，人喜坠阳。"

阴阳变化则心气动，心气动则精神散乱，这时邪气就会趁机袭来。故《论衡》教人忍怒以全阴气，抑喜以养阳气。心理健康者，才能协调、平衡、处理好乐中有忧的辩证关系。

五、顺时调神法

顺时调神，中医又习惯称为四时调神。中医的整体观念认为，人、社会、自然是一个系统，人禀天地之气生，是自然界的一部分。顺时养生是重要的心理养生方法之一。

《灵枢·本神》："故智者之养生也，顺四时而适寒暑……如是，则辟邪不至，长生久视。"

这里的视，是活的意思；长生久视，是延长生命，不易衰老的意思。为何能延长生命呢？是因为辟邪不至，辟邪，指不正之气，辟邪不至，是说病邪不能侵袭。而病邪不能侵袭的关键又在于顺四时而适寒暑，这是中医养生学里的一条极其重要的原则，也可以说是长寿的法宝。

《素问·宝命全形论》："人以天地之气生，四时之法成。"

《素问·六节藏象论》："天食人以五气，地食人以五味。"

这些都说明人体要依靠天地之气提供的物质条件而获得生存，同时还要适应四时阴阳的变化规律，才能发育成长。自然界是人类生命的源泉，自然界的千变万化必须会直接影响人体的生命活动。人与大自然是一个有机的整体，每时每刻都与自然界有着物质、能量、信息等方面的交换。中医提出"人与天地相应"的科学观点，人既然是自然界的一员，就必须顺应自然界的规律，才会健康长寿。

正如张景岳所说："春应肝而养生，夏应心而养长，长夏应脾而变化，秋应肺而养收，冬应肾而养藏。"说明人体五脏的生理活动，必须适应四时阴阳的变化，才能与外界环境保持协调平衡。这与现代认为，生命产生的条件，正是天地间物质与能量相互作用的结果的看法是基本一致的。人类需要摄取饮食、呼吸空气与大自然进行物质交换，从而维持正常的新陈代谢活动。

中医学理论认为，天有三阴三阳六气和五行金、木、水、火、土的变化，人体也有三阴三阳六气和五行的运动，而自然气候的变化，关系着阴阳六气和五行的运动，人体的生理活动和病理变化，取决于六经和五脏之气的协调。因此，认为人体的生命活动与自然变化是同一道理。同时，又认为自然界阴阳五行的运动，与人体五脏六经之气的运动是相互收受通应的，这就是天人一理、人身一小天地，以及天人相应和人与天地相参的天人一体观。

正如《黄帝内经》里所说："人与天地相参也，与日月相应也。"这里的日、月，是指日、月的运行，也就是天体的运动、气候的变化。天、地，古人是指整个自然界而言，天地一体就是说自然界是一个统一的整体。关于这一点，早在《黄帝内经》里就有明确认识，如《素问·阴阳应象大论》里指出：天地者，万物之上下也，天有四时五行，以生长化收藏，以生寒暑燥湿风。人有五脏化五气，以生喜怒悲忧恐。这就是说，天地万物不是独立存在的，它们之间都是互相影响、相互作用、相互联系、相互依存的。天地之间有四时五行的变化，产生各种不同的气候，在不同的气候下，一切生物发生、发展、消亡的过程，人体五脏也有不同的变化，产生喜怒悲忧恐五志。

《素问·四气调神大论》："天地四时阴阳者，万物之根本也。所以圣人春夏养阳，秋冬养阴，以从其根，故于万物浮沉于生长之门，逆其根，则罚其本，坏其真矣。"

春、夏、秋、冬四季和风、寒、暑、湿、燥、火六气是万物生长的根本，人们在生活实践中效法自然界寒暑往来的阴阳变化规律，主动顺应四时气候的变化，认识了六气变化的特点并产生一定的适应能力，防止六气的太过、不及或气候变化过于急骤，主动采取预防措施，"动作以避寒，阴居以避暑"，春三月"夜卧早起……以使志生"；夏三月"夜卧早起，无厌于日……使气得泄"；秋三月，"早卧早起，与鸡俱兴"。从而增强正气，防止六淫之邪入侵致病。所以，顺四时以养生是养生的重要原则之一。

人身是一个与自然规律相同相应的小天地，自然变化会使人产生相应的变化，人与自然服从着同一规律，"天地之大纪，人神之通应"（《素问·至真要大论》）。表现在人的生理、病因、病机、寿夭等都与自然节律密切相关。

《素问·四气调神大论》："阴阳四时者，万物之终始也，死生之本也。逆之则灾害生，从之则苛疾不起，是谓得道。"

春夏为阳，秋冬为阴，一年四季，寒暑更迭，阴阳变化，这个自然界的规律是不可抗拒的。如何来顺应四时阴阳的变化呢？《内经》中很早就提出了一套具体的办法。主张在春夏之季、气候凉转温、阴消阳长、万象更新之时，人体也必须相应地朝气勃勃，多做些户外活动，使阳气更加充足。

秋冬之季，气候由温转凉，阳消阴长，肃杀寒冷，人体必须注意防寒保暖，避之有时，使阳气不要妄泄。"阳气者，若天与日，失其所则折寿而不彰。"阳气得以保养，疾病就不易产生，人体就会健康延寿。

六、动形怡神法

道家养神，力主清静，但也并非完全排斥动形以怡神。他们在主静的同时，也认识到静中有动，而在动形之中，也能静神、怡神。例如，散步既能舒筋活络，也能动中得静，动而怡神。

1992 年，国际心身医学会权威人士宣告，"世界心身医学应向中国中医学寻找智慧"。这充分肯定了中医学在世界心身医学中的崇高价值。"形神合一论"，成为中医核心理论的指导思想之一。也可以说"形神合一论"是中医心身相关思想的核心和基本内容，是中医学心理与生理、精神与躯体关系的最准确、最完整、最精辟的学说。这一理论长期有效地指导历代医学家的临床实践，是中医整体观的重要体现。重视心理现象与心身疾病的相关性及整体观念、辨证论治、心神合一，是中医学的基本属性和特点。

从生理上看，神是形体的功能表现，形是神的寄舍之宅。在病理上，形衰则神无所主，神乱则形有所伤。形神的统一是健康的象征，形神的失调是患病的依据。南北朝时期的唯物主义哲学家范缜在《神灭论》中提出形神相即，"形存则神存，形谢则神灭"。强调了形与神不可分离，形为神之载体，神为形之主宰，形是神依据的实体，精神不能离开形体而独立存在，形存则神在，形亡而神灭，说明了两者依赖关系的重要性及辩证统一。形体与精神是统一的，精神充足，五脏六腑功能协调、人体健康无病；反之，百病丛生。

动静结合符合人体生理活动的客观规律。"动"与"静"是宇宙间事物运动中矛盾统一的两个方面，宇宙的一切事物都是运动的，"静"是相对的，它只是运动的另一种形式，人体的生命活动，动态平衡的维持，包括复杂的生理协调过程，如果活动不协调，失去相对平衡。则往往导致各种病理状态。通过主动性的自我调整，促进生理活动的协调稳定，对防治疾病、强健身体，起积极的作用。

《内经》形神兼养理论既重视"养形"，又强调"养神"，两者不可偏废。形即形体，养形是通过保养精气而实现的。神即精神，包括五志、七情等心理活动。养生必养神，只有养神，才能达到神与形俱；只有养神，才能全形。

养神的方法主要有二：（1）心态须保持恬淡虚无，清静愉悦。

《素问·上古天真论》："恬淡虚无，真气从之，精神内守，病安从来。"

《素问·灵兰秘典论》："心者，君主之官，神明出焉。"

故养神即养心，心神健旺，则五脏六腑及所有的组织、器官才能进行正常的生理活动，身体才能健康，寿限才能延长；

（2）须善于调节情志，适当疏泄。精神调摄，强调要恬淡虚无，少思寡欲，但是，若要保持健康无病，人的思维情志活动必须在一定的范围进行，必须遵循适度的原则而有所节制。调节情志，即《灵枢》所说"和喜怒"。七情既然是人体正常的情绪活动，就应该顺其自然，既不可过度，也不可压抑，可通过适当的疏泄来发泄心中的情绪。

第三节　中医个体心理保健

就自然年龄而言，人的一生发展分为以下几个阶段：胎孕期（胎儿期）、变蒸期（婴幼儿期）、稚阳期（儿童期）、成阳期（青年期）、盛阳期（成年期）、衰阳期（老年期），做好每个时期的心身保健将是伴随生命发展的毕生任务。

一、胎孕期（受孕至出生）保健

1. 受孕条件

人的生命始于男精女血的成功交媾，它是"天之在我者德也，地之在我者气也，德流气薄而生者也。故生之来谓之精，两精相搏谓之神"（《灵枢·本神》）。天之德地之气是生命孕育的大环境和物质准备，两精相搏则是生命之旅的开始。

中医认为个体的优劣差异在于"气"的不同，即禀父母之气之差异。禀气又称禀赋，即先天遗传因素。

《灵枢·天年》："愿闻人之始生，何气筑为基，何立而为楯……岐伯曰：以母为基，以父为楯。"

《景岳全书》："夫禀气者，先天也……先天责在父母。""先天强厚者多寿，先天薄弱者多夭。"

《妇人良方》："儿欲求子，须先察夫妇有无劳伤痼疾，而依法调治，使内外和平则有子。"

对于交合的时间，古人认为应"应期交合"才有效。所谓"应期"，实指女值排卵之期，男在精盛之时。

《万氏妇人科》认为，如能不失其候以应期交合则"结孕易，生子多寿"，反之则"胎难结，生子多夭"。在其种子歌中写道："三十时中两日半，二十八九后须算。"

这是对种子最佳日时推算法的概括。二十八九，是指月经周期，三十时中两日半，当指排卵期中最佳受精时间。同时还应做到房事有节，才能"阳精溢泻而不竭，阴血时下而不行，阴阳交畅，精血合凝，胚胎结而生育滋。"

《广嗣纪要》："求子之道，男子当益其精，女子当益其血，节之以礼，交之以时，不可纵也。"

《景岳全书》："凡寡欲而得之男女贵而寿，多欲而得之男女浊而夭。"

中医养生"房事有节"的观点，既合人之常情，又合养生之道，更合优生要求，值得提倡。

好的交会条件也是得到好的胚孕的基础。古之倡导的这些优生思想与今人的科学优生理论是不谋而合的。

宋代《妇人良方·求嗣门·交会禁忌》："凡求子宜吉良日交会，当忌丙丁及弦望晦朔，大风雨雾寒暑，雷电霹雳，天地昏冥、日月无光，虹霓地动，日月薄蚀，及日月火光，星辰神庙，井灶圊厕，冢墓死柩之旁。若交会受胎，多损父母，生子残疾夭枉，愚顽不孝。若父母如法，则生子福德智慧，验如影响。可不慎哉。"

同样在《广嗣纪要·协期》也有类似的记载："男女动情，彼此神交，然后行之，则阴阳和畅，精血合凝，有子之道。"

2. 胎教

孕育得子，即行胎养。胎养即胎教，历受重视。现代科学研究证明，胎儿在腹内已具有感觉等心理活动，胎教是有其科学依据的。

胎儿的发育全过程，唐代孙思邈按照月龄从形态等方面有比较详尽的描述。

《备急千金要方》："妊娠一月始胚胎，二月始膏，三月始胞，四月形体成，五月能动，六月筋骨立。七月毛发生，八月脏腑具，九月谷气入胃，十月诸神备。"

孙思邈这一见解为现代胚胎学说的先声。

首先宜慎房事。早孕期和妊娠后期的 2～3 个月内，须禁房事。其他月份可据情慎而为之。有早产或流产史者，整个孕期均须严禁。

《护胎心法》："妇人有孕，即居侧室，不与夫接，方可弥月而生且无灾无害。"

第二要调饮食。"养胎者血也，护胎者气也。"而气血之源在于胃气壮实，饮食调和。

《逐月养胎法》主张孕妇宜"节饮食，无大饥，无甚饱，无食干燥。"

若饮食调养不善或营养缺乏，则易引起早产、流产、胎儿发育不良。或营养过剩，则易使胎儿生长过快，增加分娩困难。

第三要节制情志，和喜怒。胎婴在腹，借母气以生，母子呼吸相通，喜怒相应，一有偏倦，即致子疾。

《产孕集·辨孕》："妊子之时，必慎所感……和其心志。"

孕妇要善于控制感情，做到颜无怜色，口无恶声，心无杂念。夫妻要恩爱，邻里要和睦。并多观赏名诗名画，欣赏优美音乐。于是气血和平而有益于胎儿的身体和智力的发育。

第四要调理性情、修身养性。妇女怀胎后，因生理上变化所引起的心理反应主要是性情的变化。胎儿借母气以生，呼吸相通，喜怒相应，若有所逆，即致子病。故孕妇宜性情舒畅，遇事乐观，喜怒悲思过度皆能使气血失和而影响胎儿。

《增补大生要旨》："凡受胎后切不可打骂人，益气调则胎安，气逆则胎病。"

《妇人秘科》："受胎之后，喜怒哀乐莫敢不慎。"

《傅青主女科》："大怒小产"之说。

《女科广要》："焚烧名香，口诵诗书及古今篇诫，居处简静…弹琴瑟、调心神、和性情、节嗜欲、清庶事、则生善良、长寿、忠孝、仁义、聪慧而无疾。"

第五要适劳理、劳逸结合。《泰定养生主论》："孕母宜起居运动不失其常，则易产而少疾。"示孕妇"勿登高，勿作力，勿疾行，勿侧坐，勿曲腰……勿久，立勿久坐，勿久卧"的明训。

第六要尽量少用药、谨慎用药、避其毒药。是指凡峻下、滑利、祛痰、破血、耗气及一切有毒之品，孕妇当慎用或禁用。

如《本草纲目》所载乌头、附子、水银、大戟、桃仁、藜芦等有85味之多，均列为妊娠禁用之品。若不知慎禁，则有耗正损胎之虑。故孕妇有病或胎病，应在医者指导下合理用药。对有毒而又必用之，则以"衰其大半而止"为法度，严格控制用量。

二、变蒸期（0～2岁）保健

1. 变蒸与生长

变者易也，蒸者体热。"变蒸"是婴幼儿时期，通过发热来促进其形体和功能发育的过程。"变长百骸生藏府，蒸增智慧发聪明"。有人认为，小儿从出生起，三十二日一变，六十四日再变，称一小蒸。九十六日三变，一百二十八日四变，即二小蒸，如此三百二十日，共完成十变五小蒸。再经历2个六十四日的大蒸及一个一百二十八日的大蒸，总共五百七十六天（相当于1岁零7个多月），完成全部变蒸过程。此说的意思是婴孩是依时"变蒸"而获心身增长的。

在"变蒸"的过程中，各脏腑的变化先后有序。比如有说一变生肾，二变生膀胱，三变生心，四变生小肠，五变生肝，六变生胆，七变生肺，八变生大肠，九变生脾，十变生胃。

有说一变肝，二变胆，二变心……如此等。诸多表变次第，实不外以脏腑生克关系进行排列。一次"变蒸"，历时 5～10 天不等。每经一次变蒸，小儿的心智知觉行为运动都有长进。如能视物、能笑、手能握、足能站、能行、能言、生齿、知喜怒、更聪明、性情改变等。

唐代孙思邈《备急千金要方·少小婴孺方》记载："凡儿生三十二日始变，变者身热也；至六十四日再变，变且蒸，其状卧端正也；至九十六日三变，变者候丹孔出而泄；至一百二十八日四变，变且蒸，以能咳笑也；至一百六十日五变，以成机关也；至百九十三日六变，变且蒸，五机成也；至二百四十四日七变，以能匍匐也；至二百五十六日八变，变且蒸，以知欲学语也；至二百八十八日九变，以亭亭然也。凡小儿生至二百八十八日，九变四蒸也。"

变蒸时有不同程度的伴随症，其证候有轻有重。轻者微发热，微惊，微汗；重者则壮热，不欲食，食则呕吐，烦啼燥渴，无汗或有汗，脉乱而数。除"暗变"外，无论轻证重证，都必现发热，亦可能出现目白晴微赤或目睛不明，蒸毕则目睛又清亮。同时，小儿全身情况良好，精神好，无明显痛苦。口中出气温和（不灼热），口唇及舌色正常。单变较轻，兼蒸则较重。有的小儿发生"变蒸"时，不发热，亦不显其他证候，此称为"暗变"，乃因其禀受胎气壮实，有"变"而不显之故。也就是说，人人有"变蒸"，只是有的显著，有的不显。显与不显，与其禀赋强弱有关。

多数医家认为变蒸是一种正常的生理现象，是小儿生长发育的必然过程。婴幼儿因始出母腹，其肌肤筋骨脏腑气血虽已全具，但稚嫩不壮。从全而未壮到成人的生长发育过程，需要通过变易来实现。出生以后，饮食渐增，筋骨渐强，表情活泼，其体格的发育和智慧的增长，也同植物的生长一样有一个按期变化的过程。变蒸与更齿及骨骼的发育有关。变蒸分轻重，轻者不必治疗。

孙思邈《备急千金要方》："小儿所以变蒸者，是荣其血脉，改其五脏，故一变竟辄觉情态有异。"

钱乙认为变蒸是婴儿脏腑从"成而未全"到"全而未壮"直至"全壮"的自然现象，变蒸的机制是脏腑、情志发育所致。

"小儿在母腹中乃生骨气，五脏六腑成而未全。自生之后，即长骨脉，五脏六腑之神智也。变者易也，又生变蒸者，自内而长，自下而上，又身热……变蒸毕，即情性有异于前。何者？长生脏腑智意故也。"

"骨之余气，自脑分入眼中，作三十二齿。而齿牙有不及三十二数者，由变不及其常也……气入四肢长碎骨，于变后六十四日长其经脉，手足受血，故手能持物，足能立行也。"

《幼科发挥》："变蒸发热，此小儿正病，不须服药……变蒸非病也，乃儿长生之次第也。"

《古今医统大全》："初生儿变蒸者，阴阳水火变蒸于气血，而使形体成就……轻者不须用药，至期而愈，甚者过期不愈，按候而调之，着中而已。"

总之，变者，变其情智，发其聪明，变生五脏阴精；蒸者，蒸其血脉，长其百骸，蒸养六腑阳气。所以，每一变蒸之后，辄觉小儿情智神态有异于变蒸之前。在每次变蒸的全过程中，阴精阳气处于不停的运动变化之中。物质与功能的相互转化，从而达到量的有效积累，终归实现由量变到质变的飞跃。中医对婴幼儿的这种生长发育变化以三十二日为周期，其动作能、语言能、应人能、应物能，呈近似"月节律"变化，并存在着阶段性突变。

2. 母乳

母乳是幼子赖以化气血、养肌肤、强骨力、益神智之最佳食品。乳儿不仅依赖母乳养形充气，强内固外，发育成长，而且母亲哺乳对乳子还有潜移默化之影响，乳母良好的品行修养母爱关怀可传递于小儿。因此哺乳行为不仅给予了婴儿生理上的营养需要，同时也给下了心理上的情感需要，婴儿可以从哺乳中得到基本需要的快感、安全感和爱抚的体验。

当乳母有疾病或在情志变化或因病服药时，都会影响乳汁的质量，最好不要喂哺小儿，否则，均可致小儿变生多种疾病，即"病自乳传"。《增订幼科类萃》《幼科发挥》都有"母安则子安，母病则子病"的提法。

首先乳子的性情，与乳母息息相关。乳母的性情直接影响乳子的性情。

《婴童类萃》提出："强悍暴良，和婉清静。亦随乳母之性情，稍非其人，儿亦随而化矣。"

凡乳母须"精神爽健，情性和悦。"（《普济方》）

乳母应"慎于喜怒。"（《备急千金要方》）

乳母怒气盛时乳儿可致惊惕不安或发气痛；醉后乳儿，可致惊痛、身热腹满；怀孕后乳儿，可致黄疸和营养不良；吐泻后乳儿，可致呕吐瘦弱；食多乳儿，可致发热喘急；房劳乳儿，可致乳儿消瘦，行走不稳。

《太平圣惠方》："乳母嗔怒次不得哺孩子，必患狂邪。乳母醉后不得哺孩子，必患惊痛、天瘹，急风等病。乳母有娠不得哺孩子，必患胎黄及脊疳……乳母吐后，不得哺孩子，必令呕逆羸瘦。乳母伤饱不得哺孩子，必致多热喘急。"

《增订幼科类萃》："病气到，乳汁必凝滞，而得此乳，疾病立至，不吐则泻，不疮则热，或为口糜，或为惊搐，或为夜啼，或为腹痛。"

《万氏家传幼科指南心法》："盖乳母服药，必须另择乳母，若其母自乳，则又不可乱投汤药。"

乳儿虽小，也有心理活动与要求，须引以注意。

《幼幼集成》："复有内因客忤，或儿平日所喜者，乃戏而夺之；平时所畏者，乃戏而恐之，凡亲爱之人。喜食之果，玩弄之物，心之所系，口不能言。一时不得遂，逆其心志，其候昏昏喜睡，寐不惺惺，不思乳食，即其证也。宜先顺其心意，内服沉香安神丸并惺惺散。"

《江南通志》也记载这样一案"薛来明治王姓子，周岁，忽不乳食，肌肉尽消，医疑为痞。薛曰：此相思证也，众人皆嗤笑之，薛命取平时玩弄之物悉陈子前，有小木鱼儿。一见遂笑，疾遂已。"

三、稚阳期（2～14岁）保健

1. "纯阳"与"稚阴稚阳"

稚阳期是指2岁起到14岁左右的人生发展时期，这个时期是从断乳到女子以"月事以时下"、男子"精气溢泻"为标志，是个体的心身发展非常迅速的时期。稚阳期还可以分若干阶段。

对于个体的心身发展过程，中医以阴阳学说来说明，认为儿童的形体是"稚阴稚阳"之体，其生长又是"纯阳"的特征，《颅囟经》认为这是"但任阴阳推移"的过程。此时小儿的整个心身是阴阳幼稚的状态，五脏六腑，"全而未壮"，故古称小儿为稚子。虽然阴阳都幼稚，但却处于迅速向上的生长发育，阳生居于主导方面，是为"纯阳"。故吴鞠通在《温病条辨·解儿难》中提出"小儿稚阳未充，稚阴未长者"，所以命名稚阳。因此，此期小儿疾病的特点是发病迅速、传变快、易寒易热，易虚易实。因为小儿是稚阴稚阳之体，肌肤嫩，神气怯，易于感触"（《温病条辨，解儿难》）。这种心身特点是小儿疾病的内在因素。从小儿八纲辨证特点来看，热证多于寒证，实证多于虚证，阳证多于阴证。

《幼科要略》："六气之邪皆从火化，饮食停留，郁而化热，惊恐内迫五志动极皆阳。"

这说明小儿实热证多，不仅是由于六淫饮食所致，亦可因情志，只是心理病机的特点及心身疾病表现与成人不同。

例如，四、五岁儿童沉默，口吃，语言含糊。六、七岁夜怯，自诉睡不者，失眠，头痛，畏怯，退缩，不肯上学。九、十岁手足躁动不安，分心，不能上课，冲动，失眠，消瘦。十多岁，怕人，恐慌，强烈不安，粗暴，逃学，离家，偷窃等。

中医着眼于正，注意整体调理，治疗这类心身疾病有自己的独到之处。

2. 心身发展与教育

稚子的心身蓬勃发展，故"教子当在幼"。《友渔斋医话》谈到这个时期的心身特点指出"童工纯阳好动，一日之中无刻不歇，童子天机活泼"，并"人塾诵读"。老师更应注意纯阳童子的"天机活泼"，有目的地适时地指导学生学习各种知识和技能，这时由家庭的影响逐步转到以学校教师影响为主体，新的知识不断地增加，思维能力也不断地发展起来，渐渐掌握了书面语言，并向抽象逻辑思维过渡。

这个时期由于阳生阴长十分迅速，应当顺其蓬勃的生机，注意心身发展的平衡和协调、心智的合理开发。古代医家叶天士、陆定圃等人都反对小儿过早读书，以免泄其天真之气。他们看到因为小儿"阳常有余，阴常不足"，阳为生发、为功能，小儿生机速发，蓬勃生长，显得"有余"。而阴为物质，为血为精，需营养精微，相对较之成人为多，故感"不足"，常有阴不配阳之势。如果不注意这种有余、不足倾向，智力过早开发，有余者复加之，不足者更损之，导致阴阳失调，阴阳失调则为疾病。

叶天士基于临床所见指出这种倾向，说："知识太早，真阴未充，龙火易动。"这种病机是"劳心动阳，阴液日损"（《临证指南医案》）。

万全《育婴家秘》说小儿脏腑特点是"肝常有余，脾常不足；肾常虚，心常有余，肺常不足"。

脾不足当注意后天水谷的调养；肺不足应留心生活起居，防外邪侵入；肾常虚，须注意劳逸适当勿过劳耗精伤气。调理好这三种不足，才能促进身体平衡发展，适时开发心智，促进人才培养。

四、成阳期（14~30岁）保健

1. 成阳与"成人"

《素问·上古天真论》说："女子……二七而天癸至，任脉通，太冲脉盛，月事以时下，故有子……丈夫……二八，肾气盛，天癸至，精气溢泻，阴阳和，故能有子。"

这里"天癸至"标志着人进入了青年时期，它不仅是生理上的变化，而且对心理是有明显的影响。

《小儿卫生总微方论》："十四以下为小儿治，十五岁以上者，天癸已行，婚冠即就，则当大人治。"

此时心身走向成熟，即从"弱冠"到"三十而立"，个体心身发展至阴成阳成，在认知、感情、意志等心理活动方面都发展到相当程度，完成心理上的"断乳"，成为独立的"成人"。

成阳期，阴成阳成，身体成熟并日趋壮盛的，气血旺盛，充满生命的活力。

2. 事业、婚恋与保健

成阳期的个体将步入社会，成为社会上的一员并由相恋到组建家庭。当意识到自己人生的责任，必须有基本的知识和技能，故多努力进取。但应量力而行，芳逸结合。否则过劳心血，暗耗心阴，顾此失彼而出现的，心身疾病，严重者亦可积久成劳。

张锡纯《医学衷中参西录·虚劳咳嗽门》医案："邻村许姓学生，年十八岁。于季春得劳热咳嗽证。病因秉性刚强，校中岁底季考，未列前茅，于斯发愤用功，劳心过度；又当新婚之余，或年少失保养，迨至春阳发动，渐成痨热咳喊证。证候：日晡潮热，通夜作灼，至黎明得微汗其灼乃退。白昼咳嗽不甚剧，夜则咳啾不能安枕。饮食减少，身体羸瘦。略有动作即气息迫促，左右脉皆细弱，重按无根，数逾七至，夫脉一息七至，即难挽回，况复逾七至乎？犹幸食量犹佳，大便干燥，知犹可治，拟治以峻补真阴之剂，而佐以收敛气化之品……连服三剂灼热似见退不复出汗，咳喊亦稍减，而脉仍七至强。因恍悟此脉之数，不但因阴虚，实亦兼因气虚，犹若力小而强任重者，其体发颤也。拟仍峻补其真阴，再辅以补气之品方加野台参等，减肺家药物，数剂而愈，此为虚劳证治法。"

男大当婚，女大当嫁，这是人生的必然，结婚建立家庭标志着生理、心理、经济等方面独立，成为社会的一个细胞。随着性的成熟、经济上的自立、交往由同性转向异性，在交往接触中产生了恋慕之情，这是组建家庭的前奏，是生命活动的一个重要主题。成阳期的男女不时有失恋的苦衷，炽热的感情遭到挫折，美好的姻缘很难如愿，家庭的破裂也可使心理失去平衡，严重的可精神失常，发痴发狂。

李时珍《本草纲目·序例》："世有童男室女，积想在心，思虑过当。多致劳损，男则神色先散，女则月事先闭，盖忧曰愁思虑则伤心，心伤则血逆竭，故神色先散而月水先闭……或能政易心志，用药扶接，间得九死一生耳。"

李时珍强调"改易心志"注意心理疗法，同时宜配合药物治疗补虚泻实。

秦伯未《清代名医医案精华》："金泽镇某生，年二十未娶，忽然发狂疾，昏瞀妄言，手舞足蹈，中不得合眼。见妇人辄趋而押之，或闻其声即破壁蹄垣，不可禁遏。其兄若弟扶之就诊，六脉弦大无度，人迎尤旺。何其伟曰：'此邪火乱性，厥阴心包之病也。'以牛黄、黄连、羚羊角、天竺黄、玄参、灯心等味治之，服两剂，其疾若失。"

至于何时为适龄婚配，《内经》认为人的生长发育和生殖功能与肾气的盛衰相关，女子二七男子二八，仅为青春发育期的开始。女子五七男子五八以后，又为身体和生殖功能开始衰退之年。唯在三七至四七，二八至四八之龄，才是女子和男子正值肾气平均，真牙生而长极，身体盛壮，筋骨隆盛，组织器官发育完实，生殖功能旺盛之期。

孔子据《周礼》提倡"男子三十而有室，女子二十而有夫。"且认为"这不是过也，而是穷天数之极"。一般不主张早婚。

明·龚廷贤《寿世保元·保生杂志》："精未通而御女，以通其精，则五体有不满之处，异日有难壮之疾，又曰：男子以精为主，女子以血为主。精盛则思室，血盛则怀胎，若孤阳绝阴，独阴无阳，欲心炽而不遂，则阴阳交争，乍寒乍热，久则成痨。"

这里一方面从个体精血出发，用阴阳学说分析了早婚不好，另一方面也不能过分压制青年个性，从社会发展趋势，趋向自由解放，所以成阴成阳，阴阳离合，自有其时，宜顺其性而治之也。

周学霆《三指禅·室女脉数反吉沦》："兰闺寂寞，愁结多端，纱窗月静，绣帏清风，时觉体气不安，延医调治，见其脉数以为病则误矣。"

少女怀春本为常情，若不明其心"病"，可谓脉误。

对弱男羸女的婚嫁，在中医书上有这样一种传统的提法，"羸女养血，宜及时而嫁；弱男节色，宜待壮而婚"（《寿世保元》）。《冷庐医话》说其原因是："男子破身迟，则精力强固。"男子推迟结婚年龄，在某些情况下有一定的道理。

新婚卫生和养儿育女常识，古代医家也有提及，明代万全《广嗣纪要》作《寡欲篇》就提到一些青年心理卫生；《择配篇》也谈到恋爱、婚嫁、配偶的选择等问题；《配合篇》讲房室卫生、优生与环境关系等问题。

《协期篇》言："男女胥悦，阴阳交通而胚结矣。尝观周颂云：思媚其妇，有依其士，则夫妇享受之情，虽在田野未之忘电。故于衽席之间。体虽未合，神已先交，阳施阴受，血开精合，所以有子。"

此用阴阳学说阐述了男女之间的感情，夫妻的恩爱是行房交合的心理基础。而行房时也宜注意心身卫生。

"别女未交合时，男有三巨，女有五至，男女动情，彼此神交，然后行之，则阴阳和畅，精血合凝，有子之道。若男情已至而女情未动：则精早泄，谓之孤阳；女情已至而男情未动，女兴已过谓之寡阴……男有三至谓：阳道兴奋昂而振者，肝气至也；状而有热者，心气至也。坚劲而久者，肾气至也。三者俱是，女心之所悦也。"

这里运用了藏象五志理论进一步阐明行房时男女感情上的融合、动情的心身过程。

"若夫女子有五至者，面上赤起，眉眉作生，心气至也；眼光诞沥，斜视送精，肝气至也；低头不语鼻中第出，肺气至也；交颈相假，其身自动脾气至也；玉户开张，球液浸洞，肾气至也。五气俱至男于方与之合，而行九之法则情治意美，其候亦有五也。娇吟低语，心也；合目不开，肝也；咽干气喘，肺也；两足或曲或伸仰卧如尸，脾也；口身气冷，阴户沥出沾滞，肾也。有此五候，美快之极，男子识其情而采之，不惟有子，且有补益之助……此阴阳交感之理，其机至微，非文字所能尽者。"

古代医家对性交心理、新婚卫生、子女优生等方面观察也较为深刻细致，今天仍不失其借鉴意义。

明代龚廷贤《寿世保元》专作"求嗣"一节较为条理地讲了胎成的道理和交合时注意。它说：

"《易》曰：天地细蕴，万物化醇，男女媾精，万物生化。则细组者，升降凝聚之谓也，媾精者，配合交感之谓也。……夫种子之道有四，一曰择地，二曰养种，三曰乘时，四曰投虚是也。……感于七情，气凝血滞，营卫不和，则经水先后不一，多寡不均、谓之阴失其道，何以能受！……射者力微矢弱，安能中的，谓之阳失其道，何以能施！……夫妇尤必各相保守，旬日之间，可使精与血俱盛。"

从整体观念出发，种子亦讲究天时、地利、人和。尤宜注意七情等心理卫生，性交不能过泛，男女各守其道，阴阳和合才能有健康聪明的后代。

《灵枢·决气》："两神相搏，合而成形，常先身生，是谓精。"

这里"两神"用得很有分量，不仅是男女两性生殖之精形成合子之意，也有心理上的意思。

五、盛阳期（30～50岁）保健

1. 盛阳与"盛壮"

唐·孙思邈在《备急千金要方》中明确指出30～50岁为成年期，这段时间在人生曲线上表现出来是高原盛极的状况。同时月圆将缺，花盛将谢极盛也由此渐渐地衰退。

根据《素问·上古天真论》对个体发育的论述，女属阴，男属阳，女子"四七筋骨坚，发长极，身体盛壮七七任脉虚，太冲脉衰少，天癸竭，地道不通，故形坏而无子也。"男子"四八筋骨隆盛，肌肉满壮……六八阳气衰竭于上，面焦，发鬓斑白"。

《灵枢·天年》中认为："三十岁，五脏大定，肌肉坚固，血脉盛满，故好步。四十岁，五脏六腑十二经脉，皆大盛以平定。"

2. 更年与养生

常言说"四十而不惑"，成年期的个体，自信，有安全感，具有一定知识与阅历的积累，认识问题有一定的广度和深度，有了事业或独立工作，建立了家庭，有了子女，担负起社会、家庭的职能，生活也比较稳定。即使职业不满意、婚姻不和谐、家庭负担过重、工作奔波疲劳，遭遇忤逆或不幸，也能比青年人更沉着。比老年有勇气去对待，不是事事无能为力，起码从身体上看是年富力强，有较强的自立能力。但是壮极而衰，阳极而阴，重阳必阴，盛阳即衰，盛壮之后即折转而进入人生的尾声阶段，可出现齿槁，发白，体力减退，精力不济，记忆力下降，精力难于集中，思维欠敏捷等。

陆定甫《冷庐医话》："中年，每求延寿之术，有谓当绝欲者，有谓当服补食剂者。余谓修短有命，原不可以强求。如必欲尽人事，则绝欲戒思虑，两者并重，而绝欲尤为切要。至于服食补剂，当审具体之宜，慎辨药物，不可信成方而或失之偏，转受其害也。"

他认为衰老是客观规律，有先天因素，任其自然，但注意心理卫生也是有好处的，至于服保健养生药物宜因人而异，不可乱服。

妇女在更年期中常见心身病证，在绝经前后二、三年间出现月经紊乱，精神疲乏，头昏耳鸣，口干纳差，五心烦热，面部潮红以及烦躁易怒，心悸失眠，甚至情志失常等症状。因为此时肾气渐衰，精血不足，"任脉虚，太冲脉衰少"。女子属阴，以血为用，阴血不足，阳失潜藏，故为者证。如此常以钱乙六味地黄丸、景岳左归饮滋补肝肾、育阴潜阳。药物治疗的同时还应当普及心身卫生方面的知识，丈夫的配合，家庭的谐和，以便更好地度过女子第二个"青春期"。

六、衰阳期（50 岁至天年）保健

1. 衰阳与衰老

老人为"衰阳"之说，是清代《陈修园医书七十种：老幼治法》提出来的。老年阴阳气俱衰，阳气仍是主要方面，阳残不尽，生命犹可维续，阳气绝亡，便为个体心身发展的结束，所以人生最后一个心身发展时期命名为衰阳期。衰阳期的下界为五十岁，

上界为"天年"。所谓"天年"是古人对人自然寿命的假说，《灵枢》有《天年》专论，一般认为是一百年至一百二十年。

《周礼·曲礼》说："五十日艾，六十日耆，七十日者，八十、九十日耄，百岁日期颐。"以十分期作了艾、耆、者、耄、期颐五种老年阶段的命名。

《灵枢·天年》就根据藏象学说，指出"五十岁，肝气始衰，肝叶始薄，胆汁始灭，目始不明；六十岁，心气始衰，苦忧悲，血气懈惰。故好卧；七十岁，脾气虚，皮肤枯；八十岁，肺气衰，魄离，故言善误；九十岁，肾气焦，四脏经脉空虚；百岁五脏皆虚，神气皆去，形骸独居而终矣。"

人过五十以后气血虚衰，目不得血养故视物昏花不明，肤不得血濡润而枯槁；视觉触觉的敏感性降低，感觉变得麻木不仁；注意力难于集中，"魄离"涣散；记忆下降，口不从心，而"言语善误"；思维迟钝，神气皆去，易为糊涂，是为老朽。

老年人认知能力、工作能力下降，独立生活能力差，以致处处需要别人照料，由于种种原因很难如意。

朱丹溪在《养老论》："人生到六十、七十以后，精血俱耗，百不如意，怒火易炽。"

老年以后，社会家庭环境发生了变化，儿女成家，或侣伴的丧失，或昔日亲朋先后谢

世，过去喧哗稳定的家庭，对照如今的孤独、清闲，有话无人倾诉，说话无人听、易产生颓丧空虚之感，常"苦忧悲"，这种感觉又加快了身体的衰老。昔日紧张的工作，如今无事了了，如果老人没有兴趣爱好，又缺乏文娱活动，更有"空洞腐朽、形骸独居"之感。常懊悔不已，"老而没样"。老年性格也有变化，常常变得慈祥而和善，有的变得固执而乖张，一般说来，老人根据几十年的生活经验，产生对某些事物的固定看法，而且十分自信。也有些老人表现幼稚的动作，叫"老还小"。

2. 老年与保健

衰老死亡是不可抗拒的客观规律，但人可以不断认识这些规律，讲究老年心身卫生，推迟衰老期，延长寿命，更好地度过晚年，这是古今医家不断地探索的目标。

明·龚廷贤《寿世保元》："老者安之，不以筋力为礼，广筵端席，何当勉强支陪，衰年之戒，一也。戒之在得，举念浑无去取，家之成败开怀，尽付儿孙，优游自在，清心寡欲，二也。衣薄绵轻葛，不宜华丽粗重，慎于脱着，避风寒暑湿之侵，小心调摄，三也。饮温暖而戒寒凉，食细软而远生硬，务须减少，频频慢餐，不可贪多，慌慌大咽，四时宜制健脾理气补养之药，四也。莫为寻幽望远而早起，莫同少壮尽欢而晚归，惟适兴而止，五也。不问子孙贤否，衣衾棺椁，自当予备，身虽强健，譬如春寒秋热，可得久乎，常以朝不保暮四字介意，六也。老人持此六戒，虽不用药，庶乎且安矣。若家贫，子孙不能称意，只当安命持守，闭门端坐，顾养天年而已，不可贪餐责备，反生恼恨，自速其寿矣。"

即饮食上要求少而精，忌生冷，起居上要适合老年阳衰情况不宜过劳。心理上宜少思寡欲，随遇而安，力戒恼怒，以顾养天年。龚廷贤在此书《衰老论》《养老论》等篇中也提倡导号引按摩等老年积极的养生方法，现在盛行的气功、太极拳等都是极好的假炼方式，这样来调节心身状况，以续残阳，争取延年益寿，以享有自己的"天年"，争取"度百岁乃去"。

第十四章　中医心理诊断与治疗原则

第一节　概　　述

一、什么是中医诊断？

中医临床诊断是建立在整体、恒动和辨证的基础之上的。中医诊断疾病有如下两个步骤。

一是"诊"，即诊察，指以望、闻、问、切四诊等方法收集有关疾病的信息。

二是"断"，即判断、断定，指综合分析四诊收集的有关信息，对疾病的病因、病性、病位、病机、病势做出辨别，此即"辨证"。

二、什么是中医心理诊断？

中医心理诊断，是指通过四诊及其他方法收集有关疾病的心理方面的信息，加以综合分析，对患者的心理品质与水平及引起患者心理变化的外在环境刺激因素等做出判断。

中医尤其重视患者情志状态的属性及水平。如《素问·征四失论》指出："诊病不问其始，忧患饮食之失节……不先言此，卒持寸口，何病能中。"强调了诊察病前情志失节情况的重要性。

三、中医心理诊断与中医诊断的异同

中医心理诊断与传统的中医诊断均运用四诊的手段，但二者有所区别，主要从中医的疾病观来讨论。中医自古以形神相即的观点看待疾病，并将所有疾病都放到心身一体的模式中加以认识。根据这种观点，疾病一般可分为三大类：①以心理障碍为主要表现；②心身障碍均重；③以躯体障碍为重。

中医诊断的目的是求得这些不同类疾病的"证候"，而证候往往表现为一组症状，心理现象的变动只是这一组症状中的一部分。中医心理诊断正是要把握这一部分有关心理方

面的信息，对其属性、水平予以恰当的评价，同时对心理与生理、病理的关系予以评价，故中医心理诊断是一种对心理品质及水平的综合评判。

四、中医心理诊断的临床应用价值

第一，随着医学模式的转变，人们逐渐重视心理因素在疾病诊断中的作用。就心身疾病的诊断而言，医者不但要做出躯体生理、病理方面的诊断，还要做出精神状态、个性类型的诊断，找出心理因素在疾病发生、发展、转归中的作用规律。就心理疾病的诊断而言，更要对患者的精神心理状态进行恰当评判。就心理卫生和心理治疗而言，只有把握了患者的心理品质及水平，才能有效防治心理疾病。

第二，中医心理诊断并不是只在乎每一疾病种类或应用范围应该有怎样的心理诊断，其更注重每一疾病种类或应用范围具有共同意义的问题，即患者心理品质及水平与患者生理、病理变化之间的关系，认为外在的心理活动（行为）变化与内在的脏腑气血阴阳变化密切相关，故多把心理诊断作为诊断躯体疾病的一种手段。因为，情志活动与脏腑相关，所以临床上可据情志活动的品质及水平来了解病位、判断病情。

第三，中医心理诊断的确立有助于中医心理学科的细分发展，形成中医心理师职业群体，同时更好地发挥心理治疗师、心理咨询师、中医心理治疗技术专业人员的作用短发挥。

第二节　心理疾病的发病特点与病机

在心理疾病的发病过程中，某种特殊个性不仅对外界刺激过于敏感，而且在受刺激后，通过脏腑、气血、经络的功能活动强化躯体反应或直接导致躯体反应，从而产生一定的躯体症状。

一、心理疾病的发病特点

（一）七情内伤

七情致病不同于六淫、疠气等外感致病因素，外感病因侵袭机体，多从体表肌肤和口鼻而入，发病之初多见表证，而七情致病的特点是直接影响相应的内脏，使脏腑功能失常、气血失调，以致伤精耗血，或聚痰成瘀，最终神志失常而发生心理疾病。

1. 直接伤及内脏

由于五脏与情志活动有相对应的密切关系，故不同的情志刺激会损伤相应的脏腑。人体是一个以五脏为中心的有机整体，而心是这个整体生命活动的主宰，既主宰人的生理活动，也主宰人的心理活动。所以各种情志刺激都与心密切关联。七情过激损及心，然后通过影响波及其他脏腑而发病。故心在七情致病中起着主导作用。

情志活动以脏腑气血为物质基础：心主血脉、藏神，在志为喜，是生命活动之主宰；

肝藏血，主疏泄，调畅情志，在志为怒；脾为后天之本，主运化而为气血生化之源，在志为思；肺主气，在志为忧（悲）；肾藏精，在志为恐。

心是生命和情志活动的主宰，主要指的是心血和心神，心血是心神活动的物质基础。心神主导脏腑功能活动，而情志以脏腑功能活动为基础，故心神可通过影响脏腑生理功能来实现对情志刺激因素的调节。一旦情志过激，超过心神的整体调节范围，则内在脏腑功能紊乱，尤其是心主神志的功能紊乱而诱发情志疾病。

2. 影响脏腑气机

七情对内脏的直接损伤主要是通过影响脏腑气机，导致气血紊乱而致病。七情致病有其复杂的相兼性，常见两种或两种以上的情志纠结在一起发病，但这种相兼性是有主次的，多以某种情志为主导而兼其他情志。如惊恐是惊与恐两种情志的复合，郁怒是忧与怒两种情志的复合。同时，由于人是一个有机的整体，情志致病的主次有时也会转换，如思则气结指思虑过度，伤神损脾导致气机郁结，使脾之运化无力而结滞，长此以往，脾土反侮肝木，又会影响肝之疏泄功能，而使肝气上逆，血随气逆并走于上，临床可见肝郁证为主要表象，而实则病变在脾。这七种负性情绪，可谓心理疾病的情志之因。因为负性情绪的刺激必然引起个体的心理应激，这种应激有的突然而剧烈，有的持久而平缓，但对个体造成的伤害是肯定的。

3. 影响病情转归

在许多疾病的演变过程中，若患者受七情刺激而引起较剧烈的情绪波动，往往会使病情加重，或急剧恶化。如素有肝阳上亢的患者，遇事恼怒，肝阳暴张，亢极化风，便会突然出现眩晕欲仆，甚至昏厥不省人事、半身不遂、口舌歪斜之中风病；胸痹心痛病患者，可因暴喜或暴怒而引起怔忡、心暴痛欲绝、大汗淋漓、四肢厥冷、面色青紫等心阳暴脱之危重证候。疾病也可导致情志异常，如癌症，其本身就是一类负性的刺激因素，可引起个体剧烈的心理反应，使之处于强烈持久的恐惧、忧郁、焦虑、颓废等消极情感状态，并产生失落感、不安全感等。这种心理状态又进一步干扰个体的内环境平衡，削弱个体的防御机制，以致在心和身之间形成一种恶性循环，从而影响疾病的发展和预后。

（二）社会因素及其他因素致病

心理疾病除了体质因素、情志因素、不良人格致病以外，中医病因学还认为，人是一个有机整体，人与外界环境有着统一不可分割性，各种社会因素，如文化背景、环境、社会地位、经济状况、社会变迁、迁居、四时气候、职业、宗教信仰、民族、风俗习惯等，都是心理应激的主要应激源。这些生活事件发生后，常需要个体改变生活风格、认知评价和行为方式去应对和适应。如果适应良好，可促进心身健康。若适应不良，则可引起恶性心理应激，导致心理疾病。

清代王燕昌《王氏医存·郁结不同》云："人唯随心事少拂意事多，故病常兼肝郁。"

即是说社会因素对人的心理、生理及病理都有很大的影响。所以，《内经》谆谆告诫：凡为医，当"上知天文，下知地理，中知人事"。天文、地理等概指自然环境中种种影响个体情绪的因素及其变化；人事，则泛指社会人际之事，其涉及范围甚为广泛，大至整个社会的政治、经济、文化及风俗习惯等，次则涉及个人的政治、经济地位、经历和处境遭遇等，小则与人情事宜、文化修养、勇怯动静等个体因素有关。

其他如饮食、劳倦失常及人体内代谢产物亦是导致情志变化的因素。若体内代谢失常，形成瘀血、痰饮，阻滞气机，也会出现情志异常而引发心理疾病。

二、中医心理疾病的病机

每一种疾病都有各自不同的病理机制，但从总体来说，不外乎气机紊乱、脏腑失调、气血失常、伤精耗血、聚痰成瘀、神志失常等方面。

（一）气机紊乱

1. 什么是气机？

气机指人体气的运动变化，也是对人体脏腑功能活动基本形式的概括。由于气的运动而使体内外物质在新陈代谢过程中"升降""出入"，并保持正常的协调关系。

《素问·六微旨大论》指出："升降出入，无器不有。"

如心肺位居于上焦，居上者，其气宜降。肝肾位居于下焦，居下者，其气宜升。脾胃位居于中焦，是全身气机升降的枢纽。正因为脏腑各自在体内所居的位置不同，故生理功能也与其所处位置相应：肺居于上故其气主肃降，肝居下其气主升发，肝肺配合则升降相宜，气机和调。心属火而居上，故心火下降以济肾水，而肾属水而居下，故肾水上承以养心火，此为水火既济，心肾相交。脾气主升清，胃气主降浊，脾胃相合，则升清降浊，共同完成饮食水谷的消化、吸收与输布。所以，只有气机运动正常，人体生理活动才能正常进行。

2. 气机紊乱的原因及后果

气机紊乱是中医心理疾病的核心病机。因为情志因素作用于脏腑，首先影响脏腑气机，使体内气机升降出入失常，不能行使正常功能。但初期的气机变化是可逆的，只要排除情志刺激，气机可恢复常态。若情志刺激过度，使气机变化过于强烈，便可破坏脏腑之间的协调平衡，从而损伤气血，出现阴阳气血虚损诸证。若影响心理活动，则可出现感知、思维、情志等方面的异常。气机紊乱可进一步导致痰、湿、火、血诸郁，由此更加重脏腑气血阴阳的损伤。

情志刺激引起气机失调，主要表现在六个方面，此即《素问·举痛论》所指出的"怒则气上，喜则气缓，悲则气消，恐则气下……惊则气乱……思则气结"。这是一般规律，而临床上常见的气机失调变化较复杂，轻则为单一情志引起某一种气机失常，重则出现几种情志交互作用的多种形式的气机紊乱。

（1）怒则气上。怒即气愤、恼火之意，是一种勃发向上的情绪反应。临床多表现为怒目相视，暴跳如雷，声嘶力竭；或含恨忍辱，气无所泄。前者称"暴怒"，怒而即发；后者称"郁怒"，怒而不发。

怒动于心则肝应之，故怒伤肝。其主要病理变化为肝气郁结逆乱。怒使气逆上行，血随气升则出现面部血脉充盈、面红发热、气满胸中、两手握拳、呼吸急促、周身烦热。因发怒可抑制正常的思维活动，以致出现急躁激动、神思烦乱。若肝气郁结横逆，则可见胁肋胀痛、胸脘满闷、纳呆、恶心呃逆，甚则肝气上逆可发为嗳气、呕吐、胸胁满闷，或肝厥昏愦、不省人事、牙关紧闭。气逆化火则见眩晕口苦、惊悸抽搐；若气郁痰凝，梗阻咽中，则发为梅核气；若肝郁日久可变证丛生，如气滞血瘀诸证。又如肝郁化火，内伤阴血诸证。

暴怒多见于气血旺盛之人，如太阳型性格之人。关于暴怒引发的疾病，《素问·生气通天论》描述为"大怒则形气绝，而血菀于上，使人薄厥"，而暴怒对人体的损伤是"暴怒伤阴"（《素问·阴阳应象大论》）。

（2）喜则气缓。喜为欢乐、高兴之意，是心情愉悦的表现。喜为心志，喜则意和志达，营卫舒畅。喜，道常是一种有积极作用的情志，可使人增强信心，提高工作效率，在生理上可使气血运行平和，有助于心气推动血脉运行。若因平素奢望厚欲终于实现，或积久委屈苦难一朝获释，或卒逢意外快事及喜庆团圆等，以致大喜，便可因喜之过度而耗散心气，以致心神失守而出现精神失常，如时喜时泣、悲乐无常。所以，《素问·阴阳应象大论》说："暴喜伤阳。"此处之"阳"即指心阳、心气和心神。若心神逆乱还可见喜极而狂，初起之时，嬉笑不休，心怡神荡，夜卧不宁。如《灵枢·本神》说："喜乐者，神惮散而不藏。"即是说，过喜会使神气耗散，精气消耗太多，心气泄缓，血气涣散，不能上奉于心，而神不守舍。

在心之精气和血气涣散之后，过喜会进一步损伤心气、心阳，出现自汗、失眠、惊悸不安、面色苍白、语音低微等心肾不交的症状。

（3）忧则气郁。忧即忧郁、发愁之意，是情感抑郁的表现，包括两层意思：一是预感或经过某种不顺心的事情；二是指沉浸在担忧、忧郁的不良心境中持久不解。临床多表现为郁郁寡欢、闷闷不乐、瞪神默默等。肺在志为忧，肺为相傅之官，主全身之气的升降出入运动，主治节。忧则肺气治理调节功能失常而郁结，时间久则肺气耗散，所以忧伤肺。

如《三因极一病证方论·七气叙论》指出："遇事而忧……忧伤肺，其气聚。"

忧郁的临床表现为郁闷不欢、表情忧伤、默默不语、唉声叹气、睡眠不安等。由于在五行生克规律中，肺为脾之子，所以，肺气郁则多伤及脾，使脾主运化功能不健而出现痴呆不语、神志不清、喉中痰鸣、肢体抽搐等积液成痰、痰蒙心窍、痰阻经络等症状，此为"子病及母"。

正如张景岳所云："忧为肺之志，而亦伤脾者，母子之气通也。"

（4）思则气结。思是指集中精力和注意力，运用智慧考虑问题。思是用意反复考虑的结果。

《灵枢，本神》说："因志而存变谓之思。"

思虑过度则会对心身健康造成负面影响。例如，因朝思暮想的个人欲望得不到满足而心情不畅，内心隐秘不得宣泄而致激烈的内心冲突，错误的认知，不切实际的空想，一厢情愿的单相思，毫无根据的多疑、猜想、嫉妒等，都属过度的思虑。脾主思，故过度思虑首先伤脾，影响脾的运化功能。

所以《素问·举痛论》说："思则气结。"

《三因极一病证方论》指出："思伤脾者，气留不行，积聚在中脘，不得饮食，腹胀满，四肢急惰，故经曰：思则气结。"

临床表现为食欲不振、脘腹胀满、大便溏泄等。由于在五行生克规律中，心为脾之母，思则气结，子盗母气，伤及心神，还会出现惊悸、怔忡、健忘、失眠、面色不华、少言懒动等心脾两虚之证。

（5）悲则气消。悲为伤心、难过之意。临床多见心境凄凉，无可奈何，垂头丧气，叹息不已，愁眉不展，面色惨淡，有时泪涌而泣，说话多声低而缓慢。悲属金，主要伤及心肺两脏。

如《素问·举痛论》说："悲则心系急，肺布叶举，而上焦不通，荣卫不散，热气在中，故气消矣。"

《灵枢·本神》则说："心气虚则悲。"

《素问·痿论》解释说："悲哀大甚，则胞络绝，胞络绝则阳气内动，发则心下崩，数溲血也。"

悲哀太过就会损伤心胞络进而伤及心，使阳气在内扰动而常常尿血。悲哀先伤肺后伤心，此为"肺金侮心火"。另外，悲与忧思关系密切，悲者大多伴有忧思，所以悲时也可出现脾的运化功能减弱，临床常见悲伤过度，初则精神不振、凝思懒言、淡漠消沉、不思饮食、胃脘满闷，继则伤及脾肺之气，出现自汗怯寒、喘乏少气、饮食不化、肠鸣腹泻等，此为"子病及母"。若素体阴虚又悲伤过度者，可伤及肺阴，出现口燥咽干、干咳少痰、声音嘶哑、潮热盗汗等。

（6）恐则气下。恐是害怕之意，一般有两方面的含义：一是对未来的惧怕；二是指突受外界刺激后产生的某种害怕心理。恐是在异常情况下的应激情绪。

《灵枢·邪气脏腑病形》说："心下澹澹，恐人将捕之。"

恐为肾之志而属水，肾气不足则恐。如《灵枢·经脉》说："肾，足少阴之脉，气不足则善恐。"

肾藏志，心藏神，血不足则志歉，志歉则恐，恐则神怯。

故《素问·调经论》说："血……不足则恐。"

《素问·四时刺逆从论》说："血气内却，令人善恐。"

脏腑气血不足导致恐惧的发生，恐惧又能使气机功能紊乱。所以《素问·举痛论》说"恐则气下""恐则精却"，即由于恐惧过度，可以消耗肾精，致使精气下陷而不能上升，则体内气机升降失常，肾主二便、主生殖的功能失调，临床可见二便失调或失禁，男子可出现阳痿、遗精、滑泄，女子可出现月经量多或闭经或带下诸症。在精神情志方面还可出现癫痫、癫狂、痉厥等疾患。

（7）惊则气乱。惊即惊吓之意，与恐相似。惊为自不知，从外而至；恐为自知，从内而生。正如《儒门事亲·内伤形·惊一百三》所言："惊者为自不知……恐者自知也。"指明惊与心神受到外界突然的、意外的、较强烈的刺激有关。如卒遇非常之事、目睹异常之物、耳闻异常之声、乍临非常之境，均可突然受惊，受惊之后，心无所倚，神无所归，虑无所定而气乱。惊是暂时的情绪波动，如气机平定则惊亦可平，但若未及时平定则亦可成恐，故惊恐多并提。心胆气虚是惊恐致病的前提。若心胆之气强盛，则虽突遇险恶，亦能保持镇静而不致惊骇。若心胆气虚，则遇惊而气机逆乱，甚则内伤心胆。

《素问·灵兰秘典论》指出："胆者，中正之官，决断出焉。"

决断多表现为自制力和自知力，心胆气虚严重时，人的自制力和自知力均存在障碍，再加卒惊气乱，便极易出现心惊神摇，或发为卒然昏厥，僵仆倒地，或夜卧则惊。若怀孕期间受到惊骇，气上逆而不下，精气积聚而不散，便可致胎堕早产。小儿脏腑娇嫩，神气尚弱，最易受惊，惊则肝胆气夺，胆怯心惊，甚则发生惊搐。

（二）脏腑失调

不同性质的心理致病因素都可直接损伤脏腑，导致脏腑生理功能失常。如《素问·阴阳应象大论》中："怒伤肝""喜伤心""思伤脾""忧伤肺""恐伤肾"，即指出了不同的情志刺激对于脏腑有不同的伤害。不良人格是一种人格发展的内在不协调。具有不良人格的人往往难以正确评价自己的行为反应方式，难以正确处理复杂的人际关系，对环境刺激做出恰如其分的反应，有时做出的是病理性的反应，而这种病理性反应亦是脏腑功能失调的表现。不良行为和生活习惯也易伤及脏腑，如酗酒、吸烟、嗜食肥甘厚味、喜怒无常等均可导致心、肝、脾胃和肺的功能受伤，从而出现心悸、胃溃疡、癌症等。若人体内代谢失常，形成血瘀、痰湿或结石，阻滞气机，最后都会使脏腑功能失调，从而产生心理疾患。

（三）伤精耗血

精血是构成人体生命活动的最基本、最重要的物质，是心理活动的主要物质基础。体质的先天禀赋不足、异常的情志活动、不良的人格及社会因素导致欲求未遂，可通过多种途径耗伤精血。《素问·疏五过论》指出："暴乐暴苦，始乐后苦，皆伤精气，精气竭绝，形体毁沮。""尝贵后贱，虽不中邪，病从内生，名曰脱营。尝富后贫，名曰失精。""脱营""失精"都属于精血耗伤之病。

精血亏损致病常见症状多为眩晕、耳鸣、腰酸、腿软、心悸、怔忡、失眠、健忘，男子阳痿、遗精、早泄，女子月经不调等。

（四）痰饮、瘀血与情志疾病的关系

痰饮、瘀血是脏腑功能失调的病理产物，这种病理产物又可直接或间接作用于机体的某些组织器官而变生其他各种各样的疾病，尤其是精神心理疾病。

1. 痰饮

痰饮分有形和无形两类。有形者多指肺与呼吸道咳唾的黏稠痰涎。无形者是指在痰饮病理作用下出现的眩晕、呕恶、心悸、气短以及癫狂神昏等症，这类病证可经祛痰化饮治疗而取效。

痰饮生成与津液输布障碍有关，津液输布要靠肺气宣发、脾气运化、肝气疏泄、肾气蒸化等，五脏共同协调统一才能完成。一旦体内气机升降出入不利，脏腑功能失调，津液

的输布就不能正常进行，此时便可聚湿而生痰、停水而为饮。《灵枢·百病始生》有忧怒可致"津液涩渗，著而不去"的论述，即是指津液凝聚为痰。明·张介宾有"七情内伤，郁而生痰"之说。而痰与饮又有阴阳之别：黏稠者为痰而属阳，清稀者为饮而属阴。痰之为病，每与他邪相合。如痰与风相兼，可形成"风痰"；与寒相兼，可为"寒痰"；与食积相兼，可为"食痰"；痰湿交合者，称为"湿痰"；热煎痰凝者，称"热痰"。

不同的痰邪作用于不同的脏腑器官，便可产生不同的病理反应。

痰迷心窍者，多表现为神识痴呆，精神抑郁，举止失度，喃喃独语，或昏仆在地，不省人事，喉中痰鸣，舌苔白腻，脉滑。痰火扰心者，多表现为心烦口渴，不寐多梦，面赤气粗，便秘尿赤，甚或胡言乱语，哭笑无常，狂越妄动，打人骂人，舌红苔黄腻，脉弦滑洪数。

肝郁痰结者，多表现为情志抑郁，易怒，善太息，胸胁满闷，乳房胀痛，妇女月经不调，咽中如物梗塞，吐之不出，咽之不下；若郁痰化火，则见面红目赤，口苦咽干，烦躁易怒，失眠多梦，舌红苔黄燥，脉弦数。胆郁痰扰者，多表现为胁肋胀痛，口苦呕恶，烦躁不寐，惊悸不宁，胸闷耳鸣，善太息，苔黄腻，脉弦滑。

饮邪为病，症状也较为复杂。饮在肠胃谓之痰饮，其症多见咳嗽心悸、不欲饮水、腹中辘辘有声、呕吐清水等。

饮在胸胁谓之悬饮，其症多见咳唾胸痛、心下痞硬、发热汗出。饮在四肢肌肉谓之支饮，每以咳喘倚息、短气不能平卧等多见。若饮邪伤肺，则魄离散而不收，可见善悲欲哭、狂妄不精。饮邪伤脾，则意涽乱而不聪，可见思维障碍、神呆体僵。饮邪伤肾则志失而不敛，可见怵惕不定、忽忽善忘。由此可见，饮邪为病，既有躯体症状，又有精神症状。

2.瘀血

瘀血是一种有形之邪，在体内形成之后，虽然目不可见、手不可及，但可通过人体的外部征象反映出来。

气为血的动力，血为气的载体。许多因素都可影响气血的正常运行。若情志不畅，郁怒伤肝，出现气机郁滞，可致血行不畅，严重者成为瘀血。

清·程文囿《医述》说："凡瘀血之证……或因忧思过度，而致营血郁滞不行；或因怒伤血逆，上不得越，下不归经，而留积于胸膈之间者，此皆瘀血之因也。"

暴怒伤肝，肝气横逆，可迫血上行，血随气逆，闭塞清窍，则为血厥；气血上壅，目络阻塞则为暴盲。若瘀血阻于经脉，精气不能内荣于神明，神失所养，还可见神昏谵语、健忘、失眠、惊悸、烦躁，甚则癫狂。

如清·王清任《医林改错·癫狂梦醒汤》所说："癫狂一症，乃气血凝滞，脑气与脏腑气不接。"

第三节　心理症状辨析

心理症状，指患者自觉心理异常的痛苦感觉或医师诊察而知的病者心理异常表现，诸如不寐、健忘、神昏、发狂等。而引起心理症状的原因很多，有本身心理因素引起的，也有其他生物性或社会性因素引起的，故其辨析要点应从其产生原因、表现特点和兼症等三方面进行。

常见心理症状主要有情志症状、神志症状、睡眠症状等三个方面。神志主要指意识、记忆、语言方面，情志主要指情绪情感活动方面，睡眠则包括梦幻等内容。现仅就以上三个方面的一些常见心理症状进行简要的介绍。

一、辨神志症

1. 神昏

（1）含义：神昏，指神志模糊、人事不省，甚则对外界刺激毫无反应的一种症状，多见于急重险症之中。

（2）发病辨析：神昏症状的发生，多见于热病热盛期中的热入心包，疮疡、丹毒、咽喉肿烂等外科疾病中的热毒攻心，夏季高温作业等所致的暑邪内闭，情志刺激血气上冲厥逆，以及水肿，臌胀、血证等各种内伤疾病中的正气欲脱或邪闭正虚等。

（3）特点辨析：神昏时清且多发于午后或午后加重者多为湿热蒙蔽清窍或阳明腑实之证；夜发神昏或夜间加重者多见于热陷心包或阳气欲脱证；神昏突发且与仆倒并见者常见中风、中暑和痫证；缓缓神昏且渐渐加重者多为重病后期正气欲脱之象；神昏反复发作且醒后一如常人者多为痫证；神昏时间持续较长者多见于中风证；神昏时间持续较短者多见于中暑。

（4）兼症辨析：神昏兼高热烦躁、谵语、舌强语謇、发疹发斑，舌质红绛等为热陷心包；神昏兼高热或日晡潮热、谵语、腹部胀满、按之坚硬、大便不通或热结旁流、舌苔老黄者为阳明腑实；神昏兼身热肢冷、气粗喘、冷汗不止、面潮红、脉虚数而大者为中暑；神昏兼手足搐动、口吐涎沫、牙关紧闭、两目上视、舌苔白腻者为痰浊痫证，神昏后见语言謇涩、半身不遂，口眼喎斜者为中风；神昏兼多汗肢冷、呼吸短促、面色苍白、二便自遗、脉微细欲绝者为阴竭阳脱；神昏兼高热抽搐、角弓反张、颈项强直、两目上翻、面红目赤为热极生风。

2. 发狂

（1）含义：发狂，指神志狂乱，言行失度，喜怒无常等为主要表现的一种症状。

（2）发病辨析：发狂之症多为情志不遂或突受挫折刺激而肝胆气郁化火伤心引发，或为热病中的阳明热盛所致。

（3）特点辨析：发狂病势急起，叫骂伤人毁物等者多为痰火搏结；烦躁易怒、言语失常、咏歌言笑无度为主多为气郁化火。

（4）兼症辨析：兼胸胁胀痛、口苦咽干，舌红苔黄、脉弦数者为肝郁化火；兼腹满不得卧、便秘尿黄、舌红苔黄、脉沉数有力者为阳明热盛；兼面红目赤、头痛失眠、舌红苔黄腻、脉弦滑数者为痰火上扰。

3. 痴呆

（1）含义：痴呆，指神情呆滞，智能低下，反应迟钝的一种症状。

（2）发病辨析：精神刺激导致的癫病，病后或老年体衰的正气大亏、心神失养，以及先天不良、元神受伤等皆有可能发生痴呆。

（3）特点辨析：反应迟钝、神思恍惚、目光晦暗、甚则呆若木鸡、且日见甚者多为正气亏虚，常见于老年性痴呆。小儿患者智能低下、呆滞愚笨、且随年龄增长加重多为先天发育不良；精神恍惚、发作多与情志不遂或受刺激相关、症重而持续短、经治较易恢复多属气郁血虚；精神抑郁，表情呆滞、少言或喜自语、闭户独居、病发时轻时重、不易完全恢复多为痰湿阻窍。

（4）兼症辨析：兼脘腹胀满、口多痰涎、纳呆身倦、舌苔白腻为痰湿阻窍。兼胸闷急躁，寐不安宁、善太息、舌淡脉弦细为气郁血虚。兼骨软痿弱、发育迟缓、发稀齿疏、囟门迟闭、舌淡脉弱等属髓海不足。偏头晕目眩、耳聋、手足心热、失眠盗汗、舌红苔少脉细数者为肝肾亏虚。兼心悸失眠、面色无华、肢倦食少、舌淡脉细者属心脾两虚。

4. 言语失常

（1）含义：言语失常，指不正常的少言，多言或语句不清、前后颠倒、甚或胡言乱语的症状。

（2）发病辨析：言语失常可由于高热病的热扰心神、瘀血证的瘀阻心窍、精神情志不节的肝气郁结或危重病证的阴竭阳脱等引发。

（3）特点辨析：神志昏沉、言语重复、语声低沉不相接续者属神气散乱（常称之为"郑声"）。神志不清、胡言乱语且燥热不安多属实热（常称之为"谵语"）。神情痴呆、喃喃自语、语无伦次为痰气郁结（常见于癫病）。神情抑郁、默默不语为肝郁气结。神志恍惚、言语错乱颠倒、知错而不能自主属心、肝、脾脏亏虚而神失所主。

（4）兼症辨析：兼情绪抑郁、胸胁胀闷、善太息、时易发怒属肝郁气结；兼神情呆滞、眩晕呕恶、食少腹胀、舌苔白腻为痰湿内阻。兼面赤烦热、动作狂妄、气急痰壅、便秘苔黄腻而脉滑数为痰火上扰。兼日晡潮热、腹满便秘、苔黄厚干燥、脉实有力为阳明腑实。兼身热夜甚、烦躁不安、斑疹隐现、舌质红绛为热入心包。

5. 健忘

（1）含义：健忘，指记忆力减退，事过易忘之症。亦称之"善忘"。

（2）发病辨析：外伤瘀血阻窍，房事不节或疾病精血亏损，以及劳伤心脾等皆可引发。

（3）特点辨析：健忘渐重与衰老同步多属肾精亏虚；经常性健忘而程度不重伴失眠者为心肾不交或心脾两虚。突发性、一过性健忘多系外伤、瘀血。

（4）兼症辨析：兼精神萎靡、骨软痿弱、耳目不聪、发白易脱、齿槁松动、舌淡脉弱为肾精亏损。兼虚烦不寐、心悸眩晕、腰酸腿软、潮热盗汗、遗精梦交、舌红少苔、脉细数属心肾不交。兼心慌气短、面白少华、食少便溏、舌淡白、脉细弱为心脾两虚。健忘突发、或兼见头痛定如针刺、唇甲青紫、舌黯脉涩等为外伤、瘀血阻窍。

二、辨情志症

1. 善喜

（1）含义：善喜，指喜笑不休或无故而笑的一种症状。

（2）发病辨析：突然强烈刺激或情志不畅的肝郁火旺，久病体弱或年老身亏的心神失养及痰火扰心等皆可引发之。

（3）特点辨析：常因刺激诱发时时无故发笑、喜怒无常多为肝郁火旺；狂笑不休且有言行失度多属痰火扰心。

（4）兼症辨析：兼烦躁渴饮、面赤、口舌生疮、舌红脉数者为心火炽盛。兼烦躁口苦、心悸健忘，夜寐易惊、舌苔黄腻而脉数者属痰火扰心。兼急躁易怒、胁肋胀痛、多梦失眠、舌红脉弦数者为肝郁火旺。兼五心烦热、腰膝酸软、遗精耳鸣、舌红少苔、脉细数者为心肾不交。

2. 善忧思

（1）含义：善忧思，指有事无事而经常思虑绵绵、忧郁不解、情绪不悦的一种症状。

（2）发病辨析：多由精神刺激、情志所伤，或素体虚弱，肺气不足而发。

（3）特点辨析：终日思虑、情怀不畅多为情志刺激所伤。精神不振、忧虑寡言、稍遇不遂则闷闷不乐多为肺气不足。

（4）兼症辨析：兼胃脘胀闷、不欲饮食、失眠多梦、苔白质黯等属心脾气结证。兼胸闷气短、语音低微、舌淡苔薄、脉细弱等属肺气不足之症。

3. 善怒

（1）含义：善怒，指性情急躁、易于发怒或无故发怒的一种症状。

（2）发病辨析：善怒多因素性刚躁、或情怀不遂的肝郁气滞或肝气上逆而发，也见于脾肾虚弱或肝肾阴虚的脏气失调。

（3）特点辨析：动辄发怒、举止暴躁多属实证，发怒渐至但无暴躁行为多属虚证。

（4）兼症辨析：兼胸胁胀痛、善太息、脉弦有力、妇女月经不调或乳痛等为肝气郁结；兼胸胁胀满、口苦口渴、失眠多梦、舌红苔黄、脉弦数等属肝胆火旺。兼身倦乏力、食少便溏、胁胀腹痛、脉弦无力等系脾虚肝乘。兼腰膝软、潮热盗汗、五心烦热、失眠多梦、胸胁不舒、舌红苔少、脉细数等为阴虚阳亢。

4. 善惊恐

（1）含义：善惊恐，指有故无故而易惊慌害怕、惕然不安的一种症状。

（2）发病辨析：多由突然刺激而心胆气虚或久病、失血等而心神失养所引发。

（3）特点辨析：平素怕事易惊，甚则坐卧不安属心胆气虚；夜寐发作、醒后心烦意乱不宁多为痰火扰心。

（4）兼症辨析：兼气短乏力、语言低微、失眠多梦，舌淡脉弱为心胆气虚；兼潮热盗汗、手足心热，面色无华、舌红少苔脉细属阴血虚少；兼口苦咽干、面红目赤、舌红苔黄腻、脉滑数系痰火扰心；兼胸胁胀满、烦躁易怒、面爪苍白、脉弦细为肝郁血虚；兼面红目赤、口舌生疮、口臭善饥、舌红脉数属心胃火盛。

5. 善悲

（1）含义：善悲，指过度地或无故地经常悲伤欲哭而不能自制之症。

（2）发病辨析：多因平素性格内向、情志抑郁、思虑过度而内耗心血、心神失养或强烈悲痛刺激、久病伤正之心肺气虚等所引发。

（3）特点辨析：悲伤多哭、精神恍惚，快发快止如鬼神作祟属脏躁证（多见于妇人）。平素情绪不快、闷闷不乐、悲伤欲哭但无精神恍惚之象，且发作多有诱因为心肺气虚。

（4）兼症辨析：兼心烦不寐、便秘、舌红少苔、脉细为脏躁证之阴血不足。兼心慌气短，咳嗽声低、动则自汗、舌淡苔薄、脉弱等属心肺气虚。

三、辨睡眠症

1. 不寐

（1）含义：不寐，指经常性夜寐不宁、睡眠不足的一种症状。亦称"失眠"。

（2）发病辨析：素性抑郁的肝胆郁滞、屡受刺激的神气失守、劳心太过的心神失养、饮食不节的胃气不和与痰热扰心、大病久病的气血亏损、热病后期的余热未尽等诸多因素皆可使不寐一症发生。

（3）特点辨析：入睡难、甚彻夜不眠为心肾不交或热扰心胸或胃气不和；睡后易惊醒、甚不能独自就寝为胆气虚怯；不寐渐至且病程较长为正气不足、心神失养；不寐暴起且病情较短属邪气偏盛、心神不宁。

（4）兼症辨析：兼心悸而烦、潮热盗汗、手足心热、口咽干燥、舌红少苔、脉细数为心阴亏损；兼耳鸣眩晕，腰膝酸软、遗精早泄为心肾不交；兼虚烦不宁、胸膈窒闷、嘈杂似饥为热扰心胸；兼胸闷嗳气、腹胀不适或胃中嘈杂属胃气不和；兼烦躁易怒、口苦目赤、胸胁胀满、善太息属肝胆郁热，兼胸闷多痰、恶心欲呕、口苦而黏属痰热扰心；兼面色少华、身体倦怠、气短懒言、食少便溏、心慌健忘属心脾两虚；兼头晕目眩、恐惧不安如人将捕为胆气虚怯。

2. 嗜睡

（1）含义：指不论昼夜皆时时欲睡、且呼之难醒、醒后又睡、睡眠时间增多的一种症状。

（2）发病辨析：多因素体湿盛或居处、工作环境潮湿，阳被湿困所引发。也可见于疾病正亏或年老体衰的脏气不足病变中。

（3）特点辨析：精神困倦不振、时时欲睡、睡多大鼾、呼之难醒为阳气受困；精神萎靡、蒙眬作睡、呼之即醒、醒后又欲睡为正气大伤。

（4）兼症辨析：兼四肢困重、头重如裹、中脘满闷、食少便软烂、下肢水肿、舌苔白腻、脉濡缓属湿困脾阳；兼腰部冷痛、胫膝发凉、畏寒蜷缩、尿少水肿、舌黯苔润、脉微细为肾阳衰竭；兼耳鸣耳聋、善忘迟钝、精力不支为肾精亏损；兼面色无华、纳呆泄泻、心悸气短、妇女月经不调、色淡量多属心脾两虚。

3.多梦

（1）含义：多梦，指睡眠中出现过多梦幻、且昼日则头昏神疲的症状。

（2）发病辨析：多梦的发生，可由于食纳减少的形气两亏，或素体虚弱的脏气不足，或劳心太过的心肾不交，或忧郁恼怒的肝失疏泄，或暴受惊骇的心胆气虚等。

（3）特点辨析：杂梦纷纭为痰火扰心；烦躁不眠、寐则多梦为心肾不交，噩梦惊恐、时易惊醒为心胆气虚。

（4）兼症辨析：兼急躁易怒、痰多胸闷、舌红苔黄腻、脉滑数者属痰火内扰；兼烦热心悸、腰膝酸软、盗汗、舌红少苔、脉细数者属心肾不交；兼神情不宁、触事善惊、心悸胆怯、舌淡脉弱者属心胆气虚；兼面色晄白、心悸征仲、遇事善忘食少便湾倦怠少气、舌淡脉细属心脾两虚。

总之。心理病证辨析，即根据患者不同心理因素所致的各种症状表现进行综合分析、归纳，从而推导出其致病的机制和所属的证型。实际上，这也就是心理辨证的过程。

临床上常见的，心理病证有：肝气郁结、肝火上炎、肝气犯胃、心肾不交、痰火扰神、胆郁痰扰、胆气亏虚、心血亏虚等。当然，这些病证并不一定都为，心理因素所引起，但以心理因素为多，且在表现上多有心理活动变异的症状，故可作为心理病证的主要内容，这也是中医对心理病证的认识与现代医学对心理病证认识上的一个不同点。

第四节　中医心理疾病治疗原则

治疗原则，简称治则，是治疗疾病的法则。《中医大辞典》中认为，中医的治则是"建立在整体观念和辨证的基础上，以四诊收集的客观资料为依据，对疾病进行全面的分析、综合与判断，从而针对不同的病情而制定出各种不同的治疗原则，如扶正祛邪、标本缓急、虚实补泻、正治反治、同病异治与异病同治以及因时因地因人制宜等"。一般说来，中医治则主要是针对临床各科躯体疾病的立法、处方、用药而设立的。但是，基于"形神合一"的整体观，中医治则同样对心理疾病的治疗具有普遍的指导意义，具体表现为以下6个方面。

一、心理疾病治疗的共同原则

（一）调谐阴阳

中医心理学认为，人的精神是以阴阳为基础的。机体阴阳协调，即表现为精神充沛，心理活动正常，《素问·生气通天论》就有"阴平阳秘，精神乃治"的论述。疾病的发生，从根本上说即是阴阳的相对平衡遭到破坏，出现偏盛偏衰的结果，故有"一阴一阳谓之道，偏盛偏衰谓之疾"的说法。如果阴阳失调，则形病及神，或形志并病，如"阴气少而阳气胜，故热而烦满也"（《素问·逆调论》），"阴不胜其阳，则脉流薄疾，病乃狂"（《素问·生气通天论》）。如临床上，狂病的主要病机就是阴少阳多形成重阳，而癫病则与之相反，是阴多阳少的重阴。对于阴阳的偏盛偏衰，《素问·至真要大论》指出应"谨察阴阳所在而调之，以平为期"。因此，调整阴阳，损其偏盛，补其偏衰，恢复阴阳的相对平衡，促进阴平阳秘，乃是疾病治疗的根本法则之一。

由于阴阳是辨证的总纲，疾病的各种病理变化亦均可以阴阳失调加以概括，故凡表里出入，上下升降，寒热进退，邪正虚实，以及营卫不和，气血不和等，无不属于阴阳失调的具体表现。因此从广泛的意义来讲，解表攻里、越上引下、升清降浊、寒温热清、补虚泻实和调和营卫、调理气血等诸治法，亦皆属协调阴阳的范畴。《素问·阴阳应象大论》说"审其阴阳，以别柔刚，阳病治阴，阴病治阳。定其血气，各守其乡"，指出了调整阴阳是重要的治则之一。

中医心理疾病的治疗也以调谐阴阳作为根本大法。

如张仲景治疗"百合病"，即提出"见于阴者，以阳法救之；见于阳者，以阴法救之"（《金匮要略》）；叶天士认为"诵谈吟咏，身虽静坐，而心神常动，凡五志之动皆阳，阳冒无制"（《临证指南医案》），乃是劳心动阳，阴液受损，故从育阴抑阳论治。因此，对于心理疾病的治疗，必须在调谐阴阳的基础上调节神志，方能奏效。

（二）调节气血

气血是各脏腑组织功能活动及精神活动的主要物质基础。《灵枢·平人绝谷论》曰："五脏安定，血脉和利，精神乃居。"指出脏腑功能正常，气血和畅，心身才能健康。

血与气是神的物质基础，神是精气的综合表现，精气足则神旺，精气衰则神怯，神反映出生命的总貌。精神活动是在生命功能的基础上产生出来的更为高级的功能活动。《素问·阴阳应象大论》说："人有五脏化五气，以生喜、怒、悲、忧、恐。"可见脏腑形体感官和充盛的精气是产生感觉、思维和情志的物质基础。血亦是神志活动的主要物质基础。所以《灵枢·营卫生会》说："血者，神气也。"血液供给充足，神志活动才能正常。无论何种原因形成的血虚或运行失常，均可出现不同程度的神志方面的症状。如心血虚、肝血虚常有惊悸、失眠、多梦等不安的表现；失血甚者可见烦躁、恍惚、昏迷；血瘀者，可出现癫狂等神志异常的改变。可见血液与神志活动有着密切关系。

由于气血与神志的关系密切。因此，在心身疾病的治疗中，调节气血（补血、化瘀、摄血等）法中亦贯穿了调神之法。

（三）心身同治

中医学强调"形神合一"的整体观，将人视为"心身合一"的整体，这一理论用于实践便形成心身同治的治疗原则。所谓心身同治是指在治疗过程中既要充分考虑心理因素以"治神"，又要顾及生理因素以"治身"。这一治疗原则不主张只求针药治疗的躯体效果，也不主张追求单纯心理疗法的心理疗效，而是立足于临床实践，从具体需要出发，将两者有机结合，追求"心、身"并谐，不仅要达到生理痊愈，也要达到心理康复，使心身俱谐。

临床上实施心身同治原则时，应视具体情况灵活运用。以社会心理因素为主要病因的疾病，在其不同阶段治疗的对策不同。疾病早期，社会心理因素常常是病症或不适的主要致病原因，此时应兼顾心身双方，以心理障碍的治疗为主；疾病中期，社会心理致病因素的滞留效应导致的气机失调，及各种生理功能的紊乱和一些病理产物（痰饮、瘀血等）孳生、滋长、滞留常是疾病的关键，故此时应心身并治以治身为主；疾病后期，病情可能愈加严重，同时因病致郁而出现严重的情绪障碍，故治疗应以心身并重、心身并调，若此期躯体疾病向愈，则应注意鼓励患者战胜疾病的勇气，进一步配合方药等躯体疾病的治疗。总之，具体实施心身并治原则时，应从实际出发，据疾病发展不同阶段心身状况的变化辨证施治。

（四）疏导情志

七情是人类固有的精神、情志活动，也是人类对内外环境刺激的反应形式。积极正常的情志心理活动是脏腑气血协调的反应。情志致病的机制，主要是七情所伤导致人体气机功能紊乱。

《素问·举痛论》曰："百病生于气也。怒则气上，喜则气缓，悲则气消，恐则气下……惊则气乱……思则气结。"

又如宋代著名医家陈无择在《三因极一病证方论》中指出："五脏六腑，阴阳升降，非气不生。神静则宁，情动则乱。故有喜怒忧思悲恐惊。"亦对"百病生于气"进行了补充。

可以看出虽然七情致病在临床所表现出来的病症有多种多样，但是其基本病机在于气机失常，或气滞不利，或气机紊乱，或气机升降失常。由于人是一个统一的整体，因此，无论是气机不畅，或气滞郁结等情况，脏腑皆可受累而引发疾病。故在治疗中疏导情志、调理气机是治疗的关键。在具体的治疗方法上，可以用言语或行为来影响患者。

如《灵枢·师传》中"告之以其败，语之以其善，导之以其所便，开之以其所苦"就是本疗法的经典论述。

总之，在疏导情志方面，治疗方法很多，或针、或药、或心理行为疗法，归结在一个基本点上就是调理气机，以达"喜则气和志达，营卫通利"。

二、三因制宜，人为中心

三因制宜指治疗疾病时要因时、因地、因人制宜。这一治则强调了时、地、人三种因素，其中，时（时间）、地（空间）为外部因素，指的是个体生存的外环境因素，时间（季节、气候等）、空间（地理环境等）几乎可以涵盖与疾病有关的外环境因素；三者之中的"人"指的是个体不同于其他个体的内在因素，如年龄、体质、性别、职业、嗜好、生活习惯等，相对于"时""地"是对与疾病有关的内因的概括。三因制宜指的是治疗疾病必须考察与疾病有关的各种因素，即内因、外因，进一步说就是该个体所处的时间、空间、个体特征等，对具体情况做出具体分析，区别对待，以制订出适宜的治疗方法。

三因制宜法则在临床指导治疗时，既强调了广泛联系，又强调了疾病的个性差异，进而说明了治疗上要以人为中心，因人而异。所以既体现了中医的整体观，又体现了中医重视个体差异的辨证施治，两者相辅相成。

（一）因时制宜

"时"，指时间因素。因时制宜是指根据不同季节气候、昼夜晨昏的变化特点，来考虑临床治疗及用药。

中医认为四季气候、昼夜晨昏的变化，与脏腑心理活动及气血运行的关系非常密切。例如，自然界一日之内阳气的变化会影响到人体，生理上有"平旦人气生，日中阳气隆，日西阳气已虚，气门乃闭"的变化，病理上又有"旦慧、昼安、夕加、夜甚"的规律，并因此而影响到个体的精神情志活动。又如四季气候的变化，《素问·金匮真言论》提出了"五脏应五时，各有收受"的问题，指出了人体脏腑功能与自然界四时阴阳相应，各有影响。

《素问·六节藏象论》具体指出了"心者，生之本……为阳中之阳，通于夏气。肺者，气之本……为阳中之太阴，通于秋气。肾者，主蛰，封藏之本……为阴中之少阴，通于冬气。肝者，罢极之本……为阳中之少阳，通于春气。脾胃大肠小肠膀胱三焦者，仓廪之本……此至阴之类，通于土气。"

自然界的四时气候变化多端，当这种变化超过了人体的适应功能，势必会影响人体的脏腑功能，造成种种的病理变化。

所以《灵枢·四时气》指出："四时之气，各不同形，百病之起，皆有所生。"

临床上运用因时制宜治则时，要根据昼夜四时阴阳的消长、寒暑的变化、物候的转移来合理用药、修身养性。

如《素问·六元正纪大论》中"司气以热，用热无犯；司气以寒，用寒无犯；司气以凉，用凉无犯；司气以温，用温无犯。"

这是告诫医者用药勿犯四时寒热温凉之气。"用温运温，用热运热，用凉运凉，用寒运寒"。即谓夏暑之季用药应避免过用温热药，严寒之时用药应避免过用寒凉药。因酷暑炎炎，腠理开泄，用温热药要防开泄太过，损伤气津；严寒凛冽，腠理致密，阳气内藏，用寒凉药要折伤阳气，故皆曰"远"之。

在《素问·四气调神大论》中更指出春夏养阳，秋冬养阴，否则，"逆春气，则少阳不生，肝气内变；逆夏气，则太阳不长，心气内洞；逆秋气，则太阴不收，肺气焦满；逆冬气，则少阴不藏，肾气独沉"。

个体也应依据时令的变化来调节自己的心身状态，使之与自然协调一致，以达心身健康。

如春季为肝气升发的季节，肝木有生长、升发、条达、舒畅的特性，因而在治疗上要注意调节气机，舒畅情志。

"时"的含义，在中医治疗躯体疾病方面，侧重于自然因素。如果将这一治则移植到心理治疗上，则"时"就不仅有自然含义的"时"，也应当有社会含义的"时"。与心理疾病有关的"时"，应包括季节气候、昼夜晨昏，社会时世变迁，心理病变的不同时段

（一般指早、中、晚期），与发病有关的某一时机（诱发事件）等一系列内容。在进行心理治疗时，医者要特别关注这些因素以确定治疗方法。

（二）因地制宜

"地"，指空间因素。一般说来，因地制宜是指根据不同的地理环境特点来考虑临床治疗及用药。

中医学认为，人与自然界密切相关，自然界的阴阳时刻在影响着人体，人体的阴阳必须适应自然界。如《素问·六元正纪大论》中说："至高之地，冬气常在；至下之地，春气常在。"因此，在治疗时不可一概而论，必须加以区别。而《素问·异法方宜论》论述东南西北中"一病而治各不同"的因地制宜甚详，如东方之域，其治宜砭石；西方之域，治宜毒药；北方之域，治宜灸焫；南方之域，治宜微针：中央之域，治宜导号引按晓。而皆治愈的原因是"地势使然"。

临床上运用因地制宜治则时，常对不同的疾病，或同种疾病在不同地区有不同的治疗方法。

《备急千金要方》明确指出："凡用药皆随土地所宜。江南岭表，其人肌肤薄脆，腠理开疏，用药轻省：关中河北，土地刚燥，其人皮肤坚硬，腠理闭塞，用药重复。"

可见地域不同，人体生理便有差异，因而治疗不同。地域差异也会带来病证上的差异，如我国西北地高气寒，病多寒证，寒凉剂必须慎用，而温热剂则为常用；东南地区天气炎热，雨湿绵绵，病多温热、湿热，温热剂必须慎用，寒凉剂、化湿剂则为常用。因地制宜治则体现了中医人与自然相通，即天人相应的整体观。强调人与自然界息息相关，人必须适应自然环境、气候的变化，才能保证心理、生理健康。

不同的地理环境除了造成个体在生理特点上的差异外，亦会对个体的心理形成产生不同的影响。

因此，在心理疾病的诊治过程中，因地制宜中"地"的含义不仅仅是指地理自然环境，更多地是指对个体产生影响的生活所在地的社会文化环境，如风俗习惯、生活方式、宗教信仰，以及该个体的家庭情况、教育环境的情况等。在心理治疗中运用因地制宜法则时，应综合考虑这些相关的因素来确定相应的治疗方法。

（三）因人制宜

因人制宜是指临床治疗时要根据患者的年龄、性别、体质、人格、生活习惯等不同特点，来综合考虑治疗方法及用药。

1.年龄　常分为稚阳期、成阳期、盛阳期、衰阳期而治有不同。

（1）稚阳期：相当于婴幼儿期及童年期，其心身特点是稚阴稚阳之体，"肌肤嫩，神气怯，易于感触"（《温病条辨·解儿难》），万全《育婴秘诀》提出小儿脏腑特点是"肝常有余，脾常不足；肾常虚……心常有余，肺常不足"。脾不足当注意后天水谷的调养；肺不足应留心生活起居，防外邪侵入；肾常虚，须注意劳逸适当，勿过劳耗损精气。这个时期由于阳生阴长十分迅速，应当顺其蓬勃生机教养，注意心身发展的平衡和协调，注重良好素质的培养。小儿的病理特点则是热证多于寒证，实证多于虚证，阳证多于阴证。实证、热证不仅是由于六淫和饮食所致，亦可因情志所致。但小儿气血未充、脏腑娇嫩，治疗时忌用峻剂，也慎用补剂。因小儿的生理、病理及心理特点以及疾病表现常常与成人不同，所以在用药及治疗方法选择时要慎重，结合实际情况进行治疗。

（2）成阳期：相当于青少年期及成年早期。这个时期以天癸至、性成熟为标志，"天癸已行，婚冠即就"（《小儿卫生总微方论》），主要任务是完成学业，就业、恋爱婚姻等。

李时珍《本草纲目·序列》曰："世有童男室女，积想在心，思虑过多。多致劳损，男则神色先散，女则月事先闭，盖忧愁思虑则伤心，心伤则血逆竭，故神色先散而月水先闭……或能改易心志，用药扶接，间得九死一生耳。"

其中"改易心志"就是属于心理疗法。此期治疗原则要结合青年期的心理和生理特点，攻邪泻实，正确指导人生观、价值观形成，避免心理不适应发生精神障碍。

（3）盛阳期：相当于中年期。这一时期的个体年富力强，有较强的自主能力。

《灵枢·天年》中描述"三十岁，五脏大定，肌肉紧固，血脉盛满，故好步。四十岁，五脏六腑十二经脉，皆大盛以平定。"

此期事业有成，家庭建立，心理上自信。但是，中年是多事之秋，心理和经济负担较重，工作奔波劳累，亦会带来很多心理问题。治疗上要结合此期的心理和生理特点，考虑攻补兼施，劳逸结合，保持精神愉快。

（4）衰阳期：相当于老年期，是人生最后一个心身发展期。

《灵枢·天年》根据藏象学说，指出"五十岁，肝气始衰，肝叶始薄，胆汁始减，目始不明。六十岁，心气始衰，苦忧悲，血气懈惰，故好卧。七十岁，脾气虚，皮肤枯。八十岁，肺气衰，魄离，故言善误。"

人过五十以后，生理、心理上的衰退是明显的。由于肾气衰退，气血不足，目不得血养故视物昏花不明，肤不得血濡润而枯槁；视觉敏感性降低，感觉变得麻木不仁；注意力难以集中，"魄离"涣散，记忆力下降，思维迟钝，神气皆去，内心孤独等。老人气血虚少，身体衰弱，患病多虚证或虚实夹杂，因此，在治疗上结合老年期生理、心理特点，注意虚证宜补，攻邪慎伤正气，还要注意调节消极情绪。

临床上治疗时要根据年龄的不同注意用药及治疗方法的选择，尤其是要关注不同年龄阶段个体的心理特征，如小儿幼稚好动，青年感情丰富而喜怒多变，中年烦务较多，老年孤独多忧等，做出相应的治疗对策。

2. 性别　中医认为男女性别不同，其心身特点亦有不同。

（1）"女子以肝为先天"：从生理上看，女属阴，以血为体为用，有经、带、胎、产的生理特点；从心理上看，女子以肝气为中心，女性偏于感性，多情志病。

《素问·阴阳别论》说："有不得隐曲，女子不月。"隐蔽委屈之难言的心境，可导致月经不调。

又如《女科经纶》有"产后血崩者何？曰：因产后所下过多，气血暴虚，未得平复，或因劳役，或因惊怒，致血暴崩"。

说明过劳或过度的精神刺激，可以成为血崩的原因。在杂病中，《寿世保元》认为乳癌"此症多生于忧郁积忿"。总之，妇科心理病因不能忽视，故在治疗原则上，首先必调肝。

（2）"男子以肾为先天"：男属阳，从生理上讲，容易造成肾精不足的表现，并发性功能障碍等心身疾病，从而出现心理障碍。因此，在治疗上要注意祛邪、补肾、调心三结合。

3. 人格体质　对于不同人格体质的个体要施以不同的治疗方法。

三、标本相得，精神志意进治

标本相得源自《素问·汤液醪醴论》的一段论述，"帝曰：……今良工皆得其法，守其数，亲戚兄弟远近，音声日闻于耳，五色日见于目，而病不愈者，亦何暇不早乎？岐伯曰：病为本，工为标，标本不得，邪气不服，此之谓也。"

中医学认为，具体的治疗手段、方法并不是疾病治疗成败的唯一因素。治疗成败的因素是多元的，医者与患者的关系则是重要因素之一。标本相得，是指病者为本，医者为标，治病必须调动医者与患者两方面的积极性，才有可能为具体的治疗奠定一个良好的基础。

所谓病者为本，即指疾病发生在患者身上，医者的诊断要依靠患者的病情，各种治疗措施能否发挥作用，也是取决于患者的心身状态；所谓医者为标，也就是说医者只能按照病情发展的客观规律来辨证论治，为患者恢复健康提供客观可能。正如扁鹊所说"越人非能生死人也，此自当生者，越人能起之耳"（《史记·扁鹊传》）。假如医者不能得到患者的配合，不注意发挥患者内在的主观积极因素，疾病就不容易控制，这是治疗无效的根本原因。

（一）病者为本

病者为本，旨在发挥患者内在的主观能动性。主要包括两个方面：①指机体内在抗病能力，也即"神机"。②指患者的精神状态。这两个方面是交互影响的。神机作为机体内在的调节功能，在治疗疾病的过程中发挥主导作用。

《素问·汤液醪醴论》中论述："帝曰：形弊血尽而功不立者何？岐伯曰：神不使也。帝曰：何谓神不使？岐伯曰：针石，道也。精神不进，志意不治，故病不可愈。今精坏神去，荣卫不可复收。"

就是说治疗不奏效的原因是由于机体已经失去恢复痊愈的能力。由此可见，针灸、砭刺不过是一些具体的治疗方法而已，关键是"神"是否起作用，机体的调节功能状况如何。

《素问·针解》以针刺为例论述了神的作用："必正其神者，欲瞻病人目，制其神，令气易行也。"

意思是说，经气的运行要靠神的驱使和推动，神气不能发挥作用则导致治疗失败。

张景岳在《类经》中对此阐发："凡治病在乎针药，行药在乎神气。故施治于外，则神应于中，使之升则升，使之降则降，是其神之可使也。若以药剂治其内，而藏气不应；

针灸治其外，而经气不应，此其神气已去，而无可使也。"

神气不能发挥作用的原因在于，"精神不进，志意不治"（《素问·汤液醪醴论》），即消极的或病态的心理因素造成"精坏神去，荣卫不可复收"的后果。《灵枢·本神》进一步论述患者的心理状态与疗效的关系说："是故用针者，察观病人之态，以知精神魂魄之存亡得失之意，五者已伤，针不可治之也"。

患者的心理特点是复杂而千差万别的，若不针对性地解决患者的某些心理问题，则难以收到良好的疗效。

《素问·五脏别论》："凡治病必察其下，适其脉，观其志意，与其病也拘于鬼神者，不可与言至德。恶于针石者，不可与言至巧。病不许治者，病必不治，治之无功矣。"

这段引文着重提出患者的思想意识与治疗成败的关系问题，也是体现"病人为本"的思想。患者能正确对待疾病，积极配合医者治疗的，容易治愈。反之，则效果肯定不佳。这是因为即使治疗措施相当有力，在遇到心理障碍时，也势必会大大削弱其效力，而事倍功半甚至徒劳无效。

（二）医者为标

在注重患者心理因素的同时，还须发挥医者的能动性。医者为标，是指医者及其治疗措施是促使患者痊愈的外因，医者的行为对疾病的治疗及其康复十分重要。所以医者必须遵守良好的道德规范和行为准则。

《素问·征四失论》中论述了医者在临证中易犯的四种过失：

"夫经脉十二，络脉三百六十五，此皆人之所明知，工之所循用也。所以不全者，精神不专，志意不理，外内相失，故时疑殆。诊不知阴阳逆从之理，此治之一失矣。受师不卒，妄作杂术，谬言为道，更名自功，妄用砭石，后遗身咎，此治之二失也。不适贫富贵贱之居，坐之薄厚，形之寒温，不适饮食之宜，不别人之勇怯，不知此类，足以自乱，不足以自明，此治之三失也。诊病不问其始，忧患饮食之失节，起居之过度，或伤于毒，不先言此，卒持寸口，何病能中，妄言作名，为粗所穷，此治之四失也。是以世人之语者，驰千里之外，不明尺寸之论，诊无人事。治数之道，从容之葆，坐持寸口，诊不中五脉，百病所起，始以自怨，遗师其咎。是故治不能循理，弃术于市，妄治时愈，愚心自得。"

这段引文其内容与《素问·示从容论》《素问·疏五过论》等篇内容相似，被后世医家视为医德修养的戒律。中医学认为，临证治疗之所以不能奏效，大多由于医者精神不够集中，缺乏认真分析思考，没有把握外在症状与内在病理变化的有机联系，从而疑虑不决，造成过失。因此，要杜绝草率从事、夸夸其谈的医疗作风，才能取得患者的高度信任和认真配合。

以针刺治疗为例，要求医者临证时一定要全神贯注，意在患者。只有这样，医者才能真正做到控制患者的心理活动，使经气通畅，促使疾病向愈。

《素问·针解》即有"如临深渊者，不敢堕也。手如握虎者，欲其壮也。神无营于众物者，静志观病人，无左右视也。义无邪下者，欲端以正也。"

此外，环境的选择也应有利于医者集中精力施治，尽量避免给患者带来不良刺激。身心俱静，疗效尤为理想。

《灵枢·终始》中论述"深居静处，占神往来，闭户塞牖，魂魄不散，专意一神，精气之分，毋闻人声，以收其精。必一其神，令志在针，浅而留之，微而浮之，以移其神，气至乃休。"

标本相得的治疗原则，实质上是对医患关系的要求，这种"病为本，工为标，标本不得，邪气不服"的医患关系模式，是以患者的心身状态为主，而医者通过患者的心身特点去辨证施治，争取标本相得，治愈疾病。这与现代医疗活动中人们所期望建立的医患关系的"共同参与模式"极为相似。医务人员要以热情诚挚、认真负责的态度取得患者的信任，要紧紧抓住患者心理，善于灵活地采取适当措施解除患者的不良情绪。

在治疗前，应深入了解病史，进行必要的检查，掌握影响患者身心健康的心理因素和心理动态，充分了解其个性心理特点及与发病有关的各种因素，为治疗打好基础。

在治疗过程中，要充分调动患者的主观能动性。医务人员要把疾病的发生发展规律的知识交给患者，引导他们认识不良个性心理特点是造成疾病的重要因素，良好的个性特点是防治疾病的重要心理条件；指导与帮助患者制定战胜疾病的措施，鼓励他们树立起与疾病做斗争的信心与决心，把患者由被动状态转变为主动状态，把患者的情绪由消极转变为积极，使他们成为与疾病作斗争的积极参与者。

第十五章　常见中医心理疾病诊治技术

第一节　郁　证

一、概述

郁证是由于情志不畅、气机郁滞所致的一类病证。以情志抑郁、胸部满闷、胁肋胀痛、心神不宁、喜怒易哭或咽中如有异物梗塞等症为主要临床表现。郁证可见于多种疾病的发病过程中，凡是由情志因素诱发或具有情志变化，病机呈现为气机郁滞的一类病证均称为郁证。

《内经》有关"郁"的病机有以下论述：肝在志为怒，心在志为喜，脾在志为思，肺在志为忧，肾在志为恐。认为情志活动与五脏生理功能正常与否息息相关。

《素问·举痛论》曰："思则心有所存，神有所归，正气留而不行，故气结矣。"

《灵枢·口问》曰："悲哀愁忧则心动，心动则五脏六腑皆摇。"

《内经》对情志致病的论述，为郁证的理论奠定了坚实的基础。"郁证"这一病名由明代医家虞抟在《医学正传》中首次提出，并沿用至今。

金元至明初，许多医家将郁证作为一个独立的疾病进行讨论。

清代叶天士《临证指南医案》："不知情志之郁，由于隐情曲意不伸，故气之升降开合枢机不利。"

《丹溪心法·卷三·六郁五十二》对六郁有专题论述，将郁证的认识上升到新的高度，并且提出了"气血冲和，万病不生，一有怫郁，诸病生焉，故人身诸病，多生于郁"的著名论点，首倡"六郁"学说，对后世治郁影响深远。

张景岳认为："凡五气之郁，则诸病皆有，此因病而郁也；至若情志之郁，则总由乎心。"认为"郁由乎心"。

郁证的主要原因在情志异常。情志失常是临床重要致病因素之一。

《灵枢·师传》记载："告之以其败，语之以其善，导之以其所便，开之以其所苦。"

强调积极调动主观能动性，调摄情志，重建自我防治为主的心理状态，进而达到治病的目的。

朱丹溪开创了郁证理、法、方、药专题研究之先河，既指出了"六郁"论，又创立了越鞠丸、六郁汤等方剂，对后世治疗郁证具有指导意义。

丹波元坚在《杂病广要》亦云："郁病虽多，皆因气不周流。法当顺气为先，升提为次。至于降火化痰消积，犹当分多少治之。"指出治疗当先调理气机，气机调畅后气血更易于恢复。

中医认为的郁证，分为狭义和广义两种。狭义郁证是指由情志抑郁、气机不畅所致的病证，如梅核气、百合病、脏躁、心情抑郁、失眠等。广义的郁证是除包括狭义郁证外，还将病郁同存、因病致郁等纳入到郁证的范畴。本文所述仅为情志之郁，即气机郁滞为基本病变的郁证。

西医学中的抑郁症、焦虑症、更年期综合征、神经官能症等疾病在发病过程中，呈现明显郁证临床表现者，均可参照郁证治疗。

二、病因病机

病因主要为本气自郁与外感内伤致郁。本气自郁多由无形之气郁结所致，且多与情志相关；外感内伤致郁多由寒热变化、风湿雨露侵凌、肥甘厚味聚积等影响机体所致。

情志所伤是郁证的主要致病原因，除了与情志刺激的强度及时间密不可分外，还与脏腑精气息息相关。郁证的发病存在由气郁到血郁再到神郁的变化规律，又根据"阳气虚则气不行，阴气虚则血不行"提出精虚导致气郁。

郁证本身的病机核心是气机不畅。肝主疏泄，肝气不畅易致气郁；脾为气血生化之源，主升清降浊，脾失健运，不能消糜水谷则成食郁，不能运化水湿则成湿郁，凝而成痰郁，久郁伤脾，可致心脾两虚；肺为气之主，敷布精微，通调水道，功能失调则肺气抑郁；心主神明，忧愁多思易伤阴血，心失所养。

郁证的病机有两个方面：因郁致病与因病致郁。因郁致病是指由情志所伤，进而影响脏腑气血。例如，郁怒伤肝致肝失疏泄引发泄泻及呃逆等，心虚胆怯致神魂不安引发心悸、不寐等。因病致郁是指由脏腑功能失调，进而影响情志。例如，素有头痛胸闷等宿疾，久治不愈，导致情志抑郁、心神不宁，进而引发郁证。

三、治疗原则

（1）理气开郁是治疗郁证的基本原则。

（2）实证除理气开郁之外，还应根据是否有兼证而分别采用相应的治疗方法。

（3）虚证则据脏腑气血阴阳损耗不同而辨证论治，或补益心脾，或养心安神，或滋养肝肾。

（4）郁证病程一般较长，用药宜平和缓治。

（5）临床常见虚实夹杂证候，当分清虚实的偏重而虚实兼顾。

四、辨证论治

情志致郁临床表现各异，多见情志异常，以神志、精神症状为主，或见躯体症状，可累及多脏腑、多系统，且病情易反复。

（一）辨证要点

1. 辨脏腑

郁证主要是肝、心、脾受累，临床诊治当辨明受病脏腑。一般而言，气郁、血郁、火郁与肝最为密切；食郁、湿郁、痰郁与脾密切相关，而虚证主要关系于心。

2. 辨虚实

六郁病变，即气郁、血郁、化火、食积、湿滞、痰结均属实，而心、脾、肝的气血或阴精亏虚所导致的证候则属虚，临床多见虚实错杂的复合证候。

（二）分证论治

1. 肝气郁结

证候：情志抑郁，忧思不解，常喜太息，心神不宁，惴惴不安，胸胁胀痛、痛无定处，腹胀嗳气，食欲不振，大便时干时稀，苔薄，脉弦。

治法：理气疏肝解郁。

主方：柴胡疏肝散。

组成：柴胡、川芎、香附、枳壳、陈皮、芍药、甘草。

方解：方中柴胡为君，用以疏肝解郁；香附疏肝行气止痛，川芎理气活血止痛，两药助君药柴胡疏散肝经郁滞，并增行气活血止痛之效，共为臣药；陈皮、枳壳理气行滞，芍药养血柔肝，缓急止痛，为佐药；甘草调和诸药，为使药。诸药相合，共奏疏肝行气、活血止痛之功。

2. 气郁化火

证候：急躁易怒，情绪不宁，头痛目赤，胸胁胀痛，口苦咽干，嗳气吞酸，舌质红，苔黄，脉弦数。

治法：疏肝解郁，清热泻火。

主方：丹栀逍遥散。

组成：牡丹皮、山栀子、柴胡、白术、芍药、当归、茯苓、甘草。

方解：牡丹皮泻血中伏火，栀子能泻三焦郁火；柴胡疏肝、芍药柔肝，合用使木得条达；茯苓清热利湿，白术燥湿行气、生姜暖胃祛爽，合用调中解郁，薄荷疏肝泄肺，理血消风，清利头目。

3. 气滞痰郁

证候：精神抑郁，心神不宁，悲忧喜哭，胸中窒闷，咽中不适，食欲不振，大便不调，舌体胖大，苔腻，脉弦滑。

治法：理气解郁，化痰散结。

主方：半夏厚朴汤。

组成：半夏、厚朴、茯苓、生姜、苏叶。

方解：方中半复辛温入肺胃，化痰散结，降逆和胃，为君药；厚朴苦辛性温，下气除满，助半夏散结降逆，为臣药；茯苓甘淡渗湿健脾，以助半夏化痰，生姜辛温散结，和胃止呕，且制半夏之毒，苏叶芳香行气，理肺舒肝，助厚朴行气宽胸、宣通郁结之气，共为佐药。

4. 食积内停

证候：精神抑郁，胸部窒闷，痞满腹胀，食欲不振，大便秘结，苔薄，脉弦。

治法：消食化积，理气和胃。

主方：保和丸。

组成：半夏、神曲、山楂、麦芽、莱菔子、陈皮、茯苓、连翘。

方解：方中山楂消油腻肉积；神曲消酒食陈腐之积；莱菔子消面食痰浊之积；陈皮、半夏、茯苓理气和胃，燥湿化痰；连翘散结清热。诸药合用，有消食导滞、理气和胃之功。

5. 血行不畅

证候：精神抑郁，脾气暴躁，头痛健忘，胸胁刺痛，痞满腹胀，食欲不振，舌质紫黯，或伴有瘀点，脉弦涩。

治法：活血化瘀，理气解郁。

主方：血府逐瘀汤。

组成：桃仁、红花、川芎、赤芍、牛膝、生地黄、当归、桔梗、柴胡、枳壳、甘草。

方解：方中气血兼顾，以桃仁、红花、川芎、赤芍、牛膝、当归活血化瘀；柴胡疏肝理气，桔梗、枳壳宣降相伍，开胸行气；生地黄合当归养血益阴，可使瘀去而正不伤，理气而不耗阴；甘草调和诸药。合用成方，既可使胸中瘀血消散，又能使瘀去热清，气畅痛止。

6. 心脾两虚

证候：精神恍惚，心悸胆怯，少气懒言，面色无华，食欲不振，舌质淡，舌体瘦薄，苔白，脉细。

治法：益气补血，健脾养心。

主方：归脾汤。

组成：人参、黄芪、白术、炙甘草、当归、龙眼肉、酸枣仁、远志、茯神、木香、大枣、生姜。

方解：方中以人参、黄芪、白术、炙甘草补脾益气生血；当归、龙眼肉补血养心；酸枣仁、远志、茯神宁心安神；木香辛香而散，理气醒脾，与大量益气健脾药配伍，复中焦运化之功，又能防大量益气补血药滋腻碍胃，使补而不滞、滋而不腻；用姜、枣调和脾胃，以资化源。

7. 心肾阴虚

证候：精神抑郁，心神不宁，胆小易惊，心悸眩晕，腰酸腿软，男子遗精，女子月经不调，舌质微红、舌体瘦薄，少苔，脉细数。

治法：滋养心肾。

主方：滋水清肝饮。

组成：熟地黄、当归、白芍、枣仁、山萸肉、茯苓、山药、柴胡、山栀子、牡丹皮、泽泻。

方解：方中以熟地黄滋肾填精，辅以山药补脾固精，山萸肉补肾涩精，泽泻清泻肾火，茯苓淡渗脾湿以助山药之健运，牡丹皮清泻肝火并制山萸肉之温；加柴胡、芍药滋肾水，枣仁养血，栀子清热，当归活血。全方共奏滋养心肾之功效。

五、心理治疗

郁证的施治常以整体治疗配合心理疗法为主要治疗手段，中医心理疗法有以下几个方面。

1. 移情易性

患者常将过多的注意力集中在自身病痛上，过分关注、忧虑，往往成为其疾病针药无效的关键。通过转移患者的注意力，使患者分心于他处或精神有所寄托，以调整气机，促进心理康复。

2. 疏导解惑

郁证患者易情绪低落，易对自身疾病有不正确的评估和认识，并沉浸在痛苦的病理体验中，因此医者应开导解惑，建立正确认识，采取各种有效的手段来调动患者的积极性，多做自己感兴趣的事，增加患者活动量，提高兴奋性，改善情绪状态，帮助患者分析过去，分析人格方面的缺陷，培养良好的道德修养及超凡脱俗、乐观豁达的处事态度，防止情绪低落对身体的影响，节制私欲，生活中减少易急躁的事件，戒暴怒以养其性。

3. 情志相胜法

调理情志是治郁的大法。为纠正情志之偏，可运用情志相克理论，使情志和谐而病愈。郁证患者表现的情绪多为思、悲、恐。中医情志相胜法如下："喜胜悲"，喜则气和志达，营卫通利，用愉悦的情绪促使气血和畅；"怒胜思"，境遇不顺时易归咎于自身能力不足，从而自信心下降，悲观失望，思虑不解，安慰无效时，可以怒制思法进行治疗。

4. 认知行为疗法

认知行为疗法鼓励患者自我审查在评价信息、预测结果及处理问题过程中的一般反应，通过改变思维想法以及行为方式的方法来改变不良认知，强调积极生存与康复的重要性，使用合理的思维方式，开放情绪表达，以消除不良情绪和行为。

六、气功治疗

通过锻炼、调息、养心等一系列方法，调节机体气血，修身养性。气功可作为治疗郁证的辅助方法，主要形式如易筋经、太极、八段锦、五禽戏等。

1. 主要功法——六字诀

主要锻炼"嘘字诀"，"见肝之病当先实脾"，同时练"呼字诀"。

（1）嘘字诀。操练方法如下。

口型：两唇微合，有横绷之力，舌尖向前并向内微缩，舌两边向中间微微卷起，牙齿露有微缝，向外吐气。

操练提示："嘘"字音 [xū]，属牙音。发音吐气时，嘴角后引，槽牙上下平对，中留缝隙，槽牙与舌边亦有空隙。发声吐字时，气从槽牙间、舌两边的空隙中呼出体外。

动作：吸气自然，呼气足大趾轻轻点地；两手由带脉穴处起，手背相对向上提，经章门、期门上升人肺经之中府、云门，两臂如鸟张翼，手心向上，向左右展开，两眼反观内照。两臂上升开始呼气并念"嘘"字。两眼随呼气之势尽力瞪圆。呼气后，则放松恢复自然吸气，屈臂两手经前面，胸腹前徐徐向下，垂于体侧。可做 1 个短暂的自然呼吸，稍事休息（下同），再做第 2 次吐字。如此重复 6 次为一遍，调息，恢复预备式。

（2）呼字诀。

口型：撮口如管状，唇圆似筒，舌放平向上微卷，用力前伸，牵引冲脉上行之气喷出口外。

操练提示："呼"字音 [hū]，为喉音，发声吐气时，舌两侧上卷，口唇撮圆，气从喉出后，在口腔中形成一股中间气流，经撮圆的口唇呼出体外。

动作：吸气自然，呼气念呼字，足大趾轻轻点地；两手由冲门穴处起，向上提，至章门穴翻转手心向上，左手外旋上托至头顶（注意沉肩），同时右手内旋下按至冲门穴处。呼气尽，吸气时，左臂内旋变为掌心向里，从面前下落，同时右臂回旋变掌心向里上穿，两手在胸前相叠，左手在外右手在里，两手内旋下按至腹前自然下垂于体侧。稍事休息，再以同样要领右手上托，左手下按做第 2 次呼字功。如此左右手交替共做 6 次为一遍，调息，恢复预备式。

2.辅助功法——八段锦

主要锻炼"两手托天理三焦""左右开弓似射雕""调理脾胃须单举"三节。

3.时间与疗程

每天早、中、晚各锻炼 1 次，每次 15 分钟，10 天一疗程。

七、针灸治疗

针刺手法原则：虚证宜选补法，热证、实证宜选泻法。

辨证取穴：

（1）肝气郁结：行间、太冲、肝俞、膻中。

（2）气郁化火：劳宫、中冲、大陵。

（3）气滞痰郁：丰隆、天突、水分、间使。

（4）食积内停：内庭、中院、足三里、阴陵泉、脾俞。

（5）血行不畅：血海、膈俞、期门。

（6）心脾两虚：心俞、脾俞、神门、足三里。

（7）心肾阴虚：三阴交、太溪、照海、肾俞。

辨证取穴配合辨症取穴效果更佳：头昏、健忘可取百会、四神聪；胸闷、心悸可取内关、膻中配合心俞；腹痛、腹胀、食欲不振选中脘、足三里、内庭、脾俞、胃俞能起一定效果；便秘可取天枢、支沟；便意颇繁、肛门下坠时可取百会、会阳、长强；小便频数选取中极、膀胱俞、三阴交；改善睡眠可取百会、神庭、三阴交、太溪。

第二节　百　合　病

百合病，是一种以神志恍惚、精神不定为主要表现的情志病。

一、概述

百合病的命名，最早见于汉·张仲景《金匮要略·百合狐惑阴阳毒病脉证并治》："百合病者，百脉一宗，悉致其病也。""百脉"者，泛指人体周身各处之经脉；"一宗"者，谓同出一源也。

隋·巢元方《诸病源候论》中曰："百合病者，谓无经络，百脉一宗，悉致病也。"

清·尤怡《金匮心典》中云："百脉一宗者，分之则为百脉，合之则为一宗。悉致其病，则无之非病矣。"

清·吴谦在《医宗金鉴·卷十九·百合狐惑阴阳毒病脉证并治第三》中云："百合，百瓣一蒂，如人百脉一宗，命名取治，皆此义也……周身之脉，分而言之曰百，合而言之曰一，故曰百脉一宗。若曰百合之病，总脉病也。"

当然，历代医家亦有不同的看法，如：清·唐大烈《吴医汇讲·百合病赘言》认为百合病是心神涣散证；清·陈德润《医学汇海》中认为其为劳复症；近代陆渊雷《金匮要略今释》认为百合病乃是"伤寒热病后神经衰弱"。

根据临床实际，多数医家认为，百合病之所以如此命名，一是百脉合病而症状百出，二是治疗中以百合为君药。

二、病因病机

（一）病因

百合病的病因在《金匮要略》中并未明确指出。历代医家认为，百合病多发于热病之后，心肺阴液不足；或因情志不遂，日久郁而化热，心肺阴液耗损。

如明·赵以德在《金匮玉函经二注》中指出其病因为"情志不遂，或因离绝菀结，或忧惶煎熬"所致。

《医宗金鉴》云："伤寒大病之后，余热未解，百脉未和，或平素多思不断，情志不遂，或偶触惊疑，卒临景遇，因而形神俱病，故有如是之现证也。百脉周于身，脉病则身病，故身形如和不和，欲卧不能卧，欲行不能行也。"

1.热病转归

《金匮要略》曰："其证或未病而预见，或病四五日而出，或病二十日或一月微见者。"明确指出百合病发病多在热病后。

清·尤在泾《金匮要略心典·百合狐惑阴阳毒病证治第三》云："其未病而预见者，热气先动也；其病后…见者，遗热不去也。"

可见，虽说百合病于热病前后均可见，但以发生热病之后，机体因阴液被耗损或余热未净而致者为多见。故百合病实际上应视为热病过程中的并发症或后遗症。

2. 情志不遂

悲、忧为肺志，是肺生理功能的一种体现。当肺气虚衰或宣降功能失调时，机体对外界不良刺激的耐受和调节能力下降，则易产生悲哀、忧愁的情绪变化或情感反映。

（二）病机

百合病的病机主要是心肺阴虚有热、神明失主，故养心润肺、益阴清热是其治疗原则。其发病既有心肺阴虚的基础，又有情志刺激的诱因。

三、病位

百合病的病位主要在心、肺。

中医理论认为，心主血、主脉，如《素问·六节藏象论》曰："心者，生之本，神之变也……其充在血脉。"肺主气、主治节，而朝百脉，如《素问·经脉别论》所云："食气入胃，浊气归心，淫精于脉。脉气流经，经气归于肺，肺朝百脉。"其中的肺朝百脉，即百脉朝肺之意。

四、治疗原则

本病多属于正虚邪恋，治当补其不足、清其之热，即"见于阳者，以阴法救之"；若阴虚日久，阴损及阳，而见神疲、畏寒等阴证，则当酌用温养法，即"见于阴者，以阳法救之"。

五、辨证论治

（一）辨证要点

本病可分为阴虚、阳虚两大证型，临床上以阴虚内热者最为多见。

（二）分证论治

1. 正治法

心肺阴虚燥热证

证候：意欲食复不能食，欲卧不能卧，欲行不能行，欲饮食，或有美时，或有不用闻食臭时，如寒无寒，如热无热，口苦，小便赤，脉微数。

治法：润肺养心，清热安神。

主方：百合地黄汤。

组成：百合、生地黄。

方解：方中运用百合养阴润肺、清心安神；生地黄清热凉血、养阴生津。要注意的是，方中生地黄性味偏于苦寒，过服恐造成伤阳而导致腹泻，故仲景于方后又云："中病，勿更服。"

2. 变治法

（1）内热。

证候：百合病一月不解，变成渴者。

治法：清热生津补液。

主方：百合洗方。

组成：百合。

方解：本方以百合浸水外洗，"洗其外所以通其内"，亦能起清热生津、补液润燥之效。洗后食淡味面条，可调养胃气，协助除烦止渴。豆豉味咸，食之反会伤津增渴，故当禁用。

（2）津伤。

证候：百合病，渴不瘥者。

治法：养阴生津，引热下行。

主方：栝楼牡蛎散。

组成：栝楼根、牡蛎。

方解：本方栝楼根性味苦寒，能清解肺胃之热，生津止渴；牡蛎性味咸寒，重镇潜阳，引热下行，使邪热不能上炎灼伤津液。二药相伍，则邪热得清，津液得生，而诸症得解。

（3）邪热内盛。

证候：发热，小便短涩不利。

治法：滋养肺阴，清利小便。

主方：百合滑石散。

组成：百合、滑石。

方解：本方以百合滋阴润肺、清热除烦，再以滑石清热利尿，使里热自小便而解。二药合用，则百合病之发热者亦自消解。

3. 救误法

百合病多属于虚多邪少之证，故汗、吐、下法等均在临床治疗百合病忌用之列，若治疗上不慎经误治之后，挽救误治的方法则称为救误法。

（1）误汗。

证候：百合病发汗后，出现心烦、口燥等症。临床以心烦口渴，小便短少，午后潮热为主要鉴别要点。

治法：养阴补虚，清热润燥。

主方：百合知母汤。

组成：百合、知母。

方解：本方百合性甘平味微苦，色白入肺，味苦入心，能润肺清心，益气安神，消邪气之实，补正气之虚，是为君药；知母苦寒，能养阴清热，除须止渴，是为佐药。二药配伍，润肺清虚，益气养阴。再者二药甘苦合化，又具清养胃阴之功。

（2）误下。

证候：百合病下之后，出现小便短涩不利、呕恶等。临床以呃逆，呕吐，小便短赤而涩为主要鉴别要点。

治法：养阴清热，和胃降逆。

主方：滑石代赭汤。

组成：百合、滑石、代赭石。

方解：本方以百合为君，清润心肺；滑石清热利尿，代赭石和胃降逆，共为臣药。三药配伍，使心肺得以清养，胃气得以和降，则小便清，呕哕除，诸症平复。

（3）误吐。

证候：百合病吐之，见虚烦不眠、胃中不和等。临床以虚烦不安，胃脘嘈杂为主要鉴别要点。

治法：清热养阴，宁神和中。

主方：百合鸡子汤。

组成：百合、鸡子黄。

方解：本方以百合益气补前，消热润燥；鸡子黄滋阴养血、安胃止吐。二药合用，共奏养阴除烦之功，使阴复胃和，而虚烦之症自愈。

六、气功治疗

1. 主要功法——五行掌

主要练习"捏法""拓法"。锻炼方法如下。

（1）捏法：属金，行气肺经，默念"呬"字，秋天宜练，面向西方。左脚向左前方迈一大步，前弓后箭，左臂向左前方平伸，掌心向上，五指伸直收拢如捏物状，使肩、肘、腕平；右臂抬起，向后屈肘，掌心向下，五指如捏物状，手置胸前，使肩、肘、腕平。随吸气伸直左腿，屈右膝，重心后移至右腿，臀向后坐，同时左臂屈肘收回，右臂在左臂上方向前伸出，两手相对经过时翻掌，左掌心向下，右掌心向上，暗示清气从拇指经臂内前缘的肺经吸入肺中。随呼气默念"呬"字，暗示浊气尽出，右臂屈肘收回，左臂向左前方平伸，胸腰随之转动，还原成起式。如此反复 3～9 次后，再左右替换做 3～9 次。

操练提示：做捏法时，躯干的前后平移、左右转动，应缓慢轻柔，两臂尽量前后伸展以扩胸，呼吸时靠指捏拢的力量使鱼际、太渊穴产生气感。初练手脚配合不好，可单练手或腿的分解动作。

（2）拓法：属火，行气心经，默念"呵"字，夏天宜练，面向南方。拓法要求吸气时暗示清气从小指内侧沿上肢内侧后缘心经路线至胸中。呼气时默念"呵"字，暗示浊气尽出，清气沿心经散至小指，同时推出的双掌由左前方向右前方缓缓平移，如拓碑帖状，身体也由左前方转向右前方，双腿由弓步变马步，重心在中间。至此恰好呼气尽，反掌，掌心向上，指尖相对，双手向下收至小腹前，同时直腰下蹲。再开始吸气时，臂、腿一起上升，呼气时转向左前方推出，呈弓步，转向右前方，变马步。重复 3～9 次，收回右腿还原成预备式，换右腿，从右向左拓 3 ～ 9 次。

操作提示：练习拓法除默念"呵"字外，要意守掌心劳宫穴和小指内侧爪甲根旁的少冲穴，并使手指伸直上翘，以产生酥麻的气感；腰要正直，躯干随双手左右转动。

2. 辅助功法——站桩功

以站式为主，躯干、四肢保持特定的姿势，使全身或某些部位的松紧度呈持续的静力性的运动状态。

站桩功的姿势很多，有基本式、休息式、高位式、中位式、低位式等。

基本式可分为双重基本式和单重基本式。双重基本式是两脚平均着力的姿势。单重基本式是两脚交成 85°，前一后斜向错开，前脚着力轻，后脚着力重。休息式是站桩功里身体支撑力最轻的姿势，体势高度比身高约低半拳。练功者按其身体支撑量的程度，可选轻靠休息式、双扶休息式、单扶休息式、贴腰休息式等。

高位式是站桩功最基本的体势，体势高度比休息式又降半拳左右。它又可分为垂撑式、下按式、提抱式、环抱式等。中位式的体势高度又比高位式降低自己身高的两拳左右。低位式比中位势又降低自己身高的三拳左右，它是站桩功里体式最低、身体支撑量最大的一种练法。低位式又可分为马式、伏虎式。

体质虚弱者主要锻炼自然式，而体质相对较好者主要锻炼低位式。

3. 时间与疗程

每天早、中、晚锻炼各 1 次，15 ～ 20 分钟，10 天为一疗程。

七、针灸治疗

取穴：神门、太溪、太渊、列缺、通里、三阴交、少冲、复溜、照海、太冲、肺俞、肾俞、心俞等。

上述腧穴中，肺俞、肾俞、心俞、复溜先用平补平泻手法，再用补法行针 5 ～ 10 分钟后出针。其余诸穴则用捻转泻法，每次留针 10 ～ 15 分钟，不可太久。

第三节　梅核气（神经症）

一、概述

梅核气，是一种因情志不遂，肝气郁滞，气与痰互结于咽喉所致的，以咽中如有梅核阻塞、吐之不出、吞之不下、时发时止为主要表现的病证。临床上很多咽喉类疾病及精神情志类疾病均可见此病证。本病多发于成年人，且女性多于男性。

梅核气在古代又有梅核风、梅核、炙脔等名称。梅核气症状早在《内经》中即有描述，可见喉中如梗。

《素同·咳论》："心咳之状，咳则心痛，喉中介介如梗状。甚则咽肿喉痹。"

至于"炙脔"这一名称则首见于张仲景的《金匮要略·妇人杂病脉证并始》："妇人

咽中如有炙脔。"

宋代杨士瀛《仁斋直指方》则第一次提出了"梅核气之名",说:"七情气郁,结成痰涎,随气积聚,坚大如块,在心腹间,或塞咽喉如梅核粉絮样,咯不出,咽不下,每发欲绝,逆害饮食。"

《古今医鉴·卷之九·悔核气》也有提到梅核气的表现及发病机理:"梅核气者,窒于咽喉之间,咯之不出,咽之不下,有如梅核之状是也。始因喜怒太过,积热蕴隆,乃成厉痰郁结"。

二、病因病机

梅核气病因多以痰与气郁为主,病位则多与肝、脾、肺相关,病机则多为痰气互结。

《金匮要略》提出:"妇人咽中如有炙脔、半夏朴汤主之。"

以方测证、可推测出此方主要治疗痰气互结于咽喉之证。

隋代《诸病源候论·卷三十九》:"咽中如炙肉脔者,此是胸膈痰结,与气相搏,逆上咽喉之间,结聚,状如炙肉之脔也。"亦说明此病为痰气郁结所致。

另外,《证治汇补,卷之五》说:"梅核气者,此因湿热内郁,痰气凝结。"认为梅核气是痰气凝结所致的疾病,但同时也提出了湿热内郁这一重要因素。

《古今医统大全》同样指出:"梅核气者盖湿热痰气郁结而然。"而《医宗金鉴》指出:"咽中帖帖如有炙肉……盖因内伤七情,外伤寒冷所致。"

除强调内伤七情是此病致病因素外,还指出了外感风寒这一因素。

由上可知,梅核气虽与痰气郁结为主,但亦可见于湿热内郁,且遇寒后可加重。

三、诊断

(1)患者自觉咽内有异物感,吞之不下,吐之不出,但不妨碍进食。患者情绪不佳时此症状可加重。

(2)咽喉检查基本正常,也可见滤泡。

四、治疗原则

本病多属于痰气郁结,故治疗时应当以疏肝理气化痰为原则,夹湿热者兼透湿热,夹寒者兼散寒。

五、辨证论治

1.痰气郁结

证候:自觉咽喉有异物感,吞之不下,吐之不出,不影响进食,若患者转移注意力,症状明显减轻甚至消失,舌质淡红,苔白厚,脉多弦带滑。

治法:疏肝解郁,化痰散结。

主方:半夏厚朴汤加减。

组成:法半夏、厚朴、茯苓、紫苏叶、生姜。

方解：方中半夏化痰散结，厚朴行气开郁，同为君药；苏叶可助半夏、厚朴以宽胸畅中，宣通郁气，茯苓助半夏化痰，生姜助半夏和中化痰，且解半夏之毒性，同为臣药。诸药合用，辛以散结，苦以降逆，辛开苦降，化痰降逆，则痰气郁结之证可解。

2.肝郁气滞

证候：患者自觉咽喉有异物感，吐之不下，吞之不出，同时伴有胁痛，喜叹息，不欲言语，舌质淡红苔逋白，脉弦。

治法：疏肝理气。

主方：柴胡疏肝散加减。

组成：柴胡、白芍、川芎、枳壳、香附、陈皮、炙甘草。

方解：方中用柴胡疏肝解郁为君药；香附理气疏肝助柴胡以解肝郁，川芎行气活血而止痛，助柴胡以解肝经之郁滞，二药相合，增其行气止痛之功，为臣药。陈皮、枳壳理气行滞，芍药、甘草养血柔肝，缓急止痛，为佐药。甘草兼调诸药，亦为使药之用。诸药相合，共奏疏肝行气、活血止痛之功。

3.湿热郁阻

证候：自觉咽喉有异物梗塞感，咽之不下，咯之不出，多伴有咽后壁肥厚，有滤泡增生，舌质淡红，苔黄腻，脉多软。

治法：透湿清热。

主方：上焦宣痹汤加减。

组成：郁金、枇杷叶、射干、白通草、香豆豉。

方解：郁金芳香走窜而开郁闭，有利于肺气宣降；香豆豉轻清透发，使肺气得宣；白通草入肺经，直达膀胱，引湿热下行而利小便；枇杷叶、射干清肺降气、和胃化痰。五药合用，上焦湿热之邪得开，咽喉梗阻感自除。

六、心理疗法

心理疗法对本病的治疗十分重要，解除患者思想顾虑，保持心情舒畅，使其移情易性，常可取得不治自愈之效。在取得患者信赖的情况下，可施行暗示疗法。

七、气功治疗

1.主要功法——八段锦

练习方法如下。

（1）两手托天理三焦：直立，两臂自两侧上举至头顶，两手手指相又，翻掌掌心托天，两足跟离地（吸气），复原（呼气）。练习6～8次。

（2）左右开弓似射雕：直立，右足横出一步，呈骑马蹲裆式，双手在胸前交叉后，左手手指呈剑指向左推出，头随之左转，目视左手食指，右手握拳平胸，如拉弓状（吸气），复原（呼气），再向右作同样动作。练习6～8次。

（3）调理脾胃须单举：直立，左手翻掌上举，五指并紧，掌心向上，指尖向右，同时右手下按，掌心向下，指尖向前（吸气），复原（呼气），再向右作同样动作。练习

6～8次。

（4）五劳七伤往后瞧：直立，头慢慢左转，眼望后方（吸气），复原（呼气），再向右做同样动作。练习6～8次。

（5）摇头摆尾去心火：两足分开约三脚掌长之宽度，屈膝呈骑马势，两手扶大腿，虎口向身躯，头及上体前俯，随即向左作弧形摆动（吸气），复原（呼气）。再向右作同样摆动。练习6～8次。

（6）两手攀足固肾腰：直立，上体前屈，膝盖挺直，两手攀握两足尖，头略高抬，随后恢复立；再两手背抵住后腰，上体后仰，复原（本节采用自然呼吸）。练习6～8次。

（7）攒拳怒目增气力：两足分开，蹲成马步，双手握拳，放在腰侧，拳心向上（吸气），复原（呼气）。练习6～8次。

（8）背后七颠百病消：直立，两臂下垂，掌心紧贴大腿，两膝保持伸直，两足跟提起，离地1～2寸，同时头向上顶（吸气），复原（呼气）。练习6～8次。

2. 辅助功法——保健功

主要锻炼"口功"，练习方法如下。

（1）松齿生津：用意念将牙齿一个个地松动。先想上牙，从两侧白齿开始用意念想象，一个一个地向两边拉，向下拔，意想使牙齿和牙齿之间，牙齿与牙龈之间，拉开距离，反复意想三次，再想下牙，想下牙时向两边拉的方向相同，上下拉的方向相反。练习到口内生津即行鼓漱，用意念咽入丹田（咽时尽量使喉咙出声。以下各功法要求相同）。

（2）扣齿生津：上下轻扣牙齿，先扣两侧白齿，再扣门齿，次数不限，口内生津即行鼓漱，用意念咽入丹田。

（3）咬舌生津：用牙齿轻轻咬扣舌体，如嚼口香糖。先咬舌尖再咬两侧舌边，最后咬扣舌的中后部。方法是用舌尖抵住下牙齿，用上牙从舌的前部向中后部扣打，舌体随上牙扣打尽量向上弯曲。下颌用力配合（咬时可用手掌在口前遮挡），次数不限。口内生津即可鼓漱，用意念咽入丹田。

（4）搅舌生津：随意转舌，先在齿内左、右、前、后旋转搅动。再在齿外左右旋转搅动，次数不限。口内生津即行鼓漱，用意念咽入丹田。

（5）想酸生津：用意念想象口内咀嚼半青半红的山楂果，或口内含老陈醋。口内生津即行鼓漱，用意念咽入丹田。

（6）鼓滋生津：抿唇闭口，用力鼓漱，如同漱口一样，次数不限，生津后用意念咽入丹田。

（7）雾润濡养：上述功法所产生的唾液，用意念咽入丹田后，想象丹田温热，使唾液全部化成雾气，由膀胱开始，依次雾润两肾、肝胆、小肠、大肠、脾胃和心肺然后再用意念收回丹田，变成津液，如是反复练习3次。再按此法想象雾润、濡养周身各关节、反复做3次，再按此法想象雾润、濡养周身的所有毛孔，反复做3次。最后想象雾气从丹田发出，通过周身毛孔散发出去，和大自然中的芳香有益之气相互融合，随着呼吸慢慢地、连续不断地和自然界进行信息交换。意想交换的范围越来越大。由身体周围的自然景物，到远方模糊不清的山山水水，再到整个宇宙。使自身的小磁场和宇宙的大磁场融为一体，有全身空透、缩无影、张无痕之感。此段功法在意念次数上、时间上、快慢速度上可根据当时的时间情况自行掌握，时间越长，收放的意念越慢，效果越好。

（8）发声除郁：条件允许的情况下可高声朗读，引吭高歌，或大声呼喊，或骤发哼、哈两声，可以振咽喉、充肺泡、荡脏腑、去浊气、消淤滞，振奋精神，解除郁闷，消除疲劳。

第四节　不　寐

一、概述

不寐是以经常不能获得正常睡眠为特征的一类病证，主要表现为睡眠时间、深度不足，轻者入睡困难，或寐而不酣，时寐时醒，或醒后不能再寐，重则彻夜不寐，常影响人们的正常工作、生活、学习和健康。本病多为情志所伤、饮食不节、劳逸失调、久病体虚等因素引起脏腑功能紊乱，气血失和，阴阳失调，阳不入阴而发病。病位主要在心，涉及肝、胆、脾、胃、肾，病性有虚有实。

不寐一词最早见于《诗经》。如《诗·邶风·柏舟》说："耿耿不寐，如有隐忧。"医学文献中，不寐之名最早见于《难经》。

《难经四十六难》曰："老人卧而不寐，少壮寐而不寤者，何也……老人血气衰……故昼日不能精，夜不得寐也。"

《灵枢·大惑论》曰："夫卫气者、昼日常行于阳，夜行于阴，故阳气尽则卧，阴气尽则寤。"

《内经》中有关于此病名的记载，有不得卧、卧不安、目不瞑等。

唐代医学文献如《备急千金要方》和《外台秘要》等，亦有眠卧不安、寝卧不安、起卧不安，卧不安席等名称。

《备急千金要方》说："治心实热，口干烦渴，眠卧不安，茯神煮散方。"

《外台秘要》曰："如伤寒，嘿嘿但欲卧，目瞑不得眠，起卧不安……""又疗上气咳嗽，长引气不得卧，或水肿，或遍体气肿，或单面肿……"

宋金元时期仍多以"不得卧"和"不得眠"来称谓不寐一类的疾病，但在此基础上出现了不寐的病名。

《儒门事亲·卷之十·小满巳上三之气》："阳明者，身热、目疼、鼻干、不得卧。"

《秘传证治要诀》："若因吐下后，心须气乏，昼夜不得眠，宜酸枣仁汤。"

明清时期医家虽仍以不得卧、不眠来命名，但不寐的病名也得到了较广泛的应用，称此类疾病为不寐的医学著作明显增多。

《辨证录》："春月伤风，身热下利六七日，咳而呕，心烦不得眠""人有血虚者，面无色泽，肌肉焦枯，大肠干燥，心多征仲，健忘不寐，饮食少思，赢瘠不堪……"

二、病因病机

不寐的病因很多，但总与心脾肝肾及阴血不足有关。其病理变化总属阳盛阴衰，阴阳失交。

《类证治裁·不寐》："思虑伤脾，脾血亏损，经年不寐。"认为心肝脾虚与不寐关系密切。

《景岳全书·不寐》："阴精血之不足，阴阳不交而神有不安其室耳。"提出阴血不足而致不寐。

《灵枢·口问》："阳气尽，阴气盛，则目瞑；阴气尽而阳气盛，则寤矣。"

阴阳失衡是不寐发生的重要病机，各种原因导致阴阳不相交感或由于自身之偏盛偏衰，阴阳平衡被破坏，即可引起不寐。

饮食不节：暴饮暴食，脾胃受损，脾虚生湿，久者郁热，酿生痰热，阻滞中焦，痰热上扰，胃气失和，而不得安寐。

《素问·逆调论》记载："胃不和则卧不安。"

情志失常：情志不遂，五志过极，心火内炽，扰动心神而不寐。

《素问·灵兰秘典论》曰："心者，君主之官也，神明出焉。"

劳逸失周：劳则脾伤，逸则脾困，脾虚气弱，运化不健，气血生化乏源，血不养心，心神不宁而致不寐。

《类证治裁·不寐》云："思虑伤脾，脾血亏损，经年不寐。"

体虚失养：年老体虚，久病致虚，体虚不养，心失所养，心虚则神不守舍而致不寐。

《证治要诀》云："年高人阳衰不寐。"

本病病机为气血、阴阳失和，阴阳不交，阳不入阴，脏腑功能失调以致心神被扰。

营卫失调，阴阳失和。

《诸病源候论·大病后不得眠候》："大病之后，脏腑尚虚，阴气虚，卫气独行于阳，不入于阴，故不得眠。"

肝郁气滞，痰瘀内阻。

《医林改错·血府逐瘀汤所治之症目》："夜不睡，用安神养血药治之不效者，此方若神。"

三、治疗原则

本病治疗当以补虚泻实，调整脏腑阴阳为原则。实证泻其有余，如疏肝泻火、清热化痰、消导和中；虚证补其不足，如益气养血、健脾、补肝、益肾。在此基础上安神定志，如养血安神、镇惊安神、清心安神。

四、辨证论治

（一）辨证要点

1. 从五脏论治

不寐的病因病机主要表现于肝，波及五脏，统属五脏实体病证，临床提倡"五脏皆有不寐"的整体观，从肝论治、兼顾他脏、辨证加减的证治体系。

2. 从七情论治

怒伤肝，喜伤心，思伤脾，悲忧伤肺，恐惊伤肾，均可导致不寐的发生。七情所伤之不寐尤为重要且各有特点，在治疗时应当辨证论治。

3. 从虚实论治

虚证多属阴血不足，心失所养，临床表现为体瘦，面色少华，神疲懒言，心悸健忘。实证为邪实扰心，临床表现为心烦易怒，口干口苦，便秘溲赤。

（二）分证论治

1. 心肾不交

证候：虚烦不眠，耳鸣，头晕，五心烦热，腰酸，肢软，舌红，脉细数。

治法：滋阴降火，交通心肾。

方药：交泰丸合六味地黄丸。

方解：黄连苦寒，入少阴心经，降心火，不使其炎上；肉桂辛热，入少阴肾经，暖水脏，不使其润下。寒热并用，如此可得水火既济，水升火降，宁心安神。若以肾阴不足为主，见腰膝酸软，虚烦不寐，舌质红，脉细，方用六味地黄丸。方中熟地黄滋肾填精，辅以山药补脾固精，山萸肉养肝涩精，称为三补；又用泽泻清泻肾火，并防熟地黄之滋腻；茯苓淡渗脾湿，以助山药之健运，牡丹皮清泻肝火，并制山萸肉之温，共为经使药，谓之三泻。六药合用，补而不腻，共达补肾阴、安心神之效。

2. 心脾不足

证候：失眠多梦，心悸健忘，饮食减少，面色萎黄，舌质淡，脉细弱。

治法：补益心脾，养血安神。

方药：归脾汤。

方解：人参、黄芪、白术、甘草甘温之品健脾益气，使气旺而血生；当归、龙眼肉甘温补血养心；茯苓、酸枣仁、远志宁心安神；木香辛香而散，理气醒脾，与大量益气健脾药配伍，使补而不滞、滋而不腻。本方重在健脾补气，意在生血，使脾旺则生化有源，不寐较重者可酌加养心安神药，如夜交藤、合欢花、柏子仁。

3. 心胆气虚

证候：虚烦不寐，寐则多梦，易惊醒，心神不安，恐惧而不能独卧，可兼见心悸，气短，自汗，或呕吐苦汁，舌质淡胖，脉细弱而缓。

治法：益气镇惊，安神定志。

方药：安神定志丸合酸枣仁汤。

方解：人参大补元气，养心安神；茯神、龙齿定惊安神；茯苓淡渗利湿，健脾益气以化痰；石菖蒲去心窍之痰浊而安神。诸药配伍，以奏益气化痰、安神定志之效。如阴血偏则虚烦不寐，失眠心悸，虚烦不安，头目眩晕，口干咽燥，舌质红，脉弦细宜用酸枣仁汤。方中重用酸枣仁养血补肝，宁心安神；茯苓化痰宁心，知母清胆宁心，以助安神除烦之效，佐以川芎调血疏肝，甘草和中缓急。诸药相伍，养肝血以宁心神，清内除以除虚烦。

4. 阴虚火旺

证候：心悸而烦，夜不入寐，咽干口燥，手足心热，舌红少苔，脉细而数。

治法：育阴降火，清心安神。

方药：黄连阿胶汤。

方解：黄连、黄芩除热以坚阴；生地黄、白芍、阿胶、鸡子黄滋肾阴而养血。其中黄芩佐黄连则清火力大，芍药佐阿胶则益水力强。鸡子黄佐芩连于泻心火中补阴血，乃滋肾阴、养心血而安神，数药合用，故能使心肾相交，水升火降。

5. 肝胆火旺

证候：口苦咽干，烦躁不得寐，或多梦易惊、尿赤，两胁肋胀痛，舌质红，苔黄燥，脉弦数。

治法：疏肝泻火，镇心安神。

治法：龙胆泻肝汤。

方解：龙胆草大苦大寒，既能清利肝胆实火，又能清利肝经湿热；黄芩、栀子苦寒泻火，燥湿清热。泽泻、木通、车前子渗湿泄热，导热下行；实火所伤，损伤阴血，当归、生地黄养血滋阴，邪去而不伤阴血，共为佐药。柴胡舒畅肝经之气，引诸药归肝经；甘草调和诸药，共为佐使药。若肝胆实火，肝火上炎之重症，见彻夜不寐，头痛欲裂，头晕目眩，大便秘结者，可改用当归龙荟丸。

6. 痰热扰心

证候：不寐，烦热易惊，头晕目眩，胸脘痞闷，恶食嗳气，口苦，苔黄腻，脉数。

治法：清热化痰，和中安神。

方药：黄连温胆汤。

方解：半夏、竹茹降逆和胃、清热化痰，枳壳、陈皮行气消痰，使痰随气下，气顺痰消；茯苓健脾渗湿，湿去痰不生，加黄连以加强清热涤痰之力。若痰热盛，痰火上扰心神，彻夜不寐，大便秘结者，可改用礞石滚痰丸，以泻火涤痰安神。

7. 胃气不和

证候：不寐、脘闷嗳气，腹部胀满不适，苔厚腻，脉滑。

治法：消食导滞，和胃安神。

方药：保和丸。

方解：方中重用山楂，消一切食积，尤善消肉食油腻之积；神曲消食健脾，善消酒食陈腐之积；莱菔子消食下气，善消谷面痰气之积。三药相合，可消各种食积。半夏、陈皮行气化滞，和胃止呕，消除食阻气机之证；食积内停，易生湿化热，故配茯苓健脾祛湿、和中止泻，连翘清热散结。共为佐药。诸药合用，使食积得化，胃气得和，心神得宁。

五、心理治疗

《素问·上古天真论》说："恬淡虚无，真气从之，精神内守，病安从来。"

临床应进行积极的心理情志调整，克服不良情绪，如紧张、兴奋、焦虑、抑郁、惊恐、愤怒等。做到喜怒有节，保持精神愉悦，尽量以放松、顺其自然的心态对待睡眠，将能很好地入睡。

1. 劝说开导法

医者侍患者如知己，以诚相待，使患者能将心中的疑虑讲出，再有针对性地加以疏导，使患者心情舒畅、气血调畅、心身健康。

2. 情志相胜法

用一种情志去纠正相应所胜的另一种情志，可以有效地治疗心身疾病，谓之情志相胜法。其包括思疗、喜疗、悲疗、怒疗、恐疗等。

3. 移情易性法

中医认为，当忧虑、悲哀、抑郁的情绪缠绕心际，难以排解之时，当用移情法。即通过语言、行为、环境影响，转移注意力，使负面情绪得以解除，从不良心态中解脱出来。

4. 定情安神法

患重病或伤残者的心理压力很大，或因工作、学习、家庭等原因，导致患者出现悲观厌世的负面情绪产生，临床上要安定患者的情绪，鼓励患者树立战胜疾病的信心，消除杂念，积极配合治疗。

六、气功治疗

气功导引是以调身、调呼吸的形式，调节心理，精神内守，达到修身养性、祛除疾病目的的方法。《灵枢·官能》中有"缓节柔筋而心和调者，可使导引行气"，主要通过"调心、调息、调身"来达到"精神内守、病安从来"的目的。

1. 临睡静坐法

取平坐或盘坐（以习惯舒适为度）位，闭目养神，呼吸自然，意守丹田（脐下 1.5 或 3 寸处），培养睡意。

2. 闭目呵欠法

取平坐或侧卧体位，双目轻闭，下颌部后缩（后缩至不用力为度），张大口，用鼻深吸气，然后自然呼出，不必用意。数分钟后极易产生呵欠，在打 3 ~ 4 个呵欠后即有睡意。

3. 睡前静卧法

各种卧式均可，闭目养神，肌肉放松，意守丹田，排除杂念，培养睡意。

4. 六字诀

主要练习"嘘字诀"（练习方法见郁证）、"呵字诀"（练习方法见脏躁证）。

5. 坐式八段锦

练习方法见脏躁证。

七、针灸治疗

辨证取穴：以"调整脏腑、气血、阴阳"为基础，遵循"补其不足，泻其有余，调整虚实"的原则。得气留针 30 分钟，其间行针 2 次，用提插捻转运气手法。

常用主穴为神门、三阴交、百会、足三里；各证型应用四神聪、内关均较多；也可作为常用主穴。

心肾不交型常用配穴为肾俞、心俞，施以补法。

心脾不足型常用配穴为心俞、脾俞，施以补法。

心胆气虚型常用配穴为胆俞、心俞，施以补法。

阴虚火旺型常用配穴为太溪、肾俞，补泻均施。

肝胆火旺型常用配穴为肝俞、行间，施以泻法。

痰热扰心型常用配穴为丰隆、内庭，施以泻法。

胃气不和型常用配穴为胃俞、气海、中脘，施以泻法。

头痛头晕甚者，加百会、太阳、印堂。

性情急躁易怒者，加肝俞、太冲。

善惊易恐者，加心俞、胆俞。

体虚、腹胀、纳差者，加足三里。

头晕耳鸣、腰酸、遗精者，加肾俞、太溪。

第五节 卑 慄

一、概述

卑慄是指因心胆气血亏损，或由痰湿、瘀血阻滞导致，以抑郁、自卑、恐惧、胆怯为主要临床表现的神志疾病。卑慄，亦称卑怯。卑为自卑愧疚之感，慄即思惧怯懦之貌，故本病的临床表现多以精神状态异常为主。

早在《内经》中就有关于"卑慄"的相关描述。卑慄最初见于张仲景的《伤寒杂病论》，认为其为一种情志病。明代戴思恭在《证治要诀·惊悸怔忡》中首次提出"卑慄"之病名并详细描述了其病状特征。

《素问·脉解》曰："恶人与火，闻木音则惕然而惊者，阳气与阴气相薄……所谓恐如人将捕之者……阴阳相薄，故恐也。"

《伤寒论·平脉法》曰："卫气弱，名曰慄；荣气弱，名曰卑；慄卑相搏，名曰损。"

明·戴思恭《证治要诀·惊悸怔忡》："痞塞不饮食，心中常有所怯，爱处暗，或倚门后，见人则惊避，似失志状，此名为卑慄之证，以血不足故尔。"

清·沈金鳌《杂病源流犀烛·怔忡源流》："卑慄，心血不足病也。与怔忡病一类，其症胸中痞塞，不能饮食，如痴如醉，心中常有所歉，爱居暗室，或倚门后，见人即惊避无地，每病至数年，不得以癫症治之也。"

二、病因病机

卑慄的病因可为外感所致，亦可因内伤所致。外感之邪侵袭人体，久病不愈，耗气伤血，导致气血不足，运行不畅，致使心失所养，神无所依；七情内伤致使机体情志受扰，久而形成卑慄。

卑慄病机主要是气血不足，可分为虚、实两个方面。因虚所致，多为患者受外感、内伤影响，久病耗散人体气血，或先天禀赋不足，素体气血亏虚，感受外邪或被七情内伤所累，进而导致心气血不足，产生卑慄。因实所致，多为痰湿、瘀血阻滞，影响气机，血行不畅，产生卑慄。

三、病位

卑慄的主要病位在心，与胆、肾关系密切。心藏神，气血不足，导致神无所养，久而形成卑慄；胆主决断，气机郁滞，进而胆怯；肾藏先天之精，乃五脏六腑阴阳之根本，乙癸同源，若肾阳不足，亦使心阳不足，又因肾在志为恐，易导致卑慄。此外，脾失健运，少阳三焦水道失司，导致痰湿内生，痰湿蒙蔽厥阴心包，从而形成卑慄；肝藏血，失其条达，致使血行不畅，瘀血阻滞，亦可形成卑慄。

四、辨证论治

（一）辨证要点

1. 辨脏腑

卑慄的主要病位在心，五脏六腑均可发生，但与胆、肾关系密切。

2. 辨虚实

本病多由虚所致，心本身气血不足，兼有他脏虚损，如心肾阳虚、心脾气虚、心肝血虚等，均可形成卑慄病。因实所致，多为痰湿、瘀血阻遏心窍，致使气机逆乱，神志失常。

（二）分证论治

1. 心脾两虚

证候：心有所歉，羞愧畏缩，见人惊避，多梦易醒，心悸健忘，面色少华，少气懒言，食少便溏，舌淡苔白，脉细弱。

治法：补血养心，安神宁心。

主方：人参养荣汤。

组成：黄芪、熟地黄、当归、白芍、人参、白术、茯苓、甘草、陈皮、五味子、桂心、远志。

方解：本方主要用于补气养血，是四君子汤加陈皮行气之品，四物汤去川芎行血之药，补气补血的功效优于八珍汤。同时，五味子配合参、芪敛汗固表以强外，远志化痰安神以安里，外强里安，利于气血两生。

2. 心胆气虚

证候：触事易惊，终日惕惕，胆怯心悸，虚烦少寐，或寐则易惊，神疲乏力，气短自汗，舌质淡，苔白，脉虚弦。

治法：益气镇惊，安神定志。

主方：安神定志丸。

组成：茯苓、茯神、党参、远志、石菖蒲、龙齿朱砂。

方解：朱砂、龙齿重镇安神，远志、石菖蒲入心开窍，除痰定惊，同为主药；茯神养心安神，茯苓、党参健脾益气，协助主药宁心除痰。

3. 心肾阳虚

证候：惊恐怯人，心神昏昏，自惭形秽，倦怠嗜睡，畏寒肢冷，腰膝酸软，心悸健忘，面色㿠白，舌淡白，苔薄，脉沉细无力。

治法：益气温阳，安神镇惊。

主方：肾气丸。

组成：干地黄、山茱萸、山药、泽泻、牡丹皮、茯苓、附子、桂枝。

方解：方中以干地黄填精补髓滋肾阴为君药，以山茱萸养肝收敛、山药补脾固精而为臣药；加附子、佳枝之辛热，助命门以温阳化气，配泽泻、茯苓利水渗湿泄浊。牡丹皮清泻肝火，三药于补中寓泻，使邪去则补乃得力，并防滋阴药之腻滞。诸药合用，温而不燥，滋而不腻，助阳之弱以化水，滋阴之虚以生气，使肾阳振奋，气化复常，则诸症自除。

4. 痰湿内阻

证候：神昏惊悸，愧疚自卑，孤僻怯人，胸闷怔忡，咽中有异物感，不易咯出，食欲不振，或饮食不香，舌质淡胖，苔滑腻，脉弦滑。

治法：行气燥湿，化痰开窍。

主方：十味温胆汤。

组成：陈皮、法半夏、茯苓、炙甘草、枣仁、五味子、人参、熟地黄、炒枳实、竹茹、远志、生姜、大枣。

方解：方中以半夏为君，燥湿化痰，降逆和胃；臣以竹茹清化热痰，除烦止呕；佐以枳实，苦辛微寒，破气消痰，使痰随气下，以通痞塞；枳实与半夏相配，则气顺痰消，气滞得畅，胆胃得和；陈皮辛苦而温，燥湿化痰；茯苓健脾渗湿，以杜生痰之源，合枣仁、远志宁心安神。全方共奏理气化痰、清胆和胃、养血安神之效。

5. 瘀血阻滞

证候：神情恍惚，惊恐怯人，愧疚不已，精神抑郁，少寐健忘，头痛、胁肋刺痛，舌质紫暗或有瘀斑，苔薄白，脉沉或涩。

治法：活血化瘀，行气止痛。

主方：血府逐瘀汤。

组成：桃仁、红花、川芎、赤芍、当归、生地黄、柴胡、枳壳、桔梗、牛膝、甘草。

方解：本方由四逆散、桃红四物汤加桔梗、牛膝组成。其中四物汤补血活血，重在补肝体，四逆散疏肝理气，重在助肝用，桔梗、牛膝升降相因，气血同调。方中四物汤药物用量大于四逆散中药物，故本方主治证以血分为主，重在补肝体，辅以助肝用。

五、心理治疗

卑慄在中医治疗上，既注重整体观念下的辨证施治，又注重患者的心理治疗，两者相互结合，作为中医治疗卑慄的主要手段。

1. 情志相胜法

中医认为，阴平阳秘，精神乃治，五脏六腑，以平为期。情志所困亦遵循其理，若其中一志盛，则势必影响他志，导致阴阳失和。按照五行所胜的规律，进行情志引导是精志关疾患治疗的关键方法之一，例如在卑慄的治疗过程中，除了药物外，注重患者情志的调养亦是本病治疗的关键。恐为肾之志，按照五行相胜的规律，恐为思之所胜，故在本病的治疗过程中，对患者进行引导，让其进行思索、思考，广其见闻，就显得尤为重要。

2. 开导解惑法

卑慄患者因长时间处于恐慌的状态和环境下，往往会产生孤僻、胆怯的性格，甚至对人生产生消极的态度。对患者进行开导、疏导、劝解和调整环境等一般性常规心理治疗亦是本病治疗的关键方法之一。应该注意，中医认为情志病多为长期久病所致，故引导、疏导也非一朝一夕之事，医者尽量做到耐心、细致，切不可有急躁、焦虑的情绪，否则会加重患者恐慌。

3. 系统脱敏法

除了外界的引导、疏导，药物的治疗等方法外，自身调整亦本病有重要的帮助。可鼓励患者处在恐怖、人多等自身害怕的环境下，让患者本身通过自我调整的方法，克服自身恐惧，进而消除恐惧的心理，从而达到治疗的目的。此方法为治疗本病的最佳方法。应当注意，在治疗过程中，应当遵循循序渐进的原则，切不可让患者一开始就直接处在极其害怕的环境下，否则会导致适得其反的效果。

4. 自我暗示法

本方法同系统脱敏法类似，通过医者的引导，让患者想象自己处在一个恐慌的环境中，通过自我暗示，达到消除恐慌的目的。在治疗过程中需要医者帮其挖掘出引起恐慌的因素，并对其进行分析解释。

六、气功治疗

气功治疗是通过以呼吸、身体活动和意识的调整来改变人体内气血的运行和分布，进而达到阴平阳秘的状态，主要的治疗功法有易筋经、八段锦、太极拳等。长期坚持气功练习，对于本病的治疗有重要意义。

1. 主要功法——易筋经

主要练习"韦驮献杵势""横担降魔杵"两节。锻炼方法如下。

（1）韦驮献杵势。

姿势：①左腿向左横跨一步，两脚距离与肩宽，两手自然下垂，头端正，两目半开半合，平视前方，舌抵上腭，松肩垂肘，含胸拔背，收腹松胯，膝松微屈，足掌踏实，全身放松，自然呼吸，心境澄清，神意内敛。②两手变阴掌，慢慢地向上抬起与肩平，变阴阳掌向胸前靠拢，两掌心相对，缓缓屈肘。两拇指少商穴轻轻接触，合十当胸，指尖向上。松肩沉肘。

操练提示：两手上提至与肩相平，掌心向下，指尖向外是为阴掌；屈腕，变立掌是为阴阳掌。

呼吸与意念：练①势时自然呼吸，练②势时腹式呼吸，气沉丹田，自觉气脉流动时，意念随呼吸在吸气时导引气从指尖而出，进入鼻内，下沉丹田。呼气时，气从下丹田上胸，循手三阴经入掌贯指。

（2）横担降魔杵。

姿势：接①势，两掌慢慢变阴掌，左右分开，肩肘腕平，掌心向下，成"一"字形，同时足跟微微抬起，脚尖点地（可只用脚趾点地）。凝神贯注前方，含胸拔背，收腹松胯，舌抵上颚。

操练提示：足跟抬起，脚尖点地时要控制身体平衡，可将脚趾分开后再抬脚跟。

呼吸与意念：自然呼吸，意念集中于两掌内劳宫穴及足趾部。练纯熟了改用腹式呼吸，吸气时意念集中于劳宫，呼气时意念集中于大敦穴。

2. 辅助功法——保健功

主要锻炼"目功""擦面""耳功"三节。

（1）目功。

目功方法：松眼。闭目，先将两手搓热，轻敷于两目之上。深呼气三口，吐出浊气。吸气时心中默念"静"字，呼气时心中默念"松"字，同时意念想象眼部肌肉逐渐放松。5 分钟后，两手自然下垂于身两侧，睁开双眼。经过一段时间练习，眼睛可有胀、热感，是肌肉松弛和气血充盈的表现。调睛。吸气时，眼睛由观近物逐渐过渡到观最远的物体。呼气时，眼睛由观最远物逐渐地过渡到观近物。最远和最近物体的选择，可因所处环境地点的不同而异。摩眼。两目轻轻闭上，用两个大拇指轻柔地按摩攒竹、睛明、太阳、四白、风池等穴位，次序不限，每个穴位正反各 8 次，共 16 次。按时吸气，停时呼气，一按一停反复进行。养目。闭目静养 5 分钟后收功。

注意事项：①姿势不限，可坐可站，但要端正，全身放松；②目标的光线不可太弱或太强；③每节 5 分钟左右，鼻吸鼻呼，呼吸均匀深长；④在观察近、远两个目标中设立几个过渡性目标，移视中要注意中间的过渡性目标。

时间与疗程：每天早、中、晚各锻炼 1 次，每次 15 ~ 20 分钟，10 天一疗程。

（2）擦面方法：摩擦双手掌至热，闭上眼睛，双手自下而上、轻轻反复揉搓，感觉面部发热即可。

（3）耳功方法。

提耳：每天早晨起床后，右手从头上引左耳 14 下（即用右手绕过头顶，向上拉左耳），再左手从头上引右耳 14 下（即以左手绕过头顶，向上拉右耳），晚上睡前再做一次。鸣天鼓：用两掌心紧贴两耳，十指按抱后脑，将示指贴在中指上，然后有节奏地弹向枕骨凹陷处（风池穴）。每次左右手各弹 50 下，早晚各一次。搓耳：用示指和中指夹着耳朵，上下搓动耳廓，至微热。

七、针灸治疗

1. 辨证取穴

心脾两虚：心俞、脾俞、足三里、神门、三阴交。

心胆气虚：心俞、胆俞、大陵、气海、神门。

心肾阳虚：心俞、肾俞、命门、关元、太溪。

痰湿内阻：丰隆、中脘、足三里、承山、阴陵泉。

瘀血阻滞：血海、三阴交、合谷、膈俞、期门。

2. 操作方法

针灸治疗应当在安静的环境下，进食后半小时以上进行。患者取仰卧位，全身肌肉放松下，进针前对穴位进行局部消毒。根据患者病情采取相应的针刺手法，若以虚为主则多以补法为主，以实为主则多以泻法为主。

第六节　脏　躁　病

一、概述

脏躁病是指由于情志不遂，脏腑功能失调，心失所养，心神不宁，出现以精神失常、无故悲伤欲哭、频频呵欠、伸懒腰等为主症的一类疾病，除此之外，多数伴见心烦、易怒、失眠、便秘等临床表现。

脏躁为情志类疾病。该病名最早见于《金匮要略·妇人杂病脉证并治》："妇人脏躁，喜悲伤欲哭，象如神灵所作，数欠伸，甘麦大枣汤主之。"其中甘麦大枣汤方组成：甘草三两，小麦一升，大枣十枚。上三味，以水六升，煮取三升，温分三服，亦补脾气。文中对脏躁病的临床表现、主治方药都做了明确的阐述。

《内经》中虽无"脏躁"之说，但关于情志致病早有记载。

《灵枢·本神》云："心怵惕思虑则伤神，神伤则恐惧自失……脾忧愁而不解则伤意，意伤则悗乱，四肢不举……肝悲哀动中则伤魂，魂伤则狂妄不精，不精则不正……肺喜乐无极则伤魄，魄伤则狂，狂者意不存人……肾盛怒而不止则伤志，志伤则喜忘其前言，腰脊不可以俯仰屈伸……"

可见，五脏皆藏神，任何一脏失调均可引起情志失调，神乱不安。关于脏躁之"脏"所何在，古代医家众说纷纭。如：

《医宗金鉴》："脏，心脏也，心静则神藏，若为七情所伤，则心不得静，而神躁扰不宁也，故喜悲伤欲哭，是神不能主情也；象如神灵所凭，是心不能明神也。即今之失志癫狂病也。数欠伸，喝欠也，喝欠烦闷，肝之病也，母能令子实，故证及也。"

这里不仅解释了脏躁的病位与病机，而且首次把脏躁病纳入精神情志类疾病的范畴。

历代医家在论述该病的病因病机时，有的认为是女子胞宫血虚，如：

《金匮概略编注》："子宫血虚，受风化热所致。"

《金匮要略心典》："脏燥，沈氏所谓子宫血虚，受风化热者是也。"

仲景认为是五脏阴血亏虚，脏腑功能失于宣发而郁积于内，如：

《金匮要略·五脏风寒积聚病脉证并治》："邪哭使魂魄不安者，血气少也；血气少者属于心，心气虚者，其人则畏，合目欲眠，梦远行而精神离散，魂魄妄行。阴气衰者为癫，阳气衰者为狂。"

二、病因病机

对于脏躁病之病因病机，后世医家多根据自己对脏躁之脏的认识而予以阐释。

《金匮玉函经二注》将其解释为"此症因肝虚肺并，伤其魂而然也"。

《金匮要略心典》中言："皆所以求肝治之，而宅其魂也。"

两者皆认为肝功能失常在脏躁的病因病机中占主导地位。

《灵枢·卫气》言："神生于五脏，舍于五脏，主导于心。"认为心之功能失职是疾病发生的一个重要因素。

清·沈明宗明确指出，脏为子宫，在《沈注金匮要略》中说："此子宫受邪，上淫肺气之病也。子宫血虚故为脏躁。"

陈修园则认为"脏属阴，阴虚而火乘之，则为躁"，并提出"不必拘于何脏"。

综上所述，此病多由情志抑郁或思虑过度，损伤心脾，致脏阴虚乏引起。情志病多与肝相关，肝病易于犯脾；又心血不足，脾失其养，也会伤脾。

"脏躁"的主要证候属于精神情志的改变，精神情志的主宰首先归于心，心神失调为本病的主要病机。

《内经》："心者，君主之官。""心气虚则悲，实则笑不休。""神有余则笑，神不足则悲。"

在临床上其证有虚、实、虚实夹杂之别。虚者多为忧思劳倦，心脾受损或素体虚弱，气血不足，肝肾阴亏；实者常因情志不畅，肝气郁结，肝脾受伤，魂魄不藏。虚则心神失养，脏阴不足，心之阴阳失调；实则气机逆乱，郁火内扰，心神不宁；虚实夹杂之证则多为肝肾阴虚，阳亢于上，水火不济，心肾不交。女子以血为本，在经期、孕期、产后和围绝经期，阴血亏虚更甚，气火偏旺而扰乱心神，故更易患此病证。

三、辨证论治

（一）辨证要点

脏躁辨证，以患者"喜悲伤欲哭，象如神灵所作，数欠伸"为主，结合病史及伴随出现的兼证、脉舌四诊合参，综合分析。如患者情志忧郁，喜哭善悲，欠伸频频，神色不荣，多属虚；情志烦躁，哭笑无常，欠伸时作，神色不衰，多为实。虚证多伴气短懒言，头昏眠少，饮食欠佳等；实证多见心悸不寐，胸闷太息，烦热等。如头昏耳鸣，烦躁难眠，潮热自汗，口干不饮，腰酸膝软，常为下虚上实之虚实夹杂证。对于病情比较复杂、多次复发，或已应用方药治疗而效果不佳者，应根据病情进一步检查排除器质性病变。

（二）分型论治

1.心神失养

证候：神志忧郁，精神萎靡，悲伤善哭，不能自主，呵欠频作，或兼见心烦心慌，食欲不振，睡眠欠佳，面色不华，舌质红润或偏淡，苔薄白，脉细弱。

治法：甘润滋养，宁心安神。

主方：甘麦大枣汤加减。

2.肝脾不和

证候：神志不宁，抑郁寡欢，忽喜忽悲，哭笑无常，时作呵欠，可伴有惊悸失眠，或恶梦频作，胸闷太息，脘腹胀满，食少纳差，口苦咽干，烦热，脉多细弦，舌质红，苔薄白干或薄黄。

治法：疏肝和脾，甘润缓急。

主方：逍遥散合甘麦大枣汤加减。

3.肝肾不足

证候：精神恍惚，悲哀或哭笑无常，哈欠频作，失眠多梦，伴有头晕耳鸣，心烦易怒，腰酸膝软，颜面潮红，手足心热，脉细数或细弦数，舌红少津，苔薄黄或薄白或少苔。

治法：滋养肝肾，润燥安神。

主方：百合地黄汤合甘麦大枣加减。

4.心肾不交

证候：神情烦躁，心绪不宁，悲伤欲哭，时作呵欠，心悸失眠，烘热阵作，自汗盗汗，脉细或细弦数，舌质偏红，苔薄少津。

治法：滋润脏阴，宁心益肾。

主方：酸枣仁汤合甘麦大枣汤加减。

四、心理治疗

脏躁病主要表现为精神情志的改变，其病因多与患者的性格、生活、工作、社会环境相关，而且大多是由精神刺激诱发，故在诊治过程中，医者应该详细了解患者的病史、生活、家庭状况、工作环境、职业性质、发病原因及其性格特征，争取患者家属及其周围人群的积极配合，有计划、有针对性地运用中医心理疗法如情志相胜、语言开导、顺情从欲、移情易性、暗示等方法，尽量减少对患者的精神刺激和心理压力，做好患者的调护工作，增强患者战胜疾病的信心和自身的调适能力，以取得良好的治疗效果。

五、气功治疗

1. 主要功法——六字诀

主要练习"嘘字诀""呵字诀"。锻炼方法如下。

（1）嘘字诀：操练方法见郁证。

（2）呵字诀：练习方法如下。

口型：口半张，舌顶下齿舐下腭，腮稍用力后拉，舌边靠下牙齿。

操练提示："呵"字音 hē，为舌音，发声吐气时，舌体上拱，舌边轻贴上槽牙，气从舌与上颚之间缓缓呼出体外。

动作：吸气自然，呼气念呵字，足大趾轻轻点地：两手掌心向里自冲门穴起，循脾经上提，至胸部膻中穴处，向外翻掌，掌心向上托至眼部。呼气尽，吸气时，翻转手心向面，经面前，胸腹前，徐徐下落，垂于侧。稍事休息，再重复做，共做6次，调息，恢复预备式。

2. 辅助功法——坐式八段锦

坐式八段锦练法如下。

（1）宁神静坐：采用盘膝坐式，正头竖颈，两目平视，松肩虚腋，腰脊正直，两手轻握，置于小腹前的大腿根部，静坐3～5分钟。

（2）手抱昆仑：牙齿轻叩二三十下，口水增多时即咽下，谓之"吞津"。随后将两手交叉，自身体前方缓缓上起，经头顶上方将两手掌心紧贴在枕骨处，手抱枕骨向前用力，同时枕骨后用力，使后头部肌肉产生一张一弛的运动。如此行十数次呼吸。

（3）指敲玉枕：接上式，以两手掩位双耳，两手的示指相对，贴于两侧的玉枕穴上，随即将示指搭于中指的指背上，然后将示指滑下，以示指的弹力缓缓地叩击玉枕穴，使两耳有咚咚之声。如此指敲玉枕穴十数次。

（4）微摆天柱：头部略低，使头部肌肉保持相对紧张，以左右"头角"的颈，将头向左右频频转动。如此一左一右地缓缓摆撼天柱穴20次左右。

（5）手摩精门：作自然深呼吸数次后，闭息片刻，随后将两手搓热，以双手掌推摩两侧肾俞穴20次左右。

（6）左右辘轳：接上式，两手自腰部顺势移向前方，两脚平伸，手指分开，稍作屈曲，双手自胁部向上划弧如车轮形，像摇辘轳那样自后向前做数次运动，随后再按相反的方向前向后作数次环形运动。

（7）托按攀足：接上式，双手十指交叉，掌心向上，双手作上托劲；稍停片刻，翻转掌心朝前，双手作向前按推劲。稍作停顿，即松开交叉的双手，顺热做弯腰攀足的动作，用双手攀两足的涌泉穴，两膝关节不要弯曲。如此锻炼数次。

（8）任督运转：正身端坐，鼓漱吞津，意守丹田，以意引导内气自中丹田沿任脉下行至会阴穴接督脉沿脊柱上行，至督脉终结处再循任脉下行。

3. 时间与疗程

每天早、中、晚锻炼各1次，15～20分钟，10天为一疗程。

六、针灸治疗

1. 针灸法

五枢、太冲、照海、三阴交、风门、肾俞、中极、气海，针灸并用。

2. 耳穴疗法

取穴神门、皮质下、内分泌。肝脾不和加肝、三焦等穴，心肾不交或肝肾不足加肾、心、肝等穴。

取中药王不留行籽以胶布固定于所选穴位，嘱患者每日按压一次，一天换一次，两耳交替，10 天为一疗程，间隔一天进行第二疗程。

第七节　心　悸

一、概述

心悸是指气血阴阳亏虚，或痰饮瘀血阻滞，心失所养，心脉不畅，引起自觉心中悸动，惊慌不安，甚则不能自主为主要表现的情志病证。古籍中多称之为"惊""征松""心松""心忡""怔悸""心怔""心跳"等。

《内经》中虽无"心悸"之名，但《素问·平人气象论》篇中已对本病的症状有了类似的记载："胃之大络名曰虚里，贯膈络肺，出左乳下，其动应衣，脉宗气也。盛喘数绝者，则病在中，结而横，有积矣，绝不至曰死，乳之下，其动应衣，宗气泄也。"且已认识到心悸脉象的变化与疾病愈后关系，《素问·平人气象论》中："脉绝不至曰死，乍疏乍数曰死。"

汉·张仲景在《伤寒论》称本病为"心动悸""心下悸"，指出"伤寒脉结代，心动悸，炙甘草汤主之。"并在《金匮要略·惊悸吐衄下血胸满瘀血病脉证治》中提出心悸时表现的脉象及其区别："寸口脉动而弱，动则为惊，弱则为悸。"又如《伤寒论》中"伤寒五六日中风，往来寒热，胸胁苦满……，或心下悸……，小柴胡汤主之。"其后方注中又见："若心下悸，小便不利者，去黄芩加茯苓四两。"此为邪犯少阳，三焦不利，气化失职，水停心下的心下悸。仲景以和解少阳治心悸，调运枢机，利水渗湿之法，方用小柴胡汤去黄芩加茯苓汤，方中小柴胡汤和解少阳，调畅气机，开"和法"治悸之先例。

宋元时期，对于心悸有了进一步的认识，且在临床中将"悸"与"惊"做了较为细致的区分。

成无己在《伤寒明理论·悸》中说："悸者，心忪是也。筑筑惕惕然动，怔怔忪忪不能自安者是矣。"并在《资生篇》对惊和悸做了明确的区分，曰："有所触而动曰惊，无所触而动曰悸。"

严用和在《济生方·惊悸》中谓："夫惊悸者，心虚胆怯之所致也……或因事有所大惊，或闻虚响，或见异相，登高涉险，惊忤心神，气与涎郁，遂使惊悸，惊悸不已，变生诸证"，指出突遇情志刺激对于心悸病发的意义。

朱丹溪在《丹溪心法·惊悸怔忡》中对惊和悸的病机作了区分，曰："惊者恐怖之谓，悸者怔忡之谓。心虚而郁痰则耳闻大声，目击异物，遇险临危，触事丧志，心为之忤，使人有惕惕之状，是则为惊。心虚而停水，则胸中渗漉，虚气流动，水既上乘，心火恶之，心不自安，使人有快快之状，是则为悸。"提出"悸"本为心虚；在惊为痰，在悸为饮。

明清时期，在前代医家的临床经验及自身实践的基础上，对心悸的治疗及辨证有了更系统的认识。

张景岳认为怔忡由阴虚劳损所致，在治疗与护理上主张"速宜节欲节劳，切戒酒色。"在《景岳全书·怔忡惊恐》中曰："怔忡之病，心胸筑筑振动……此证惟阴虚劳损之人乃有之，盖阴虚于下，则宗气无根，而气不归源，所以在上则浮撼于胸臆，在下则振动于脐旁，虚微者动亦微，虚甚者动亦甚。凡患此者，速宜节欲，节劳，切忌酒色。"

李梴在《医学入门·卷四》中指出："思虑过度，及因大惊大恐，以致心虚停痰，或耳闻大声，目见异物，临危触事，便觉惊悸，甚则心跳欲厥"又云："怔忡因惊悸久而成，痰在下火在上故也。"

林佩琴在《类证治裁·怔忡惊恐论治》中指出："如痰火盛，心下怔忡者，温胆汤加炒黄连、山栀、当归、贝母，如寒痰停蓄心下而怔忡者姜术汤，如痰迷心窍惊悸者温胆汤，甚者朱砂消痰饮。"至今仍适用于临床实践。

西医学中由于各种原因引起的心律失常，如心动过速、心动过缓、过早搏动、心房颤动或扑动、房室传导阻滞、病态窦房结综合征、预激综合征及心功能不全、神经症等，凡具有心悸临床表现的均可参考本篇辨证论治。

二、病因病机

本病的发生既有体质因素、饮食劳倦或情志所伤，亦有因感受外邪或药物中毒所致。其虚证者，多因气血阴阳亏虚，引起阴阳失调、气血失和、心神失养；实证者常见痰浊、瘀血、水饮、邪毒，而致心脉不畅、心神不宁。

1. 感受外邪

正气内虚，感受温热邪毒，首先犯肺系之咽喉，邪毒侵心，耗气伤阴，气血失和，心神失养，发为心悸；或感受风寒湿邪，痹阻血脉，日久内舍于心，心脉不畅，发为心悸。正如叶天士所说："温邪上受，首先犯肺，逆传心包。"及《素问·痹论》所云："脉痹不已，复感于邪，内舍于心。"

2. 情志所伤

思虑过度，劳伤心脾，心血暗耗，化源不足，心失所养，发为心悸；恚怒伤肝，肝气郁结，久之气滞血瘀，心脉不畅，发为心悸，或气郁化火，炼液成痰，痰火上扰，心神不宁，发为心悸；素体心虚胆怯，暴受惊恐，致心失神、肾失志，心气逆乱，发为惊悸，日久则稍惊即悸，或无惊亦悸。

《素问·举痛论》："惊则心无所倚，神无所归，虑无所定，故气乱矣。"

3. 饮食不节

嗜食肥甘厚味，煎炸炙煿之品，或嗜酒过度，皆可蕴热化火生痰，痰火扰心，心神不宁，发为心悸；或饮食不节，损伤脾胃，脾运呆滞，痰浊内生，心脉不畅，而发心悸。

唐容川所云："心中有痰者，痰入心中，阻其心气，是以跳动不安。"

4. 体质虚弱

先天心体禀赋不足，阴阳失调，气血失和，心脉不畅，发为心悸；或素体脾胃虚弱，化源不足，或年老体衰，久病失养，劳欲过度，致气血阴阳亏虚，阴阳失调，气血失和，心失所养，而发为心悸。

5. 药物所伤

用药不当，或药物毒性较剧，损及于心，而致心悸。

综上所述，心悸病因不外外感与内伤，其病机则不外气血阴阳亏虚，心失濡养；或邪毒、痰饮、瘀血阻滞心脉，心脉不畅，心神不宁。其病机关键为：阴阳失调，气血失和，心神失养。其病位在心，但与肺、脾、肝、肾密切相关。

本证以虚证居多，或因虚致实，虚实夹杂。虚者以气血亏虚，气阴两虚，心阳不振，心阳虚脱，心神不宁为常见；实者则以邪毒侵心，痰火扰心，心血瘀阻，水饮凌心为常见。虚实可相互转化，如脾失健运，则痰浊内生；脾肾阳虚，则水饮内停；气虚则血瘀；阴虚常兼火旺，或夹痰热；实者日久，可致正气亏耗；久病则阴损及阳，阳损及阴，形成阴阳两虚等复杂证候。

三、诊断

（1）患者自觉心中悸动，甚至不能自主，发生时，患者自觉心跳快而强，并伴有心前区不适感。

（2）心电诊断。心悸的检查，最重要的是心电图检查，无明显的心电功能器质性改变。

四、治疗原则

心悸所生，乃本虚标实之证，本虚是指心气血虚，标实是指水饮痰瘀外泄，因此临床通常采用泻实补虚的治则。

五、辨证论治

1. 辨证要点

（1）辨虚实：心气虚、心阳虚则空虚而悸，短气，活动后加剧；心血虚、心阴虚则虚烦而悸，思虑劳神后加剧。痰火扰心型常有心悸烦躁，胸中烦热；痰气上逆则心悸易惊，胸满胁胀；饮邪上犯之心悸多为惊而眩晕、胸闷、喘感；瘀血阻络之心悸多兼心痛或胸痹。虚证舌象多舌淡苔白或如常，脉象沉迟无力或细数无力；实证则多舌质淡红苔白滑或紫暗有瘀斑，脉数或滑数有力。

（2）辨轻重：心悸轻症多因外来因素而诱发，心悸阵发，时间较短，病情较轻，且可自行缓解，少见伴随症，脉促或数；重者无外因诱发，心悸持续时间较长，稍活动则加重，伴喘憋、水肿、心痛、肢冷、眩晕等，脉象沉迟无力或细数无力，甚则脉微欲绝。

2. 分证论治

（1）心虚胆怯证。

证候：心悸，善惊易怒，坐卧不安，少寐多梦，舌苔薄白或如常，脉虚数，结代或弦滑促。

治法：镇惊养心，安神定志。

主方：安神定志丸。

（2）心血不足证。

证候：心悸，头晕乏力，面色淡白无华，神疲乏力，倦怠，舌质淡红，脉细弱。

治法：补血益气，养心安神。

主方：归脾汤加减。

（3）阴虚火旺证。

证候：心悸不宁，心烦少寐，手足心热，腰酸耳鸣，头晕目眩，舌质红，少苔或无苔，脉细数。

治法：滋阴清火，养心安神。

主方：天王补心丹合朱砂安神丸加减。

（4）心阳不足证。

证候：心悸不安，胸闷气短，面色苍白，形寒肢冷，舌质淡白，脉虚弱或沉细而弱或沉迟、结代。

治法：温振心阳，安神定悸。

主方：桂枝甘草龙骨牡蛎汤合参附汤加减。

（5）水饮凌心证。

证候：心悸胸憋，喘咳水肿，眩晕肢冷，胸脘痞满，小便短少，渴不欲饮，恶心吐涎，舌苔白滑，脉弦滑。

治法：振奋心阳，化气行水。

主方：苓桂术甘汤加减。

（6）心血瘀阻证。

证候：心悸不安，阵发心痛，胸闷不舒，唇甲青紫，舌质暗紫或有瘀斑，脉结代或涩。

治法：行气活血，化瘀通络。

主方：桃仁红花煎合桂枝甘草龙骨牡蛎汤加减。

（7）痰火扰心证。

证候：悸时发时止，受惊易作，胸闷烦躁，失眠多梦，口干苦，大便秘结，小便短赤，舌红，苔黄腻，脉弦滑。

治法：清热化痰，宁心安神。

主方：黄连温胆汤加减。

六、心理治疗

心悸患者中的焦虑现象较其他普通患者常见，有精神障碍症状的患者较无精神障碍症状的患者在进行动态心电图检查时更多报告有心脏症状，并常常将它们描述为重击感、无力、头昏眼花、眩晕，且因心悸症状的反复发作使患者的工作能力受损，因此，导致患者抑郁、过度关注自己的健康、活动力下降等症状的出现，以女性为多，且病情迁延。

1. 开导解惑

由激、疏、导、开四步相互衔接而成，宣泄与疏导并行。

告之以其败可激发病患的求治动机，人有恶死而乐生之本能，该病患者对病症已有不同程度的焦虑及恐惧，故真实病情要告知到什么程度，需要视疾病的性质及患者的个性特点而定。

语之以其善即疏导安慰，在第一阶段的震慑下，结合本病特点，需要在本阶段加大安慰力度，以鼓励为主，适当给予保证，增强患者相信只要积极配合，症状就能得以控制的信心。

导之以其所便就是对患病进行合理开导，主要包括讲解不良情绪及心理对心悸发生发展的意义、心理问题产生的原因；认知及歪曲认知产生的原因、过程和结果；将抽象的理论形象化地描述，使患者对心悸病证有一定的认识，纠正不良或不合理情绪对于疾病的影响，增强控制情绪的能力，以利于疾病的治疗和康复。

开之以其所苦即有效开通，在前三步基础上，获得良好的治疗效果，患者正确认知了心悸病证发生、发展及转归的规律。排除了患者的消极心理，开导患者所苦闷的问题。

2. 移情易性

在为其实施常规治疗时，经常和患者在一起探讨一些与疾病无关，而让患者感兴趣的轻松话题，以缓解或转移患者的焦虑、失望情绪，同时设法在其家中营造一个欢快的氛围，使患者在轻松的气氛中接受治疗，鼓励其参加一些放松心态，融入自然的户外活动。

七、音乐治疗

实邪痹阻心脉，致心神失养者，宜采用火音徵调类《百鸟朝凤》《喜相逢》《采茶舞曲》等开阻除痹。

心胆气虚者，宜采用徵调类音乐《百鸟朝凤》《娱乐生平》等补气养心，还可以使用《草木青青》《步步高》《姑苏行》《鹧鸪飞》《春风得意》等角调类曲目，增益肝胆之气。

痰热内扰者，宜采用土音阴韵曲目《玉液还丹》，该曲目意境清泉润泽、清凉甘甜，具有清火和胃、健脾化痰的功效。

心阳虚者，宜采用火音阳韵曲目《荷花映日》，该曲目意境夏日炎炎、荷花清香四溢，具有补益心阳，养心安神的功效。

八、气功治疗

（1）主要功法——五禽戏

主要练习"猿戏"。

锻炼方法：脚跟靠拢成立正姿势，两臂自然下垂，两眼平视前方。

左式：①两腿屈膝，左脚向前轻灵迈出，同时左手沿胸前至口平处向前如取物样探出，将达终点时，手掌撮拢成钩手，手腕自然下垂。②右脚向前轻灵迈出，左脚随至右脚内踝处，脚掌虚步点地，同时右手沿胸前至口平处时向前如取物样探出，将达终点时，手掌撮拢成钩手，左手同时收至左肋下。③左脚向后退步，右脚随之退至左脚内踝处，脚掌虚步点地，同时左手沿胸前至口平处向前如取物样探出，最终成为钩手，右手同时收回至右肋下。

右式：动作与左式相同，唯左右相反。

（2）辅助功法——六字诀

主要练习"呵字诀"：操练方法见脏躁。

九、针灸治疗

1. 主穴

内关、心俞、神门。心俞穴为足太阳膀胱经的要穴，可以治疗心经及循环系统疾病，心痛、惊悸、咳嗽、吐血、失眠、健忘、盗汗、梦遗、癫痫胸痛、心悸亢进、晕车、头痛、恶心想吐、神经症等。

2. 辨证加减

心阳不振型加膻中，郄门、灸极泉；水气凌心型加巨阙、膻中、灸丰隆；瘀血阻络型加百会、郄门、三阴交、膈俞；心肾阳虚型加肾俞、关元、气海、足三里、灸涌泉、极泉。

3. 操作方法

患者取坐位，双侧取穴，行针 3～5 分钟，留针 20～30 分钟。艾灸 10～20 分钟。

第八节　癫　　狂

一、概述

癫与狂，都是属于神志失常的疾病，皆因痰迷神窍，神机逆乱而致。癫病即因情志所伤，或先天遗传，致使痰气郁结，蒙蔽心窍，阴阳失调，精神失常所引起的以精神抑郁、表情淡漠，沉默痴呆，喃喃自语，出言无序，多静少动为特征的临床常见神志病。青壮年多见。

狂病即因五志过极，或先天遗传，致使痰火壅盛，闭塞心窍，神机错乱所引起的以精神亢奋，狂躁不安，骂人毁物，动而多怒，甚至持刀杀人为特征的临床常见神志病。青壮年多见。癫病与狂病两者相互联系，相互转化，故常并称癫狂。

《内经》首先采用"癫狂"作为病名，我国古代医家早在春秋战国时期就对癫狂病有了一定认识。此后晋代葛洪《肘后备急方》、隋代巢元方等都对癫狂病行为离奇、思维荒谬、情感变化莫测等症状特点做了生动描述。唐代孙思邈第一次将各种癫狂病统括于脏腑虚实寒热辨证体系之中，同时将妇女、儿童的精神病分别列于妇科、儿科中论述。金元时期，刘完素的火热说和张子和、朱丹溪的痰浊说深化了中医对癫狂病病因学的认识，影响甚广。清代王清任提出气血失调引起脑脉凝滞致发癫狂的气血说，治疗上以活血化瘀为主，所创癫狂梦醒汤、血府逐瘀汤，迄今仍是治疗癫狂的常用方剂。清末，西方医学传入我国，对中医精神病学也产生了影响。张锡纯在《医学衷中参西录》中既注重痰火学说，又结合西医精神病学的某些认识，做了中西医结合治疗本病的初步尝试。

二、病因病机

本病的发病原因，多以七情所伤为主，或因思虑不遂，或因悲喜交加，或因恼怒惊恐，皆能损伤心脾肝肾，导致脏腑功能失调或阴阳失于平衡，进而产生气滞、痰结、火郁、血瘀等蒙蔽心窍而引起神志失常。

1. 阴阳失调

历代医家认为阴阳的偏盛偏衰是癫狂的主要发病因素。机体阴阳平衡失调，不能相互维系，以致阴虚于下，阳亢于上，心神被扰，神机逆乱而发癫狂。

2. 情志抑郁

怒伤肝，恐伤肾，喜伤心，恼怒惊恐损伤肝肾，肝肾阴虚则水火不济，心火独亢，扰乱心神；或肝肾阴虚致水不涵木，阴虚阳亢，生热生风，炼液为痰，痰火上扰，神机逆乱而发癫狂；或思虑过度，损及心脾，气血不足，心神失养，神无所主；或脾胃阴虚，胃热炽盛，则心肝之火上扰而发癫狂。

3. 痰气上扰

因思虑过度，损及心脾，脾失健运而聚湿生痰；或因肝气郁结，横克脾土，运化无权而生痰涎，痰随气逆，蒙蔽心窍，逆乱神明而发癫狂。

4. 气血凝滞

七情所伤，气郁渐至血凝，或因外伤以致血瘀，气血凝滞则导致脑气凝滞，使脏腑化生的气血不能正常充养元神之府，或血瘀阻滞脉络，气血不能上荣脑髓，则可造成灵机逆乱发为癫狂。

此外，癫狂病与先天禀赋和体质强弱亦有密切关系。癫狂病患者往往有类似家族病史。

综上所述，气、痰、火、瘀导致阴阳失调，心神被扰，神机逆乱，是本病的主要病机。其病位在心，与肝、脾、肾关系密切，以心神受损为主。癫属虚，狂属实，亦有虚实夹杂，两者既有区别，又可互相转化。

三、辨证论治

1. 辨证要点

（1）辨阴阳：平素好动，性情暴躁，又受痰火阳邪，此为重阳而病狂；平素好静，情志抑郁，又受痰郁阴邪，此为重阴而病癫。

（2）辨癫病：应注重抑郁、呆滞症状的轻重：精神抑郁，表情淡漠，寡言呆滞是癫病的一般症状。初发病时常见喜怒无常，喃喃自语，语无伦次，舌苔白腻，此为痰结不深，证情尚轻。若病程迁延日久，则见呆若木鸡，目瞪如愚，灵机逆乱，舌苔渐变为白厚而腻，乃痰结日深，病情转重。久则正气日耗，脉由弦滑变为滑缓，终至沉细无力。使病情演变为气血两虚，而症见神思恍惚，思维贫乏，意志减退者，则病深难复。

（3）辨狂病：应区别痰火、阴虚的主次先后：狂病初起以狂暴无知，情感高涨为主要表现，皆由痰火实邪扰乱神明而成。病久则火铄阴液，渐转变为阴虚火旺之证，这时应分辨其主次先后，来确定其治法方药。痰火为主者表现为亢奋症状突出，舌苔黄腻，脉弦滑数；阴虚为主者表现为焦虑、烦躁、不眠、精神疲惫，舌质红，苔少或无苔，脉细数。至于痰火、阴虚证候出现先后的判断，则需对其证候、舌苔、脉象的变化等进行动态观察。

2. 分证论治

1）癫病

（1）痰气郁结。

证候：精神抑郁，表情淡漠，沉默呆滞，心烦不寐；或多疑虑，喃喃自语，语无伦次；或生活懒散，不思饮食，大便溏软，舌苔白腻，或黄腻，或浊腻，脉弦滑，或滑数，或濡滑。

治法：疏肝解郁，化痰开窍。

主方：顺气导痰汤加木香、郁金、菖蒲等。

（2）气虚痰结。

证候：情感淡漠，不动不语，甚至呆若木鸡，目瞪如愚，傻笑自语。被动行事，灵机混乱，目妄见，耳妄闻，自责自罪，面色萎黄，食少便溏尿清，舌质淡，体胖，苔白腻，脉细滑，或细弱。

治法：益气健脾，涤痰宣窍。

主方：四君子汤合涤痰汤加减。

（3）心脾两虚。

证候：神思恍惚，魂梦颠倒，善悲欲哭，面色苍白，心悸易惊，肢体困乏，饮食量少，舌质淡，舌体胖大有齿痕，苔薄白，脉细弱无力。

治法：益气健脾，养血安神。

主方：养心汤加减。

2）狂病

（1）痰火扰心。

证候：起病急骤，突然狂暴无知，两目怒视，面红目赤，言语杂乱，骂詈叫号，不避亲疏。性情急躁，或毁物打人，或哭笑无常；头痛失眠，渴喜冷饮，便秘尿赤，舌质红绛，苔多黄腻，脉弦滑数。

治法：镇心涤痰。泻肝清火。

主方：生铁落饮。

（2）阴虚火旺。

证候：情绪焦虑、紧张，时而躁狂，烦躁不眠，精神疲惫，形瘦面红，心悸健忘，五心烦热，舌质红，少苔或无苔，脉细数。

治法：滋阴降火，安神定志。

主方：二阴煎加减送服定志丸。

（3）气血凝滞。

证候：情绪躁扰不安、恼怒多言，面色晦滞，胸胁满痛，头痛心悸；或呆滞少语，妄想离奇多端；或妇人经期经血紫黯。舌质紫黯有瘀斑，苔薄白或薄黄。脉细弦、弦数，或沉弦而迟。

治法：理气活血化瘀

主方：癫狂梦醒汤加减，送服大黄䗪虫丸。

四、心理治疗

首先应该强调，心理治疗一般仅能运用于癫狂病的缓解期，若在患者神志淡漠、语无伦次、已经丧失自控能力的情况下，心理治疗将难以实施。由于癫狂多伴有不同程度的抑郁躁狂等情志改变，当癫狂的精神症状得以有效控制，意识状态及自知力部分恢复之后，可采用以下心理疗法作为康复期的辅助治疗。

1. 开导解惑

通过医护人员与患者交流，建立医患之间相互信任相互接纳的良好关系；引导其回忆以往生活中愉快的事情并进行聊天式讲述，缓解其抑郁的情绪状态；鼓励患者多与他人愉快交流，有利于其社会功能的恢复。

2. 情志相胜

临床应根据癫狂患者病因病机和性格特征的不同，通过辨证选用相应的七情疗法，灵活运用喜疗、怒疗、恐疗、悲疗和思疗五种疗法。

3. 移情易性

播放适合患者身心的娱乐节目，转移患者的注意力，使患者从不良的情绪状态转化到一种积极状态。

4. 静养

让患者静坐配合呼吸调养气机，即《内经》所说的"恬淡虚无，真气从之"。每周3次，每次1小时，10周为一疗程，有利于精神状态的康复。

五、音乐治疗

对癫狂患者在缓解期可以应用相应的五行音乐缓解紧张、忧郁等不良情绪，对促进康复有一定作用。根据患者的喜好和性格，帮助患者选择"同类"的音乐，让音乐来缓解不良情绪。

癫病痰气郁结、心脾两虚者，宜采用土音阳韵曲目《黄庭骄阳》等，温中健脾、升阳益气。还可以采用火音徵调类曲目《花好月圆》《花节序曲》《金蛇狂舞》等，补心健脾，母子相生。

狂证初起，痰火实邪扰乱神明而致阳性症状为主者，宜采用水音羽调类音乐，如《昭君怨》《塞上曲》《胡茄十八拍》《渔樵晚唱》《寒江残雪》《潇湘水云》等，该类音乐清悠柔和、哀婉流畅，尤宜于心火亢盛之证。

狂证日久，火烁阴液阴虚火旺而致阴性症状为主者，宜采用火音阴韵曲目《雨后彩虹》，该曲目意境雨后爽洁、彩虹明丽，具有清心降火、安神定志的功效。

六、气功治疗

癫狂，主要功法——易筋经，主要练习"摘星换斗势""倒拽九牛尾势"两节。锻炼方法如下。

1）易筋经"摘星换斗势"

（1）姿势。

双手擎天掌覆头：右手径身体右侧缓缓向上举起，掌心朝天，五指朝左弓，松肩直臂左手臂外劳宫紧贴命门。舌抵上腭，仰面上观手背，透过手背看九天之上，身体自命门起上下双向伸展。

俯首贯气：右掌翻转向下，生屈肘，头正，舌尖自上腭自然放下，眼平视前方或轻闭，同时"神返身中"。左手动作与右手动作相同，唯左右相反。

（2）操练提示。双手擎天掌覆头，再从掌内注双眸，鼻端吸气频调息，用力收回左右眸。

2）易筋经"倒拽九牛尾势"

（1）姿势。

左脚向左侧迈出一步成左弓步。同时，左手握拳上举，拳稍过头顶，拳心向内，屈肘。前臂与上臂所成角度略大于直角。肘不过膝，膝不过足，成半圆形，两腿观左拳。右手握拳，直肘向后伸展，拳心向后，前后两拳成绞绳状，称为螺旋颈。松肩，两肩要平而顺达。背直，塌腰收臀，胸略内含，藏气于小腹，鼻息调匀，舌尖轻抵上腭。

导气下达两拳放松成半握拳状。舌尖自上腭放下，肩、腰放松，左手劳宫穴发气，闭目。气自天目穴遂入，依次贯穿脑髓，脊髓、两腿骨髓，直达两脚涌泉穴。

转身向右，与前式相同，唯左右相反。

（2）操练提示。

两腿后伸前屈，小腹运气放松，用力在于两膀，观拳须注双瞳。

七、针灸治疗

1. 癫病

（1）主穴：取手少阴经、手厥阴经、足太阴经和五脏背俞穴为主，如心俞、肝俞、脾俞、丰隆、神门、太冲等。

（2）辨证加减：哭笑无常者，加间使、百会；不思饮食者加中脘、"足三里"治疗。

（3）操作方法：上述各穴均用平补平泻法，留针20～30分钟，每日或隔日1次，10次为一疗程。

2. 狂病

（1）主穴：取督脉、手少阴经、手厥阴经穴位及十二井穴为主，如水沟、风府、少商、大陵、曲池、丰隆、隐白等。

（2）辨证加减：头痛失眠者，加百会、太阳、少冲；狂躁不宁者，加劳宫、涌泉、间使。

（3）操作方法：少商、隐白用0.5寸毫针，刺入1～2分，不做手法，余穴均用提插捻转泻法，留针20～30分钟。每日或隔日针1次。

第十六章 中 医 意 疗

第一节 概 述

中医学理论体系源远流长，中医心理治疗的理论十分丰富且形式多样。中医心理治疗的理论在古代由于缺乏专人的整理和挖掘，同时也没有专门的书籍和文献记载，因此大多数这方面的理论和方法多以个案的形式出现于众多的中医文献中。例如：

《素问·宝命全形论》当中说："一曰治神，二曰知养身，三曰知毒药为章，四曰制砭石小大，五曰知脏腑血气之诊，五法俱立，各有所先。今末世之刺也，虚者实之，满者泄之，此苦众工所共知也。若夫法天则地，随应而动，和之者若响，随之者若影，道无鬼神，独来独往"。

可以看出，在古代就把"治神"放到了首位。《内经》中的"怒胜思""恐胜喜"等"以情胜情"疗法也凸显了中国传统中医学文化中独特的心理治疗理论。

在心理学知识日益普及化和人们对身心健康越来越关注的今天，要求本土化的心理治疗理论和技术的呼声越来越高。现代中医心理治疗以中医学理论为指导，汲取现代临床心理学和精神病学的知识，在探索具有中国特色的心理疗法方面发挥了重要的作用。它也是让世界心理学界重新认识中国心理学，尤其是目前备受世界关注的中医文化走出中国、迈向世界最好的见证。

已经有数千年历史的中医在进行望闻问切诊治过程中非常重视心理疏导的作用，并总结出了一些心理疏导疗法。中医学历来重视心理调整在人体疾病治疗中的作用，称为意疗。

意疗也称心疗，指不使用药物、针灸、手术等治疗手段，而借助于语言、行为以及特意安排的场景来影响患者的心理活动，以唤起治疗疾病的积极因素，促进或调整机体的功能活动，从而达到治疗或康复的目的。

意疗的基本原理是"心病还需心药医"。意疗主要运用在中医形神疾病的治疗方面，可以简单地理解为由于情志刺激而引起的疾病。

意疗的常见治疗方法包括情志相胜、说理开导、移精变气、顺情从欲、暗示诱导、志意以绳、宁神静志、占梦术和其他（摄心术）。

第二节　情志相胜

一、概述

情志相胜疗法，又称为以情胜情法、活套疗法、五志相胜疗法、情态相胜疗法等。情志相胜疗法始创于《内经》。"情志"是对七情五志的简称，相当于现代心理学中的情绪情感。古代的七情学说有几种，中医所说的"七情"指喜、怒、忧、思、悲、恐、惊七种情绪。七情是人体对外界刺激的主观体验，是脏腑功能的具体表现。在五行学说的影响下，《内经》将七情归纳为喜、怒、忧、思、恐"五志"。

情志相胜疗法，就是根据五行相克的理论，利用一种或多种情绪去调节，控制、克服另外一种或多种不良情绪的心理疗法。《内经》将喜归心而属火，忧（悲）归肺而属金，恶归肝而属木，思归脾而属土，恐归肾而属水。《内经》指出：金克木，怒伤肝，悲胜怒；木克土，思伤脾，怒胜思，土克水，恐伤肾，思胜恐；水克火，喜伤心，恐胜喜；火克金，悲伤肺，喜胜悲。七情太过不仅是引起疾病的主要因素之一，也是治疗许多疾病的有效方法。

金代名医张子和在《儒门事亲·卷之三·九气感疾更相为治衍》中对情志相胜疗法进行了系统的总结，他生动地描述道：悲可以治怒，以怆恻苦楚之言感之。喜可以治悲，以谑浪亵狎之言娱之。恐可以治喜，以迫遽死亡之言怖之。怒可以治思，以侮辱欺罔之言触之。思可以治恐，以虑彼志此之言夺之。张子和在临床上非常重视心理因素在疾病的诊断与治疗中的作用，擅长使用情志相胜疗法治病。同时，他也是中国古代应用心理疗法最多、最有成效的医家。

情志相胜疗法一般以精神因素在疾病发生发展中占有主要地位，而身形病变不突出者为宜。同时要注意刺激的程度，即用作治疗的情志刺激，要超过、压倒致病的情志刺激，但又不能太过。它是有意识地采用一种情志去战胜原来的心理障碍。心理学家认为，情志活动可以影响人体的阴阳气血，超常持久的情绪刺激可以引起疾病的发生。中医心理疗法就是运用情志之偏，去纠正阴阳气血之偏，使机体恢复平衡而协调的状态，从而使疾病痊愈，达到治疗的目的。

二、治疗原理

古代中医情志相胜疗法是用五行相克理论来表述情绪之间相互制约关系的经典提法，其基本原理是脏腑情志论和五行相克论的结合，将人体归纳为五个体系并按五行配五脏五志，然后利用情志之间这种相互制约的关系来进行治疗的心理疗法，即运用一种情志纠正相应所胜的另一种失常情志。这种用以纠偏的情志，是医家制造出突发性的情境，使患者呈激情状态，利用患者在应激情况下无暇思考的特点，用激发出的激情治疗，来实现对原障碍性情绪的直接制约。

中医将情志活动归为七情，七情太过或不及就会出现各种疾病，因此被激发出的纠偏情志可以调节患者已紊乱的气机，以此改善患者的躯体症状。中医学认为，情志活动和脏腑气血密切相关，情志活动的产生必须以五脏作为物质基础，它是各脏腑功能活动的一种表现。

《素问·阴阳应象大论》中指出："人有五脏化五气，以生喜、怒、悲、忧、恐。"并总结出情志与脏腑有着特殊的对应关系，心在志为喜，肝在志为怒，脾在志为思，肺在志为忧，肾在志为恐。《三因方》中也明确指出，"七情，人之常性，动之则先自脏腑郁发"。这说明情志活动是机体发生相应变化的结果，只有在脏腑功能活动正常的情况下，人的情志活动才能正常，这样从生理变化出发来认识情志的产生，正是中医学的特色。

由于情志与五脏所属关系不同，情志异常内伤脏腑之倾向也有所不同。如过度的喜笑，常使人心气涣散；过度激怒，常出现肝阳上亢；过度忧伤，常发生肺气耗散；过度思虑，常可见脾运无力；过度惊恐，常致人肾气不固。五行相克理论认为，五行之间存在着一种相互制约的相胜关系，即金胜木，木胜土，土胜水，水胜火，火胜金，与五行相配属的情志活动之间也存在着相互制约的关系。

三、具体治疗技术

1. 怒胜思疗法

思维与情绪的关系非常密切，故古代医家把"思"列为七情之一。思伤脾，思虑过度可令人神疲、懒言、失眠、健忘、心悸、不思饮食、腹胀等。木克土，故可以利用愤怒情绪来克制过度思虑。

《儒门事亲·卷之七·内伤形》曾有这样的记载：有一个有钱人家的妇女，因伤心和担忧过度，两年来经常难以入睡。有个叫张子和的名医通过挥霍她家的财钱，并在其家饮酒多天，没有做出实质性的助疗方法却扬长而去来故意激怒该患者。结果，该妇女气得暴跳如雷，大汗淋漓。有意思的是，当天这名妇女由于很困而睡得很香。

名医华佗也善于出其不意地使用情志相胜疗法。《独异志》载，华佗用书信指责痛骂郡守，令其恼怒得"吐黑血升余"。黑血排出体外，疾病也就痊愈了。

《续名医类案》载：韩世良治疗一位"思母成疾"的女患者时，让女巫告诉患者，她母亲因女儿之命相克而死，在阴间准备报克命之仇。患者大怒，骂道：我生病是因为思念母亲所致，结果母亲反而要来害我，我为什么还要去思念她呢？痛恨、怒骂亡母之后，女患者"病果愈"。

怒胜思疗法适用于忧思不解、气结成疾或情绪异常低落之症。

临床上应用喜疗无效时可用该疗法，但需掌握"以怒胜之，以喜解之"的原则。对于平素肝阳偏亢，肝火易升，以及心火旺盛之实证应禁用此法。怒胜思疗法有语言激怒和行为激怒两种，应用时要事先设计，安排周密，并征得亲属同意，还要做好善后工作。

2. 思胜恐疗法

恐伤肾,过度恐惧可令人惶惶不安、捉心吊胆、二便失禁、遗精、腰膝酸软等。土克水,故可以采用说理开导等方法,使患者神志清醒,思维正常,理智地分析产生恐惧的原因,逐渐克服恐惧情绪。

《古今医案按·七情》中曰:"一人患心疾,见物如狮子,伊川先生教以手直前捕之,见其无物,久久自愈,岂非真能破伪,伪难饰真耶?"

在《续名医类案·惊悸》中的另一则医案就更为典型:"卢不远治沈君鱼,终日畏死,龟卜筮数无不叩,名医之门无不造。一日就诊,卢为之立方用药,导谕千万言,略觉释然。次日清晨,又就诊,以其当十日死,卢留宿斋中,大壮其胆,指菁山叩问谷禅师授参究法,参百日,念头始定而全安矣。戊午过东瀛吴对亭大参山房,言及先时恐惧状,盖君鱼善虑,虑出于肝,非思之比。思则志气凝定,而虑则运动辗转,久之伤肝,肝血不足,则善恐矣。情志何物?非世间草木所能变易其性,惟参禅一着,内忘思虑,外息境缘,研究性命之源,不为生死所感,是君鱼对症之大药也。"

《儒门事亲》所载张子和对因惊恐致病的卫德新之妻采用的疗法。

通过说理开导,引导患者悉心研究性命之原,"不为生死所感",恐惧心理自然消除了,情绪高昂,病也就不药而愈了。但以"思胜"治疗最为不易,因医家需要从认知层面改变病家的非理性思维,故要医者在治疗过程中极具耐心。

3. 恐胜喜疗法

恐胜喜疗法亦称惊恐疗法,是指医者用恐惧之事或语言以控制患者病态情绪的一种治疗方法,喜伤心,过度喜悦,高兴可令人心气涣散、神思恍惚、健忘、嬉笑不休等。如某人因做股票交易突然大发横财,高兴过度而忘乎所以,被送进了精神病院。水克火,故可以利用恐惧情绪来克制过度喜悦的情绪。

《续名医类案》载,李其性的父来因儿子考中进士等喜事而患狂笑病、日夜大笑不止10余年。太医让其家人假称其子已死。患者听说儿子死了,悲伤欲绝,结果十多天后,他以前的笑病却慢慢变好了。

《海溪医书》记载,徐大椿曾治疗一位"大喜伤心"的新中状元,用恐吓患者患上不治之症的方法将其治愈。

《儒门事亲·九气感疾更相为治论》中曰:"又闻庄先生者,治以喜乐之极而病者,庄切其脉,为之失声,佯曰:吾取药去。数日更不来,病者悲泣,辞其亲友曰:吾不久矣。庄知其将愈。慰之。诘其故,庄引《素问》曰:惧胜喜。"

在《冷庐医话》中也有这样一则:"明末高邮袁体庵,神医也。有举子举于乡,喜极发狂,笑不止,求体庵诊之,惊曰:疾不可为矣,不以旬数矣,宜急归,迟恐不及矣。道过镇江,必更求何氏诊之,遂以一书寄何,其人至镇江而疾已愈,以书致何,何以书示之曰:某公喜极而狂,喜则心窍开张,不可复合,非药石之所能治,故以危言惧之以死,令其忧愁抑郁,则心窍闭,至镇江当已愈矣。"

4. 喜胜忧疗法

喜胜忧疗法指医者以言行、事物等方法,使患者眉开眼笑,从而治疗抑郁悲伤之情的方法。悲伤和忧愁可以伤肺,悲痛、忧愁可令人形容憔悴、悲观失望、沮丧、厌世、咳嗽气喘、生痰生瘀、毛发枯萎等。火克金，故愉快、喜悦的情绪可以驱散忧愁苦闷的情绪。

《儒门事亲·十形三疗》中记载有一则"戴人以谑疗心痛"的医案："息城司候，闻父死于贼，乃大悲哭之。罢，便觉心痛，日增不已，月余成块状，若复杯，大痛不任，药皆无功。议用燔针炷艾，病人恶之，乃求于戴人。戴人至，适巫者在其旁，乃学巫者，杂以狂言，以谑病者，至是大笑不忍，回面向壁。一、二日，心下结块皆散。"

《医苑典故趣谈》载：清朝一位巡抚抑郁寡欢，家人请来名医为其治病，名医沉思良久，结果说巡抚患了"月经不调"，巡抚认为这个诊断荒唐可笑，一想起名医的诊断就大笑不止，于是心情逐渐好转。

《古今医案按·七情》："丹溪治陈状元弟，因忧病咳唾血，面黧色，药之十日不效。谓其兄曰：此病得之失志伤肾，必用喜解，乃可愈。即求一足衣食之地处之，于是大喜，即时色退，不药而愈。由是而言，治病必求其本。虽药中其病，若不察其得病之因，亦不能愈也。"

《石山医案》："昔贵人有疾，天方不雨，更医十数罔效。最后一医至，脉已，则以指计甲子，曰：某夕天必雨。竟出。贵人疑曰：岂谓吾疾不可为耶？何言雨而不及药我也？已而夕果雨，贵人喜起而行乎庭，达旦，疾若脱去。明日，后至之医得谒，贵人喜且问曰：先生前日言雨，今得雨而瘳，何也？医对曰：君侯之疾，以忧得之。然私计君侯忠且仁，所忧者民耳。以旱而忧，以雨而瘳，理固然耳，何待药而愈耶？"

《石山医案·忧》："一人县差，拿犯人以铁索项所犯至县。行至中途，犯则投河而死。犯家告所差人，索骗威逼至死。所差脱罪，未免费财，忧愤成病，如醉如痴，谬言妄语，无复知识。予诊之，曰：此以费财而忧，必得而喜，病可愈也，药岂能治哉？令其熔锡作银数锭，置于其侧。病者见之果喜，握视不置，后病遂愈。此谓以喜胜忧也。"

此例乃据《内经》"忧则气结，喜则百脉舒和"之病机，灵活运用"喜胜悲"的治疗方法，设法使患者感到欢快喜悦，从而有效地消除悲伤与忧郁的情绪。

5. 忧胜怒疗法

该疗法是根据中医"怒胜思"的治疗原则，医者设法让患者发怒以治疗或克制另一种病态情绪的中医心理疗法。怒伤肝，愤怒情绪可令人冲动、打人毁物、烦躁、面红耳赤、头晕目眩、吐血、昏厥等。金克木，故悲痛、忧愁情绪可以控制、克服愤怒情绪。

《景岳全书》载：两个女人发生口角后，燕姬"叫跳撒赖"，大怒装死。张景岳对装死的燕姬说，要对她进行痛苦且有损容貌的火灸。燕姬感到悲伤，便结束了"气厥若死"的装病行为。

《筠斋漫录》中载有这样一则医案："杨贲亨，明鄱阳人，善以意治病。一贵人患内障，性暴多怒，时时持镜自照，计日责效，屡医不愈，召杨诊之。杨曰：目疾可自愈，第服药过多，毒已下注左股，旦夕间当暴发，窃为公忧之，贵人因抚摩其股，日以毒发为悲，久之目渐愈，而毒亦不发。以杨言不验，召诘之。杨曰：医者意也，公性暴善怒，心之所属，无时不在于目，则火上炎，目何由愈？我诡言令公凝神悲其足，则火自降，目自愈矣。"

6. 不拘克制之说

　　情志相胜疗法以五行之间的生克关系为理论基础，对指导和治疗情志过激而导致的疾病具有重要的临床实践价值，但是它绝非机械地遵循五行相克的规律，因此，在临床个案中对于情志致病的病因要认真区分和鉴别才能避免错诊或误诊。

　　《内经》中虽然确立了情志相胜的治疗大法，但医家们却并没有被教条所束缚，而是实事求是地根据患者的具体情况而设计治疗方案。在很多七情致病的医案中，并不是依照情志相胜的原则来治疗的，同样也取得了令人满意的效果。

　　如《儒门事亲·十形三疗》中记载："项关令之妻，病怒，不欲食。常好叫呼怒骂，欲杀左右，恶言不辍。众医皆处药，几半载尚尔。其夫命戴人视之，戴人曰：此难以药治。乃使二娼各涂丹粉，作伶人状，其妇大笑。次日又令作角抵，又大笑。其旁常以两个能食之妇，夸其食美，其妇亦索其食，而为一尝之。不数日，怒减食增，不药而瘥。后得一子。"

　　《名医类案·郁》："州监军病悲思，郝允告其子曰：法当得悸即愈。时通守李宋卿御史严甚，监军向所惮也，允与子请于宋卿，一造问，责其过失，监军惶怖出，疾乃已，此恐胜忧。"

　　《簪云楼杂记》："鹿邑李大谏，世为农家，获售于乡，父以喜故，失声大笑，及举进士，其笑弥甚，历十年，擢谏垣，遂成痼疾，宵旦不休，太医院某，令家人给其父曰：大谏已殁。其父恸绝几殒，如是者十日，病渐瘳，佯为邮语曰：大谏治以赵大夫，绝而复苏。其父因悲而笑症永不作，此悲胜喜也。"

　　《续名医类案·哭笑》："邱汝诚治女子恒笑不止，求诊。问生平所爱何衣，令着之，使母与对饮，故滴酒沾其裙。女大怒，病遂瘥。"

　　以上四则分别是喜胜怒、恐胜忧、悲胜喜和怒胜喜，均未遵循情志相胜的原则，也同样效应如神。正如清代陆以在《冷庐医话》中所言："盖医者，意也，若得其意，不必泥其法。所谓神而明之，存乎其人也。"但这些医案若深究之，却也并非无迹可寻。如项关令之妻病怒案，这则医案虽然语焉不详，难以明确患者当时状况，但从"不欲食"这一不属于怒则气上的症状，或许可以推测患者很可能是因忧郁而致怒。忧与悲同属肺金，所以治忧郁之怒，以悲胜恐难奏效，喜胜应该是更合理的选择。李大谏之父案也是如此，患者因其子举进士而过喜，若仅言及自身之"恐惧死亡"，大概也很难对患者有真正的触动，因此谎称"大谏已殁"则是消除了患者过喜的病因，自然可以收到更好的效果。

　　心理治疗属于较高层次的非药物疗法，也对医者提出了更高的要求，若想真正掌握和使用这种治疗方法，必须识见广博，灵动机变，"必诡诈谲怪，无所不至，然后可以动人耳目，易人视听。若胸中无才器之人，亦不能用此"，"夫医贵有才，若无才，何足应变无穷"（《儒门事亲》）。这是对医者本身的医学素养及学识修养提出了较高的要求。通过医案分析也可发现，由于一种情志之偏而致病，可以用一种或多种情志去制胜；采用一种情志刺激的方法，可以治疗多种情志的病变。所以临床运用时不应拘泥于五行相克理论，而应以生理、病理为基础，借鉴心理学、心理治疗的相关理论、技术，灵活而巧妙地进行应用。也正是由于有了这么多德才兼备的名医大家孜孜不倦的追求探索，才有了中医心理学和心理治疗的高度发展，为我们留下了这些最宝贵的财富。

四、注意事项

情志相胜疗法创自《黄帝内经》，是世界上独特的一种心理治疗方法。《内经》中不仅提出了情志相胜疗法的基本理论体系，而且根据它的作用提出了治病必先"调畅情志"的观点。随后受到了历代医家的重视，在医疗实践中对它加以应用并不断完善，形成了一套具有我国中医特色的心理治疗方法，赋予了它东方传统文化的特点。

首先，古代中医情志相胜疗法疗程简单，但设计相当精妙，疗效十分明显、迅捷。这也是它作为一种心理治疗方法在古代流传数千年的魅力和生命力之所在。它是在患者特定的生活条件和范围之内进行简单而又构思精巧的治疗设计。大部分治疗都是在患者不知情的情况下进行的，这样可以充分调动患者，而且整个治疗也显得自然真实。这些设计思路，应该说比现代西方心理治疗方法所进行的一些脱离现实生活的治疗程序更具有理论上和方法上的优势，值得现代心理治疗理论借鉴和吸收。

其次，中医情志相胜疗法十分注重个体的差异性，这不仅体现为它把人的情志分成5种状态，并根据不同的情志特点提出了5个基本程序，而且其个体差异性的重视还表现在针对相同的症状时，我国古代医家也会根据患者的实际情况采用不同的治疗手段。在进行心理治疗时深谙患者的社会地位、个性差异等对病情的影响，有针对性地进行辨证施治。

再次，中医情志相胜疗法是基于中国人情感体验与表达方式的基本特点，即更倾向于在礼教约束下的沉静、自律。因此，情志致病理论出现在中国存在是有其现实基础的，据此也便有了情志相胜的心理治疗方法。虽然情志相胜疗法是从五行相克的基本原理出发，用一种情志来抑制或调节另一种情志，其实也可以说，治疗者是在正常的情况下制造一种氛围，使患者被压抑的情感得到充分的宣泄，如怒胜思疗法、喜胜忧疗法等。正是因为中国人这种独特的情感方式才使得情志相胜心理疗法能在中国历代流传，形成独具特色的中医心理疗法。

情志相胜疗法在古代中医治疗心理疾病方面的确显示出了巨大的功效，但并不能说它就无懈可击。在情志相胜心理治疗的诸多程序中，我们不难发现古代治疗者治疗心理患者时的实际操作灵活多变，可见他们在具体的施治上颇费了一番脑筋，但是就为何要这样施治，如何施治等问题却没有做出解释。

另外，古代医家在运用情志相胜的心理治疗方法时所采用的具体方式是生活禅的技法，真可谓"不择手段"，"诡诈谲怪无所不至"，欺骗、痛打、侮辱等均大胆应用。这会给治疗者和患者带来一定危险。如文挚就因以"怒胜思"治疗齐闵王而被煮死。同时，它略有悖于现代临床心理学从业人员的伦理守则。诚然，作为根植于中国固有文化传统和民族心理的中医情志相胜疗法，我们应超出直观的感性水平来进一步认识它，并发扬它的长处，使之成为真正适合中国人的医学心理治疗方法。

第三节　说理开导

一、概述

说理开导，也称语言开导、劝说开导或开导解惑，是指在治疗中以语言为主要手段，对患者启发诱导。分析疾病原因，解除患者疑虑，使之主动地配合治疗以树立战胜疾病的信心，从而达到恢复健康的目的。说理开导法源于《灵枢·师传》，意思就是说，人们通常都害怕死亡，喜欢健康快乐地活着，但是如果有医者引导并告诉他们哪些方法对身体有害，哪些对身体有帮助，并告诉他们如何去应对，这样即使有不太通情理的人也会听从医者的告慰。

由于"病为本，工为标，标本不得，邪气不服，此之谓也"（《素问·汤液醪醴论》），因此在疾病治疗时应当结合患者的心情与病情变化，采取有针对和目的性的解释、说理、开导，使医患密切配合，从而达到祛邪已病、心身康复的目的。

《医说·心疾健忘》曰："求医若明理，以求与其有病而治以药，孰若抑情而予治情，斯可顺理亦渐明，若能任理而不任情，则所养可谓善养者矣，防患却疾主要在于兹也。"

这个医典体现了说理开导疗法的精要。

二、具体治疗技术

说理开导疗法包括4个方面。

（1）告之以其败，即向患者说明疾病的性质、原因、危害，病情的轻重深浅，引起患者对疾病的关注，使患者对疾病具有认真正确的态度。

（2）语之以其善，即告知患者只要与医务人员配合，治疗及时，措施得当，是可以恢复健康的，由此增强患者战胜疾病的信心。

（3）导之以其所便，即告诉患者调养和治疗的具体措施及饮食宜忌等，以便让患者配合治疗。

（4）开之以其所苦，即要帮助患者解除紧张、恐惧、消极的心理状态。

在中医临床工作中，我们发现许多疾病，尤其是内伤杂病，皆具有不同程度的心理异常或病变，因此除运用舒肝解郁药物之外，配合应用说理开导的方法进行治疗，能提高疗效，患者反映良好，病患消除迅速。总之，说理开导就是要通过说服、解释、鼓励、安慰、保证等方法，动之以情，晓之以理，达到改变患者躯体和精神状况的目的。

《历代中医心理疗法验案类编》载叶天士治某省制军之子目疾，便使用了语言疏导四步法。首先，"告之以其败"，以擒其心。

"某公子目忽红肿，痛不可忍，延天士诊之。天士曰：'目疾不足虑，当自愈。愈后七日内，足心必生痛毒，一发则不可治。'公子闻是言，不觉悲惧求教。"

医者这番话便擒住了个性骄妄的患者之心。患者听后感到悲伤，此时叶天士"语之其善"，并顺势利导，给出一方以开其苦。叶让患者息心坐，以左手擦右足心三十六遍，以右手擦左足心三十六遍，每日如是七次，候七日后，再来诊治，如法至七日。患者目疾愈。因叶"告之其败"，用的是佯告法使患者存疑，故叶最后解释治疗机制善其后，"前者发痛者，妄也。因公子为富贵中人，事事如意，所惧者，死耳。惟死动之，则他念俱绝，一心注足，手擦足则心火下行，目疾自愈"。

分析此医案，治躯体疾病虽用的是心理疗法，但医者为有效地实现移念，用语言疏导对患者心理擒、纵、切入、突破，其步骤清楚，而且注意了善后。

另外，还需要向患者详细地解释病情，祛除患者的疑虑，争取患者的积极配合。

《指风痹痿厥近世差说》载一医案，"西华季政之病寒厥，其妻病热厥，前后十余年"，张从正与之解释了寒热厥的病因，并用《素问·厥论》加以解释并证明，于是政之喜曰："《内经》真圣书也，十余年之疑，今而释然，纵不服药，愈过半矣。"

又如《晋书·东广传》载：广有一个好朋友，有一次在广的家里喝酒时看见杯子里有一蛇影，以为自己把蛇喝下去了，因此而得病，很久不再去广家。广知道他得病的原因，于是请他来，在他上次喝酒的地方又摆了一桌酒，并当面指出上次朋友以为自己饮的酒里有蛇，所以患了病，其实这只是墙上的弓投在杯子里的影子，朋友这才恍然大悟，病马上痊愈了。

第四节　移精变气

一、概述

移精变气，也称移念疗法或移情易性。移情，即采用措施分散患者对疾病的注意力；易性，即采用措施扫除患者内心的杂念，或改变其错误的认知与情绪。古代医家十分重视"移精变气"的治疗方法。《续名医类案》曾提出必须要改变或根除患者以前的性情才能够得到康复，同时，可以选择一些患者喜欢的活动来替代其烦恼，可以促进病情康复或提高自愈的能力。

《灵枢·杂病》曾有这样的记载："哕，以草刺鼻，嚏，嚏而已；无息而疾迎引之，立已；大惊之，亦可已。"

用大惊的方法来治疗一般的呃逆不止，这也是一种转移注意力的心理治疗方法。"移精变气"一词源于《素问·移精变气论》，文中论述了转移患者精神、改变脏腑气机紊乱的状态，从而治疗疾病的方法；讨论了由于人们所处的历史条件、生活环境以及精神活动等方面的不同，疾病的情况也随之而异，治疗的方法也不断发展；指出了诊察色脉的重要意义，所谓"治之要极，无失色脉"，并且强调"得神者昌，失神者亡"，即神的得失是疾病在愈或死亡的关键。

例如，清代秦子忱患者了恶疮，整日呻吟，痛苦不堪，看到《红楼梦》后竟然使他忘了病痛。他整日所读，废寝忘食，度月如日，恶疮也渐渐不治而愈，后来还写了一部《秦续红楼梦》。

读书与著书一样，随卷情绪的表达和转移，能起到调整神态、平衡人体阴阳气血的心理作用。从这个意义上来讲，书是一味养生的妙药，这就是意疗中的移情作用。移精变气，即转移人的精神改变人的性情，解除心理障碍以治疗形神疾病。它一般适用于多疑善虑、情深恋笃、久慕不遂等心理障碍所导致的疾病。《红楼梦》转移了秦子忱的注意力使他忘记了伤痛，也起到移情易性的作用。

移精变气类似于古代祝由方法。祝由，即医者根据疾病的客观表现，分析病情，对患者祝说病之由来，用以改变患者的精神状态，类似于现代的精神疗法。

心身疾病病理过程中，一些导致或影响疾病的境遇或情感因素，常成为患者心身功能相对稳定的刺激灶，它反复作用于心身，使之日趋紊乱。对此，可借助移情易性疗法，有意识地转移患者的病理性注意中心，以消除或减弱其虐性刺激作用，从而达到治疗疾病的目的。

二、治疗原理

心理学理论告诉我们，人的注意可分为有意注意、无意注意。医者可以调动患者的有意注意，也可以利用突然的、意外的刺激使患者产生无意注意，以此改变患者原来的注意中心。这一方法适用范围较广，可用于因过分注意而产生的病态行为；或因患者过分注意躯体某些部位，而产生的强化了的病态条件反射；以及由于患者过分关注自己的病痛，以致对疾病的治疗、康复产生障碍者。

移精变气疗法强调采取积极的调摄方法去解脱各种恶劣情绪、消极情感的困扰，改变和转移其意念活动的指向，克服个性中不适应社会环境的心理倾向。移情并不是压制情感，而只是改变其指向性；易性并不是取消个性，而只是更易其消极的情绪因素。患者陷入于某种情志变动之中，而久久不能自拔，故应设法转移、消散之。

《临证指南》有云："情志之郁，由于隐情曲意不伸……郁证全在病者能移情易性。"

所以对愤怒者，要扩散怒云；对屈辱者，要增强其自尊心；对悲痛者，要使其脱离产生悲痛的环境与气氛；对痴情思念者，要用其他事物冲淡思念的缠绵；对有迷信观念者，要用科学事实消除其愚昧的偏见。

"移精变气"作为中医心理治疗的主要内容之一，是在中医"形神合一"思想的指导下，通过"治神以动其形"而产生积极的心理治疗效应。因此，凡能移情易性的各种方法都可根据病情和心理变化而灵活运用。

三、具体治疗技术

1. 精神转移

精神转移即将患者的精神意念活动从疾病的中心和（或）内心思虑的焦点上转移、

分散至其他方面去，以缓解或消除由于过分关注躯体某些部位的不适而产生的病态条件反射，以及由于过分注意某事而产生的病态行为。由于患者对自身疾苦的过分关注和强烈的情感纠葛（如亲友亡故、事业挫折、突发灾难、家庭变故等），容易导致情志抑郁而难以自拔，并成为某些疾病的主要诱因或久治难愈的关键因素。如果不能设法分散其注意力，变更其消极的情感指向，虽处之以针药治疗，往往也少效或无效。精神转移的具体方法较多，可根据患者的不同病情、不同心理和不同环境条件等，采取不同的措施，灵活运用。

精神转移可以通过改变人的行为方式，或改变其原来的自然社会环境来进行。如通过音乐、舞蹈、绘画、赋诗等行为方式来陶冶情操，排遣忧思，解除焦虑，所以音乐疗法已成为现代心理治疗的一个重要方面。此外，有些人心理障碍的产生与特定的环境有关，比如丧偶、失恋，如患者不能脱离此环境则会触景生情，形成长期的不良心理刺激。这时如果有条件可使患者暂时脱离特殊的环境，转移情性，使身心得到调养。

2. 精神导引

精神导引，也称情志导引，主要通过气功"调气""调心"，如呼吸吐纳或配合一些动作来引导和控制其精神意念活动，达到移精变气的治疗目的。这种方法一般不借助于外界事物来转移患者的注意力，多以"导引"的方法移情易性，故称为"情志导引"。古代养生家对"导引""吐纳""行气"等有不同的称调，其最基本的要领可分为"调心"（意念控制）、"调气"（呼吸锻炼）及"调身"（姿势调整）三个环节，而情志引导则偏重于"意念"和"气息"的基本锻炼。《云笈七签》中"以我之心，使我之气，适我之体，攻我之疾"的论述，揭示了自我意念控制的作用，在意守凝神的基础上激发经气，疏通经络，调畅气血，产生强身祛病的效应。改变精神意念活动的指向和性质，使之由外驰而趋向内守，凝神聚气，并在意念的引导下调畅气机，祛邪复正，达到形神的和谐统一。对某些境遇性因素诱发的各种恶劣情绪和消极情感，可运用以呼吸吐纳方法为主的"六字气决"等功法宣泄之。

四、病案分析

历代医家诸多采用移精变气的心理治疗手段治疗心身疾病的案例，充分说明了移精变气作为中医意疗在临床上使用是非常有效的。

《灵枢·杂病》记载："哕，以草刺鼻，嚏嚏而已，无息，而疾迎引之，立已，大惊之，亦可已。"

讲述的是治疗呃逆不止，除"以草刺鼻"等方法外，还可以用"大惊"的方法治疗。这是经验证明非常有效的以转移患者注意力即移精变气来治疗呃逆的方法。

《儒门事亲》记载："昔闻山东杨先生治府主洞泄不已，杨初未对病人，与众人谈日月星辰及风云雷电之变，自辰至未。而病者听之竟忘其圊。杨尝曰：治洞泄不已之人，先问其所好之事，好棋者，与之棋；好乐者，与之笙笛勿辍。"

本案例载述了医者治疗府主洞泄不止，在诊治时并未开方措药，而是与患者大谈日月星辰及风云雷雨之变，自辰时至末时连续七八个小时不停止，患者听得入神，连上厕所都忘了。此案杨氏提出"先问其所好之事"，即事先了解患者的兴趣、爱好，有目的的选择移易之内容，以诱导患者转移心境，是用本法取得良效的关键。

《仪真县志》记载：明代眼医李瞻，治一肝火上炎之红眼患者，因其性情急躁，服药效果不佳反渐加重。李知其情况后，假装吓唬他说，近几日内，火毒会流窜到大腿而生脓疮，那样将会更难治疗。患者便把注意力由眼疾转移到日夜担心他的腿会发脓疮，转移了患者对病位的过度关注，于是几剂药后患者眼疾便好了，亦未见脓疮发作。

《历代中医心理疗法验案类编》载有：岳州有名医某，闻声即知病之所在。某心微痛，请诊之，诊毕曰："心将生痛，不可为也。"其人哀恳，医竭智图之，明日曰："思得一方，故妄为之。"因用笔于患者左腿上画一黑圈，大如杯，诫曰："务刻刻目注圈内，心想圈内，自以为肿矣，发热矣，痛极矣，使一刻不如是，痛必不治。"其人如诚，至七日，果红肿，起一大痛。医曰："心痛已移于此，可保无虞。"后医之未久即瘳。此医案讲述了患者心微痛，医者设法使其将注意转移至左腿，从而缓解了心微痛。

五、注意事项

"移精变气"，是指医家用各种方法移易患者的性情，以达到调节脏腑气机的目的，进而治愈疾病的一种方法。《内经》专列了"移精变气"一论，可见古代中医已把"移精变气"作为一种重要的治疗手段用于临床。

如《欧阳永叔集》曾记载"宋代文豪欧阳修曾患幽忧之疾，食欲大减、跌进汤药无效。后受宫声数行，得宽。久则乐之愉然，不知疾在人体矣。故叹曰：'用药不如用乐矣'"。

通过将注意力转移到音乐当中，从音乐中获得乐趣，使得幽忧之情绪得以转变为愉然之情绪。而愉悦之情绪又可调节紊乱的气机，使其久病之疾不药而愈。正如《红炉点雪》所说："歌咏所以养性情，舞蹈所以养血脉。"

清代医家叶天士亦十分重视"移精变气"的心理疗法。他在《临证指南医案》一书中说道："郁症全在病者能移情易性。""浊饮不解，经谓之膈消，即上消症也。言心移热于肺，火刑金象。致病之由，操之太多，刻不安静。当却尽思虑，遣怀于栽花种竹之间，庶几用药有效。"

叶天士认为治疗消渴，应让患者把注意力转移到栽花种竹之间，此理论与现代医学认为糖尿病乃心身疾病的观点是十分相近的。

要注意临床上对"移精变气"的应用，应考虑患者的疾病严重程度，如果疾病较轻，或处于亚健康状态，通过转移注意力，改变精神状态，利用机体自身的调节功能，是可以不药而愈的。但对于较为严重的疾病，依然需要针药配合，这点在《内经》中早有明示。

心身疾病病理过程中，一些导致或影响疾病的境遇或情感因素常成为患者心身功能的相对稳定的刺激灶，它反复地作用于心身功能，使之日趋紊乱，而这种紊乱又强化着这类刺激作用，以致形成恶性循环，使病症迁延难愈。移精变气疗法是通过有意识地转移患者的病理性注意中心，以消除或减弱它的劣性刺激作用。

第五节　顺情从欲

一、概述

顺情从欲，也称顺情从志或顺意疗法。它顺从患者的意志、情欲，以满足患者的心身需要，使患者从被压抑的情绪下解脱出来。医者在认真倾听病情之后，对患者表示理解，患者通过消除自卑感和无助感，同时毫无保留地把心理的郁结宣泄出来，通过发泄，缓解压力，放松心情，从而获得一定的心理满足感。

该疗法主要运用于由情志意愿不遂所引起的心身疾病。它类似于现代心理治疗中的支持疗法。

《古今医案按》曾有这样一个案例：一个妇女怀疑其丈夫有外遇，非常痛恨第三者，结果因病而发狂，早晚言语不断，全家人都束手无策。于是，有个大夫想了个办法，暗中派人对女患者说，她所怀疑的第三者已经中暑死了。患者一听她的情敌不在了，疾病很快便痊愈了。患者的愿望得到了满足，病也就自然好了。

《荀子》也说："凡人有所一同，饥而欲食，寒而欲暖，劳而欲息，好利而勿害，是人之所生而有也。"说明每个人的基本欲望是生而具有的。物质决定精神，对于正当而必要的生活欲望不能得到满足所导致的神情病变，仅用劝说开导、移情易性是难以解除患者疾苦的。顺情从欲疗法的创立，不仅为中医的治疗学增添了光彩，同时也丰富了中医学的理论宝库。情志既可致病，又可治病，这一独到见解，在医学心理学史上有着特殊的意义，它深化了医学科学关于情志活动对人体影响的认识。正因如此，该疗法向来为中医学家所重视。

二、治疗原理

人的一切活动都是为了满足生理需要和心理需要，不论是维持生存的基本需要，如饥而思食、寒而御衣，还是在社会化过程中逐渐产生的更高级的需求，如获得爱情、赢得尊重，或是自我价值实现等。只要得不到满足，就会出现各种或轻或重的身心问题。古代医家对此早有认识，并在临证中加以引用。

如张景岳说："依情病者，非情不解，其在女子，必得愿遂而后可释。""若思虑不解而致病者，非得情舒愿遂，多难取效。"

这阐明了情感需求得不到满足，不仅会成为致病的原因，而且在治疗上只有情舒愿遂，才能取得疗效。

清代赵濂也在《医门补要·人忽反常》中说："凡七情之喜惧爱憎，迨乎居室衣服，饮食玩好，皆与平昔迥乎相反者，殆非祸兆，即是病机，他人只可迎其意而宛然劝解，勿可再拂其性而使更剧也。"

他对人的需求的认识更加深刻，认为人的需求来源无外乎物质层面和精神层面，只要得不到满足，都会成为病因，或满足或劝解，才是治疗的首要方法，如果拂其性，则会使病情更加加重。

《灵枢·师传》中记述："人之情，莫不恶死而乐生，告之以其败，语之以其善，导之以其所便，开之以其所苦，虽有无道之人，恶有不听者乎？"

从心理治疗的角度，告诉患者什么情况下疾病会恶化，怎样与医者合作使病情好转，引导患者掌握对治病有利的做法，开导患者解除心中苦闷。也就是说，让患者以正确的态度对待疾病，配合医者以取得最佳的治疗效果。所以有"百姓人民，皆欲顺其志也"（《灵枢·师传》）之说。当然对患者的需要，也要考虑是否合情合理，不能一味地迁就。一方面医者对患者的境遇要充分尊重、体谅和同情。另一方面要和家人进行有效沟通，对合理的要求，劝说家人予以满足，对不合理的要求，与家人一起，帮助患者共同克服。

明代医家李渔在《闲情偶寄·疗病》一书中对以顺情从欲法疗疾的原理论述得极为深刻。李渔认为，医无定格，救得命活，即是良医，医得病愈，便是良药。所以一物与一事均可以意为医。其一，凡人之一生，必有偏嗜好一物，癖之所在，性命与通，剧病得此，皆称良药。其二，人无贵贱穷通，皆有激切所需之物，如穷人所需者财等，其人急需之物，可以当药。其三，人心私爱，必有所钟。其人钟爱之人，可以当药。如凡有少年子女，情窦已开，未经婚嫁而至疾，疾而不能遂愈者，唯此一物可以药之。其四，欲得未得之物，是人皆有。如文士之于异书，武人之于宝剑等，皆可当药。其五，凡人有生平向往，未经谋面者，如其惠然肯来，以此当药，其为效也更捷。故平时契慕之人，可以当药。其六，平素常乐为之事，可以当药。如李渔一生无他癖，惟好著书，忧藉以消，怒藉以释，牢骚不平之气藉以铲除，他无疾不试，无试不验。其七，人有偏好，即有偏恶。偏好者致之，即可无疾。所以生平痛恶之物与切齿之人，悉皆去之，亦可当药。

总之，顺从患者的意志、情绪，满足患者的心身需要，使患者怡悦开怀，心情舒畅，即可取得很好的疗效。

三、具体治疗技术

1. 心理反佐法

心理反佐法，指在某些方面顺应当事人意愿，给予适度心理满足，以辅助主导心理治疗的方法。该疗法的提出受中药服用反佐法的启示。中药服用反佐法认为，温热方药中加少量寒凉药，或治寒证则药以冷服法，寒凉方药中加少量温热药，或治热证则药以热服法。此虽与上述所讲不同，但亦属反治法之范畴，多用寒极、热极之时，或有寒热格拒现象时。正如《素问·五常政大论》所说："治热以寒，温而行之；治寒以热，凉而行之。"如是，可以减轻或防止格拒反应，提高疗效。当患者出现心理阻抗时，会出现不合作的态度，为减轻其阻抗，让对方能够接纳自己，可采用此法。

这期间要求治疗师能够包容患者并分析其阻抗原因，通过建立良好的咨访关系推动治疗的进展。

2. 倾听法

倾听，是建立良好医患关系的基础。有时候患者不需要任何帮助，只需要一个耐心、同感的倾听者。倾听更是一种心理上的倾听，心理倾听是指医者不仅倾听患者的语言内容，也注意患者语言叙述中语调的抑扬顿挫、声音的高低强弱，以及伴随患者的非语言行为。非语言行为蕴藏的信息往往比语言行为来得丰富、真实。语言行为是患者可以觉察的习惯模式，非语言行为则是患者没有觉察的习惯模式。可以觉察的习惯模式是一种任由患者操控的适应性反应，让人舒服但带有虚假成分；没有觉察的习惯模式无法由患者操控，虽毫无修饰、令人难堪但真实自然，是患者内在的真实声音和真实告白。

有些患者心口不一，在谈到对某事的感受时反复强调自己一点儿也不生气，却满脸通红、拳头紧握，一副要打架的姿势；有些患者语言高昂有力，身体却后退萎缩。医者在聆听患者的叙述时，要仔细观察患者的身体动作，才能真正看透患者的内心世界，设身处地，感同身受，让患者感动于医者的理解与陪伴，自愿卸下面具，呈现本来的面目，倾吐心声。

3. 支持法

支持疗法是医者采取劝导、启发、鼓励、支持、同情、说服、消除疑虑、保证等方式，来指导患者分析认识当前所面临的问题，使其发挥自己最大的潜在能力和自身的优势，正确面对各种困难或心理压力，以度过心理危机，从而达到治疗目的的一种心理治疗方法。

当一个人心理上受到挫折时，最需要的莫过于他人的安慰、同情与关心。因此这一原则就在于提供所需的心理上的支持，包括同情体贴、鼓励安慰、提供处理问题方向等，以协助患者度过困境，处理问题，应付心理上的挫折。

但需注意的是，医者的支持要适度和有选择性，就像父母不宜盲目疼爱或袒护自己的孩子一样。通常说来，"支持"不是"包办"，医者要考虑患者所面临的心理挫折的严重性、自身的性格及自我成熟性，应根据处理问题的方式及应付困难的过程做适当的支持，此外，支持并非仅口中说说，而应在态度上有真切表示，让患者体会到事情并非他想象的那样糟。鼓励患者所叙说的事情要有依据，不能信口开河、乱编一气，否则对方不会相信并接受。

四、病案分析

《名医类案》载：一啼哭不止小儿，诊之无病，从而断定系"无病呻吟，必有所欲不能言也"。将哭前曾玩过的马鞭子给予患儿，啼哭立止。

《古今医案按》载：一个妇女怀疑丈夫有外遇，"因病失心狂惑，昼夜言语相续不绝，举家围绕，捉拿不定"。王中阴暗中派人对女患者说：她所怀疑的第三者已经中暑暴亡。患者无意中听说情敌已死，身体很快便痊愈了。

《续名医类案》载：万全治疗一位"惨然不乐，昏睡不乳"的小孩，认为病因是小孩失去了小伙伴，小孩的父亲叫回小伙伴后，患儿马上就高兴起来了。

明代蒋晓治一小儿"忽不乳食，肌肉尺削，医以为疳"，晓曰："'此相思证也。'……晓令取平时玩弄之物，悉陈于前，有小木鱼，儿一见喜笑，疾遂已。"

明代陈实功曾治愈一个患瘰疬病的女子：该女子爱上了一位男子，但其父因男家贫不许，女因之抑郁而致病，瘰疬坚硬如石，且发热咳嗽，月经断绝。陈实功详细了解病情后说："要治好此女身上的病，必先治好心里的病。"其父问何药能治？陈实功述说病因后，其父恍然大悟，欣然同意将女子嫁与该男子。婚后三个月，症状随之大减，此时陈实功给逍遥散等内服，并用火针外点瘰疬，敷以琥珀膏调治而愈。

五、注意事项

顺情从欲是中医心理治疗和养生保健的重要方法。对于人们心理上的欲望，应当有分析地对待。一要看是否合情合理，是否符合人的正常需要；二要看是否现实可行；三要看是否适度适量。若是合理的欲望，客观条件又能允许时，应当尽力满足其所求或所恶，如创造条件以改变其所处环境，或对其想法表示同情、理解和支持、保证等，皆属顺情从欲的内容。

在一定的社会条件下，欲望总是不可能全部得到满足的，尤其对于那些胡思乱想、淫欲邪念、放纵无稽等错误的、不切实际的欲望，自然不能纵容和迁就，而应当善意地、诚恳地采用说服、引导、教育等方法进行处理，使其明白自己欲望的本质，当其对自己的欲望（尤其是潜欲）有所了解时，临床症状自会得到缓解。

当某种个人欲望未能得到满足，遂致内怀深忧而生情志病变，宜采用顺情从欲的方法进行医治。中医治疗心理疾病重在于心、于性、于情，即"欲治其疾，先治其心，必正于心，乃资其道"。在现代社会中，有些人是由于心理的欲望得不到满足而导致疾患的，因此在临床中要耐心地了解患者是由于何种原因引起的愿望，要分析患者的要求是否合理，从而考虑如何帮助患者解决。很多社会因素，诸如自然灾害、政治动乱、客观原因造成的贫富不均、不公平的社会竞争等，常常是造成人的心理失衡、情绪紊乱乃至各种心身疾病和精神疾病的重要因素，但这些因素远非某个人的力量所能把握，因此，顺情从欲，实际上很难做到，也远远超出了心理治疗的范围。所以在多数情况下，解决情绪困扰所导致的健康问题，需要更多地把注意的焦点放在患者身上，通过调动患者的内部力量，激发其自身潜在的调节机制来实现情绪的平衡，达到治疗疾病的目的。

第六节　暗示诱导

一、概说

暗示诱导是指医者采用含蓄、间接的方式，对患者的心理状态产生影响，以诱导患者在"无形中"接受医者的治疗性意见，既可以巧妙地通过语言，也可以通过行为、情景等积极暗示，剖析本质、真情，以解除患者的疑惑，从而达到治疗由情志因素所引起的疾病的心理疗法。

暗示诱导法是一种古老而又有效的心理治疗方法，最早的"祝由"法就是借暗示达到治疗目的一种方法。暗示可以转变人的观念，但不是靠简单的说教和论证，而是利用医者的权威性或借助一些针、药手段，把有利于疾病好转的观念直接"移植"到患者的头脑中，而患者则对此深信不疑。

如张子和在治疗内伤发热患者时，就嘱咐其"面北端，想北海雪浪滔天，冰山无际，大寒冷之气"，再配合药物消除热症，就带有明显的寒冷暗示效应。

暗示诱导区别于移情变气的地方可能是在"无形中"将一些具有启发性的观念植入患者的潜意识中，并在患者的日常生活中起到作用，而移情变气则更侧重其显意，也就是让患者能在意识层面清楚医者所提出的指导意见。目前，暗示作用的机制并不十分清楚，但可以肯定的是，暗示确实可以对人的心理和生理产生双重效应。暗示诱导主要适用于由疑心、猜测所导致的幻觉、抑郁等病证。

二、治疗原理

暗示是通过人的意识发生作用的。意识的内容很复杂，大致可分为显性意识和潜性意识两类。显性意识是自己易觉知的意识，包括感觉、知觉、记忆、思考等心理活动。潜性意识是自己不易觉知的意识。

外界信息之所以能绕过思考而影响潜性意识，是由于人有简化思维的习惯，第一种简化思维的方式是条件反射；第二种简化思维的方式是人的模仿本能；第三种简化思维的方式是简单联想。在暗示的机制中，除了简化思维的习惯避开思考的干扰外，潜性意识本身也能直接接收外界信息，一种是通过显性意识的感觉直接进入，如现在的广告效应及俗语所说："一朝被蛇咬，十年怕井绳"就是这种机制；另一种潜性意识接收外界信息的途径是心灵传感，它是一种超心理现象，比如平常我们所见的"以气势慑入""不怒而威"的现象，应该说都有心灵传感的作用在其中。在治疗疾病时医者树立起坚强的信念，以意志力影响患者战胜疾病，是非常必要的。

《素问·调经论》中说："按摩勿释，出针视之曰，我将深之，适人必革，精气自伏，邪气散乱。"这就是说，针刺时医者应按摩其病处，手不释散，并拿出针给患者看，然后对患者说：我将深而刺之，患者闻之则会身心忻悦，情必改异，忻悦则百体俱纵，精气潜伏于内，邪无所据，自被攻散，这是与针灸并用的暗示疗法。

三、具体技术

暗示诱导分为积极暗示和消极暗示两类，其效果可以是正面的，也可以是负面的。暗示诱导作为一种心理疗法是医者有意应用积极暗示的方法治疗其心身疾患，促使患者恢复心身健康。因此实际应用暗示诱导时须谨慎、灵活，并应严格针对患者的心理活动特点。运用此法的医者必须具备一定的权威性和影响力，且具有较强的分析推理能力，掌握丰富的社会学和生理学知识，特别是要取得患者的充分信任，以便使暗示更趋正性、稳固、持久和巧妙。同时应选择那些易受暗示的患者。

暗示诱导的方法主要有语言暗示或借物暗示。语言暗示不仅包括词句语言，而且包括行为语言，如治疗者的神态、表情、动作等的暗示诱导作用。语言有着惊人的力量，"望梅止渴"的典故说的就是曹操借梅林之暗示，使行军途中燥渴的将士得以暂时口生唾液而缓解口渴。借物暗示指借助于一定的药物或物品，暗示诱导出某些现象或事物，以解除患者心理症结的方法。安慰剂的作用就属于这一类的暗示。应该注意的是应用借物暗示时必须认清病情，谨慎从事，切不可令患者看出任何破绽，否则就难以达到理想的效果。暗示疗法尤为适合于因疑心、误解、猜测、幻觉所导致的心理障碍和与文化因素相关的精神疾病情况。因此，首先必须搞清楚"因什么而病"，其次应取得患者的充分信任，理解患者的感受与想法；然后再根据患者的具体情况设计与选择合适的暗示程序与方法。

中医暗示诱导方法可以辅助推拿（按摩）、针灸、膳食疗法和中药治疗合并进行，其效果更为理想。

四、病案分析

我国历代医家擅长应用暗示诱导法治疗疾病者不乏其人，本章前面列举的病案，也多含暗示技术，再举一例：

《奇症汇》记载："夏子益奇疾方云，有人病卧床，四肢不能动，只进得食，好大言，说吃物，谓之失说物望病。治法如说食猪肉时便云，你吃猪肉一顿，病者闻之既喜，遂置肉令病人见，临要却不与食，此乃失说物望也，当自睡中涎出便愈。按此症为阳盛则于内，故好大言，而善说吃物。且阳盛则气壅。气壅则脉络不利，故四肢不能动。治说所食之物，而即许食之，使病人心喜，既经所谓喜则气散，然置物令见，却不与食者，所谓食人于阴，长气如阳，故但使其望见，彼见所喜之物，而不得食，故便能使口中涎出。盖涎即痰也。痰即火，火即气，同物而异名，涎出则气自衰，而病自愈也"。

另举两例应用"以欺治欺"法治疗心身疾病的案例。所谓"以欺治欺"法就是对诈病和疑病者以欺骗方法制伏其欺骗行为而取得疗效的暗示疗法。即使在今天，我们治疗诈病亦还在用这种"以欺治欺"的疗法。诈病是患者假病、装病，虽然乍一看病情甚重，但毕竟漏有破绽，医者治疗诈病也因其假而假之。

《北梦琐言》载：唐时京城医者吴元祯治一妇人，误食一虫，常疑之，由是致疾。频治不减。请吴医之。吴揣之所患，预戒之曰：今以药探吐，以盆盂盛之。当吐时但言有一小蛤蟆吐出且遁去。然切不可令病人知之。是诳给也，此剂顿除。

《续名医类案·诸虫》载：一人在姻家过饮醉甚，送宿花轩。夜半酒渴，欲水不得，遂口吸槽中水碗许。天明视之，槽中俱是小红虫，心陡然而就惊，郁郁不散，胸中如有蛆物，胃脘顿觉闭塞，日想月疑，渐成痿膈，遍医不愈。吴球诊之，知病起于疑，剪结线红色者如蛆状，以巴豆二粒同饭捣烂，如红线丸十数丸。令病人暗示内服之，又于宿盆内放水，须臾病人泻而坐盆。泻出前物，荡漾如蛆，开窗使亲视之。其病从此竟解，调理后痊愈。

五、注意事项

心理学上的暗示标准不在发生示意方，而是指接受示意方的心理、生理、行为在自身不明白的情况下，受语言、动作、意念或情境的影响而发生改变。例如我们常说的"近朱者赤，近墨者黑"，就是指人在不知不觉中被潜移默化，受到改造。在暗示现象中，发生示意方可以是无意、含蓄的表示，如古代帝王看见日食就认为是上天示警，往往减刑罚、省徭役，日食对接受暗示方就是无意、含蓄的现象；发出暗示方也可以是有意明确的指示，如在催眠疗法中，催眠师让患者醒后去做某事，患者醒后会去照办，这就是明确的指示；但无论发生暗示方是有意、无意、明确、含蓄，对接受暗示方的显性意识来说都是不明不白的。古代帝王自以为明白了上天的警示，其实上天何尝有减刑、省役之意，究其原因应是他们潜意识中的畏惧感。需要特别提出的历史上的祝由疗法也与暗示疗法有关，做法者紧抓患者的心理，故弄玄虚披上神秘的色彩，使其易取信于患者。暗示性的高低或暗示的效果与受暗示者的气质、性格、受教育的程度以及暗示者的权威都有关系，一般而言，患者信任的人，有权威的人，其语言、行为往往容易对受暗示者产生效果。

第七节　志　意　以　绳

一、概述

志意以绳，绳为纠正、约束，指用一定的方法行为，改变现有的意志，使之从意志到行为恢复常态。将中医理论与现代行为治疗理论结合加以运用，用中医的治疗方法帮助患者纠正异常的行为以及建立某些适应性的行为，将其概括为志意以绳。

此法是借助了现代心理学中有关行为的理论，对古代医家的治疗经验和案例加以整理和总结而成。在广博的中医古籍中，类似于行为疗法的内容确实很多，常用的有习以平惊法、厌恶矫正法、正意顺念法、行为诱导法、行为满足法等。

二、具体技术

1. 习以平惊法

习以平惊法就是让患者习惯于接触有害的刺激因素，提高其适应能力，使之不再对该刺激因素敏感，以治疗由情志因素所引起病证的一种心理疗法。"惊者平之"语出《素问·至真要大论》，原意是惊悸怔忡之疾，当以镇静安神定志之治法使之平静，后张子和对此有所阐发，并独树一帜地提出"平谓平常也。夫惊以其忽然而遇之也，使习见习闻则不惊矣"。从而明确提出"惟习可以治惊"，巧妙地把致病原因转化成治疗手段。后世则依据"习见习闻则不惊"之理提出治疗心疾的习以平惊法。习以平惊法主要适用于因情志因素所引起的神精过敏性病症。

习以平惊法类似于西方心理治疗中的系统脱敏疗法，《素问·至真要大论》中提到"惊者平之"，从"惊变"为"平"即是脱敏。系统脱敏法是诱导求治者缓慢地暴露在导致神经症焦虑、恐惧的情境，并通过心理的放松状态来对抗这种焦虑情绪，从而达到消除焦虑或恐惧的目的。治疗的程序是逐渐加大刺激的程度，当某个刺激不会再引起求治者焦虑和恐怖反应时，施治者便可向处于放松状态的求治者呈现另一个比前一刺激略强一点的刺激。如果一个刺激所引起的焦虑或恐怖状态在求治者所能忍受的范围之内，经过多次反复的呈现，他便不再会对该刺激感到焦虑和恐怖，治疗目标也就达到了。中医行为疗法的习以平惊法在治疗原理上与现代行为疗法的系统脱敏法相同，只是操作程序不够具体，刺激等级的划分和步骤的施行没有形成固定的模式和方法。

《续名医类案·惊悸》载："张子和治卫德新之妻，旅中宿于楼上，夜值盗劫人烧舍，惊坠床下，自后每闻有声，则惊倒不知人。家人辈蹑足而行，莫敢冒触有声，岁余不痊。诸医作心病治之，以人参珍珠及定志丸皆无效。张见而断之曰：惊者为阳从外人也，恐者为阴从内出也。惊者谓自不知故也，恐者自知也……乃命二侍女执其两手，按高椅之上，当面前置一小几，张曰：娘子当视此，一木猛击之，其妇大惊。张曰：我以木击几，何以惊乎？伺稍定击之，惊又缓，又斯须连击三五次，又以杖击门，又暗遣人画背后之窗。徐徐惊定而笑曰：是何治法？张曰：内经云，惊者平之，平者常也，平常见之，必无惊。是夜使人击其门窗，自夕达曙。夫惊者神上越，从下击几，使之下视，所以收神也。一二日虽闻雷声亦不惊……"

张子和为了让卫德新之妻明白惊恐产生原因，先叫她对面坐下，以木击茶几，她甚为惊恐，当说明了原因后，惊恐程度减弱，这样反复多次，明显见效，以后改从背后划窗户，进一步夜晚击门窗，都能闻声不惊，步步的行为暗示，使其逐渐明白并适应了惊恐，取得了很好的疗效。他阐明这个方法的原理是《内经》所言的"惊者平之，平者常也，平常见之，必无惊"。即先找出产生惊恐的原因，通过表演充分暴露他所恐惧的事物，"脱"其对声音"过敏"的恐畏心理，逐渐地松弛其反应，让惊恐刺激变为常见的事情，最后自然能完全消除恐惧。

2. 厌恶矫正法

厌恶矫正法是指把可以令患者产生厌恶情绪的感觉刺激与其病态行为紧密结合起来，使患者产生强烈的躲避倾向及明显的身体不适的感觉，从而矫正其病态行为的方法。常用于治疗酒癖、性行为变态、强迫观念等。

在治疗原理上，中医的厌恶矫正法与现代行为疗法中的厌恶疗法基本相同，都是把可以令患者产生厌恶情绪的感觉刺激与其病态行为紧密结合起来以矫正其病态行为的方法。此疗法的治疗次数和时间应根据不同病种而异。治疗时厌恶刺激应有足够的强度和持续时间，使其难以忍受而不得不消退其不良行为。随着不良行为的逐渐消退而加强对新的健康行为的形成。最好由当事人主动掌握这一疗法的要领，自觉接受厌恶刺激惩罚。可以说，现代行为治疗中的厌恶疗法是中医心理疗法的发展和完善，是一种通过惩罚来消除不良行为的治疗方法。现代行为疗法在采用厌恶疗法时，选用厌恶刺激时更为慎重，充分考虑患者的生理健康和心理承受力，以免对患者产生损害，并制定了现代临床心理学从业人员伦理守则以规范治疗行为。

《吴鞠通医案》记载：有章姓病人"不时脱尽衣裤上大街"，吴鞠通一边用小竹板打他，边命令其穿衣服，患者"知痛后而自着衣，着后稍明"。

《世医得效方》记载：一个嗜酒如命的酒鬼的家人把他手脚捆绑起来，放一坛酒在酒鬼口边，"其酒气冲入口中，病者急欲就饮，坚不与之"。一会儿病人吐出一块瘀血。家人将瘀血放入酒中烧煮。瘀血形状难看，又散发出恶臭味。这个嗜酒如命的人"自后虽滴酒不能饮也"。

这些案例就是利用一种使人厌恶的刺激，以戒除不良嗜好或行为的疗法，即现代心理治疗中的厌恶疗法。

3. 行为诱导法

行为诱导法是对患者进行行为的诱导，以矫正变态行为。《医部全录》有记载：让患者闻煮牛肉时散发的香味，以诱导食欲。

《儒门事亲·病怒不食》记载：一妇人不欲食，张从正令"其旁常以两个能食之妇，夸其食美，其妇亦索其食，而为一尝之。不数日，怒减食增，不药而瘥"。此以能食之妇，夸其食香味美，藉以诱导病妇，引起食欲，故食增而病愈。

4. 行为满足疗法

行为满足疗法是指满足患者的行为需要，解除致病因素的疗法。明代蒋晓治一小儿"忽不乳食，肌肉尺削，医以为疳，晓曰：'此相思证也。'……晓令取平时玩弄之物，悉陈于前，有小木鱼，儿一见喜笑，疾遂已。"该案用玩具满足患儿之需求，消除病因，故疾可已。此外，眷念亲人者，团聚之；思念陪伴者，君回之；思乳者，与之乳；言之而人弗信，因悔致病者，以物证其言不诬，皆是行为满足之法。

三、注意事项

中医行为疗法治疗方法设计精巧，疗效明显。同西方现代行为治疗相比更重视患者的自我调节，注重个体差异，秉承了中医学的"同病异治，异病同治"原则。在治疗恐怖症、抑郁症、不良情绪导致的躯体化症状和矫正不良行为等方面有显著效果。有其独特的优点和长处。然而，中医行为治疗也存在局限性：重实践而轻理论，缺乏量化研究。心理治疗案例的记载仅用一些描述性的语句，难以精确全面地反映出治疗过程和方法，不利于心理治疗技术的推广和发展。通过发掘和吸收中医行为疗法的优点有助于找到适合中国文化传统和民族心理的心理治疗方法，这也是发挥中医心理治疗的优势和推动心理治疗中国化的必经之路。

第八节　宁神静志（正意顺念）

一、概述

宁神静志，就是要求人们通过静坐与静卧或静立（内观调息）、正心诚意以及自我控制调解等方式，排除一切杂念，将自己的注意力集中于当下的体验、意念和症状，通过志意系统的调节适应功能，帮助个体建立起身心之间的反馈调节机制，解除忧愁和心烦，让自己变得内心宁静的治疗方法。

《灵枢·本脏》："志意者，所以御精神，收魂魄，适寒温，和喜怒者也。……志意和则精神专直，魂魄不散，悔怒不起，五脏不受邪矣。"

"志意"系统作为人体的控制、调节机制，对心理活动中的情绪反应、认知过程、机体反应性、机体对环境气候和病理状态下的调适性等各方面具有调控功能。《素问·汤液醪醴论篇》："精神不进，志意不治，故病不可愈。""志意"系统协调机体内外，调和阴阳平衡，对于个体的身心健康和疾病防治具有重要意义。

二、治疗原理

宁神静志（正意顺念）在医疗实践中主要起两种作用：一是强壮正气，防病保健；二是增强抗病能力，祛病除疾。一个人的神志保持安宁，就能少生疾病，健康长寿；即使患病，亦易治疗，恢复健康也比较容易，这是神收藏于内的缘故。反之，躁动不安就易患病，并且得病也不易治愈。

宁神静志（正意顺念）的调节功能主要体现在御、收、适、和四个方面。"御"即统摄精神，令之不乱；"收"即安魂定魄，使之不散；"适"即调试寒温，以适应外界变化；"和"即调和情志，使之无不过或不及。所谓"正意"，正是发挥"志意"的"御""收"功能，通过系统对人的行为、意识、精神及本能活动的综合感知和统摄作用，促使个体对于此刻、当下形成一种专注而稳定的自我觉知。而"顺念"则是发挥"适""和"功能，通过系统对人体的环境适应以及情绪调节方面的作用，帮助个体采取清静无为、顺其自然的态度来体验当前的想法、情绪、病症，从而达到改变认知，改善情绪，实现身心反馈调节的目的。

《素问·上古天真论》说："无恚嗔之心……外不劳形于事，内无思想之患，以恬愉为务，以自得为功，形体不敝，精神不散，亦可以百数。"

此即精神内守、静志安详的心理疗法在养生延年、防治疾病中的能动作用。宁神静志、调摄精神的使用，还应注意顺应自然界四时气候的变化，如"春三月应保持心情舒畅，勿使抑郁，以顺生法之气……"进一步显示出了"天人相应"的中医心理治疗的重要观点。

三、具体治疗技术

1. 禅修

禅，从形式上来看，与现代心理治疗要达到的目标是相同的，主要手段也是一样的。它强调自我思维的"静虑"，保持潇洒的一种心态。其宗旨是"明心见性"和"彻悟心源"。禅修，也称坐禅，从某种意义上相当于"认知行为疗法"，即在认知方面"内向自省"，不受外界的干扰，以求得省悟；行为方面即采取"静坐冥思"的方式来调整身心。精神分析学家荣格对其进行了五个技术要点的总结，即调息、不净、慈悲、因缘和念诵。因此，它对于增进入际关系的和谐融洽，形成一心一境的"禅定"个性，清除潜意识、意识上的成见和偏见等有重要作用。

现代社会，生活节奏加快，每个人承受的压力都在无形中增加了许多。但是修习了禅以后，现代化生活的烦恼会减少，对事情的看法也不会颠倒，在理解禅意后，很多矛盾、差别的现象也可以统一起来。生活的压力来自内心的散乱，以及对生活现象的错误认识，修禅可以静心息虑，找回自我，帮助我们辨别邪正，厘清错误，压力也就自然消除。

2. 内观

内观的意思是如实观察，也就是观察事物真正的面目，是透过观察自身来净化身心的一个过程。开始的时候，借着观察自然的呼吸来提升专注力，等到觉知渐渐变得敏锐之后，接着观察身和心不断变化的特性，体验无常、苦及无我的普遍性实相，通过这种直接的经验去了知实相的方式，就是净化的过程。内观也是向内观察自己身心实相的一个方法，以智慧洞见一切烦恼的根源，从中解脱；内观是开展内心智慧及发展爱心的一种过程，使人能以安详的心态去面对生命的起伏。它是治疗身心痛苦的一剂良药，使内心达到完全净化，宁神静志。

《明医杂著》记载："昔人有云：我但卧病，即于胸前不时手写死字，则百般思虑俱息，此心便得安静，胜于服药。此真无上妙方也。盖病而不慎，则死必至，达此理者，必能清心克己，凡百谨慎，而病可或瘥，否则虽有良药无救也。"

当患者得知自己无药可救时，不加逃避、不加评判地关注自己当下的想法，以手指在胸前反复写"死"字，不仅获得了对"死亡"念头的再认知，并且达到了平息思虑、静心疗法的目的。

《生生子医案》记载："崔百原公者，河南人也。年余四十矣，而为南勋部郎。患右胁痛，右手足筋骨俱痛，艰于举动者三月。诸医作偏风治之不效。驰书邑大夫祝公征予治。予至，视其色苍，其神固，性多躁急。诊其脉，左弦数，右滑数。时当仲秋，予曰：此湿痰风热为痹也。脉之滑为痰，弦为风，数为热。盖湿生痰，痰生热，热壅经络，伤其营卫，变为风也。公曰：君何以治？予曰：痰生经络，虽不害事，然非假岁月不能愈也。随与二陈汤加钩藤、苍耳子、薏苡仁、红花等饮之。数日，手足之痛稍减，而胁痛如旧，再加郁金、川芎、白芥子，痛俱稍安。予以赴漕运李公召而行速，劝公请假缓治，因嘱其"慎怒、内观以需药力。"公曰：内观何为主？予曰：正心。公曰：儒以正心为修身先务，每苦工夫无下手处。予曰：正之为义，一止而已，止于一，则静定而妄念不生，宋儒所谓主静。又曰：看喜怒哀乐，未发以前，作何气象。释氏之止观，老子之了得一万事毕。皆此义也，孟子所谓有事勿正、勿忘、勿助长，是其工夫节度也。公曰：吾知止矣。遂上疏请告。予录前方，舁之北归，如法调养半年，而病根尽除。

3. 十二少，十二多

梁·陶弘景在《养性延命录》中指出：静志安神必须提倡十二少、戒除十二多："少思、少念、少欲、少事、少语、少笑、少愁、少乐、少喜、少怒、少好、少恶行此十二少，养生之都契也。多思则神殆，多念则神散，多欲则损志，多率则形技，多语则气争，多笑则伤脏，多愁则心摄，多乐则意溢，多喜则忘错惜乱，多怒则百脉不定，多好则专迷不治，多恶则憔煎无欢。此十二多不除，丧生之本也。"

尽管这只是人类精神生活领域的一种"乌托邦"式的理想境界，但努力参照，尽力实行，对人们试图告别亚健康、享有健康来说，还是有非常突出的实际意义的。

四、注意事项

宁神静志（正意顺念）疗法源自中国古代哲学思想，是一种具有典型的中国社会文化心理特征的传统心理疗法，更适合国人人格特质和社会文化基因。它所采取的清心、克己、内观、正心等方法，与西方心理治疗中的正念疗法所强调的"此刻觉知""注意当下""不做评判"具有异曲同工之妙。未来如何在现代心理学的框架下将中国传统心理治疗方法的精髓发扬光大，是一个值得深入关注和思考的问题。

第九节　占　梦　术

一、概述

占梦，即解梦，也称圆梦，即对梦的分析和解释。它也是古人解释梦象吉凶的一种占卜之术。占梦术是通过解释人梦中的现象来预测和诊断疾病以及治疗疾病的方法。对梦的认识，最早的记载始于甲骨文，字形像人依床而睡，以手指目，说睡梦中有所见，形象地表达了梦的所见。在天神崇拜的原始文化氛围里，古人认为梦是天帝对人的暗示，是显示吉凶的预兆，是天人对话与交流的一种选择方式。占梦术就是为了破译上天的昭示而产生的。占梦术的起源甚早，《诗经》时代已经有了专门负责占梦的官吏。

《小雅·正月》一诗中说："召彼故老，讯之占梦。"占梦就是官名。据《周礼·春官·占梦》记载，占梦官的职责是"掌其岁时，观天地之会，辨阴阳之气。以日、月、星、辰占六梦之吉凶"。六梦分别是正梦、噩梦、思梦、寤喜、喜梦、惧梦。占梦术发展到先秦则达到鼎盛时期。

中医学认为，梦与人体各部位的健康状况息息相关。中医讲"阴阳"，讲"气"，认为人体阴阳不调，气盛气衰，都可以致梦。不同器官之气的盛衰情况，可以引起不同的梦。根据不同梦象，可以了解人体的健康状况，了解各种器官的正常与否。从这个意义上说，梦是生命的一种自我暗示。

二、治疗原理

占梦术主要利用梦的内容材料，按照阴阳五行理论、脏腑辨证等中医理论学说，结合天人合一哲学分析方法来推衍和分析人的心理问题及其解决方法。如果按现代精神分析与认知心理学的观点，中医占梦术同样也不自觉地遵循了古人的一般思维分析与认知分析的逻辑。同时，占梦术也依靠占梦者的权威与暗示，从而产生心理治疗的效果。

这种以梦占病的方法，曾经是中医学的组成部分。诚然，我国中医学与阴阳五行学说有亲缘关系，人体占梦术也离不开阴阳五行。《灵枢·淫邪发梦》说："肝气盛，则梦怒。"梦中发怒，说明人肝气盛。占梦家就这样通过五行理论把梦象与人体的生理病理现象联系起来了。

如《内经》曾介绍过以梦占病的方法：阴盛，则梦涉大水恐惧；阳盛，则梦大火燔灼；阴阳俱盛，则梦相杀毁伤。上盛则梦飞，下盛则梦堕。梦见大火熊熊，自己被烤得燥热难受，则说明身体阳气太盛，为气燥，可能有或将出现热症、炎症，如脸上发烧、口舌生疮、身上长疖、口渴等。情绪上则亢奋不安，易躁易怒。梦见搏杀打斗、相互毁伤的场面，可能是身体中的阴气阳气都过盛，则做梦的人可能出现相应的病症。

三、具体治疗技术

1. 阴阳五行类推法

它是根据梦象的阴阳五行属性与人体脏腑相联系，再从脏腑的功能和五行的特点来解释的一种方法。

如《素问·脉要精微论》说："阴盛则梦涉大水恐惧，阳盛则梦大火燔灼，阴阳俱盛则梦相杀毁伤。"

《素问·方盛衰论》说："肾气虚则使人梦见舟船溺人，得其时则梦伏水中，若有畏恐。"

2. 脏腑辨证纳梦法

它是将各种各样的梦象作为一种症状表现，与其他表现结合在一起进行综合分析，对梦境进行解释的一种方法。

如《灵枢·淫邪发梦》："肝气盛，则梦怒。"

《灵枢·淫邪发梦》："厥气客于心，则梦见丘山烟火；客于肺，则梦飞扬，见金铁之奇物……"

3. 怪梦归痰（瘀）法

它是将千奇百怪的梦象用痰或瘀血来解释的一种方法。之所以有些梦境是因为痰或瘀所致。

4. 求本还原法

它是将梦境与现实生活的人物、事件、心理活动相联系，对梦境进行解释的一种方法。

如徐春甫《杂病广要·不眠》说："所谓昼之所思，夜之所梦。"

5. 辨析翻译法

它认为梦中的景物、事件是一种象征性的表现，需要进行辨析和翻译，揭示一定的意义。例如，梦饮食是胃的病变，因为胃主受纳腐熟。

通过释梦方法对梦境进行合理的解释，可以消除患者的恐惧和疑虑，克服消极心理，增强信心，调动人体的自疗能力以促进病症痊愈。

第十节　其他（摄心术）

摄心术的本质是心理控制，在古时又被称为"摄魂大法"，是一种控制人的心理、行为、意识的技术。摄心术指医者采用含蓄的、间接的、放松的、催眠的方法对患者的心理状态产生影响，诱导患者"无形中"接受医者的治疗性意见，从而达到治疗情志疾病的目的。在治疗中暗示是最主要的技术。古代的心理控制（摄魂大法）常与宗教、占卜、权威以及医学结合在一起，在现代高科技社会，心理控制一般又被称作催眠术，自我心理控制时又叫自我催眠术。该法应用范围十分广泛，但主要用于心理治疗。

在中国古代，祝由术是古老的摄心术之一。由于当时人们活水平低下，医药缺乏，科技不发达，祝由、气功、暗示等疗法在治疗疾病方面发挥了重要作用。这些方法可以求得平安的心理，激发患者的正气，转移患者的注意力，从而达到治疗的目的。

第三部分　传统文化心理治疗技术

第十七章 中国道家认知疗法

第一节 基 本 理 论

一、道家的基本处世养身之道

道家学脉源远流长，可追溯到远古时代。例如，母系氏族中的原始平等意识，以及物我一体、人天同构的自然生态意识，都为道家思想奠定了文化基础。

老子（约公元前571—前471年）是中国古代伟大的思想家，道家学派的创始人，所著《道德经》（又称《老子》）的哲学思想得到后来的庄子（约公元前369年—前286年）和他的门人后学的阐发而发扬光大，后世并称"老庄哲学"。这是中国历史上一部完整的哲学体系，对后来整个中华民族的思想、心理、政治和文化都产生过深远的影响。

老庄的道家哲学思想认为，"道"是派生天地万物的精神本原，指的是当代人所说的事物存在的规律，"德"是道的展开和在具体事物中的应用："道"犹如大树的根，"德"则是树上的枝叶花果。其主要思想是自然、无为、虚静、柔弱，倡导天人合一的思维方式、顺应自然的行为原则、返璞归真的价值取向、崇俭抑奢的生活信条、柔弱不争的处世之道以及重生养生的人生追求。

《老子》第十章写道："载营魄抱一，能无离乎？专气致柔，能如婴儿乎？涤除玄览，能无疵乎？爱国治民，能无为乎？天门开阖，能为雌乎？生之畜之，生而不有，为而不恃，长而不宰。是谓玄德。"

用"玄览"和"玄德"来讲明道与德的不同作用。所谓"玄览"，老子注云："心居玄冥之处，览知万物，故谓之玄览"，即为内心光明，为形而上之镜，能照察事物。"玄德"是"玄览"的体现，大道的具体化。

老子似乎在教导我们一种最朴素的"玄览引导"：第一步，将们的心身合一（"营魄抱一"）；第二步，集气到最柔和的境界（专气致柔）；第三步，洗清杂念，深入观照

（涤除玄览）。

老子在进德修业上主张要遵循"玄德"的三个基本阶段：第一阶段，要懂得内心放松（"无为"）；第二阶段，要懂得守静开放（"为雌"）第三阶段，要懂得不用心机，大智若愚（"明白四达"）。

从中，亦可总结老子对人生能"玄览可达、玄德可致"的六个要求：①个人心身的统一；②专气致柔的运用；③洗清杂念的观想；④无为而治的态度；⑤表里放松的心情；⑥大智若愚的操守。

显然，这些道家的处世养生之道，无论过去或者今天，都是一套行之有效的保健方法。其中包含了若干心理治疗的基本元素，它能缓解精神压力、抚慰精神创伤、调整心身状态，这些元素对于神经症及精神应激性障碍来讲，无疑是一剂对症良药。

二、中国道家认知疗法的由来

不难发现这样一个事实：在我国，从事心理治疗的医师和接受心理治疗的患者，几乎都是清一色的生活在中国社会的中国人，而我们所使用的心理治疗方法却大多来源于西方社会，它们的创立者，大多是生活在西方社会的西方人。

心理治疗是一门实践性很强的学科，无论是它的理论构建、价值取向还是操作方式都受到社会文化的深刻影响。从 20 世纪上半叶的精神分析一统天下，到 20 世纪中期行为医学的崛起，以及之后风靡一时的咨客中心疗法，我们都可以清楚地看到，西方心理治疗的发展与西方社会文化的变迁是亦步亦趋、息息相关的。可见，每一种心理治疗都产生于特定的社会文化中，因而适合特定的社会人群。

东方社会与西方社会的文化差异是不言而喻的。中国人习惯的思维方式、表达方式和接受方式与西方人也不尽相同。

这就不难理解，为什么我们在使用精神分析治疗时，有的患者会莫名其妙，中国的心理治疗师也有些"东施效颦"。

于是，我们逐渐意识到，原封不动地将西方的心理治疗搬到中国是不适宜的，心理治疗应该本土化。修正和改良是一条出路，钟友彬老先生的领悟疗法（一种修正、改良了的中国化的精神分析疗法）便是成功的范例。另外，运用我国独特的文化思想建立一套具有中国特色的、适合中国人的心理治疗方法，则是一条新思路。它是医师的需要，也是患者的需要。

有人曾认为"中国没有自己的心理学"，但也有一批曾受过西方心理学训练，又接受过中国传统文化洗礼的学者坚信中国有自己的心理学，称"我国古代的心理学思想丰富多彩，琳琅满目，给我们建立自己的科学心理学提供了大量有益的参考资料"。

我国历史悠久，多元传统文化交织并存。早在春秋战国时期，就有"百家争鸣"。但几经历史沧桑，大浪淘沙、优胜劣汰，流传至今并仍然影响着现代中国人的也不过只有几家，除却外来的释家，儒、道两家便成为中华传统文化的两大流派，儒家文化以北方华夏文化为根基，倾向人文主义；而道家文化以南方荆楚文化为依托，追求自然主义。儒家讲究修身、齐家、治国、平天下，有强烈的社会责任感，向往建功立业表现出自强不息、积极进取、迎难而上、舍生忘死和人定胜天的精神，充分展现了中华文化的阳刚之雄；而道家则讲究顺应天道、回归自然，享受生命、舒展个性，超然物外、清静无为，体现了中华文明的阴柔之美。毫无疑问，儒家的这种勇往直前、百折不挠的精神，对社会的发展和个体的心理成长功不可没。但是，无论是社会发展的道路或是人生成长的过程，不可能总是一帆风顺的，总会有挫折和坎坷，此时，道家的处世养生之道便可以抚慰心理创伤、解脱精神痛苦、稳定心身、养精蓄锐。儒、道两家，正如一阳一阴、一刚一柔，互助互补、相辅相成。

如果把人生比作生活，儒家思想就是粮食，常吃粮食，身体才能强壮；道家思想则是良药，一旦有了疾病，良药就成了最佳选择。林语堂说过："道家学说给中国人心灵一条安全的退路""是用来慰藉中国人受伤心灵的止痛药膏"。

三、中国道家认知疗法的创建

20 世纪 90 年代，我国湘雅医学院一批学者根据心理治疗的要求和我国的人文特点，对道家思想特别是其养生处世之道，进行了一番正本清源的研讨，弃其糟粕、取其精华，将其作为理论基础，并吸收现代认知疗法的成功经验，创立了中国道家认知疗法（张亚林，杨德森，1998）。经过全国范围内的多中心实践、总结、辩论、再实践、再总结，建立了中国道家认知疗法可供操作使用的程序。它主要是在道家哲学思想的引导下，通过改变个体的认知观念和调整应对方式，达到调节负性情绪、矫正不良行为和达到防病治病的目的。

第二节　基 本 操 作

道家认知疗法的具体实施，可分为五个基本步骤，即评估目前的精神刺激因素（actual stress factor，A）；调查价值系统（belief system，B）；分析心理冲突和应付方式（conflict and coping styles，C）；道家哲学思想的导入与实践（doctrine direction D）；评估与强化疗效（effect evaluation，E）。按每一步骤关键词的第一个学母，此治疗的操作程序可简称为 ABCDE 技术。

一、评估目前的精神刺激因素（A）

1. 操作时间

60 ～ 90 分钟。

2. 治疗目标

帮助来访者找出目前的精神刺激因素，并对精神刺激因素进行定性、定量和分类。

3. 内容和方法

应激有两种性质，一种叫良性应激（eustress），它可以激发潜能、振奋情绪、增进健康。另一种叫不良应激或称为苦恼（distress）。大量的研究表明，不良刺激可以影响神经系统、内分泌系统及免疫系统的功能，从而导致各种心身疾病和心理疾患。因此，找出主要的精神刺激因素，在缓解和治愈应激性疾病中有首要的作用。

为了使患者正确全面地理解应激源的概念，要向患者说明，精神刺激除了重大的突发事件以外还包括反复遭遇的日常琐事；除了令人悲痛的灾难以外还包括令人兴奋的喜事；除了客观存在的生活事件以外，还包括未成事实的错误感知、推测与幻想。应激源虽有其固有的性质和强度，但唯有患者实际感受到的精神压力才对健康构成真正的威胁。所以，要消除患者的精神紧张就要弄清患者的真实感受。为此，在与患者完成上述交谈后，必要时可使用自评的生活事件量表（life event scale，LES）评估患者的应激源。

通过的 LES 评估，我们可以比较全面地了解患者精神刺激的来源严重程度，然后经过综合分析，判定应激源是属于外在性的（即客观产生，如天灾人祸）或是内在性的（即引发于个体本身的，如杞人忧天），以便在治疗时采取相应对策。

在完成该步骤的同时，辅以一般性社会支持。

4. 治疗要点

不仅治疗师要了解患者的主要精神应激因素，而且要让患者明白这些精神因素与他们的症状有关系。然而，来访者并非都能清楚地知道他们患病的精神因素，或者不愿意承认这些精神刺激与他们的症状有关系。有时来访者认为有许多应激因素而不知从何说起，因此需要治疗师与其反复讨论与分析，方能找到主要的精神应激因素；有时来访者自诉找不到应激源，究其原因，可能因不承认有心理问题，或者因病耻感而不愿承认，或在谈及应激源时与道德品质、坚强与否联系起来，担心自己被人瞧不起而不愿意究其应激源，所以，治行者要对其来访者进行细致耐心地解释，说明心理反应与道德无关，消除他的顾虑，使其认真地回忆并如实地报告，才可能有所收获。

二、调查价值系统（B）

1. 操作时间

40 ~ 60 分钟。

2. 治疗目标

帮助患者完成价值系统序列表。

3. 内容和方法

个体对事物的认知和评价，在应激过程中有重要的中介作用。当事情发生时，不同个体会根据其自身的内部需要，分辨其性质，并做出是大利、小利、大害、小害或无利无害的评估。然后产生大喜、小喜、大悲、小悲或无动于衷的情感反应和相应的行为。由此可见，个体的内部需要是决定情绪和行为的关键。内部需要一旦改变，情绪和行为自然也会随之改变。

根据自己的内部需要形成了对各种事物的不同评价，最需要的是最有价值的，最不需要的是最无价值的，这就是个体的价值观。

人生在世，通常都有许多需要，如温饱、健康、爱情、金钱、名誉地位等。何为第一需要，何者次之，何者再次之，按序排列，便构成个人的价值系统。有的人嗜钱如命，他们信奉的是人为财死，鸟为食亡的信念；有的人爱情至上，他们愿做当代的梁山伯和祝英台；有的人则认为自由可贵，他们为了追求自由，可以抛弃珍贵的生命和爱情；有的仁义为重，他们为朋友情愿赴汤蹈火、两肋插刀；有的名誉关天，他们认为士可杀不可辱；有的则感叹生命有限，健康无价。价值系统直接反映了个体的内部需要，其形成与个体的文化背景、社会环境、以往经历及现实处境有关。价值系统决定患者对事物的态度，并制约着患者的情绪反应和行为方式。理清患者的价值系统可以更深刻地理解患者产生应激的主观原因，更重要的是使我们在运用道家思想帮助其重建认知时有的放矢。有些患者在清楚了自己的价值系统后便可能产生"顿悟"。

评定价值系统时要注意提醒受试者，应完全按他自身的想法，而不要考虑别人的看法、社会的观念，更不要考虑孰是孰非，也不要管是否合情、合理、合法。并列出日常生活中人的各种需要和愿望，让受试者首先从中选出他认为最重要的一条（只能选一条），评为 10 分，再选出他认为最不重要的一条（只能选一条），评为 1 分，然后按此标准给其他条目评分，如受试者认为还有此处未列出的条目，可补写在后面（表 17-1）。

表 17-1 价值系统评价表

项目	记分	项目	记分
（1）金钱	分	（8）享受	分
（2）自由	分	（9）权力	分
（3）安定	分	（10）和睦	分
（4）爱情	分	（11）名誉	分
（5）社会地位	分	（12）情义	分
（6）健康	分	（13）	分
（7）事业	分	（14）	分

4. 治疗要点

测查价值系统的目的在于了解患者当前环境下的欲望与其现实的距离有多远，以免好高骛远。在治疗师讨论与说明价值系统，或患者填写价值系统评价表时，治疗师不一定要对患者的价值观进行逐项解释。同时，要让患者知道无论什么样的价值观都是可以的，没有好坏之分，鼓励患者说出他的真实想法。有可能出现的问题之一是，其渴望的东西是当前所缺少的，如癌症患者将其身体健康排在价值系统的第一位；问题之二是，其欲望是当前努力也可能无法达到的。如果发现患者居于前几位的价值观是通过稍加努力能达到的，则其价值系统对其是有益的；如果发现其欲望与实现欲望的条件和能力相差不大时，则需鼓励患者；如果发现其欲望与现实条件相冲突时，则要让患者认识到这一点，告之价值系统是可以变化的。人要有目标，但不能高不可攀，应不断修订目标，拟将其设定在经过努力伸手可及的范围内较好。根据患者的现实环境，帮助其分析价值系统的合理性，在治疗师的引导下，让患者在不知不觉中改变或调整自己的价值系统，从而使患者可能比较容易实现其欲望。治疗师可以列举一些简单、通俗、易懂的事例来表达观点，说明问题。

本步骤中治疗师是引导作用，应淡化指导作用。

三、分析心理冲突和应付方式（C）

1. 操作时间

40 ～ 60 分钟。

2. 治疗目标

分析确定患者的心理冲突并了解患者的应付方式。

3. 内容和方法

通过价值系统的调查，我们可以比较清楚地发现个体究竟需要什么，通过精神刺激因素的评估，我们便了解了客观环境又给他提供了什么。两者之间的不一致，往往就是心理冲突之所在。个体的内部需要是维持个体生命及种族延续的必需条件，是推动人们从事各种活动的原动力。需要形成了动机，但是客观现实并不总是能满足个体的需要，此时个体便面临着一种选择，或是压抑改变自己的需求以适应环境，或是付出更大的努力改变现实以满足需要。如果压抑自己的需求与改变现实同样困难，心理冲突便形成了，这属于性质相反而强度相近的心理冲突。如果若干个需要不可同时满足，它们性质相同，强度相近，使人难以取舍，也会形成心理冲突。还有即使需要可以满足，如果个体觉得满足需要的方式有悖于社会规范和道德良知，而且两种力量旗鼓相当，个体犹豫不决时，也会产生心理冲突。

经过心理冲突的分析，明了冲突双方的性质和强度，然后根据其合理性和可行性，强化一方、削弱另一方，以减轻或化解冲突。

人的一生始终处于不断选择之中，很多选择是轻而易举的，甚至是不经意的，因而印象并不深刻。但是，其中也有举棋不定、左右为难的时候，此时，人们常常感到焦虑和痛苦。另一方面，人在成长之中会自觉或不自觉地运用一些方法，调整冲突双方的关系，以减轻心理痛苦维护心理平衡，帮助自己渡过难关。这些用来应付挫折和挑战的方法便称为应付方式（coping styles）。通过调查发现，人们常用的应付方式有以下八种：

（1）压抑或否认：如凡事"忍"字当头，或假设事情没有发生、或事情与自己无关。中国有许多古训，诸如"忍为贵，和为高""忍得一时气，免得百日忧""小不忍则乱大谋"。的确，压抑自己常常可以顾全大局，也可以缓解人际冲突，因此，压抑有它的实际意义。但大量的研究证明，当激烈的情绪受到压抑时，身体姿势的协调性会受到损害，局部肌肉紧张和血管的舒缩功能会发生变化。因此，长期过度的压抑是不利于身心健康的。心字头上一把刀，"忍"字的组成自有其一定的道理。

（2）倾诉：是一类较为平和的疏泄方式，可以疏泄自己内心的痛苦，获得别人的同情、安慰和帮助。例如，在亲友面前痛哭流涕，倾诉自己的不幸和委屈。虽然我们并不苛求对方的话语一定能抚慰你心灵，也不奢望他一定能帮助你解决你的实际问题。然而倾诉本身就足以释放你内心的压力，而且不知不觉中也满足了倾听者的自尊心和成就感，拉近了诉说者与倾听者的心理距离，一举两得。因此，倾诉不失为一副解除精神痛苦的良剂。

（3）发泄：是一类较为暴力的疏泄方式，轻则吵闹、叫骂，重则伤人、毁物。虽然可能换得一时痛快，但于事无补，继之而来的可能是更大的麻烦。或伤及无辜，或造成财产损失，或破坏社会治安，甚至触犯法律。如果能避免上述不良后果，在不妨碍他人和社会治安的前提下，发泄也不是不可以偶尔为之。如在减压屋内打砸痛骂，如对沙袋拳打脚踢，在大海之滨、高山之巅或狂风暴雨之中奔走呼号、痛哭狂笑，释放内心的压抑和不满，未尝不可。

（4）升华：当人生遭受到精神重创时，如高考落榜、婚姻失败、亲友遇难或自己患了重病，不是悲观绝望或自暴自弃，而是转而奋发学习、努力工作、埋头事业、热心公益、积德行善，把痛苦和悲伤转化为积极向上的动力，转变成具有建设性、有利于社会和本人发展的情感及行为，便称为升华。如不幸遭遇天灾人祸之后，从原来的以个人为中心的价值取向和人生哲理中解脱出来，升华到以他人、社会、国家、全人类为己任的崇高境界；如中年丧子后收养孤儿、救助失学儿童；如身患绝症之后积德行善、捐款捐物、铺路架桥、热心公益事业等。

这是一种值得提倡的和推崇的、积极的应对方式，不足之处在于远水难解近渴，少有立竿见影的效果。

（5）物质滥用：这里的物质是指烟，酒茶，安眠药甚至毒品等精神活性物质。即用大量吸烟、酗酒、吸毒或服用镇静安眠药来缓解自己的心理压力和痛苦。这些物质虽然在短期内有兴奋、镇静和愉快的作用，但从长期看来，却是有害的，如果成瘾，将留下持久的心理后遗症，并可能对躯体造成伤害。故有"借酒消愁愁更愁"之说。尤其是毒品，更是后患无穷。吸毒者把一生的快乐在几分钟里享受了，快乐透支得干干净净，剩下的便是无穷无尽的痛苦。

烟、酒、茶等物质可用，但切忌滥用。要根据自身情况，适可而止；安眠药以及那些极易成瘾的吗啡等特殊药物则要遵照相应法规，在严格管理和严密监控之下，由相关专家酌情使用。

（6）自我惩罚：是指遭遇挫折后自责自罪甚至自伤自杀。显然，这是最消极、最无功效的方式。有这种倾向的人通常可能有如下一些心理特征：

认知方面：他们大多习惯采用非此即彼和以偏概全的思维模式分析问题，因而易走极端；他们对眼前的困境不能正确估计，看不到身边可利用的社会资源和心理支持；他们往往相信宿命论，认为这是命运的安排，是不可避免的。

情绪方面：他们经常有压抑着的痛苦、委屈、内疚或愤怒，又不善于释放或自我排解，而且情绪不稳定、不成熟。

行为方面：他们往往带有冲动性，容易失控，不计后果。这是一种不良应付方式，应该制止和反对。

（7）超脱和自慰：清心寡欲、超凡脱俗、淡泊名利等称为超脱。如看破红尘、清心寡欲、淡泊名利等，或认定"吃不到的葡萄肯定是酸的"及阿Q精神胜利法；完全超凡脱俗，不食人间烟火的苦行僧般的生活，则物极必反，不值推崇。但是当现实条件不能满足个人的愿望时，不妨把名利看得淡泊一些，对物质的渴求降低一些，任物欲横流而少受诱惑。名和利的功用在于使我们的物质生活和精神生活更丰富、更美好。如本末倒置，为名利所累，则不为明智之举，也不利于心理健康。

（8）消遣娱乐：如各种文娱活动、体育活动、旅游休闲等。这些的精神抚慰作用。"一张一弛文武之道""不会休息的人就不会工作"早就说明了这个道理。近年来，国家的一系列改革举措，如实行一周五天工作制，如大力发展第三产业，如"十一"放长假，除了有扩大内需、拉动经济的作用外，实际上也倡导了这一观念。

上述各种应付方式是社会调查的结果，是一种客观存在，指个体实实在在的行为，是个体长期形成的一些定式心态和习惯行为，是个性特征的主要体现，也是人类能动性的主要体现。从健康心理的观点来看，有些应对方式较为健康积极，如倾诉、升华、消遣娱乐；有些应对方可式用，但不可多用，如压抑、发泄；有些应付方式限用，但不可滥用，如物质滥用、自我惩罚。一个心理健康的人应该具有较多的、健康的、适合自己的应对方式，并且能灵活运用。只有这样，在遭遇到生活和工作中的压力与挫折或挑战时，才能做到兵来将挡、水来土掩。

将每种应对方式分为"不用、很少用、常用、总是用"四种情况，让受试者根据自己的实际情况选择打钩。通过了解个体的应对方式，可针对其应对方式的不当或不足之处，给予适当的调整和强化；并告知哪些应对方式是好的，今后可以使用，哪些方式是有条件地使用，哪些可短期使用，哪些不好的应该避免使用。应付方式测查表见表17-2。

表17-2　应付方式测查表

应付方式	很少用	不用	常用	总是用
压抑或否认				
倾诉				
发泄				
升华				
物质滥用				
自我惩罚				
超脱和自慰				
消遣娱乐				

4. 治疗要点

治疗师应了解患者当前最需要的是什么；当前环境给他提供了什么；患者又是怎样应对的。并解释欲望、需求与情绪的关系，欲望不达可能使人产生的痛苦；分析患者需求的可行性及合理性（这种合理性只对患者而言）。然后，根据患者的应对方式提出建议。治疗师无需先将诸多应对方式一一讲解或灌输予患者，而是根据患者的情况与需要予以建议或解释。与患者共同分析其常用的应对方式，说明其利弊。

此步重点在于分析需求的可行性、痛苦情绪产生的原因，哪些应对方式利大于弊，哪些应对方式弊大于利。建议其或改善应对方式，或减少欲望，或增强自身能力。

在 A、B、C 三个阶段发现问题，针对问题，在 D 步骤中应用道家式思想去引导患者。

四、道家哲学思想的导入与实践（D）

1. 操作时间

100 ~ 120 分钟。

2. 治疗目标

让患者熟记 32 字保健诀，并理解吸收。

3. 内容和方法

此步骤是道家认知疗法的核心和关键。首先向患者简单介绍老庄哲学的来龙去脉，亦可说明，老庄的道家人生哲学与我国另一大哲学派系即孔孟的儒家人生哲学是人生不同侧面的反映。儒家的这种勇往直前、百折不挠的精神，对个体的心理塑造功不可没。但是，无论是社会发展的道路或是漫长的人生之路，不可能总是一帆风顺的，总会有挫折和坎坷，此时，道家的处世养生之道便可以抚慰心理创伤、解脱精神痛苦、稳定心身，养精蓄锐。这儒道两家，正好比一阳一阴、一刚一柔，互助互补、相辅相成。儒家思想更适宜于一帆风顺者，道家思想则更适合于身处逆境者，二者互补，构成完整的人生。然后逐字逐句辨析解读道家认知疗法的 4 条原则，即 32 字保健诀。并与其现实事件或处境相结合。

（1）利而不害，为而不争：此条源于《老子》八十一章，"天之道，利而不害，圣人之道，为而不争"。"利而不害"，意思是劝导人们只做那些利己、利人、利社会（天下）之事，不为害己、害人、害社会之举。求生畏死、趋利避害，首先要求得自我生存权，因此自然人性中必然包含利己成分，只要不损人，尽量做到同时利己利人，即"人人为我，我为人人"的互助合作，利己便无可非议。一方面不幸灾乐祸，不嫉妒别人的成功；另一方面，不过分要求与责备自己，不跟自己过不去，便能为人大度、处世豁达。

不伤害外物的人，外物也不会伤害他。"处物不伤物，不伤物者，物亦不能伤也。唯无所伤者，为能与人相将迎。"（庄子《外篇·知北游》）正因为无所伤害，因而能够与他人自然相送或相迎。认为万物本无小大、轻重、高低、尊卑等区别，提示人们要破除人为的戒心，以平等的观念与态度去看待万事万物，而且"夫天下者也，万物之所一也。"（庄子《外篇·田子方》）这种天人合一的观念使人摆脱主客观彼此对峙的胶着状态，摆脱生命的"靡常"局面，摆脱生命中多种不可知的可能性的干扰，摆脱人际的矛盾冲突，从而达到我与他的和谐状态，获得彻底的精神自由。

"为而不争"是指做事要尽力而行，量力而行，以达到最佳效果。最终获取成功，且不争名争利、不与人攀比、不妒贤嫉能。老子还以水为例对"不争之德"称赞道"上善若水，水善利万物而不争，居善地，心善渊，与善仁。"（老子《道德经》八章）就是说，上德之人好像水样，有利于万物而不争其功，立身处世如同水一样居卑却安于谦下，心如水一样清明，处世如同水滋润万物一样无私心。道家的不争，不是简单的退让，而是对利己与利他的辩证统一关系的认识而提出的。人际交往是交往双方的互动过程，谦让友爱的行为必然引起对方的积极回应，"既以为人己愈有，既以与人己愈多"，即为助人者，人恒助之；布施者，会有成倍的回报。

吸取道家柔弱不争的处世之道，能帮助人们更豁达地对待个人利益、维持人际关系的和谐，也有利于个人的身心健康和生存发展。每个人都有气盛与气衰的时候，强者与弱者在同一个人身上，在不同的条件下是可以相互转化的。所以在引入竞争机制的同时，提倡互助合作，在主张刚健有为的同时，提倡谦虚礼让，在"进一步山穷水尽"时，深刻理解"海阔天空"的道理。老子告诫人们效法天地之道，天地创造万物却毫无私心，因此才能永恒长久，"以其不自生故能长生"。在名利权位、生活待遇面前，不强求、不攀比、不争强好胜，才能得到众人的拥戴，故曰"夫唯不争，故天下莫能与之争"（老子《道德经》二十二章）。

"利而不害"属起码的要求，应从现时做起，"为而不争"为崇高境界，需要长期修养。

（2）少私寡欲，知足知止：《道德经》十九章、四十四章、四十六章，及《庄子·逍遥游》中反复强调了少私寡欲、知足知止的思想。人要生存、要发展，总是有欲望的。自古即提出人有七情与六欲，私心与欲望皆与生俱来，是自然人性的表现。人的欲望与需求一方面可以催人奋进、改造物质世界，创造条件满足自己的欲求，从而推动社会的发展与生活质量的不断提高；另外，老庄认为欲海难填。极多私欲又会给人造成很大的精神压力与躯体劳顿，其精神被奴役、肉体被驱使，终生"当局者迷"而至死不悟，自然得不到人性的自由与精神的超脱。

人的生存，物质生活的最低保障是必需的，因而无私无欲是不现实的；相反，追求过分，面壁十年，不食人间烟火，悟出万事皆空，物我俱忘，也是不行的。另外，极多私欲为社会所不容、为群体所抵御，也必然四处碰壁，带来无穷无尽的精神痛苦与行为受挫。此时，接受道家少私寡欲的处世养生原则，减少私心、降低过高的物质欲望和对名誉地位的追求，则可在"山重水复疑无路"时，省察到"柳暗花明又一村"的境界。

"知足知止"，是指做事要有分寸，要留有余地，点到为止，见好就收。"祸莫大于不知足""辱莫大于不知止"（《道德经》四十六章）。罪过莫大于欲望膨胀，祸害莫大于不知道满足，凶险莫大于欲望得以放纵。这里的不知足是指对财富、权势的贪得无厌，受此贪欲支配的人，往往会不择手段，从而产生诸多心理问题。古往今来，多少贪夫徇财，常因贪得无厌，不知足，不知止，栽进了罪恶的泥潭。所以，知道满足的富足平衡心理，就是永远的富足。只有在生活上寡欲有度者才能保持身心健康，不为物役，获得安然自在的良好心态。只有知足，才会常乐；只有知止，才能避免危险。

（3）知和处下，以柔胜刚："知和处下"是由《道德经》四十一章中"上德若谷"的思想演化而来，"知和曰常、知常曰明"，"常"指的是"事物的客观常规"。《道德经》六十八章中写道："善用人者，为之下"，与儒家"以和为贵"异曲同工。和谐是天地万物的根本规律，谦恭是中华民族的传统美德。和光同尘，不露锋芒，平易近人，和睦相处，善待他人。温和并非示弱，有理更可让人。中国人颂谦虚、爱和平、取中庸、讲尊卑，是为数千年积淀的为人处世哲学。虽有其种种缺陷，但对于保持社会稳定与群体人际和谐，自有其价值。道家教导世人"处下"，因为刚强者易折；主张"守黑"，因为皎皎者易污。在中国社会要获得良好的适应，为群体所接纳，就要不高高在上、盛气凌人，不可自作聪明、自以为是，不可指手画脚、操纵别人。知和处下，能减少人际冲突、维持安定团结。

"以柔胜刚"的思想，则出于《道德经》三十六章、四十三章和七十八章。老子以水为例，"天下莫柔弱于水，而攻坚强者莫之能胜"（《道德经》七十八章）。天下柔弱莫过于水，随圆而圆，随方而方，但它却能怀山襄陵，穿石销金，众人皆知滴水穿石和水容万物的道理。认为海纳百川、水容万物，均以处下和至柔而取胜。人生在世，少不了坎坷经历，要受得起失败挫折。柔弱的一类事物往往更有生命力，而坚硬刚强的一类事物往往容易被破坏，柔弱者反而能胜过刚强，"天下之至柔驰骋天下之至刚""柔弱者，生之徒"（《道德经》七十八章）。刚强者即时玉碎、柔弱者终得瓦全。老子主张的"柔弱"，主要是针对逞强的作为而提出的，逞强者刚愎自用、自以为是，也就是老子所说的自矜、自伐、自是、自见、自彰。世间的纷争多半是这种心理状态和行为状态所产生的。同时强调要自觉置身于柔弱的地位，处事要低调，办事要节俭，柔弱胜刚强。"圣人欲上人，必以言下之；欲先人，必以身后之"（《道德经》六十六章），可见"守柔居弱"有后发制人之功效。"天之道，不争而善胜"（《道德经》七十三章），不争最终是为了更好地去争，其实也是"守柔居弱"的反映。但道家从未提倡卑躬苟活，而是主张坚持真理走自己的路，不自怜、不自卑、独自舐干伤口，继续前进，去追求超然物外的逍遥人生。道家处世能以退为进、以守为攻，能知雄守雌、知白守黑，能攻心为上、攻城为下，能后发制人、不战而胜。这种守柔处弱，是一种独特的取胜之道和生存之道。这也是它的学说光辉照人之处。因此，道家抱朴守真、顺应自然、兼收并蓄、物各有宜、祸福相倚等思想对于调节心理障碍亦是十分有益的。

在现代社会中，柔弱谦下，有利于协调错综复杂的人际交往，教人消除逞强自大、自以为是的陋见，远离纷繁事物中无谓的争斗。人际交往能力是最基本最重要的社会功能之一，具有良好的社交能力亦是心理健康的标志之一。

（4）清静无为，顺其自然：此句是老子哲学的核心思想之一。《道德经》四十八章中写道："道，无为而无不为"，五十七章中写道："我无为而民自化，我好静而民自正"。老子崇尚"静"，即所谓"非宁静无以致远"。在老子看来，人的心灵本是虚明宁静、无私无欲的。过多私欲会使人陷入昏昧差错之中，所以必须尽力去掉私欲，使人心恢复到如水渊样的虚静状态，达到"虚极、静笃"的境界。"虚无"能给"有"以生存空间。古代犹太人的神话中说，在最初，上帝就是一切存在。那么，上帝要有所创造，唯一的方式就是通过自己的退缩、消失，以腾出空间让生命出现。由此可见，老子的"虚无"暗示着，不要局限于任何事物或我们自己的某些方面，而要拥抱一切存在，不排除任何东西，这样才能做到"旷兮其若谷"（《道德经》十五章），即为人处世胸襟宽广、豁达大度，就好像幽幽山谷，能包容人世间的一切。同理，老子的"无为"并非意味着什么都不做，这里的"无为"是与"妄为"相对抗，意味着不要干预自然的事物，为自然所为之事，以求吻合于我们恒久变化着的世界的运动，实为"无为而无所不为"。所以，在老子的本意，或许"无为"是一种方式，他不是逃避生活，而是通过积极地、有意义地与事物的本身实质与面貌保持和谐一致，从而达到对生活的实现。

老子认为万物清静无为才可以回归根本、据守根本。做到原本是什么就安然于是什么，是花就开，是鱼就游，自己最适合干什么，要设法让自己知道，"知人者智，自知者明"（《道德经》三十三章），中国人历来提倡这种"自知之明"，并将其作为前进的动力之一。"自知"是心理健康的基本要求之一。既不能以为自己可有七十二变，好像什么都能做，否则必然会"妄为"，结果可能一事无成；也不可认为自己一无是处，什么都做不了，则是"不为"，结果让瞬息的机会即逝。要让自己能对自己有一个客观的、理性的、准确的了解与估价，并按客观规律办事，不过头，也不要不及，"不失其所者久"（《道德经》三十三章），永不迷失自己的目标与定位，这样才可能让自己立于不败之地。

"顺其自然"，就是按客观规律办事，按保健原则养生，生老病死是不可抗拒的自然规律。"人法地，地法天，天法道，道法自然"（《道德经》二十五章），其意是指对人生、对社会都应顺其自然。各种事物都有其发生、发展、演变的过程，均有其特有的运动规律，如人的生老病死、新陈代谢，各种生物的生长发育等，都无不有其存在的规律。在灾难、严重伤病与死亡威胁面前，做好最坏的打算，争取最好的结局。当不可抗拒的灾祸降临自己头上时，做到不惊慌失措、不怨天尤人，对将来不心存侥幸、对过去不悔恨无穷，不做徒劳挣扎、也不做无谓牺牲，做到心平气和，走完人生最后的一段路程。逆境中不勉强去干那些有悖于自然规律的事情，不强迫蛮干、不倒行逆施、不急于求成，而是要了解和掌握事物发展的客观规律，因势利导，循序渐进，才能事半功倍、游刃有余。否则，就是揠苗助长、劳民伤财、费力不讨好。道家思想是一切不妄为，并非一切不作为，故有"无为无不为"与"为所当为"之说。

总之，老庄认为人生的最高境界在于追求"与造化者同其逍遥"（庄子《内篇·逍遥游》）的境界，也就是要像天地万物般自然和谐。由于世间万事万物无一不在随时运动变化，"若弛若骤，无动而不变，无时而不移"（庄子《外篇·秋水》），所以要以发展辩证的眼光来看待是非、得失、荣辱、贫富、贵贱。万物都有其对立的一面，也有其统一的一面，而且都能向它自身对立的那一面转化。"祸兮福所倚，福兮祸所伏"（《道德经》五十八章）。这样人们在春风得意，如身居要位时不会忘乎所以、居功自傲；在遭遇挫折与失败，比如失业下岗、家庭矛盾、人际关系紧张时也不至于将注意力固着于精神痛苦而灰心丧气或不当发泄，而是去积极努力地寻求解决的办法，促使事物向积极的一方转化与发展，从而才可能尽快摆脱困境。同时，还能化除心理上许多负性的坚持，达到不为外在情境所烦扰的心境，化解自身心理上诸多情感欲望的冲突，树立洒脱宽容的人生态度，也才可能达到心灵上的逍遥自在。这种精神的自由状态也就是人生的真实状态，而在这种状态下的生活，也是一种审美的过程。人说心随境迁，殊不知有时境亦随心移。人的一举一动、一言一行、工作生活、男女饮食，在宽松和谐的心境下则莫不自然而富于美的意境，在美的意境中生活，人与人之间都会充满关爱与欢乐，满怀感激地过每一天，每一天也都过得鲜活生动，这样的人才善于享受生命才会远离失落、恐惧、焦虑与抑郁，这样的人也必然拥有健康的心理。

同时，老庄的思想教人顺应自然规律和社会规律。天地万物和人类众生生存的规律，就是相互友爱、和谐共处，就是相互理解、支持与帮助，顺应了这个规律，就能够以淡泊宁静的心态去对待世间万事，就能够保持宽容和谐的人生态度，即使物欲横流，也不贪不占、无非分之想；即使身居要职，也不利欲熏心，这样活得无挂碍、无烦恼、无恐惧，也就能够适应现代社会繁忙的工作与快节奏的生活。

在治疗过程中，要让来访者领悟道家思想的真谛。它不是一种纯粹消极的保守思想，不是要人去听天由命。它的最高境界是认识自然规律、顺应自然规律，外柔内刚、后发制人、不言自明、不战自胜。

4.治疗要点

D步骤是整个治疗的核心，是重点也是难点。治疗师自身应该首先透彻理解32字保健诀的深刻内涵。然后忠于原意逐字逐句与患者讲解导入，包括道家认知疗法的来源以及32字保健诀中每一句的寓意等。可以通过个别交谈的形式，亦可进行集体宣讲。可以采用多种方式，诸如讲故事、问问题或讲道理等方式，其目的是要让患者透彻理解32字保健诀的真正含义。然后治疗师再根据患者的具体情况有的放矢进行重点导入。

这一步骤的内容较多，可分2～3次完成。除真正理解32字保健诀的内涵外，还要求患者列出自己原有的价值系统和应付方式与之对照，找出自己原来价值系统和应付方式中的不当或不适之处。按照32字保健诀，制订矫正计划并布置家庭作业。强调反复练习运用新的价值系统和应付方式解决实际问题，并逐日记录心得体会。

布置家庭作业：首先要求抄写32字，每天背诵；其次，每天要对32字口诀进行理解，并用自己的方式进行解释；最后，将每天的活动和自己的情绪与道家思想进行对照，然后思考两个问题：①我之前为什么会有很多焦虑或者不高兴的情绪，我为什么有那些不如意或痛苦，以前我是如何缓解痛苦的，与道家思想有哪些不同；②现在，试着用道家思想去想去做，会有什么结果，尤其是眼前的生活，如何用道家思想去平衡自己的心理，减轻痛苦。每天写200字以上的日记。

治疗师对每个人的日记均要认真阅读，找出减轻痛苦的方法，尤其是与道家相关的思想，与患者共同分享并加以鼓励。

五、评估与强化疗效（E）

1.操作时间

45～60分钟。

2.治疗目标

评估治疗效果、总结实践经验，强化和巩固疗效。

3.内容和方法

道家认知疗法是一种治疗手段，其近期目标是消除症状、治愈疾病。其远期目标是促进健康、预防疾病。可以通过患者自我感受的陈述、症状自评量表（SCL-90）的评估、生化指标的测定与综合评估进行在评估疗效的过程中，对已有的进步给予明确的肯定和鼓励，同时要了解原有的不适观念是否完全改变？ 32 字保健诀是否字字落实？ 仍然布置家庭作业，日记可改为周记。每次复诊，不仅要评估疗效，更要强化道家认知观点，同时制订进一步的治疗目标。

4. 治疗要点

在反馈中，要询问患者治疗效果怎样？ 为什么效果不好？ 是因为理解有误，还是未真正理解？ 或为什么效果好？ 是因为患者的理解甚至比治疗师更为切实？ 总之，通过精神应激的评估、价值系统的排序、心理冲突的分析、应对方式的介绍以及道家思想的宣教，了解患者哪些症状得到改善，还有哪些躯体症状、心理症状，针对患者存在的问题，加以强化巩固。

第三节　注意事项

一、治疗时间与疗程

道家认知疗法的 5 个基本步骤，标准的 ABCDE 技术分 5 次完成，每次 60 ～ 90 分钟，每周可安排 1 ～ 2 次，A、B、C 三步可以在前 2 次治疗中完成；D 是关键步骤（即导入 32 字保健诀），至少需要安排 2 ～ 3 次。最好在一个月之内完成 A、B、C、D 部分。E 部分用于评估疗效和强化疗效，可以隔一个月一次。因为一个新观念的强化，次数密集好些，然后需要一个消化吸收的过程。如因治疗需要，D、E 两步骤可反复多次使用。以上步骤结束后，如果患者愿意，可以建议每个月或三个月来强化一次。

二、适应证与禁忌证

和其他所有心理治疗方法一样，中国道家认知疗法也有一定的适应证。国内心理学者对中国道家认知疗法疗效的实证研究尚不多。目前文献显示，其适应证是焦虑障碍，尤其是广泛性焦虑症；老年抑郁、某些心身疾病；对某些群体的心理健康进行预防性干预。而且年龄偏大、文化程度偏高者总体效果相对较好。

1. 道家认知疗法治疗焦虑障碍

张亚林、杨德森等（2000，2001）以焦虑障碍患者为对象进行全国范围内的多中心实践研究，将焦虑障碍患者随机分为道家认知疗法组、药物治疗组和道家认知疗法合并药物治疗组并进行前瞻性研究。结果发现，疗效较为持久的是道家认知疗法组，其因素是该疗法改变的是患者早已形成多年的思维模式和认知观念，能够对焦虑障碍起到标本兼治的作用。同时发现，道家认知疗法对广泛性焦虑效果较好，而惊恐障碍、强迫症效果较差；年龄大者效果较好，年纪轻的效果较差些。道家认知疗法亦可改善广泛性焦虑患者情绪的稳定性和 A 型行为中的时间紧迫感。

2. 道家认知疗法治疗抑郁

杨加青、赵兰民等（2005）以药物合并道家认知疗法治疗老年抑郁症，结果显示合并道家认知疗法可以明显提高老年抑郁症的疗效和预后。王俊平、许晶（2005）也以道家认知疗法合并抗抑郁剂治疗脑卒中后抑郁，结果显示，合并道家认知疗法不仅使脑卒中后抑郁患者的治疗更加彻底、疗效持久，神经功能的恢复也明显好于单独应用抗抑郁剂组。

3. 道家认知疗法治疗心身疾病

朱金富、杨德森等（2005）对冠心病患者的道家认知疗法随访研究，结果显示，道家认知疗法可减少冠心病患者的 A 型行为，增加临床疗效，改善预后。进一步研究发现道家认知疗法使患者血液中纤溶激活系统的活性发生了改变，产生这种变化的机制可能是道家认知疗法通过转变患者的认知，改变了患者既往的生活方式和行为习惯，降低了交感神经的兴奋性，进一步引起血液中儿茶酚胺和血管紧张素（AT）Ⅱ浓度的降低，从而引起纤溶酶原激活物抑制剂 1（PAI-1）和组织型纤溶酶原激活物（t-PA）的活性发生改变。

王国强、张亚林等（2007）对早期高血压患者使用道家认知疗法合并药物治疗与单用药物治疗进行前瞻性随机对照研究，结果显示，合并治疗患者的情绪症状和躯体化症状改善，并改变其对事物的认知模式，从减少应激事件或减轻应激反应达到降低和稳定血压的效果。

4. 道家认知疗法对心理健康的预防性干预

黄薛冰、张亚林等（2001）运用中国道家认知疗法对大学生心理健康进行预防性干预，结果显示，道家认知疗法提高了干预组大学生的心理健康水平，可降低其 EPQ-N（神经质）分，改善其情绪的稳定性及其应对方式。从而促进其人格成熟，维护其心理健康。

周敏娟、姚立旗等（2002）以道家认知疗法对老年人进行心理干预，显示道家认知疗法对缓解老人对衰老、疾病、死亡的焦虑以及改善与家人关系具有一定的作用。

道家认知疗法目前暂未发现特别的禁忌证。但由于治疗的关键在于导入道家哲学思想，所以总体说来，年纪越轻、文化程度越低的患者，接受则越困难。

第十八章 移空技术（气功疗法）

第一节 基本理论

气功疗法是传统中医的临床治疗手段之一，有数千年的历史。气功疗法的主要治疗方式是由治疗师教授来访者进行气功修炼，即根据辨证施功的原则，有针对性地教授来访者学练某种气功功法。由于古代气功修炼的门派繁多，历史上流传下来的气功功法也不计其数。

将气功疗法应用于心理治疗的尝试自 20 世纪末开始，方式有多种，其中之一是依据心理问题或心理障碍的诊断标准和气功疗法的适应证选择来访者，经其知情同意，指导其进行一些有针对性的、经过心理学修饰和加工的气功修炼活动，通过身心调理而达到解决问题或去除障碍的目的。

本节所介绍的"移空技术"即属此例，该疗法中的"移空"二字有"移动致空"和"移动至空"双重含义。

移空技术是以气功修炼中的存想与入静技术为核心，由治疗师指导来访者充分运用意识的想象功能，先将所需要解决的心理障碍或问题的心身症状象征性物化，并放入想象中为其量身打造的承载物，而后想象在不同的心理距离上反复移动盛放了象征物的承载物，使象征物及承载物在移动的过程中逐渐变化或消失，从而缓解或消除心身症状的心理治疗技术。

气功是调身、调息、调心融为一体的心身锻炼技能。其中调身指身体姿势、动作的调控；调息指呼吸形式与呼吸气息的调控；调心指意识中思维与情绪的调控；融为一体是指这些操作性内容并非各行其是或相互配合，而必须以融会贯通的方式呈现。在气功修炼的术语中，调身、调息、调心通常简称为"三调"，而三调融为一体通常简称为"三调合一"。

气功疗法基本理论中核心的部分，是关于三调与三调合一的操作理论。理解气功修炼过程中三调与三调合一的操作技术及其相应的心身状态，是理解气功修炼的本质特征与疗效机制的关键。本节除简要介绍此心理咨询与心理治疗技术操作规范核心理论之外，还介绍若干与移空技术的应用与评价相关的气功理论知识。

一、三调与三调合一

任何气功修炼、任何一种气功功法，均由调身、调息、调心的操作性内容构成，且通过三调合一而进入气功境界。所谓气功境界，即三调合一的心身状态。对于初学者来说，学习任何一种气功功法，首先需要学习该功法的三调操作内容，进而再修习三调合一。

三调中的每一调都包含有丰富的操作内容和技术。调身包括站、坐、卧的各种姿势以及数以千计的套路动作，还包括练功过程中种种自发动作的调控。调息包括胸式呼吸、腹式呼吸、胎息等数十种呼吸形式，以及呼吸气息的深浅、粗细、长短、软硬等各方面技术的把握。调心则包括掌控抽象、形象、具象等思维形式，以及安静、镇定、愉悦等情绪状态。所谓气功功法，就是特定内容与形式的三调组成搭配；各种气功功法的差别，就在于其不同的三调构成。

然而，气功修炼过程中三调操作的目的不在其本身，而在于进入三调合一的气功境界。因此，仅仅学会三调操作的内容，还尚未进入气功修炼状态，只相当于一般的体育锻炼状态。只有实现了三调合一，才是本质或真正意义上的练功。需要指出的是，三调合一的气功境界不是三调协同或同时操作，那还是在做三项操作，并没有融为一体。三调合一是指三调完全融会贯通，各自均已丧失其独立性，达到一即三、三即一的练功境界。该境界往往在长期的修炼过程中自然达成，而并非刻意操作可致。气功修炼之所以区别于一般的体育锻炼，之所以难学，关键正在于此。

二、气功疗法的疗效机制

气功疗法的临床疗效来自于两个方面，一是三调操作的疗效；二是三调合一境界的疗效。

调身、调息和调心是对生理、心理功能的自我调控。气功疗法的疗效机制之一，即是以主动、积极的三调，干预已失调的生理、心理功能。在数千年的发展历史中，气功疗法积累了丰富多彩的三调操作技术。临床上有针对性地选用这些技术，可以治疗多种心身疾患。就心理问题和心理障碍而言，气功修炼中调心的多种技术尤可选用。

然而，气功疗法之更为本质、更有特色的疗效来自于三调合一的气功境界。如前所述，气功疗法是传统中医的临床治疗手段之一。根据中医基本理论的阴阳学说，中医的临床治疗目的是达到阴平阳秘、阴阳平衡。而练功达到三调合一的境界，正是气功修炼中的阴平阳秘、阴阳平衡状态。该境界用现代医学的语言表达，就是实现了生理、心理功能的协调统一，将其调控至当下的最佳状态。在临床实践中，一旦来访者的练功水平达到此状态，并能够在其中停留足够的时间，其疗效不仅显著，而且稳定、持久。

大体上，三调操作的疗效通常针对某一症状、某种情绪，而三调合一的疗效是整体的，是心身合一康复能力的提高所致的自愈。

三、与移空技术相关的气功理论与技术

与移空技术关系密切的气功基础理论知识是具象思维理论，操作技术是气功修炼调心技术中的存想和入静。

1. 具象思维理论

具象思维是一种不同于抽象思维与形象思维，且可与二者并列的独立思维形式。抽象、形象、具象三种思维形式人人具备，且相互作用。由于抽象、形象思维显而易于描述，为主流心理学研究所重视，而具象思维隐而不易表达，以至于长期被忽视。但具象思维是气功修炼过程中主要运用的思维形式，具象思维理论以其能够较为直接和准确地表述、指导气功修炼过程，已作为基础理论的内容之一，写入了新世纪全国高等中医药院校规划教材《中医气功学》。近年来心理学界也开始关注此理论，已有相关论著发表。

在心理学领域，抽象思维是指意识构建、运演词语的思维形式，形象思维是指意识构建、运演表象的思维形式。无论是词语还是表象，都是意识对现实事物或关系进行概括反映的产物，它们都是对现实所产生的映像，而并非现实本身。故这两种思维形式都是对现实事物或关系的间接、概括的反映。具象思维则不同，它是指意识直接构建、运演感觉物象的思维形式。所谓物象，即本体、本身之像。感觉物象也就是感觉本身、本体。意识构建和运演感觉物象，即意识直接操作感觉。因此，在这一思维形式中，意识不再间接地反映事物，而是直接地操作事物本身。这正是具象思维理论的核心观念，也是气功修炼能够直接作用于心身、改变心身状态的心理、生理学原理。

在气功修炼过程中，人们通常通过抽象或形象思维的引导进入具象思维。例如，当练功者要操做出身体某一穴位发热的感觉时，可以先反复默念词语"某穴位发热"，以词语概念诱导发热感觉的产生；或者想象该穴位处有一火球，以火球的表象诱导发热感的产生。显然，前者是以抽象思维引导相应的感觉，而后者是以形象思维引导。当发热的感觉被引导出来之后，放弃用以诱导感觉的词语或表象，让意识直接调控热感的程度、范围，就进入了具象思维。此时意识直接操作热的感觉，并不借助于"发热"的词语或火球的表象。此操作过程说明抽象、形象、具象三种思维形式相互作用，但各自有独立的操作内容。

2. 存想与入静

存想与入静均为出自于道家的气功修炼术语，是气功调心的两种修炼技术。气功修炼中的存想，是指想象特定的景物至清晰可见、身临其境状态的意识操作活动。存想通常以形象思维引导，先想象特定景物的表象（包括视觉、听觉、嗅觉等各种表象），然后通过深化表象达到物象；或者说，通过对感觉表象的增强而超越表象，达到感觉本身。故其操作过程即是从形象思维到具象思维的运演。例如，练功过程中存想"紫气东来"时，首先闭眼想象一团紫色的气从东面飘过来，形成基本的视觉表象，而后不仅要不断加强此视觉表象的清晰度，而且须引入与此视觉表象相关的其他感觉表象，如温度觉、质地觉、气味觉等，直至能够感受到这团飘动的紫气已经成为视之可见、嗅之可辨、触之可及、呼之欲出的物象之时，紫气东来的存想方告成功。通常存想过程中表象与物象的差别，正如回忆

与梦境的差别。回忆母亲时脑海中母亲的形象，与梦境中母亲的形象，在清晰性和现实性的程度上，不是有天壤之别吗？

入静是指练功过程中逐渐消除一切思维活动的心理过程，包括抽象思维、形象思维和具象思维。应注意，消除思维活动并不等于消除意识活动，意识中除思维活动外尚有其他活动内容。入静所要达到的恬淡虚无的气功境界，用心理学术语表达，即没有思维活动的意识空白状态。意识的空白并不是意识的消失，意识仍然存在，只是没有任何词语、表象和物象的意识映象，是有意识之体而无意识之用。由于意识之体尚存，其用可随时应机而生，故空白的意识境界是孕育着活力和生机的境界，而并非沉沉之枯寂。气功古籍中常说入静的境界不是"顽空"，不是"死寂"，而是"如如不动""寂而常照"，这里的"如如"和"照"就是对生机与活力随时可被唤起的描述。

在移空技术中，存想技术与入静技术结合运用，贯穿始终，且以达成入静为最终目的。

四、移空技术的学术来源与形成

移空技术是东方古老的气功疗法与西方现代的心理疗法相结合的产物。其核心的治疗思想与技术，以及治疗的方向与目标，均来自于气功疗法，但借鉴和采用了心理治疗的表现形式、语言系统和解释理论。例如，催眠治疗中"保险箱"技术、格式塔"空椅"技术的一些形式与内容，均为移空技术所借鉴；又如具象思维理论的提出参照了思维心理学中抽象、形象思维的理论模式。

移空技术为本土化心理治疗技术，首次发表在 2008 年第五届世界心理治疗大会上，当时曾名为"移箱技术"。

第二节　基本操作

如前所述，移空技术运用意识的想象功能，先将拟消除的心理问题或心理障碍的心身症状象征性物化，而后将象征物放入想象中与其相适合的承载物内，再于想象中反复移动盛放了象征物的承载物，致使承载物及象征物变化或消失。此技术先后在三个环节上运用想象：想象心身症状的象征物；想象盛放象征物的承载物；想象盛放了象征物的承载物在不同距离上移动。

移空技术要求想象中的意识映像要达到物象程度，如此方为存想。而物象运演属具象思维操作，故此技术的心理学本质即运用具象思维。移空技术操作的全过程，即是由治疗师引导来访者完成一系列具象思维作业的过程。

移空技术的操作过程分为两个阶段，即准备阶段与治疗阶段。在每个阶段之前，先做简短的气功放松训练，引导来访者进入安静状态，这是入静技术的初始运用。

移空技术操作的全过程始终由治疗师以指令或提问方式引导和把握。在临床应用时，治疗师应注意与来访者建立与此操作过程相适应的治疗关系。此外，在治疗之前，治疗师应根据来访者的文化程度和理解水平，以其能接受的方式和语言，介绍和说明移空技术的大致原理和操作程序。

一、静态作业

这一阶段的内容和目的，是选择要处理的问题、存想问题的象征物及盛放象征物的承载物。

（一）简易气功放松训练：三调放松

1. 操作内容

（1）调身：端正坐姿，要求伸腰直背，双手平放于大腿上，双目轻合。

（2）调息：只注意呼气，不注意吸气；做5次缓慢的呼气，不要完全呼尽，要适当留有余地，使能够平缓地过渡到下一次呼吸。

（3）调心：意念放在呼气上，跟随着呼气；保持安静平和，去除杂念。

2. 操作要点

（1）向来访者解释放松训练的意义。

（2）按三调操作的顺序及要求，指导放松训练。

3. 指导语举例

（1）请坐椅子的前三分之一，身心放松，腰背伸直，不要向后靠。

（2）请只注意呼气，不注意吸气。不要吸得太满，不要呼得太尽。

（3）意念伴随呼气，舒缓自然，让杂念随呼气一起消失。

（二）确定需要处理的问题

1. 操作内容

（1）选择靶问题：主要的心身症状。

心身症状的种类：①心理。抑郁、焦虑、愤怒等消极情绪，应明确情绪的种类。②生理。腰痛、头痛、胸闷等，应明确感觉的部位。

心身症状的起因：相关的生活事件（孩子生病、未能升职、失恋等）。注意对事不对人，如要求表述的重点不是生病的孩子，而是孩子生病这件事情；不是失恋的对象，而是失恋这件事情。如果生活事件属于个人隐私，来访者不愿明确表述，或在集体治疗场合不便表述，可以省略此项。

心身症状的现实性：心身症状是当下或持续到当下的。引起心身症状的生活事件是当下想到的。

分离心身症状与相关的生活事件：生活事件是客观现实，心身症征物状是来访者自己的主观感受，二者常被混淆。分离：抛开客观现实，关注主观感受。聚焦：如果主观感受复杂，聚焦于主要的心身症状。如果分离、聚焦不够清晰或难于操作，可以先往下继续。

（2）测量问题的影响度：以来访者对问题的主观感受和认知评价为标准。告知来访者衡量问题严重程度的自我评价标尺为0～10，0为无影响，10为最严重。

测量影响度的目的，除明确当下问题的严重程度之外，还是判断疗效的主要参照依据，故需重视其操作的准确性，并标示在记录纸 A 的标尺图上。

选中的需要解决的问题在影响度分值上应该≥ 5，若≥ 7，疗效大多更优。

（3）选择问题的数量：临床上通常每次选择 1 个影响度分值≥ 5 的问题进行处理，若达此分值的问题不止一个，宜优先选择分值最高者。

若来访者没有影响度分值≥ 5 的问题，但又迫切要求治疗，可以一次选择 2 ～ 3 个分值 <5 的问题同时处理。

2. 操作要点

（1）操作内容中各项目的顺序可以随机变化，但不能有缺失；如有需要，各项操作可以反复进行。

（2）需要处理的问题最终须落实于主要的心身症状，它是移空技术直接处理的对象。

3. 指导语举例

（1）移空技术要解决的是你自己觉得不舒服的主观感受，也就是心身症状，而不是引起心身症状的生活事件，所以请告诉我，你说的这件事情给你带来的感受是什么？

（2）你不舒服的感受是情绪方面的还是感觉方面的？例如，是很不高兴、很愤怒，还是哪儿疼哪儿痒？

（3）你要解决的问题对你有多大影响？如果完全没有影响是 0 分，最严重的影响是 10 分，请告诉我现在是几分？

（4）这个问题的影响分数大于 7，我们先来解决这个问题，其他问题下次再解决。

（三）存想问题的象征物

1. 操作内容

（1）将问题想象为象征物：引导来访者将需要解决的问题想象为有形质的物品。例如，可以将身体某处的疼痛想象为一块黑色的橡皮膏；将抑郁的情绪想象为一片乌云；可以将失恋的悲伤想象为空心砖；将未升职的郁闷想象为石头等等。临床上见到的问题象征物还有黑烟、渣土、塑料花、硬质的小球、金属块、沙子、蝎子、老虎等。

动物、植物生命体在象征物中较少见，如果出现，往往说明问题的影响深刻，且仍然活跃。可建议来访者将其变化为标本。

（2）象征物的替代：如果来访者实在想象不出问题的象征物，可建议其想象以语言或声像记录的方式将问题转化为有形质物品。例如，可以想象将失恋或未升职的事件写在纸上，或录音笔，以记录纸、录音笔作为象征物的替代品。

（3）形成象征物的物象：使来访者想象中的象征物形成物象，即促其进入具象思维，方法是针对象征物进行一系列感觉引导性提问。例如，象征物是一块黑色的橡皮膏，治疗师可以发问该橡皮膏的大小、形状、颜色、光泽、气味、黏度、质地，还可以问橡皮膏外面的纹理如何，里面药物的味道是出自中药还是西药等。通过多种感觉通道的反复引导性提问，让相应的各种感觉逐步呈现，最终使这块橡皮膏在来访者的脑海中形成清晰可见、受用如真的物象。

（4）对象征物的情绪体验：询问来访者对象征物的情绪体验是积极的还是消极的。如果情绪体验是积极的，如喜欢、欣赏，提示正在处理的问题来访者未必想彻底去除。

2. 操作要点

（1）引导来访者捕捉其脑海中自然闪现的问题象征物形象，避免以冥思苦想的方式构建。

（2）通常让来访者闭眼想象，但也可以睁眼，可以顺其自然。

3. 指导语举例

（1）能不能形象化地表达你的愤怒？比如说它像什么？

（2）你身体的哪个地方不舒服？是哪种不舒服？像有个什么东西在那里吗？

（3）你的悲伤在身体的什么部位有反应？那里有什么东西吗？那个东西像什么？

（4）它有多大？多重？什么形状？什么颜色？有气味吗？表面有纹理吗？摸上去是光滑还是粗糙？

（5）能不能把你看到的那只老虎做成标本？

（6）你是喜欢，还是有点讨厌那只老虎？

（四）存想置放问题的承载物

1. 操作内容

（1）承载物的样式与数量：想象的承载物可能是各式各样的箱子、盒子、杯子、笼子等，也可能是信封、麻袋、铁锹、平车。总之，不拘样式，任何适于放置、容纳问题象征物的器具均可。

只用 1 个承载物盛放象征物。少数案例有 1 个以上象征物者，可以想象该承载物里有抽屉或格子，或其他形式的隔断。

（2）以象征物为引导想象承载物：可以询问象征物放在或应该放在何处，引导来访者捕捉脑海中自然浮现的承载物形象。提示来访者应量身打造盛放象征物的承载物，二者要相符合。无需刻意美化或雕琢承载物，不要刻意增减其特征。

（3）形成承载物的物象：仍采用系列感觉引导性提问的方法，促使承载物物象的形成。

形象认知性提问：询问承载物的形状、大小、厚度、材质、装饰、颜色、款式、重量、气味、质感、有无锁匙等。要引导 2 种以上感官感觉的产生，这是形成物象的重要条件。

细节关注性提问：询问承载物的细节，如有无包角、衬里、镶边色彩是否均匀，材料的纹理怎样，锁匙的形状、样式如何，等等。

整体操控性提问：要求打开承载物的盖子，再合上；要求转动承载物，察看承载物的不同侧面；等等。

（4）承载物的更换与修补

治疗师应注意象征物与承载物的符合程度。如果二者明显不匹配，如纸袋装大石块，应提示来访者承载物在移动时可能受损，请其考虑是否需要更换承载物。

如果承载物有破损或不完整，应提示来访者移动承载物时象征物可能脱落，请其考虑是否需要修补承载物。

治疗师提示后，由来访者决定是否更换或修补承载物；如其决定更换或修补，治疗师可重复（2）、（3）项操作内容予以帮助；如其拒绝更换或修补，除外个别情形（如承载物不完整，难以盛放象征物，大多可继续往下进行。

2. 操作要点

（1）承载物的更换、修补、加固对保证后续步骤的顺利进行有积极作用，治疗师应予以重视。

（2）此阶段不要将象征物放入承载物。

3. 指导语举例

（1）箱子是新的还是旧的？有多大？什么材料做的？什么颜色？上了油漆吗？有没有气味？

（2）是铁笼子还是竹笼子？有多重？结实吗？

（3）你的盒子有盖子吗？打开盖子看看，里面干净吗？有没有内颜色与外面一样吗？

（4）承载物里有隔断吗？有几个？是如何分隔的？

（五）画出问题的象征物及承载物

1. 操作内容

（1）要求来访者将问题的象征物画在记录纸 A 上。

（2）要求来访者将承载物画在记录纸 A 上，并标示自己认为最重要的 3～5 个特征（颜色、重量、气味等）。所画的承载物开盖闭盖均可按当时想象的具体意象。

（3）承载物和象征物画得越细致越好。

（4）象征物与承载物分别画出。

2. 操作要点

（1）提供记录纸、画笔（单色即可，不用铅笔），时间可控制在 10 分钟左右。

（2）嘱来访者静心仔细作业，尽可能多画细节。此项作业不仅是笔录病历档案，也是再次强化象征物和承载物物象的手段。

3. 指导语举例

（1）请按要求分别画出问题象征物和承载物，不要把象征物放进承载物。

（2）请尽量画得仔细些，多画些细节。

（3）尽可能多填写象征物和承载物的特征。

二、动态作业

这一阶段的内容和目的，是在存想状态下移动盛放了问题象征物的承载物，以处理、解决问题。

（一）简易气功放松训练：三调放松

1. 操作内容

调身：端正坐姿，要求伸腰直背，双手平放于大腿上，双目轻合。

调息：只注意呼气，不问吸气；做5次缓慢的呼气，不要完全呼尽，要适当留有余地，使能够平缓地过渡到下一次呼吸。

调心：意念放在呼气上，跟随着呼气；保持安静平和，去除杂念。

2. 操作要点

（1）向来访者解释放松训练的意义。

（2）按三调操作的顺序及要求，指导放松训练。

3. 指导语举例

（1）请坐椅子的前1/3，身心放松，腰背伸直，不要向后靠。

（2）请只注意呼气，不注意吸气。不要吸得太满，不要呼得太尽。

（3）意念伴随呼气，舒缓自然，让杂念随呼气一起消失。

（二）将象征物放入承载物

1. 操作内容

（1）检查、清洁象征物：嘱来访者闭眼，想象象征物就在眼前，前后左右上下仔细看一下，检查有无污迹、破损；然后擦干净。

（2）检查、清洁承载物：继续想象承载物就在眼前。先查看承载物的外面，有无污迹、破损；再打开盖子，看里面有无污迹、破损；然后将承载物内外擦干净。

（3）将象征物放入承载物：接下来想象将象征物放入承载物，开盖、放入、摆好、合盖。询问象征物所占据承载物的位置、空间大小、能否移动等，检查象征物是否摆放妥当。如遇象征物不止1件的案例，要依据承载物的设计，将不同的象征物放入其中不同的抽屉、格子或夹层。

（4）锁定或加固盛放了象征物的承载物：提示来访者为下一步顺利进行移动，可锁定或加固盛放了象征物的承载物；由来访者确定是否实行；具体方法如上锁、封口、绳索捆绑、胶带粘贴等。如来访者不欲实行，即使承载物敞口，亦予认可。

2. 操作要点

（1）清洁象征物和承载物所用的工具如抹布、掸子、毛巾等大多是临时想到的，如来访者未提及，可以略去不问。

（2）锁定或加固承载物的绳子、胶带等用品如果是临时增加的，可有针对性地提几个感觉诱导性问题，以强化其物象，但问题不必很多。

3. 指导语举例

（1）仔细看看你的石头，前、后、左、右、上、下，都看一看，要看仔细清楚，看看有没有脏的地方，如果有，请把它擦干净，反复擦一擦。

（2）看看箱子的前面，看看箱子的后面，看看上面，看看下面，看看左面，看看右面。现在打开盖子，看看里面。现在，请把里里外外都打扫干净。

（3）好，现在请把你的石头小心放进箱子。放好了吗？石头在里面是不是有点咣当？要不要用些东西塞一下？

（4）你的箱子足够结实吗？在移动时会不会散开？需不需要用绳子捆一下？

（5）你捆箱子的绳子是什么颜色？有多粗？是麻绳吗？

（三）在不同的距离上移动承载物

1. 操作内容

（1）初始移动。

嘱来访者将盛放了象征物的承载物放在眼前，停顿片刻，看清楚。

向正前方移动承载物至 1 米→ 3 米→ 1 米，每次移动之间停顿片刻，然后移回到眼前。如此重复 1 ～ 2 次。

确认感受。外在：询问来访者是否能够看清楚不同距离的承载物，如果看得不够清楚，可适当延长停顿的时间，使看清楚。内在：询问来访者在承载物远离或贴近的过程中，有怎样的身心感受。特别要询问从眼前到 1 米的来回移动过程对身心的影响。

（2）可见移动。

依承载物的大小，于可见的范围内，按治疗师的指令向正前方不同距离反复移动承载物 10 余次。移动中询问来访者有无最佳距离（看得清楚，感觉舒服），如有，询问是多少米，停留该处片刻，询问当时的内外在感受。例如，眼前→ 1 米→ 5 米→ 10 米→ 5 米→ 10 米→ 20 米→最佳距离→ 20 米→ 10 米→ 5 米→ 1 米→ 5 米→ 1 米→眼前。

再次反复移动承载物 10 余次，移动中询问来访者的最远距离（能看到承载物的最远点）是多少米，停留该处片刻，询问当时的内、外在感受。例如，眼前→ 1 米→ 10 米→ 30 米→ 20 米→ 50 米→ 100 米→最远距离→ 100 米→ 50 米→ 30 米→ 10 米→ 20 米→ 10 米→ 1 米→眼前。

确认感受。外在：要求来访者尽量看清楚不同距离的承载物，注意把握最佳距离和最远距离；调整停顿的时间，形成适合的移动节奏。内在：询问来访者当承载物远离或贴近时，有怎样的身心感受，尤其要询问最佳距离和最远点。

（3）超距移动。

超越能够看见承载物的距离，移动承载物至无限远，使之完全看不见。例如，眼前→ 1 米→ 10 米→ 50 米→ 100 米→ 50 米→ 1000 米→无限远。

在无限远处停留（1 ～ 3 分钟），嘱体会安静、休息、放松、无念、空。

从无限远处逐渐移回承载物。例如，无限远→ 1000 米→ 100 米→ 50 米→ 100 米→ 20 米→ 10 米→ 3 米 –10 米— 3 米— 1 米→眼前。

确认感受。

外在：确认看不见承载物。内在：询问停留在无限远时的身心感受。

2. 操作要点

（1）给予清晰、果断的移动指令，不拖泥带水。

（2）移动距离的米数是来访者感觉的心理距离，不要求与物理距离相等。

（3）承载物必须在前后方向上进退反复移动，避免单向直线前进或后退。

（4）如有最佳距离，提示正在处理的问题来访者未必想彻底去除。

（5）如果承载物在移至无限远后找不回来了或不愿找回，不必强求找回，可结束移动，进行疗效评估。

（6）移动的总次数通常在 30～40 次，宜灵活增减可见、超距移动的米距离和次数。此项操作是移空技术的核心环节，需认真、扎实完成。

（7）每次移动后可询问承载物是否到位、是否能看清楚，待来访者以语言或点头方式认可后再继续移动，以保证操作质量。

（8）移动过程中注意给来访者的操作以积极反馈，适时、适当肯定其优点。避免批评。

3. 指导语举例

（1）现在请将铁盒移动到 1 米远处，1 米，到了吗？到了请点点头。

（2）铁盒移到 1 米远时，你的身心感受如何？移回到眼前时，又感受如何？

（3）现在请移动铁盒到眼前 10 米远处……好，到了吗？能看清楚吗？……好，继续移动。

（4）铁盒最适合放到多远？具体的米数是多少？看得清楚吗？有怎样的身心感受？

（5）能看到铁盒的最远距离是多少米？现在你的身心感觉如何？

（6）现在完全看不见铁盒了，请保持现在什么都看不见的状态，停留一两分钟。好，不错，记住现在的心身感受，可以享受一下这个状态。

（四）打开承载物评估疗效

1. 操作内容

（1）将装有象征物的承载物移回至眼前。

（2）嘱来访者仔细察看承载物外观有否变化，如大小、轻重、颜色形状、材质、新旧等；如有变化，要求给予具体描述。

（3）让来访者打开承载物，仔细查看其中的象征物有否变化，如大小、轻重、形态、性质等；然后看看承载物内部有否变化：如有变化，要求给予具体描述。

（4）询问来访者的身心感受有否变化，包括病患部位的感觉、整体情绪、对问题认识和态度等；如有变化，要求给予具体描述。

（5）再次测量问题的影响度，看看有否改变。

（6）如承载物、象征物均消失未归，直接询问身心感受，测量问题的影响度。

（7）要求来访者填写记录纸 B。

2. 操作要点

（1）如象征物有变化，注意询问来访者对变化后的象征物的喜恶，有助于帮助判断疗效。

（2）注意填写治疗过程中有个性特征的事项，可以在来访者离去后进行。如果是团体治疗，此项可免去。

3. 指导语举例

（1）请仔细看看承载物的外观有无变化？大小？形状？新旧？

（2）变旧的含义是什么？颜色浅了？有破损了？有划痕了？落灰尘了？

（3）承载物里面的象征物小了多少？二分之一？三分之一？

（4）你对变化了的象征物感觉如何？有点喜欢还是讨厌？

（5）承载物的里面是否有什么变化吗？比如颜色？质地？

4. 疗效标准

（1）定性：如果承载物已空，象征物完全消失，表示问题已经解决。如果象征物已经缩小、变形等，表示问题的规模已经削弱。如果象征物完全变为其他种类，表示问题的性质已经改变。如果来访者对象征物的负性情绪体验减弱，或变化为正性，表示问题对来访者的影响已经改变。

如果承载物缩小、变轻，或变得陈旧、破损，表示问题对来访者的影响已经减弱，甚至无足轻重。如果承载物变新、变结实，通常表示来访者的内心力量增强。

（2）定量：记录纸B为判定依据。无论前次测量问题影响度的分值是多少，再次测量为0，即临床痊愈。前次测量为7者，再次测量3以下（含3）为显效，5以下（含5）为有效；前次测量为8或9者，再次测量4以下（含4）为显效，6以下（含6）为有效；前次测量为10者，再次测量5以下（含5）为显效，7以下（含7）为有效。

也可采用减分率算法，减分率＝（治疗前总分－治疗后总分）/治疗前总分。减分率＝100%为痊愈，减分率≥50%为显效，减分率≥25%为有效。此种算法的分值可能不是整数，但有利于科研统计。

（五）重复操作

1. 操作要点

（1）操作时可根据实际需要适当减少操作的项目、次数，不必完全重复。

（2）使用新的记录纸，并注明是重复操作。

2. 指导语举例

（1）第一次做可能比较生疏，疗效不容易彻底发挥，我们现在再做一次。

（2）从象征物被处理的效果看，问题在于生活事件与身心症状的分离不够清楚，我们再重新做一遍。

（3）你选择的问题不是你确实需要消除的，可再选择一次。

（4）选准问题有时需要好几次，人们认识事物需要有一个过程，一次选不大准很正常。

三、家庭作业

安排家庭作业的目的，一方面是巩固、提高疗效；另一方面是引导来访者自主掌握移空技术，特别是在空的意识状态中停留，以提高其身心健康水平。

移空技术的门诊疗程为2～4次，家庭作业可安排在门诊治疗结束后。

1. 操作内容

（1）告知来访者移空技术的门诊疗程已经结束，原有的心理问题已经得到处理；日后如有反复，或遇到其他适用移空技术处理的心身问题，可以自己试用移空技术；处理过程如需治疗师协助，应前来就诊。

（2）告知来访者经常练习停留于无限远处的安静与空无状态，有益于心身健康。如来访者感兴趣，可指导其进行日常练习，重点放在引导和停留于无限远处，停留的时间可从数分钟延长至数十分钟，其他操作步骤可以酌情省略。长期做此练习者应每日至少练习20分钟，2～4周就诊1次，以接受治疗师的指导。

（3）要求长期练习的来访者做笔记，记录练习的时间、相关的身心变化，以及练习中的疑问，就诊时带此笔记。

2. 操作要点

（1）家庭作业以自愿为基础，不做硬性规定。

（2）对自愿参加的来访者给予鼓励，告知做好长期练习的准备，增强其信心。

（3）提示来访者在无限远处停留时，注意姿势、呼吸、意识的合一，姿势要松，意识要静，呼吸要自然。

（4）如果来访者可以在无限远处停留5分钟以上，大都已不再需要其他操作步骤的引导，可以直接进入此状态。能够在无限远处停留数分钟者，可酌情介绍其转入传统气功修炼。

（5）家庭作业虽然放在门诊治疗之后，且由来访者自主完成，但其重要程度并不亚于门诊治疗。临床上，能够长期自觉完成家庭作业的来访者，不仅疗效巩固，而且心身健康的水平会不断提高。这是移空技术的根本目的。

3. 指导语举例

（1）家庭作业能够巩固疗效，长期练习，可以有效提高心身健康水平，建议你试一试。

（2）移空技术有点像做游戏，可以自己练习，熟练后可以用于处理日常生活中的消极情绪和身体症状，掌握这样一种操作技术有益于增进身心健康。

（3）在家练习时，可以把重点放在无限远处停留的意识空白状态停留的时间可以延长，但中间不能有杂念，要保持空白。

（4）复诊时请带来来访者的练习笔记，要记录来访者的练习时间、身心感受还有来访者需要问的问题。

第三节　注意事项

以下介绍移空技术应用中需要注意的若干事项，囿于篇幅，介绍较为简略，如需详细了解，请参阅《移空技术的操作要点与解析》（北京中医药大学博士论文）等相关论著。

（1）移空技术中问题的象征物是心身症状的物象化表达；盛放问题的承载物是对问题承受方式与能力的物象化表达；移动盛放着象征物的承载物表示对问题的操控和处理，移动至无限远表示问题被处理和解决。

（2）移空技术的准备阶段与治疗阶段是治疗师主导的过程，主要以指导语、解释、提问等方式把握进程，重点在实现移空技术的"移"。家庭作业则由来访者自主完成，治疗师起答疑解惑的作用，重点在体验移空技术的"空"。因此，移空技术是东西方心理学思想和治疗方法的融合，但根本的落点还在于东方的自我修炼。

（3）进行临床治疗和指导家庭作业对治疗师的角色与任务有不同要求。对于大多数心理治疗师而言，完成临床治疗可谓轻车熟路，但指导家庭作业则需要学习相关理论知识，并应有相应的自身体验。

（4）移空技术不注重诊断，重在解决来访者当下消极的主观感受，即心身症状，可用于处理由心理疾病或心理障碍引起的身体症状和消极情绪问题，也可作为辅助治疗手段，处理因各种精神、心身疾病乃至生理疾患所引起的身体症状和消极情绪问题。

（5）移空技术可与其他心理治疗技术配合使用。根据来访者不同的心理问题，治疗过程中移空技术可以为主，也可以为辅。例如，在一个疗程中，可以自始至终使用移空技术，也可以只用移空技术作为其中的个单元。

（6）移空技术解决问题重在当下，即解决来访者当下的心身症状问题，并于当下取得疗效。有些心身症状当下的解决可以一劳永逸，另外一些可能会重复发作。对于后一类问题，可以重复使用移空技术再解决，通过多次重复以形成和巩固远期疗效。

（7）移空技术既可用于心理治疗，又可用于心理咨询；既可用于个人治疗，又可用于团体治疗。特别适用于不愿意或不方便暴露隐私的来访者或群体，可以有效地降低治疗过程中的阻抗，且并不影响疗效。移空技术也适用于儿童和青少年，对这部分来访者，建议只做治疗阶段且在指导语及提问中降低学术性，可以通过做游戏的方式完成治疗。

（8）移空技术的门诊治疗时间，包括准备阶段和治疗阶段，可以把握在 40 ～ 50 分钟，2 ～ 4 次作为一个疗程。家庭作业可以 1 个月为起点，3 个月为一个疗程，要求来访者每天练习 20 ～ 30 分钟。

（9）依据临床出现过的实际案例，如果来访者想象不出能够放进问题象征物的承载物，移空技术便无法进行。这种情况说明来访者当时还没有足够的力量去承受该问题。如果经治疗师启发和引导，仍无法想象出承载物，建议换用其他治疗技术，这是移空技术在方法意义上的禁忌证。移空技术应用于临床，数年来尚未发现不良反应。

（10）问题象征物的消失程度与问题的影响度未必成正比。有时问题象征物消失了大半，但问题的影响度降低并不过半；反之，也有问题象征物消失不明显，但问题的影响度却大大降低的案例。这说明问题的存在与否与来访者对问题的体验或态度并非必然一致。在疗效评价中，应更重视问题影响度的变化，疗效的根本依据也在于此。

（刘天君）

附录 移空技术记录纸

首页记录

一般情况

姓名 ＿＿＿＿＿　　性别 ＿＿＿＿＿＿　　年龄 ＿＿＿＿＿＿　　民族 ＿＿＿＿＿＿

婚姻（□未婚　□已婚　□离异　□分居　□丧偶）

宗教信仰（□无，有＿＿＿＿＿＿＿）

教育（□小学　□初中　□高中　□中专　□大专　□本科　□硕士　□博士　其他＿＿＿＿＿＿＿）

职业（□农民　□工人　□干部　□技术人员　□学生　□个体　□离退　□家属　其他＿＿＿＿＿＿）

通信地址 ＿＿＿＿＿＿＿＿＿＿＿＿＿＿＿　邮编 ＿＿＿＿＿＿＿

联系电话 ＿＿＿＿＿＿＿＿＿＿　电子邮箱 ＿＿＿＿＿＿＿＿＿＿＿＿

心理问题或障碍诊疗现状

就诊机构 ＿＿＿＿＿＿＿＿＿＿＿＿＿　首次就诊时间 ＿＿＿＿＿＿＿

诊断 ＿＿＿＿＿＿＿＿＿＿　家族史（□无，有＿＿＿＿＿＿＿）

服用药物 ＿＿＿＿＿＿＿＿＿＿＿＿＿

其他现病

目前患有何种疾病 ＿＿＿＿＿＿＿＿＿＿　程度（□轻　□中　□重）

治疗情况（□治疗中　□未治）　影响（□大　□小　□无）

既往史

以往患过何种疾病 ＿＿＿＿＿＿＿＿＿＿　患病时间 ＿＿＿＿＿＿＿

结果（□痊愈　□未愈，或 ＿＿＿＿＿＿＿＿＿＿＿＿＿＿）

经济状况

家庭经济水平（□高　□一般　□低）

医疗费用（□公费　□医保　□自费）

医疗费用对您及您的家庭的影响（□很大　□较大　□一般　□较小　□无）

移空技术记录纸（Ａ）

姓名 _____ 性别 _____ 日期 _____ 年 ___ 月 ___ 日

一、问题影响度

无影响　　　　　　　　　　　最严重

二、问题象征物图

名称（_____）　数量（_____）　颜色（_____）

大小（_____）　其他（_____）

三、装载象征物的承载物图

外观特征（填写项目越多越好，至少3项）

尺寸（长：_____　宽：_____　高：_____厘米）　重量（_____千克）

形状（_____）　材质（_____）　硬度（_____）　质感（_____）

颜色（_____）　光泽（_____）　气味（_____）　款式（_____）

装饰（_____）　锁匙（_____）　其他（_____）

移空技术记录纸（Ｂ）

一、问题影响度

无影响　　　　　　　　　　　最严重

二、问题象征物的变化图

名称（_____）　数量（_____）　颜色（_____）

大小（_____）　其他（_____）

三、装载象征物的承载物变化图

外观特征（填写项目越多越好，至少3项）

尺寸（长：_____　宽：_____　高：_____厘米）　重量（_____千克）

形状（_____）　材质（_____）　硬度（_____）　质感（_____）

颜色（_____）　光泽（_____）　气味（_____）　款式（_____）

装饰（_____）　锁匙（_____）　陈旧（_____）　破损（_____）

其他（_____）

四、治疗过程中的个性化事件（治疗师填写）

_____

_____

_____

_____

第十九章　无障碍心理治疗

　　现在非常重视生态系统的建设，人的心理其实也是一种复杂的生态。中国传统文化的天人合一，其实是人的精神物质生态，是反映自然世界和社会世界生态的一个缩影。

　　生态，指生物在一定的自然环境下生存和发展的状态，也指生物的生理特性和生活习性。

　　生态平衡是指在一定时间内生态系统中的生物和环境之间、生物各个种群之间，通过能量流动、物质循环和信息传递，使它们相互之间达到高度适应、协调和统一的状态。也就是说当生态系统处于平衡状态时，系统内各组成成分之间保持一定的比例关系，能量、物质的输入与输出在较长时间内趋于相等，结构和功能处于相对稳定状态，在受到外来干扰时，能通过自我调节恢复到初始的稳定状态。在生态系统内部，生产者、消费者、分解者和非生物环境之间，在一定时间内保持能量与物质输入、输出动态的相对稳定状态。

　　心理生态：人的心理变化也应该符合生态平衡的规律，如果心理失去平衡，心理生态也就紊乱了。心理生态紊乱了，心理障碍也就产生了。

　　因此，心理治疗就有了两个方向，一个是直接着眼于人的心理变化，另一个就是首先着眼于影响心理变化的内外环境改变。

　　无障碍心理治疗就是着眼于心理变化的内外环境改变来治疗心理障碍。

　　无障碍心理治疗，也可称为无障碍管理疗法，或无障碍心理整合疗法，它是以改善、改造、改变人的心理内外环境，从而带来人的情绪、心理、认知观念的转变，以期实现恢复心理健康并促进心理成长。

第一节　基　本　理　论

一、无障碍的概念

1. 无障碍问题的由来

20 世纪初，由于人道主义的呼唤，建筑学界产生了一种新的建筑设计方法——无障碍设计。它运用现代技术建设和改造环境，为广大残疾人提供行动方便和安全空间，创造一个"平等、参与"的环境。国际上对于物质环境无障碍的研究可以追溯到 20 世纪 30 年代初，当时在瑞典、丹麦等国家就建有专供残疾人使用的设施。

2. 世界无障碍运动

20 世纪 50 年代，国际社会存在两种对于残疾人照顾的不同观点，一种认为残疾人是社会的负担，应该由社会来照顾。另一种观点则认为，造成残疾需要社会照顾的不是残疾本身，而是社会没有建设一个可供残疾人独立自主的无障碍环境。如果有一个良好的无障碍物质与信息交流环境，残疾不但不需要社会的照顾，反而还能为社会做出与非残疾人同样的贡献。这个观点是对国际无障碍运动的一个重要贡献。

1950 年代，丹麦人卞·迈克逊（N.E. Bank-Mikkelsen）提出了正常化原则的观念。与此同时，Wolf Wolfensberger 也在美洲大陆倡导正常化原则的观念。随后瑞典人本·那杰（Bengt Nirje）於 1969 年 1 月 10 日发表了一篇专述正常化原则的文章，阐述正常化原则的精神与内涵。

1950 年，欧洲各国开会决议对于"身体残障者方便使用的公共建筑物设计及建设"加以考虑，与此同时，美国订定出了世界上第一部有关无障碍环境设计基准的式样书。受到此举影响，欧洲各国及加拿大竞相设立无障碍环境的相关法条。1961 年，美国制定了世界上第一个《无障碍标准》。此后，英国、加拿大、日本等几十个国家和地区相继制定了有关法规。

1969 年，国际附件协会将美国采用的"坐轮椅人像"图案定为国际残障人士专用标志。1970 年，日本也经由私人团体，向政府单位争取到了诸多为残障者所设计的设施，并受到施政单位的重视，于是日本继欧洲和美国之后，正式加入了推行无障碍环境的活动之中。

3. 我国推动无障碍设施建设的法规、政策

1990 年 12 月全国人大常委会颁布的《中华人民共和国残疾人保障法》规定："国家和社会逐步实行方便残疾人的城市道路和建筑物设计规范，采取无障碍措施。"国务院批准执行的中国残疾人事业的五年工作纲要——"八五""九五""十五"计划纲要，也都规定了建设无障碍设施的任务与措施。

1998 年 4 月，建设部发出《关于做好城市无障碍设施建设的通知》（建规〔1998〕93 号），主要内容是有关部门应加强城市道路、大型公共建筑、居住区等建设的无障碍规划、设计审查和批后管理、监督。

1998 年 6 月，建设部、民政部、中国残联联合发布《关于贯彻实施方便残疾人使用的城市道路和建筑物设计规范的若干补充规定的通知》（建标〔1998〕177 号），主要内容是切实有效加强工程审批管理，严格把好工程验收关，公共建筑和公共设施的入口、室内，新建、在建高层住宅，新建道路和立体交叉中的人行道，各道路路口、单位门口，人行天桥和人行地道，居住小区等均应进行有关无障碍设计。

《城市道路和建筑物无障碍设计规范》（2001 年 8 月 1 日起正式实施）。

　　《无障碍环境建设条例》经 2012 年 6 月 13 日国务院第 208 次常务会议通过，2012 年 6 月 28 日中华人民共和国国务院令第 622 号公布。该《条例》分总则、无障碍设施建设、无障碍信息交流、无障碍社区服务、法律责任、附则 6 章 35 条，自 2012 年 8 月 1 日起施行。

　　4. "无障碍"概念

　　无障碍，在发展过程中没有阻碍，活动能够顺利进行。特指环境或制度的一种属性，即一切有关人类衣食住行的公共空间环境以及各类建筑设施、设备的使用，都必须充分服务具有不同程度生理伤残缺陷者和正常活动能力衰退者（如残疾人、老年人），营造一个充满爱与关怀、切实保障人类安全、方便、舒适的现代生活环境。引申出的相关词汇有：无障碍设计，无障碍设施，无障碍出行，无障碍交流，无障碍服务。

　　刘松涛等人认为，无障碍本身是指帮助身心残障和老年公民等社会特殊群体消除各类障碍和歧视，为他们提供参与社会正常生活的机制，以及享受福利和得到社会其他成员尊重的制度。它体现的是对社会特殊群体的人文关怀，是对人作为生命的尊重。

二、无障碍心理治疗的由来与创建

　　1. "以病人为中心"服务理念的提出到制度化行为的普及

　　1996 年 12 月中共中央、国务院召开的新中国成立以来的第一次全国卫生工作会议，时任国务委员彭珮云在会上讲话时提出"医疗机构改革要'以病人为中心'，努力提高医疗质量，改善服务态度，降低医疗成本，处处方便病人"。"以病人为中心"理念的提出，标志医疗服务从生物医学模式时代正式步入生物—心理—社会医学模式时代。2000 年 8 月卫生部、国家中医药管理局联合制定的《关于实行病人选医生，促进医疗机构内部改革》，试行"病人选医生"，正是"以病人为中心"的一次制度性探索。2005 年卫生部开展为期 3 年的"以病人为中心，以提高医疗服务质量为主题"的医院管理年活动将"以病人为中心"的服务理念渗透到医疗的每一个角落，变成一个永恒的医疗服务行为主题。以病人为中心的服务理念与人本主义心理学原理如出一辙，其本身就是一种对患者来说最为概括性的社会心理支持，体现了医学模式的心理及社会属性。

　　2. 医院管理年活动中的"无障碍医院"创建

　　重庆市第三人民医院在医疗改革中，率先提出"创建无障碍医院"。自 2002 年刘松涛等人提出"无障碍医院"的构想后，医院从理念和实践上进行了大胆的探索和创新，促进了医院的两个文明建设，得到了同行、社会各界的高度赞同，至 2006 年先后召开了省内、国内及国际三个层面的研讨会。原国家卫生部《"以病人为中心，以提高医疗质量为主题"的医院管理年活动简报》（第 71 期）以《重庆市第三人民医院创新管理模式　通过"无障碍医院"开展医院管理年活动》为题做了详细介绍。

　　3. 医院无障碍管理模式的实践与研究

　　编者于 2005 年作为访问学者应重庆第三人民医院的邀请参与了无障碍医院管理的部分研究，并于 2006 年将其引入到民营医院的管理工作中。从 2005 年至 2014 年的近 10 年间，编者所在的医院职业化管理团队在创建无障碍医院的既有实践基础上，将无障碍医院思想与方法逐步逐渐发展为医院无障碍管理技术。提出了无障碍管理的人形模型，即无障碍医院应由无障碍医疗、微环境医疗、体验式医疗、仿生体医疗、大数据医疗五个模块组成，并先后出版了《把脉中小民营医疗：无障碍医院思想探索》《现代医院管理模式：无障碍管理》《医疗服务再造："产品"化方案初探》和《医院职业化管理探索与实践》四本专著。

4. 无障碍管理技术用于临床诊疗运用

编者及其团队对医院就诊患者的病种分布研究发现，在民营医院的各科患者的疾病谱构成中，有一些就诊者并不是真正的器质性疾病，而是患上躯体形式障碍或者存在躯体化症状的心理障碍患者。传统医院对这部分患者一般都是转诊到精神专科就诊，由于精神心理疾病的病耻感或不具备自知力，这些患者并不愿意到精神心理科就诊。早期的一些中小民营医院的技术特点，正是利用传统医院对这部分患者的不重视，进行差异化竞争。这种差异化竞争的策略在于发挥中小民营医院医疗人才在社会医学与心理医学方面的专业知识与技术优势，采用多学科联合会诊的医疗管理方式，将患者留在首诊科室协同诊疗。但要真正解决患者积极主动追求诊疗，又要能切实做到有价值的医疗，就必须打破单纯生物医学模式方法应用的传统，而运用生物—心理—社会三维医学模式方法。

无障碍医疗正是借鉴无障碍管理中的"通行无障碍、行为无障碍、沟通无障碍、心理无障碍、管理无障碍和观念无障碍"六大技术，充分将其运用到生物性疾病和心理性疾病的诊疗行为之中。而无障碍管理模式的中通行无障碍技术（生物医学方法）可以有效解决患者的疼痛与躯体不适等躯体化症状；行为无障碍技术（心理医学方法）可以解决患者就诊科室选择及健康行为问题；沟通无障碍技术（心理—社会医学技术）解决患者就诊的依从性和对疾病诊疗方案的理解问题；心理无障碍技术解决患者的疾病焦虑情绪等心理问题；管理无障碍（社会医学技术）解决患者的就医环境体验问题；观念无障碍技术（心理—社会医学技术）解决患者对于疾病的错误认知问题。

从 2012 年起，编者在创建无障碍医院过程中，即提出将无障碍管理技术应用于心理咨询与心理治疗，近 10 年间接受无障碍心理整合疗法进行心理咨询的来访者涉及一般心理障碍、强迫症、焦虑症、躯体形式障碍等多种神经症性心理障碍。2020 年的新冠肺炎疫情防控期间，编者在网络心理援助中，对于不能到医院接受心理诊疗的网络求助者，按无障碍心理整合疗法给予咨询疏导，均取得一定的效果。

三、无障碍心理治疗的基本观点

1. 创建无障碍环境是最基础的心理治疗手段

作为一种整合型心理治疗技术，最基础的不仅是医生，也是心理治疗师，也是心理治疗的无障碍环境，包括患者诊疗的医院整个外部环境，要从通行无障碍、行为无障碍、沟通无障碍、心理无障碍、管理无障碍和观念无障碍六个方面进行创建。例如一个随地吐痰的人，进入铺地毯的房间，宁可将痰吞下去也不会吐出来。说明环境对于行为改变的重要性。而情绪心理也是最容易受环境影响的，因此心理治疗的重要基础是首先创建无障碍环境。而且心理治疗的部分目标还可以直接通过医疗诊疗环境、家庭生活环境和社会活动环境的特殊设计来实现。

2. 就诊的背后必然存在某种障碍

主动来医院就诊的一定有个人健康问题或家庭关系健康问题存在。例如在儿科就诊的儿童行为障碍就诊者，有一部分是家庭症状表露者，表现为"装病"；还有一部分儿童根本就没有真正的行为障碍，而是父母或其中一方有心理障碍，将心理障碍投射到儿童身上，而使儿童"被有病"。这两种情况，心理障碍或来自于父母，或是因为家庭不良关系的原因。

3. 疾病诊断服务于医生诊疗而非患者治疗

疾病或症状的诊断是必要的，它有效地指导医生进行有目标的科学诊疗。因为精神心理疾病的很多病种主要依据症状来诊断，而不是依据病因来诊断。症状一旦改变，诊断也将随之而改变。从诊断学的目标来说诊断仅仅有助于临床医生的诊疗，而对于具有自知力且存在病耻感的患者来说，可能是弊大于利。因此，在无障碍心理治疗中，对于患者来说，更重要的是需要关注症状的缓解与消除，而不是纠结于患了什么心理障碍。譬如编者接访的一些焦虑障碍的来访者，前期症状严重时，表现为强迫症的症状，而随着心理问题的逐步解决，强迫症状逐渐消除了，但焦虑症状仍然在变化着，后期仅仅表现为单纯的躯体化症状。编者还遇到一例精神专科医院诊断为精神分裂症的患者，由于不愿意服用抗精神病药物，而选择心理咨询。编者采用无障碍心理治疗进行咨询疏导，结合指导患者行中医刮痧、推拿等自我医疗的实用家庭保健技术，3个月后又去另一家精神卫生中心就诊，诊断就不是精神分裂症了，而变成了焦虑症的诊断。

4. 不给来访者贴标签

不给患者贴疾病诊断标签，就事论事诊疗，或者运用中医八纲辨证诊疗。精神心理障碍的患者一般都有病耻感。不给患者贴标签，在咨访双方的交流中，不给来访者表述集中性的心理障碍诊断，而是具体从无障碍心理治疗的六个方面解释来访者心理障碍的症状及其可能原因。不给患者贴标签是基于角色行为理论的思想，一旦贴上疾病的标签，反而可能固化症状行为，变成一种习得性的症状行为表现。另外，不贴标签有助于调动家庭与社会支持系统，避免有意无意的对来访者的歧视或自我消沉。有些来访者受制于传统疾病诊疗思维，有时反而强烈需要一个确切的诊断。在此种情况下，运用无障碍心理治疗中的管理无障碍原则，可用中医的八纲辨证来定义患者当前的心理障碍状态，同时采用多学科联合诊疗的模式，同时让患者接受中医治疗。

5. 恢复健康角色是主要目标

心理治疗的基础目标在于恢复患者的健康角色而不在于一定要消除患者的心理障碍。有些精神心理障碍譬如人格障碍、躯体形式障碍等病程长，障碍一时难以消除。可以结合来访者的家庭角色与社会角色，设计出相应的健康角色行为体系，并让患者进行相应的健康角色训练，从而适应家庭与社会生活。由于家庭与社会生活的改善，通过健康角色行为的习得，进一步影响到认知心理，从而最终缓解与消除心理症状。也就是说，心理咨询与心理治疗的目标并不着眼于消除心理障碍，而是通过健康行为训练，绕开或回避心理障碍，直接着眼从来访者的社会适应和社会功能回归。

6. 平衡运用现代医学模式

不论是生理性或心理性疾病，都应坚持三维医学模式，只是侧重点有所不同。无障碍心理整合疗法并不单纯应用于心理障碍来访者，同样适用于躯体性疾病的患者。可以起到防止与治疗由于躯体性疾病而并发或伴发的心理障碍。譬如泌尿外科就诊的前列腺炎患者中，一些人前列腺炎临床痊愈后，但仍然存在前列腺炎的尿频、尿急、尿疼痛等症状。这很可能是躯体疾病的临床症状或者被专科诊疗或者被患者自己强化了。如果在前列腺炎治疗的早期，同时运用心理学方法来减轻或控制这些症状，就可能防止前列腺炎临床痊愈后的症状保留。

平衡运用现代医学模式中的社会及心理医学模式，就会把医患关系的建立当前慢性躯体疾病诊疗的基础与前提，从而提升患者的依从性，调动患者对于疾病控制与管理的主动性，与临床医生和心理治疗师建立起牢固的疾病治疗联盟，降低诊疗中断率。

7. 着眼于患者关注且能有效解决的障碍

运用叙事医学方法，梳理患者的各种障碍表现，遵循系统与整体诊疗思维，对患者关注症状的重要性和治疗有效性进行双排序，从患者当前最关注的、并能有效解决的问题开始，匹配无障碍医疗的六个方向的某一个或几个方向进行针对性的障碍问题解决。

8. 发展管理医学，可能是应对健康问题尤其社会心理健康问题的一个重要方向

心理咨询与心理治疗方法的综合化趋势，需要有管理医学技术来做效果保障，面对众多的疗法与现代医学技术，需要系统化与体系化的考量。遵循循证医学的原则，对心理障碍做管理决策，特别适合于那些治疗周期长的患者。管理医学是适应现代生物—心理—社会医学三维模式，而以管理技术来统筹临床诊疗技术、心理治疗技术和社会行为适应技术的医学方法。无障碍管理技术高度重视诊疗内外环境的设计，通过环境医学技术来直接实现其心理诊疗的目标。环境医学技术不是某一个医生或心理治疗师能掌握的，必然依赖于医疗团队或者整个医院的管理。

第二节 基本操作

一、无障碍心理治疗的理论模式型及实施步骤

1. 模型构建

无障碍心理整合疗法模型是从"以病人为中心"角度出发，始终着眼于来访者当下的和显性的心理问题，以"无障碍环境"创建作为核心基础，通过"通行无障碍、行为无障碍、沟通无障碍、心理无障碍、管理无障碍、观念无障碍"六个方向，运用多种现代心理学方法来避免、缓解，直至消除心理障碍，使来访者恢复健康生活角色或行为心理的体系化心理障碍的解决方案。

2. 实施步骤

一是对就诊者进行心理行为现状综合评估；二是根据就诊者的关注程度和障碍可解决程度与效果预测进行排序，确立优先解决的心理治疗目标和分阶段解决的心理治疗目标；三是制订无障碍心理治疗疗程计划；四是创建无障碍心理治疗环境；五是实施无障碍心理治疗；六是无障碍心理治疗阶段效果及终末效果评估；七是无障碍心理治疗的 PDCA 循环。

二、无障碍心理内部环境改善法

无障碍心理整合技术六分法：通行无障碍、行为无障碍、沟通无障碍、心理无障碍、管理无障碍和观念无障碍。这是一个由通行无障碍开始，观念无障碍升华；或由观念无障碍引导，管理无障碍总结的一个闭环循环过程。

按太极阴阳两分法：阳极有通行无障碍、行为无障碍和沟通无障碍；阴极有观念无障碍、管理无障碍和心理无障碍。观念决定通行的方向，管理决定行为的效率，心理决定沟通的效果。阴阳相互影响，相互制约，遵循太极相生相克的自然规律。通行、行为、沟通、心理、管理和观念又依次前后连接成一个循环往复的体系化闭环。如同轮轴支架，支撑心理的车轮前行。

1. 通行无障碍

通行为肺阳之气，一呼一吸，贯通周身，不通则痛，障碍丛生，运用呼吸调摄逐步消除各种障碍。也可以用中医经络理论，做穴位针灸、推拿，消除躯体化症状。学习中医自我保健适宜技术。中医常在处方中施以"药引子"，以引导药物达到治疗效果，编者领悟这是中医心理治疗的平常应用。同样，在使用心理治疗的过程中，也可以按中医的"阴、阳、表、里、寒、热、虚、实"对心理障碍进行八纲辨证，施以中药或饮食疗法加以引导，协同加强和巩固心理治疗的效果。

2. 行为无障碍

行为乃情志外显，形声表露，抑扬顿挫，无为则僵持，致神情紧张，故运用肌肉放松，缓解不良情绪。也可以通过体育运动及户外活动，带动情绪及心理的积极变化。也可在心理治疗音乐的环境中，练床上、床下"八段锦"。通过传统养生运动方式调摄心理的躯体环境。也可以通过练习书法，诗词吟颂，"情"歌哼唱等进行自我治疗。

3. 沟通无障碍

沟通使人际协调，建立与他人交流的渠道，疏泄情绪，通则不痛，障碍可除。动用心理支持系统畅通心理渠道，可运用道家认知疗法顺其自然，也可运用个人中心治疗找回积极的自我。还可以用儒家的哲学思想，学习《大学》的诚意法则，实现心胸豁达，心灵领悟。尤其要学会跟自己沟通，不要跟自己过不去，用自我去协调本我和超我，实现理想我与现实我的统一。

4. 心理无障碍

按心理学理解，心理某种条件下即是"心即理"，重致良知，辨明是非，知行合一，排除障碍。编者在多年的心理咨询中发现，心理障碍来访者也有一些是由本我膨胀，良知蒙蔽，私欲充盈所致。编者具体运用"立志、勤学、改过、责善"及"致良知，祛私欲"

阳明心学法。反复深入学习《教条示龙场诸生》，实施心理障碍消除的目标管理。

5. 管理无障碍

管理是管道整理，分析问题，找出症结，做出决策，运用实用技术解决具体障碍。人有意志，健康可以表现为角色行为，行为逐渐内化为思想意识，心理也就与角色协调一致或者形成角色行为适应，从而恢复心理健康。因而心理障碍通过管理也是可以康复的。在具体咨询实践中，让来访者学习家庭和个人 6S 管理技术。就是整理（SEIRI）：心理分析评估；清扫（SEISO）：心理杂念清洁扫除；素养（SHITSUKE）：心理素养提升；安全（SAFETY）：心理环境安全维护；节约（SAVE）：心理能量节约；学习（STUDY）：心理调控技术学习。简称 6S 心理管理。也称为个人健康心理环境构建技术。

6. 观念无障碍

观念即思想理念，认知重建，另辟蹊径，认识领悟，消除或避开障碍。之所以心理出现障碍，也在于观念与角色行为的冲突或不协调。行为与环境一致，观念适应环境，行为也就与观念和谐了。但不等于观念一定要与行为统一，身心合一是指协调而不是同一，放心二字有时是放下，而安心二字也是不拿它去想。编者具体用认识领悟疗法或认知心理疗法。对于症结顽固，解决不了的问题一定是观念出了问题，只有从观念上突破，障碍就迎刃而解。

三、无障碍心理诊疗外部环境构建法

无障碍心理诊疗环境构建包括物理诊疗环境设计、医患角色适应、就诊流程再造和就诊行为规范制定均应按照无障碍管理，六个方面的要求。

1. 物理环境设计

包括院前环境、门诊候诊环境、诊室环境、体格检查及客观检查环境、手术及治疗环境、住院环境等，均要符合无障碍医疗的环境布局要求。让就患者获得舒适的体验，并符合心理疗效体验的设计。

2. 医患角色适应

鉴于主要面对的是慢性疾病困扰的患者普通门诊，对于首诊患者，首要的目标是通过专业的诊疗行为建立起互相信任的关系而不在于疾病的诊疗本身。对于患者的角色要运用 P-A-C 分析技术，寻求对应的医务角色使医患关系保持平衡状态，使患者克服支配与依赖心理，逐步引导患者的就医角色向平等合作型患者角色转变。

3. 就诊流程再造

就诊流程要按照整体与系统医学的要求，兼顾生物—心理—社会三维医学方法的平衡，强调对患者诊疗的彼此促进而不是相互干扰，形成协同的综合诊疗效应。

4. 诊疗与就诊行为双规范

从健康教育的角度，身教重于言教，医务人员的行为对患者来说具有示范与模仿的作用。同时，训练患者建立健康行为规范，从行为上优先建立起疾病康复的行为系统，促进疾病从行为模式上恢复健康，顺利回归社会，而不至于丧失或降低其社会生活功能。

5. 无障碍心理环境构建技术的 PDCA 循环技术

PDCA 循环的含义是将心理障碍消除管理分为 4 个阶段，即计划（plan）、执行（do）、检查（check）、处理（act）。与患者一起做心理障碍诊疗前的评估与预测，再共同做治疗计划，然后依照疗程计划实施。实施过程中根据执行情况变化做相应调整，不断提高计划与实际的吻合性，改进治疗。

第三节　注　意　事　项

一、适应证

无障碍心理治疗有着广泛的适应证，对于不愿意承认自己心理存在障碍的心理失健康者是优先选择的一种心理疗法。主要适用于以下几种情况。

（1）由心理治疗师主导，临床医生、护士、其他医务人员参与的治疗理疗。

（2）由家庭健康成员主导，来访者被动参与的心理障碍治疗。

（3）具有自我管理意识与能力，对心理障碍有自我认知能力的来访者。

（4）运用单一心理治疗技术无效的个案。

尚未发现有完全的适应证。

二、治疗设置

1. 治疗场所

（1）场所多元化。无障碍心理治疗的治疗场所是多元化的。融入来访者的居住及生活场所，当然也需要利用心理咨询（治疗）室。最好是利用来访者日常生活、学习与工作场所进行。住院患者则利用病房作为其中的一个治疗场所。

（2）环境布局个性化设计。要根据治疗的目标和要求，设计每一个日常生活的环境、特殊治疗环境。

2. 助人小组成员

（1）心理咨询来访者：助人小组由心理咨询师担任小组长，来访者可信任的家庭成员 1～2 人作为助人小组成员，协助心理咨询师参与对来访者的心理环境营造与管理。

（2）心理治疗患者：助人小组由心理治疗师担任小组长，主管医师、责任护士、家属陪护为助人小组成员，协助心理治疗师参与对患者的心理环境营造与管理。

3. 疗程设置

（1）总的疗程次数。不论是住院病人还是门诊治疗来访者均以签署无障碍心理治疗协议为疗程开始，整个疗程不少于 10 次规划咨询（治疗）。其中包括家庭治疗、居家环境现场咨询一次。

（2）治疗间隔。原则上每周一次咨询（治疗），如果住院患者，可 2 天治疗 1 次。

（3）治疗内容及目标。如表 19-1：

表 19-1　疗程设置

治疗秩序	治疗内容	治疗目标
第 1 次	心理问题调查，治疗方法介绍	确立咨询（治疗）关系
第 2 次	影响心理问题的内外环境因素分析	确立治疗方向及显性障碍解决次序
第 3 次	来访者与助人小组成员培训与交流，讨论治疗方案	确立无障碍整合治疗方案，使医患双方树立协同治疗的信心
第 4 次	通行无障碍问题治疗	解决躯体化症状的认知及中医治疗问题
第 5 次	行为无障碍问题治疗：放松训练、功法练习、行为针对性练习	解决睡眠障碍、强迫行为等问题
第 6 次	沟通无障碍问题治疗	解决人际关系困扰问题
第 7 次	心理无障碍问题治疗	解决负性情绪问题
第 8 次	管理无障碍问题治疗	掌握 6S 心理管理技能
第 9 次	观念无障碍问题治疗	解决认知心理问题
第 10 次	无障碍心理环境构建技术的 PDCA 循环技术	评估全疗程治疗效果

4. 与其他疗法的有关系问题

无障碍心理治疗是一种整合型心理治疗技术，在治疗过程中，会灵活运用现代心理咨询与治疗技术，也可以运用传统文化及中医心理治疗技术。这个疗法是以整合技术特别是管理技术用为疗法的显著特点。

第二十章　书法心理治疗

在众多的传统文化心理治疗技术中，书法心理治疗是东西方文化心理与现代心理学均有广泛认可的一种心理治疗。也是研究论文涉及较多的一个传统文化心理治疗。

第一节　基本理论

一、国内书法心理治疗兴起

随着文化以及心理治疗的发展，从传统文化中汲取资源，是中国心理学事业的重要方向。书法心理治疗即是这条道路上的一朵奇葩。

20 世纪 30 年代，学者虞愚以自己研究书法的心得，撰写《书法心理》（1935 年出版）一书。

20 世纪 80 年代，香港大学心理系高尚仁教授对有关书法练习过程中的生理和心理反应及现象进行了一系列实验研究，根据书法在知觉、认知及生理各方面的试验及实证研究成果，先后出版了《书法心理学》《书法与认知》《书法心理治疗》等著作，为书法在心理治疗领域的应用提供了强有力的实验支持，为西方心理治疗理论与本土文化的结合开辟了新途径。

1995 年始，北京回龙观医院与香港大学心理系进行合作，在其心理治疗科之下，开展了书法心理治疗项目，在临床观察和实验方法对书法直接用于治疗精神病人的多种疗效上，总结了成功的经验。1998 年经北京市政府审核批准，设立书法心理治疗机构，确立了书法心理治疗在中国医疗制度中的专业地位。在香港，沙田威尔斯亲王医院由香港中文大学精神医学系督导的精神科，也将书法作为精神分裂症患者治疗的辅助工具。中国台湾的精神病治疗机构，多年来也将书法作为康复的辅助项目。

近年来，中国内地及港台除了对书画与身心保健进行理论研究外，不少医院开始采用书法与国画作为康复治疗的手段，对神经症患者、痉挛症病人、游离症患者等已有一定疗效。

在教育领域，从 20 世纪 80 年代开始，陈政见、蔡明富在台湾普通小学中，对多动症儿童进行书法心理治疗与书法教学的实践研究，在书法运作活动对多动症儿童的认知能力、注意力的影响，消极行为、问题行为及自我概念的矫治等方面的研究取得有效的成果，并提供了一套相应的教学模式，为书法心理治疗在学校开展提供了可行性。1995年，北京市海淀区培智中心学校与香港大学心理系在特殊儿童教育中进行书法合作研究，胡斌先生作为培智中心学校书法专业教师，参与了书法运作对特殊儿童治疗效果的研究并应用于特殊儿童的教育与心理治疗，还对研究与应用成果进行总结，作为国内最新版本的心理健康教育丛书《书法心理治疗》正式出版。

二、书法运作的生理效应

汉字与毛笔的特性，使得书写者在用毛笔书写汉字的过程中产生各种生理变化效应。

1. 汉字书法的心理几何论

高尚仁结合国外关于书写活动的研究，从汉字本身的视觉空间特征，提出了汉字书写的心理几何理论。"几何性"指汉字本身由于有形或无形的方框所限定独特视觉空间特征，以及书写者书写时身体的动作跟随汉字字形变化所产生的几何特征。用此理论说明汉字毛笔书写的知觉、认知、动作及与字的互动体系和行为现象。

在书写过程中，书写者的身体与汉字处于一种互相影响的状态。这种影响是通过视觉空间认知和动作反馈机制之间的相互作用来完成的。由于每个汉字都被写在一个有形或无形的正方形方框中，而一个正方形方框又有一个完美的几何模式，具有封闭性、对称性、平行性、连通性、方向性等视觉特征，从而使每一个汉字都具备了稳定性和自主性，且或多或少保留了方框本身的几何模式。

在书写汉字时，书写者的身体动作正是沿着汉字的这种稳定、均衡和自然的几何模式运动，从而使书写者的身体也倾向于保持一种稳定的、均衡的和自然的运动状态，进一步促使身体放松，保持平和、宁静和安详的状态。这种状态具体表现在各种生理指标的相应变化上，如书法运作过程中的心理物理变化，包括心率、呼吸、血压、指压、肌电（EMG）、脑电（EEG）和皮肤温度等。当书写者全身心投入于书写过程中的千变万化的乐趣时，其身体自然呈现放松与平和的状态，其心理生理指标的变化便由此自然发生，呼吸频率减慢，血压降低和心跳变缓等。这也许就是人们常说书法能"修身养性"的真谛所在。

2. 视觉——躯体运动效应

汉字书写的三个要素——结字、结体和间架，是在一个想象的可细分的方框中完成的。结字指特定汉字中笔画的基本形状及其组合，结体指每个字的成形过程，而间架则指书法中字与字之间的结合与分布。汉字构型的目的，在于确保字与字之间的和谐和自主，因而每一个汉字都集中写在一个有形和无形的独立的方框中。书法运作活动是一个整体过程，它对生理和心理产生着良好的作用。

汉字书写活动其实是书写者对汉字的内部认知图像的一种外在投射与执行。一个动态的汉字书写过程实质上是脑、身体和汉字的紧密结合。在这一书写系统中，身体是指手指、手掌、手腕和整个身体的单独或动态整合的运动，这种运动指导着相应的书写运动。身体运动又受大脑的指挥，大脑则对客观存在的汉字的视觉空间特征做出知觉与认识，而这些认识又发自于汉字的几何形状本身。胡裕树（1992）归纳出汉字的九种基本构型模式，如图 20-1 所示。

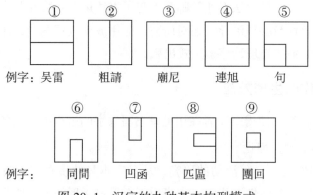

图 20-1   汉字的九种基本构型模式

在用毛笔书写时，身体和汉字的交互作用变得最为直接和突出。汉字书写的心理几何论则指在用毛笔书写汉字时，上述几何特征对书写者的知觉、认知和动作加工的干涉。书法运作过程是一个复杂的动作系统，它包含了感觉和动作两方面的协调活动。在书法运作过程中人体肌肉关节的相关活动如表 20-1 所示。

表 20-1   书法运作过程中人体肌肉关节的相关活动

书写相关动作	书写控制
指动作：蘸墨、捺笔、运笔	描摹
腕动作：枕腕、提腕	临写
臂动作：悬腕	自书
肩动作：推动大臂运动	艺术创作

书法运作过程的动作系统如细分可包括眼动、手动、腕动、臂动和腰动等；从感觉系统来说则包括视觉和动觉的联合。在书写运作中加上书写工具即毛笔的运用，则书写动作又可以分为"执笔"与"运笔"两大类型。对书写者而言，执笔和运笔代表对书写动作要求上的性质和幅度，如何更有效地实现执笔和运笔的目标，按其性质和幅度的要求，其动作又可分为三类，即巧控性动作、移动性动作和姿动性动作。

（1）巧控性动作：主要针对执笔而言，要求做到指、手的协调配合，以手指的控制为主，要求做到对笔的精确掌握与手指细巧的动作控制。

（2）移动性动作：主要针对运笔而言，是以手部、腕部、臂部和腰部动作的协调配合为主。要求对腕部、肘部、臂部和肩部的运用，以便移动毛笔在纸面上运行自如。

（3）姿动性动作：也是针对运笔而言，是指全身性或半身性的躯体移动，以配合书写时的动作要求。姿动性动作是前人书籍中强调的书法运作方式，也称为"全身立法"。它要求书写时应尽一切可能，使出全身的精神与力气，使之经过腰、肩、臂、肘、手和指的传递到达笔端，也就是说，要求书写者做到全身精神与力量总动员去开展书法的运作动作。

3. 内脏系统效应

古人早已注意到书法运作活动对人体内脏系统活动的影响，并有大量的观察描述，如"凝神静虑""心平气和"等。内脏系统效应主要表现在呼吸、心率及血压的变化上。

在书法运作时，书写者必须保持"平心""静气"，控制心中的杂念和呼吸的规律，才能使书法运作所受的干扰降至最低，确保书写者将心中字体字形的意象，顺利而精确地由手臂的运作而书写出来。呼吸能对书写活动产生干扰影响，必须避免或处理好这种干扰，才能使书法书写顺利进行。书法运作与呼吸的相互作用会对人的心理产生一定的影响。

在常态呼吸的情况下，运用四种书体——真、草、隶、篆进行书写，书写者的呼吸间距和呼吸时间都要长。也就是说，书写者无论用哪一种书体书写，呼吸都要趋于缓慢，而且呼吸周期加长。书写者在常态呼吸情况下的呼吸比率比他们在书写四种书体时的比率要小。也就是说，书写者在书法运作时的吸气时间会加长，尤其在书写篆、隶两种书体时，吸气时间甚至超过呼气时间。

书写时的呼吸状态变化，会因书写运作方式的不同而略有差别。在临写、摹写、自书三种书写方式之间，自书方式所需呼吸时间最长，有超过临写和摹写运作方式的趋势。这可能是由于自书时，书写者的注意力程度高度集中，思维运转情况更复杂，既要有图像的处理又要有对文字含义的理解，同时还是在运动的过程中，所以导致呼吸的时间无形中加长。

4. 心及大脑神经系统效应

书法对于心率的影响，书写者的心律变化随着写字的进程，呈现规律性的逐渐减缓的现象。不同的书法运作方式（临写、摹写、自书）对书写者的心律减缓变化在减缓幅度上，有相应的差异。其中以摹写时引起的心率减缓幅度最大，临写时次之，自写时又次之。书写者在书写过程中，其血压变化情况有逐渐降低的趋势。

书法运作与大脑神经系统的效应主要呈现在左视野右半球的激活促进作用上。书法经验的多寡是影响字形相似性认知判断的主要因素。

三、书法运作的心理效应

1. 书法运作的认知效应

（1）训练观察力与注意力。

自古以来，历代书法家一致强调书写者在做书写字时必须要凝神静思，集中注意力，全神贯注，才能使自己的心灵进入肃穆的境界，预想字形、默思结构，从单字到行列再到通篇布局，最后才能写成一篇完美的作品。如果心不在焉，注意力涣散，脑中杂念丛生，那么写出的字就不会周密严谨，甚至会写错字。在书法运作从开始到完成的操作过程中都必须做到凝神静虑，杂念尽消，心平气和，意宁入境。

书法运作过程主要是视知觉和运动知觉密切协调与配合的过程和结果。无论是学习或自练阶段，还是描摹或者临写阶段，在动笔之前首先要观看、查看，在这个过程中书写者只观察、体会和运思而不做动作，即通过注意和视知觉对自己所要描摹或临写的法帖上的字体与笔画分辨清楚，在书写操作过程中，对于点画的形成，墨迹的成书，行列及段落的进程的完成，随时都要视知觉的敏锐、精细、准确和运动觉的稳定、协调、配合。

（2）训练记忆与思维力。书法运作的描摹与临写对书写者的要求都在于习书时的视知觉和动作的协调配合，虽然两种方法在习书时的注意程度以及视知觉和动作的协调方式有些差别，但是经过两种不同的习书方法以后，字迹的形象和结构便都能准确地储存到书写者的记忆之中，当需要的时候凭借书写者对字的原始印象（记忆）重新写成书法时，不论哪种习书方法所累积的记忆都可以被重新提取出来。

（3）训练想象力。古代书家通过想象把现有的汉字形象和书法运作的表象在头脑中重新组合和发挥，从而创造出新的汉字形象和书法运作空间态势，并赋予书法作品无限生动、新奇和雄浑的表述。

书法只是在黑和白之间转换，没有炫目的色彩，没有逼真的物象，其构成要素是抽象的文字，但它为书写者和欣赏者展现出来的却是一个宽广无边的世界。一幅好的书法艺术作品，不仅仅是白底黑字的二度空间，也非绘画的三度幻想空间，而是近乎壁画的空间，游移于二度和三度之间。

2. 书法运作的情感效应

在历代的书论中，书法书写活动有助于缓和情绪、表达情绪的论点不胜枚举。最明确的莫过于孙过庭在《书谱》中的论述：（书法）"达其性情，形其哀乐"，这句话再明确不过地强调了书法艺术的抒情作用。

实际上，历史上许多书法家的创作过程都是一种抒情的过程，作品是他们把蕴含或是深藏于心中的情感情绪向外表达的结果。也有不少的研究表明，书法对人的焦虑水平有改善作用，对高血压、糖尿病患者情绪调节有一定的影响。

3. 书法与人格完善

书法是一门艺术，它带给人们的正是一种转移、代替、陶醉和升华。书写者全身心地投入书写的过程中，注意的焦点也就从日常的琐事转移到了艺术的境界。艺术是一个令人感到"自由""满足"的境界（黑格尔语），书法作为艺术同样为人们带来满足感，因而完成一幅书法作品所带来的成就感、满足感和陶醉感也就替代了在日常生活中所遭遇的挫折感以及失意感。另外，书写者在追求恬淡虚无的审美情趣的同时，也达到了超然外物、摆脱羁绊、去掉遮蔽、返璞归真的境界，消解了以自我为中心的欲望，缓解了内心的烦恼，摆脱了世俗物欲，打开了个人生活的障蔽，获得了精神上的自由，书写者的人格在书法运作中完成了一次涅槃，得到了升华。

特别是创作与鉴评书法的沟通与交流也会将作品与人品相提并论即"书品即人品"，从而促进书法练习与创作对于人格的提升作用。书法艺术具有修身养性、改变气质、丰富个人涵养、端正健全人格的功用。艺术是"心知所发"，表现作者人格，所以创作活动即为道德行为，完美的艺术品必须建筑在完美的心理基础上。"用笔在心，心正则笔正"（柳公权），"正书法，所以正人心也"（项穆）等言论更说明了古人把书写的行为看成人格的表现，书法作品是人格这一抽象气质的承载和具体体现。

四、中国书法与心身健康

1. 书法的怡心养性功能

练习书法，怡心养性，对人的身心健康大有裨益。书法养生体现了形神共养的统一性。"形为神之宅"，形体的养护在于动，动以养形。执笔时，指实、掌虚、腕平的姿势；书写中，悬腕、悬肘，不断前落后顾、左撇右捺，上折下弯的运动，使得指、臂、肩、背：腰，腿部的肌肉均得到了运动。而且这种运动是舒缓的、适度的、非超常的。书法体现的这种适度运动，贯穿了中医"摇筋骨、动肢节"的导引内涵。通过这样的书写过程，书写者全身血脉畅通，心气平和，五脏协调。书法动静结合，以静制动。更是使人处于"虚静"与动静的转换状态之中，从而实现书法的怡心养性的功能。

2. 书法的心理调节功能

古人的书法理论中多处提到书法与心身健康的关系。

蔡邕《笔论》："书者，散也，欲书先散怀抱，任意恣情，然后书之。"

穆项："书之为言，散也，舒也，如也，欲书必舒怀抱，至于如意所愿，思可称神，书不变化，匪足语神也。"

虞世南《笔髓论》："欲书之时，当收视反听，绝虑凝神，心正气和，则契于妙。心神不正，书则欹斜，志气不和，字则颠仆。"

潘之淙《书法离钩》："书者，心画也，必先乎心，而后乎手，内而理乎己之心，外而尽乎古之法，心而致乎手之正，法而致乎笔之妙。"

一般认为，书法运作的情境及过程能使书写者产生愉快、轻松、清虑、专心和舒散等心理反应和状态。这也就是一般人认为书法可以令人达到修"身"、养"性"的心理和生理效果的原因。事实上，在书法书写时，书写者的心理准备、情绪稳定、注意力集中以及手指灵敏都是写好字的重要条件。同时，书写的整体活动对书写者身心也具有积极的影响。

在书写活动过程中，则强调精神专一、松静自然。这与儒、道、佛三家修身养性的要求有相似之处。儒、道、佛是通过静坐、冥想等方法，放松身体归纳精神，使身心进入静的状态。书法则是在规范的动作要求下进行毛笔书写，使身心进入静的状态，从而起到促进身心健康的作用。它们的共同点是强调人的平静自然和精神专注的状态。

3. 书法的健身功能

从生理方面来看，写字要求正确的姿势，如身体姿势要求头正、身直、臂开、足安；书写时执笔要求指实、掌虚、背竖、腕平、肘起。只有达到这些要求，才能对书法有所体悟。从心理方面看，历代书法家都强调书写前的心理准备。书写之前，不要紧张，要轻松、安详、自然，通过全身的调和，顺乎人的本性，澄心定志，调和情绪，以便达到最佳的心境，这样才能把字写好。如果心情紧张或受到外界事物干扰，即使有最好的书写工具也是写不好字的。

书写者在这种动静结合、脑体结合的运动中，达到了五脏协调、心身统一的境界，因而对生存质量的提高具有深远的影响。正如有人把书法的养生作用总结成四句话："洗笔调墨四体松，预想字形神思凝。神气贯注全息动，赏心悦目乐无穷。"

4. 书法的陶冶情操功能

在书法活动过程中，书写者既是书法作品的创造者也是第一个欣赏者。在书法创作的过程中，书写者可以进入专一、忘我的境界，同时也远离、忘却现实生活中的种种烦恼和郁闷，整个心灵沉浸在笔墨之间，这不能不说是一种高级美感的享受。这种美感的享受，能够使人的心灵得到滋润、充养，从而萌发对于生命的喜悦。在欣赏书法作品的过程中，无论是欣赏自己的作品还是欣赏他人的作品，这种对于美好事物的体验会再一次在人们的心里回味，影响人们的感受。在书法欣赏的过程中，书法作品的艺术性或者文字会对欣赏者的心理产生积极的影响，使书写者更愉快地投身到书法创作活动中，形成一个良好的循环。

五、书法心理治疗与其他心理治疗的联系

1. 书法心理治疗与精神分析理论

书法既可以表达意识层面亦可以表达无意识层面。书法的笔墨特点决定了书写者在拿起毛笔进行书写的瞬间，就已经开始了自我的表达，每一次运笔，每一个点画，甚至是墨的浓淡干湿，都可以成为书写者表达的形式。汉字的抽象性以及笔、墨、纸、砚等工具与书法审美本身的丰富性都为书法发挥表情达意的功能提供了强有力的物质与文化基础。

2. 书法心理治疗与行为治疗

行为治疗的理论与方法在书法心理治疗中得到了广泛应用。在书法心理治疗中，针对来访者的问题进行治疗步骤的设计：首先，确认来访者的不良行为，根据问题制定治疗目标、运用书法心理治疗技术和方法；其次，在书法活动中对不良行为进行矫正，帮助来访者建立新的行为方式；最后，在之后的过程中记录行为的基线水平及变化过程，以评价治疗过程。

3. 书法心理治疗与人本主义

（1）创设良好的心理气氛。在书法心理治疗活动中，书法心理治疗室从外部环境为来访者创设了温馨宁静的氛围。在书写的过程中，来访者难免会对书法技能产生一定的畏难情绪，或者消极评价，但也正是在书法活动中，治疗者使来访者感到温暖和被无条件地接纳，从书法技能的开始到心理层面的接受，由一个点引发来访者心中真正的问题所在，这样来访者就可以表达自己内心世界的感受，接受自己的情绪，尤其是那些先前因为害怕引起的不愉快，或担心遭到别人拒绝而一直隐藏着的情绪和感受。在书写活动中，随着书写形式的丰富、文字内容的表述、与治疗师就作品进行的讨论，来访者逐渐进入自我的内

心深处，发现更真实的自我。正如佛教所说，进入一个清明世界，本真的世界。当来访者真正能够清楚地看待自我的时候，他就能够通过自己的努力达到对自我的修正。而这将有赖于治疗师为来访者所创设的安全与被接纳的心理空间。

（2）无条件地倾听。在书写的过程和书写后，来访者对自己的书法作品，从内容、形式到书写的过程都会有一个评价，对上述活动的评价实际上也包含了来访者对自我的评价，以及对自己心路历程的反思。此时，治疗师就是一位耐心、诚意而书法又机敏的听众，听取来访者诉说的一切。在一般的谈话治疗中，语言是最好的交流工具，但语言也能成为最好的屏障，每一个人都有自我保护的意识，人们也往往用语言来掩饰自己的真实想法。而在书法心理治疗中，治疗师与来访者针对作品或者活动展开讨论，书写的作品仿佛为来访者穿上了一件"安全服"，或者说来访者与治疗师通过作品这个桥梁进行对话，这样更容易使来访者袒露自己的心声，而书法艺术中的隐喻和含蓄的特征又为来访者自我修整、自我整合、自我康复提供了条件。

（3）反馈与领悟。为了让来访者理解治疗师，也为了让治疗师能听懂也能理解来访者所叙述的一切，按照罗杰斯的观点，治疗师可简要地复述和引申来访者的所思、所言、所感，这会有助于来访者对自己的所思、所感、所言获得新的理解和领悟。在书法心理治疗活动中，治疗师针对书法作品或者书写活动给来访者必要的反馈，这样的反馈是建立在不评价、不指责的基础上的，治疗师针对来访者的作品和活动表现进行真实和公正的叙述，提示来访者忽略的细节，帮助与支持来访者理清思路，推动来访者进行自我的改变。

（4）发挥潜能和自我实现。治疗师在推进并带领创造性的过程中使来访者充分发挥创造性，运用内在的创造性潜能，而成功创造之后的自我认同感会给来访者带来相当程度的满足，从而使来访者的人格在自我的冲突中得到重新整合。

4. 书法心理治疗与认知疗法

在书法心理治疗中，通过书法活动以及对书法作品的评述与讨论，治疗师可以帮助来访者重新建立概念，审视自己的问题，从一个新的角度去观察与体会，这其中就会有对歪曲、不合理、消极信念的调整。因为对于艺术的评价是多方面的，对审美的体会是丰富的，如在书写时，用笔的多样化、用墨的丰富性、书体的自由度等会因不同人的不同理解而千差万别，所以在书法艺术的自由空间中，可以通过对书法艺术的体会转变来访者原本存在的刻板、绝对化的不良认知。书法本身所具有的知、情、意的和谐统一为认知疗法提供了丰厚的基础。借由书法艺术而进行的认知的调整扩展到对现实
生活层面的理解和认知的调整，正是书法心理治疗的特色之一。

5. 书法心理治疗与艺术治疗

书法本身所具有的艺术性，决定了在将书法作为心理治疗手段这一过程中，书法本身就带有艺术治疗的色彩。

书法心理治疗与艺术治疗存在许多相同点：

第一，书法作为艺术，具有美学意义和艺术创造性，这一点和世界上任何一种艺术的特点是相同的。书法虽然不像绘画艺术那样具有很强的造型表现力，但是它所书写的文字具有的文化性和表现性可以起到异曲同工的作用。

第二，书法心理治疗同样重视创作过程，在创作过程中来访者的创造性发挥有助于概念的重新建立，有助于提高来访者的自信心，从而改变来访者的心理状态。

第三，借由艺术活动所建立的安全及信任的环境，让来访者得以表达和认知其情绪；运用艺术介质，特别是书法用毛笔书写的特殊效果所引起的生理和心理变化，对书写者情绪情感的宣泄作用，能够起到其他艺术形式所不具备的功能。让来访者透过艺术介质反映他们的思想和情感，并经由支持与了解的过程，引导来访者探索其潜能或潜藏的问题根源，以实现治疗目标。

第二节　基本操作

一、书法心理治疗的原则

1. 意义引导原则

意义引导原则即以书法的文字所蕴含的价值意义，引导来访者理解自我、走出困境，化解心理和行为问题。

2. 性情与书体交互原则

不同的人会选择不同的书体，在进行毛笔书写时，书体的选择除了与个性有关外，还与其受教育程度、审美情趣有关。书写者往往呈现两种趋势：一种为和谐，体现了性情——书体匹配原则；一种为对比，体现了性情——书体互补原则。

性情——书体匹配原则，即来访者的问题、性格与书法的字、体匹配。性情——书体互补原则，即书法的字、体能够针对来访者的问题进行。

3. 身心合一原则

身心合一原则即书法通过身体的姿势、心理的转换，达到身心调节的目标。中国文化具有个人修身养性、自我反省的传统。中国书法不单是认知操作与动作训练，而且是一种蕴含了社会与文化因素的复杂互动的过程。

通过书法运作的方式领悟自身、领悟生命、体悟做人、体悟社会，进而把形成的感悟与现实的生活相结合，身体力行，从认知层面转化为知行合一。

4. 以书省思原则

以书省思即用书法帮助来访者进行自我反思，而不是书法技巧练习。

注重人身修养是中国文化的突出特点，中国文化与西方文化的重要区别在于它的自律性、反躬修己的性质。孔子曾说，人都有为人所应该做的三件事：一是个修身，实现自身身心的和谐；二是个人要与群体交流互动；三是群体要与自然和谐相处，即所谓"天人合一"。实际上，儒家学说就是教人如何进行人与社会、人与人、人与自然的协调统一，实现这一理想的方式是对自身人格的完善。梁激溟在论述中西方文化的区别时说道：中国文化是向内用功夫的（强调自我的修养），西方文化是向外用功夫的（提倡认识物性）。重视人生修养，提高自己的素质，才可能取得事业的成功。中国文化总是把做人、修养放在首要位置。

二、书法心理治疗的过程

书法心理治疗的程序与心理治疗的程序基本一致，包括以下三个步骤：

1. 准备阶段

在这一阶段需要做以下几方面的工作：

首先，收集来访者的相关资料。这些资料包括来访者个人的一般情况，如性别、年龄、家庭和工作状况等。此外，还需要了解来访者心身健康状况，以及来访者对书法心理治疗的了解程度和接受程度。

其次，对来访者进行心理评估和测量。治疗师通过与来访者初步接触、谈话和观察，可以初步了解来访者心理和身体的一般状态，必要时可用心理健康量表，如症状自评量表（SCL-90）、卡特尔16人格问卷等作为书法心理治疗前的测验（即前测），以便初步确定来访者的心身问题。

最后，经过前面的工作对来访者已经有了一定了解，治疗师就可以有针对性地制订书法心理治疗方案。这一方案包括书写练习时间安排和治疗次数，以及进行书法书写的程序等，并与来访者讨论，以征得来访者的同意与合作。

2. 实施阶段

书法活动程序作为书法心理治疗的重要内容及转变因素之一，对整个治疗起决定性的作用。根据艺术治疗的特点，除书写外增加了放松、热身、讨论等环节。书法心理治疗应用程序分为四个步骤，即静心、默思、书写、评述。这四个步骤遵循心理治疗的操作原则，运用音乐、默思、表现、讨论等艺术治疗的元素起到不同的作用。在实践中还可以针对不同的需要进行适当的调整。

（1）静心。来访者进入书法治疗室后先静坐一分钟，重复做三次深呼吸。在相应的音乐伴奏下，使来访者进入平心静气、全神贯注的"静"的心理状态，以便进入"一静而利百动"的书法书写境界。

音乐宜选择播放古琴曲。古琴是我国古老的弹拨乐器，由于古琴整个琴身就是一个共鸣箱，所以其音色非常独特，含蓄深沉而音韵悠长。选择的古琴曲节奏舒缓，配合书写者的深呼吸，可以起到帮助书写者调节情绪的作用。从躯体症状改变影响心理症状，从而使来访者的整体心身状态得以改善和调节，帮助书写者进入"静—境"的状态。

（2）默思。在这个环节，来访者主要在静的状态下进行思维活动。在写字前，来访者应该对书写的文字内容和书写有一定程度的理解和认知，这样书写时才能顺利流畅。古人写字讲究"意在笔先""胸有成竹"，就是在书写前，对要写什么内容，怎么进行书写，选择怎样的书写工具，要书写字的大小，用什么样的书体进行书写等问题明确后，才能进行书写。这说明，书写者在书写动作之前要进行深入的思考，而这种思考也是一种心理活动。这样的心理活动有助于来访者集中注意力，使情绪趋于平静稳定，身体松弛。

（3）书写。书写内容的选择对来访者具有一定的意义。文字的含义对来访者的心理会产生一定的影响。选择不同的书写内容可以帮助书写者将书写活动和文字意义相联系，起到表现与宣泄的作用。不同书体、字体大小的选择也会对书写者的心理产生不同的作用，如榜书可书写一个字，如"福"，"虎"，"静"，"佛"。由于字形超大，榜书对人的视觉有特殊的刺激，在书写过程中更需要书写者集中注意力，运用全身的力量进行书写，这样更能起到宣泄的作用。

一般情况下，书写内容可分为自书内容和确定内容。书写者可以默思自己选择的内容，也可以选择治疗师提供的内容。治疗师提供的内容可以是篆、隶、楷、行、草等不同字体的名言警句和名家诗词，也可以是具有鼓励性、抒情性、宣泄作用的不同内容。来访者根据自己的兴趣爱好和情绪进行选择。在评述阶段，治疗师将针对来访者所选择的内容进行讨论。

来访者所书写的内容在一定程度上反映了他的思想、观念、情感和情操。无论是名言警句还是名家诗词，都具有一定的象征意义，表达了来访者的理想、信念、价值观，通过这样一个表达来规范、梳理他的人生。用积极的表达来引导个体进行自我改变和升华。

在来访者的书写过程与艺术治疗中任何一种艺术创作过程的感受是一致的，无论来访者是自书还是书写治疗师提供的内容，即便是描摹字帖，也是一个活动过程，虽然创造性较低，但来访者的关注和投入同样可以起到宣泄的作用。在活动过程中治疗师始终是一个陪伴者，不对来访者的艺术创作好坏进行评判，在来访者需要并提出请求时，可以针对书法技能进行指导。

（4）评述。评述主要包括：治疗师与来访者讨论对书写活动的感受，治疗师与来访者讨论对书写内容的感受；治疗师与来访者讨论对书法作品的感受。

在完成活动后，治疗师要及时和书写者分享活动成果，也就是作品。这样做一方面可以加深书写者对书写过程的印象，另一方面可以利用共同的活动进行有效的沟通和交流。评述的环节可以就来访者的书写内容进行探讨，如为什么选择这样的内容，当时有怎样的想法和感受，在书写的过程中有怎样的想法和感受。通过探讨分享经验，帮助来访者对这些问题理清思路，找到心理困惑，使来访者对自己的问题进行深入的思考。对书法作品的欣赏，不但可以帮助来访者回顾书写的过程和书写时的感受，还可以增强个体的自尊心和自信心。创作和成果本身可以给个体的心理带来愉悦感，对创作和成果的接受，可以促进人们对于自我的肯定。

3. 结束阶段

当治疗者开始确信来访者已经能够独立解决自己的问题、预期的治疗目标已经达到时，就应该着手讨论结束治疗的问题。结束治疗是一个循序渐进的过程，主要包括以下几个步骤：

（1）向来访者指出他在治疗中取得的成绩和进步，并指出还有哪些应该注意的问题。

（2）帮助来访者重新回顾治疗的要点，检查治疗目标实现的情况，进一步现巩固治疗所取得的成果。

（3）在征得来访者同意的前提下，留下来访者的联系方式，以便今后回访。

治疗全部结束后，治疗者要对整个治疗过程进行回顾性的客观评估，总结经验，吸取教训。

三、书法心理治疗的专业要求

书法心理治疗涉及书法、心理学等方面，对从业人员的文化、技术有一定要求，大致包括以下 5 个方面。

1. 建立治疗关系

书法心理治疗过程最为重要的是治疗者与来访者的治疗关系，治疗者与来访者建立一种良好的治疗关系是治疗过程中的一个中心的、基础的环节。

苏珊·海静提出了三种类型的治疗关系：培育型关系、交流型关系和支持型关系。

在培育型关系中，治疗师帮助来访者寻找解决他们困难的方法，治疗师把书法运作看作是一种具有包容性的空间，或者是一个高度支持性的环境。治疗师借用这个环境，通过另外的干预方式来推动来访者的心理改变。

交流型关系也把书法运作当作环境力量来促进治疗性互动，但治疗师所关注的情感元素，主要是来自对来访者的认识，而不是来自对书法作品的艺术特征的判断。

支持型关系大都出现在对智力发展障碍或者特殊群体的治疗中。在支持型关系中，治疗师用各种方法帮助来访者学会使用介质，掌握表达技巧，以此来提高自信和自尊。掌握艺术技巧并泛化到来访者生活的其他领域，从而让来访者接触并把握自己对生活的内部控制力，加强自我觉知的能力，治疗师强调艺术环境的治疗效果，尤其是对那些心智发展迟滞的患者，艺术能够提供一种自然而真切的交流途径，从而增强平等和尊重的人际关系氛围。

2. 治疗师的作用

在书法心理治疗里，来访者不需要有很高的书法技巧或古典美学概念，书法心理治疗中的书法作品没有所谓的好或坏，来访者也不会被治疗师批评写得不好，因为这些都不是最重要的，重要的是在书法艺术创作的过程中，来访者参与和感受视觉上的自我表达，以及来访者与治疗师之间语言和非语言的交流互动。

既然书法有治疗作用，来访者在家自行练习是否可以起到治疗作用呢？答案是否定的。一般的书法练习可以起到康复保健作用，但无法起到治疗作用。书法心理治疗过程有一些不可或缺的因素，只有具备这些因素，才能对书写者起到治疗作用，这也是书法心理治疗与一般的书法练习较为重要的区别之一。治疗师在治疗中所要起到的是一个伴随者和引导者的作用，治疗师能够创造一个良好的环境，在人与人之间创造一种无条件的关心、谅解的关系，使来访者能够自我理解，使其内心世界发生变化，改变对自己和他人的看法。治疗师与来访者共同构建一个治疗空间，治疗师通过指导来访者进行毛笔书写汉字的活动，运用心理治疗策略，启发和引导来访者发掘自身的能力，面对问题、解决问题。

在这里，书法心理治疗与其他艺术治疗的原理是一致的，就像我们不能说一个来访者在自己家练习音乐就是音乐治疗一样，也不能说来访者在指导者这里学会了一种乐器就是音乐治疗。任何艺术治疗都要遵循心理治疗的原则，艺术治疗是由治疗师、来访者、艺术活动以及对艺术活动的讨论构成的，在这一过程中需要来访者个人的自省促成人格的成长和进步，但整个治疗过程还需要治疗师的关注和陪伴。

不是只有来访者和艺术活动，就形成了治疗，而是需要治疗师、来访者、作品三方面共同起作用，才能促使来访者有所改变。

3. 书法氛围营造

书法心理治疗活动更偏重于一种静态的活动，当来访者进入书法心理治疗环境中时，需要治疗师为来访者提供静的环境和氛围，这种环境和氛围包括两方面的内容：一方面是外在环境，也就是室内环境的布置要具有文化、书写的特色，从光线柔和不刺眼到用具的齐备，以及墙壁四周挂有名人字画或者经典书法作品，这些会给来访者一种心理暗示，使来访者在进入环境后不由自主地被环境感染，引发活动兴趣，最大限度地开发自我的感知觉，积极投入到书法活动中来。另一方面是内在环境的创设，治疗师要在心理层面为来访者提供一种静的氛围。治疗师要创设出自由、轻松的氛围，以全然包容、接纳的态度面对来访者。在此，治疗师对来访者的表现行为不做道德的评判，只站在中立的立场上进行探究。治疗师包容、接纳的态度是治疗转化的动力，可以直接促成来访者对自我行为的审视和反思，从而使之有所改变。

4. 作品评价

书法活动完成之后，来访者得到书法作品，这些具体的物质存在是艺术作品的外在表现，借助这些物体，来访者还得到了与之相关的感受和体悟，或者由此引起系列新的意象，这些是作品的心理效果。从治疗关系的角度讲，艺术作品是来访者辛勤投入创作的结晶。无论成功与否，它都象征了来访者的一段心路历程，来访者会对自己的作品有独特的感受，也会对自己的作品作出评论。

治疗师与来访者讨论的不是书法作品表面的信息，而是其背后所代表的深层含义，也就是为什么会出现这些现象，如何理解这些现象，这些现象与个人的关系等。

治疗师不能仅凭借那些表现性的视觉形象，就去推论它们所代表的具体的思想内涵和行为意义，而应启发来访者从作品中得到深层的领悟。

书法作品为来访者提供了一种外部的、独立的、物质性的映射。书法作品把来访者的情感、思想、难题和故事转移到其所书写的作品中，使其成为来访者的一种投射，书法墨迹正是这种投射的记录。同时，书法作品也是治疗关系中的一个重要部分，是来访者和治疗师进行交流的中介，作品为治疗师和来访者提供了共同的话题和探讨的对象，使彼此的交流更有针对性。

5. 其他书法专业技能

从事书法心理治疗的专业人员需要具备一定的专业条件，主要包括以下几个方面：

（1）书法艺术方面的知识技能。一是具有书法基本知识，例如，对文房四宝工具的认识、文字学方面的知识、中国书法史的概念以及书法创作的概念；二是具备书法书法基本书写能力，包括篆、隶、楷、行、草五种书体书写的能力；三是具备书法鉴赏能力和一定的美学基础。

（2）心理治疗方面的知识技能。包括：心理学相关知识以及儿童心理学、特殊儿童心理学相关理论与知识；心理咨询与治疗的基本知识；艺术治疗相关理论与知识。

（3）其他专业能力。包括：书法治疗方案的编写能力；书法临床教学经验；一定的咨询与治疗经验；个案行为观察与评估能力。

作为书法心理治疗师，除了以上几方面的基础和训练之外，还应该具备一个重要的素质，那就是建立一个自由和受保护空间的能力，这也是作为一名治疗师的基本原则和条件。作为治疗师，需要有开放的胸怀和包容的态度。治疗师给予他人的这种自由和保护，必须发自内心，出自自身的体验，来访者只有在安全和被保护的氛围中，才能开始治疗。

四、书法心理治疗室的建立

书法心理治疗室是治疗师和来访者之间发展关系的地方。书法心理治疗室、治疗师和来访者这三个概念之间存在着三角关系，而在治疗师与来访者的治疗关系中，艺术又是很重要的第三维成分。这种构成和实际的治疗操作密切相关，对治疗师和来访者之间的关系来说，建立和组织这个空间的方式是非常重要的。

书法心理治疗室为了最大限度地发挥房间的功能，光线、温度、可以活动的空间、获得材料的途径、房间内的洗手盆和水源、可以坐下和工作的地方等问题都必须考虑周全。在这些方面，不同治疗师之间的差别会很大，所以它们会反映治疗师的工作方式，以及环境因素对治疗师和来访者之间合作的影响。

首先，空间要适合来访者，房间的布置要让来访者能够充分利用治疗中的潜能。所有第一次到访的来访者都需要参观将要使用的房间。治疗师必须向来访者说明各种材料摆放的地点、各种柜子打开的方式，以及可使用的储藏空间等。如果在一开始不这样做，那么来访者在这个空间中会找不到方向感，不知道材料放在哪里，这样一来，他们就会在使用这些材料时感到焦虑。

其次，书法艺术材料的供应构成了治疗师和来访者关系中的一个重要纬度。来访者所选择的媒介以及来访者对媒介的使用本身就是一种表达的手段。书法心理治疗的空间包括心理测量评估室、书写活动室，有条件的可以设置音乐茶室。

（1）心理测量评估室。需要准备各类评估工具、试验量表，以便对来访者进行测试评估，制订治疗计划。

（2）书写活动室。

环境布置：墙壁装饰有诗词书法作品或国画作品。

设施准备：文具柜、电脑设备、音响设备。

专用书法书写桌：1.2m×1.0m。

文房四宝：宣纸、元书纸、各类其他纸张；毛笔（大、中、小楷），包括羊毫、狼毫、兼毫；砚台（大小不等的石质砚台）；墨汁、墨块。

各类字帖：楷书字帖、篆书字帖、隶书字帖、行书字帖、草书字帖。

其他用具：毡垫、笔洗、笔架、挂架等。

五、书法心理治疗工具

书法是一种我国独特文化艺术形式，书法心理治疗的活动方式是书法书写活动，进行这种活动的必备条件是要有相应的各种工具，即笔、墨、纸、砚，又称文房四宝。这些工具各有哪些特点，应如何运用都有本身的渊源和内涵，下面将逐一说明。

1. 笔

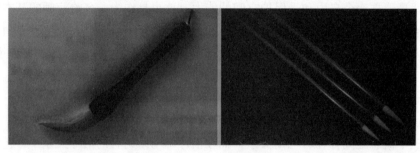

图 20-2 毛笔   图 20-3 适合初学者使用的毛笔

毛笔是用兽毛制成的书写工具，一般用的是用羊毛制成的毛笔，还有用狼、貂等动物毛制成的毛笔（图 20-2）。

（1）毛笔的意义和作用。古人有云："笔软则奇怪生焉。"也就是说，由于笔毛柔软，写出的字可以产生很多奇妙的效果。中国书法艺术的形成与毛笔这种特殊工具的使用有着直接的关系。可以说，毛笔是中国书法艺术形成的重要原因。使用柔软的笔毛进行书写时，对握笔姿势有一定的要求：首先，加大了控制毛笔的难度；其次，由于毛笔是许多根毛绑束在笔管上的，这就为毛笔在书写过程中的变化提供了可能，书写时每一个微小动作的变化都可以使字的形态发生变化，所以才有了楷、草、隶、篆不同书体的不同书写特征。

（2）毛笔的类别与选择。毛笔一般按照楷书的大、中、小来分类，大、中、小楷笔适宜书写不同大小的字，以初学者书写的字的大小来看，选择中楷毛笔较为适宜（图 20-3）。

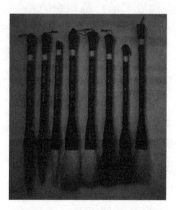

图 20-4 不同类别的毛笔

（3）毛笔的性质。毛笔一般可分为狼毫笔、羊毫笔、兼毫笔三种。狼毫笔是用黄鼠狼等动物毛制成的，笔毛较硬，弹性较好，适合书写行书、草书。羊毫笔是用羊、兔等动物毛制成的，笔毛较软，适合隶书、楷书的书写，兼毫就是在狼毫或羊毫中掺杂其他动物的毛，使得笔毛软硬适中，较为适合书写。一般我们可以选择兼毫笔进行书写，如较为著名的善涟湖笔的大白云、中白云等都是初学者的首选。

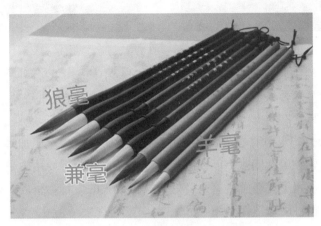

图 20-5　三种不同性质的毛笔

（4）毛笔的特性。古人云：笔有"四德"，即"尖、齐、圆、健"。

2. 墨

墨块或墨汁是先用松树枝或其他植物矿物烧成烟灰，然后加上鹿香、冰片等香料制成，是书法专用的工具之一。

（1）墨的意义和作用。练习书法，笔法与墨法互为依存，相得益彰，正所谓"墨法之少，全从笔出"，用墨直接影响到作品的神采。历代书家无不深究墨法，清代包世臣在《艺舟双楫》中说："书法字法，本寸笔，成于墨，则墨法尤书之一大关键已。"明代文人画兴起，国画的墨法融进书法，增添了书法作品的笔情墨趣。

（2）墨的分类与特性。

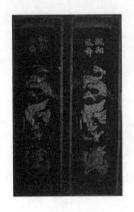

图 20-6　墨

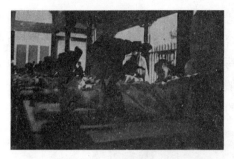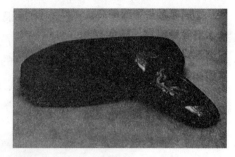

图 20-7　磨墨

古人在书写、绘画时一般是磨墨。在磨墨的过程中使墨中的各种物质溶于水中，在宣纸上会发挥更好的艺术效果。另外，磨墨的过程也是一个使自己心思集中、平心静气的过程，是准备进入书写状态的准备过程。

磨墨要用清水，若水中混有杂质，磨出来的墨就不纯了。至于加水，最先不宜过多，以免将墨浸软，或导致墨汁四溅，而要以逐渐加入为宜。磨墨要用力平均，慢慢地磨研，磨到墨汁浓稠为止。用墨要新鲜现磨，磨好而放得太久的墨称为宿墨，宿墨一般是不可用的。但也有个别画家喜用宿墨作画。

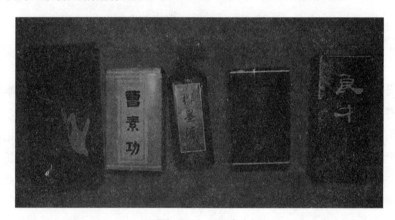

图 20-8　墨汁

墨块所用的主要原料大致分为墨烟、胶料、香料、防腐剂，经由机械地分散、均匀、混合而成。如果不是对书画作品要求很高，一般可以墨汁代替墨块。

墨的使用。在书法心理治疗和书法教学活动中，为了方便和快捷，一般使用墨汁即可。不过，一般买来的瓶装墨汁胶较重，倒入砚台或墨盘中不能直接使用，需要加入少许清水，水的多少视墨点的浓稠度而定。

也有学者认为，在书法心理治疗过程中，可将磨墨作为书法心理治疗活动的内容之一，就是将墨块放在砚台上进行研磨，这个过程需要书写者耐心细致，不急不躁，动作轻慢平稳，使书写者放松心情、稳定情绪，从而可以作为书法心理治疗开始前的准备工作之一。

3. 纸

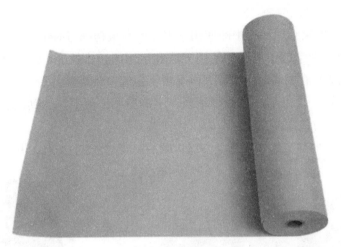

图 20-9　纸

中国书画艺术所使用的纸必须是宣纸，所以文房四宝——笔墨纸砚中的纸，指的就是"宣纸"。

（1）宣纸的意义和作用。我们都知道，中国书画（包括书法和国画）是中国传统文化的珍宝，是中国独特的文化艺术，它们的独特性之一就在于工具的独特性。

宣纸是中国书法艺术的重要组成部分，其特殊性与中国书法艺术的表现力息息相关，只有使用宣纸才能更好地展现中国书法艺术的奇妙。所以一般都要求书写者使用宣纸，我们在进行书法心理治疗时，一般也要求来访者使用宣纸进行书写。

（2）宣纸的由来和特点。宣纸是中国古代用于书写和绘画的纸。宣纸起于唐代，历代相沿。宣纸的原产地是安徽省的泾县。此外，泾县附近的宣城、太平等地也生产宣纸。到宋代时期，徽州、池州、宣州等地的造纸业逐渐转移集中于泾县。

（3）宣纸的品种和规格分类。宣纸分为生宣和熟宣。购买宣纸时，判断生宣与熟宣最简单的方法就是用水来检验，当水滴在宣纸上，落在纸面上的水滴逐渐向四周扩散的就是生宣，而水滴落在纸面上没有立即扩散或不再扩散开的就是熟宣。

书法和国画都使用宣纸。国画和书法作品的尺寸，实际上是指所用宣纸的尺寸。

宣纸的规格可分为三尺、四尺、五尺、六尺、八尺、丈二、丈六等多种，

表 20-2　书画尺寸对照表

宣纸规格	八尺	六尺	五尺	四尺	三尺
对应面积（平方尺）	26	16	11	8	5
对应规格（cm）	120×240	95×180	84×148	8×136	55×100

注：厘米与平方尺换算公式为：长（cm）×宽（cm）×0.0009＝平方尺

另外，还有一类纸供书法学习者初期使用，叫元书纸或毛边纸，这类纸颜色浅黄（真正的宣纸则颜色洁白），不易吸水，以前在一些农村地区用来糊窗户，因此也有人称这种

纸为"糊窗户纸"。实际上，这类纸并不是宣纸，由于价格便宜，又不洇，所以适合在练习初期大量使用。

（4）宣纸在书法心理治疗中的使用。书写者在最初练习时可以用元书纸、毛边纸进行书写。一旦书写者掌握了毛笔的使用方法和运笔的初步技能，就应开始用宣纸进行书写。元书纸、毛边纸在书写时不太洇，书写者掌握起来较为容易。一旦使用宣纸就会出现用笔、用墨的问题，如果笔、墨使用不当，字迹模糊，就不能达到应有的书写效果。这样，书写者在书写时就需要集中注意力以达到书写要求。

另外还要说明的是，如果用宣纸书写，则一定要垫毡垫（图20-10）。

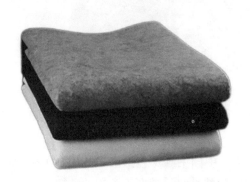　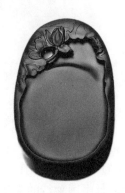

图20-10 毡垫　　　　　　　　　　　　　　图20-11 砚

毡垫可以起到良好的回弹、吸湿作用，可以使墨色完全留在宣纸上而不会洇到桌子上。

4.砚

砚用于研墨、盛放磨好的墨汁和揿笔。因为要磨墨，所以有一块平坦的地方；因为要盛墨汁，所以有一个凹陷。（图20-11）

砚台在古时的作用是研墨，自从墨汁出现后，砚台便更多地用来盛放墨汁和揿笔。很多书画者在进行书面艺术创作时要自己磨墨，因为只有通过研墨，墨块中的一些物质与砚台的石面进行摩擦，才会出现墨分五色，即焦、浓、重、淡、轻的效果。

六、书写的一般步骤

书法学习自古以来一直强调摹、临、写三个阶段，而这个顺序也代表循序渐进的学书顺序。摹书的最大特征就是范字直接呈现在眼前，书写者的任务就是精确地描画出范字的全部特征。此时，书写者的眼、手和颈部的移动最少，其在摹写时受到的干扰也最低，所以有利于初学者学习。传统的摹写方式包括描红、填黑、映格和脱格等，然后才演练到临写。临写的特点是书写者在看到范字后，必须用手和笔把字重新组合出来，范字与写出的字有一定的空间距离，书写者的视觉和认知状况与其在描摹时有所不同。临书可以分为"对临"和"背临"两种，分别代表了认知活动的深浅。最后，当摹、临到了相当程度，达到不需要范字的引导而可以从记忆中自动写出字的形象的时候，就达到了书法中的最高阶段——"写"或"创作"。

摹、临、写作为书法运作的三个类别和书法学习的三个阶段，是有相当的心理学理论基础的。

1. 描摹

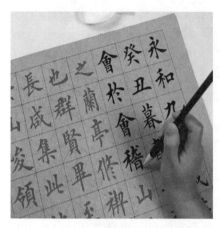 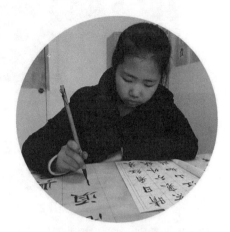

图 20-12　描摹　　　　　　　　　　　图 20-13　临写

描摹是中国传统书法练习中的方法之一，指透过覆在原件上的透明纸按照看得见的线条或文字描绘。透明的纸一般为宣纸，也可以是其他半透明的纸。

描摹的标准是不走笔，就是沿着范字笔迹简单地复制或者说还原笔画的面貌。描摹的目的是学习优秀的运笔方法与动作。通过描摹从笔面中体会运笔的动作，从而学习并掌握这种方法。正确的描摹方法，从起笔、行笔到收笔都要按照范字笔迹书写，不能走笔。精摹的动作要领包括仔细观察、速度稍慢、控笔要稳、行笔不能过急。

由于描摹要求书写者的字迹与原件要尽可能一致，所以在描摹的过程中书写者的注道力气要格外适中。描摹是书法心理治疗活动中的重要方法。

2. 临写

临写是中国传统书法练习中的重要方法之一，临写的方式可以说贯穿了一个书法爱好者的一生。明末著名书法家王铎就有"一日临帖一日创作"的传说，现代著名书法家林散之先生到晚年还临帖不止，这都说明了临写对学习书法的重要性。临写就是把字帖放在习字纸旁，照着帖上的字依样画葫芦。临写要求点画写得像，有轻重节奏和粗细的变化。临写前要仔细读帖，对帖上的字，其点画怎样书写，结构怎样安排，章法怎样布置，都要仔细琢磨并从中找出规律，这样就容易写得像，写得好。

临写的最初阶段，只能看一笔写一笔，经过一段时间的临写，书写者对字帖的字形逐渐熟悉，就可以做到看一眼，书写数行字，最终达到背临，即不看字帖也能惟妙惟肖地书写原帖。在书法心理治疗活动中，对临写的要求在最初阶段，只要书写者能够在认知层面分辨字形特点，能够独立进行有效临写即可，做到心到、眼到、手到。如果临写者有兴趣、有能力可以提高要求。

3. 自书（创作）

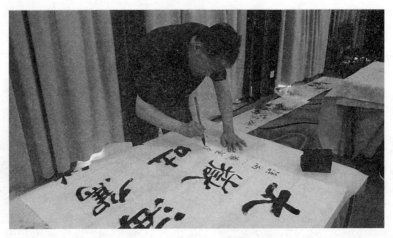

图 20-14　自书（创作）

和所有艺术类别一样，书法创作是书法艺术的最高阶段，书写者经过很长一段时间的书写练习，掌握书法艺术的各种要素，最终才进入自由创作阶段。作为书法心理治疗活动的创作有别于真正的书法家或书法爱好者的书法创作。书法心理治疗活动中的创作更多地倾向于书写者遵循一定的书法规则进行自由书写，以体会书法创作的乐趣。

创作中要求的不是书写者艺术成就和艺术作品的完整性，而是鼓励书写者大胆尝试与主动创造，重点在于书写者心理方面的改变。

七、书体选择

不同书体有不同的书写特点、形态特征，将不同书体的特点运用在书法心理治疗中会起到不同的作用。

1. 篆书

很多人认为篆书（这里所说的篆书，指的是小篆）的难度最大，不易书写，而实际情况恰恰相反。篆书形成的年代最早。虽然字形复杂，难以辨认，但笔面要求却是最简单的。孙过庭在《书谱》中是这样评价篆书的书写特点的，"察尚婉而通"。就是说篆书书写时要以流畅为美，这也是因为篆书具有书写时笔面粗细致的特点，起笔、运笔、收笔的过程是一致的，没有太多变化，字形左右对称，所以形成了一种平衡的审美态势，在视觉上有一种平稳安定的感觉。但因为其字形与现代汉字的字形相去甚远，所以辨识困难。虽然篆书笔画简单，描摹较为容易，但其笔画的圆转与现在文字书写不同，所以在临写时需要更加集中注意力。

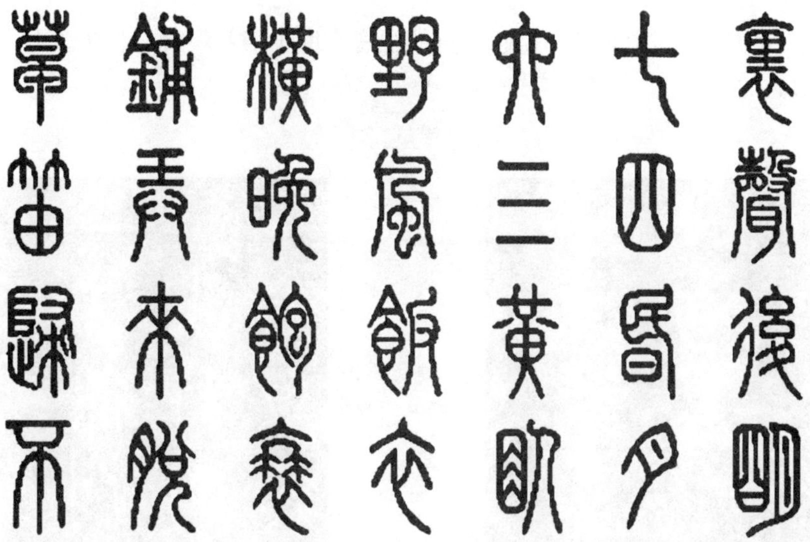

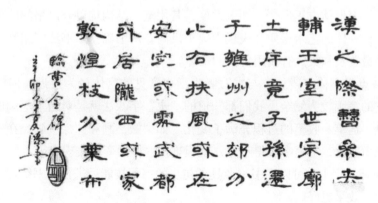

图 20-15 小篆

书写者（特别是自闭症儿童或多动症儿童）在书写中较容易掌握书写技能，但观察和注意不足，往往不注重观察字帖，随意书写。为了提高书写者的观察力，根据篆书难于辨认的特点，提供篆书字帖，使书写者在书写时不得不仔细观察字帖才能进行书写，这样可以在治疗中起到集中注意力、提高观察力的作用。对不具备书写技能的正常人群，运用描摹篆书字帖的方式也可以降低书写难度，使其易于进入书写状态，且可以排除文字内容对书写者的情绪干扰。

2. 隶书

图 20-16 曹全碑（隶书）

隶书是出于实用的需要对篆书的简化，是篆书在快捷书写过程中逐渐形成的一种书体。隶书书体突破了篆书图画式模拟物象的框架，开始按照自身结构，如方正、对称、整齐、宽窄、疏密等抽象审美规律造型，具有离象而求、不似之似的特质。

隶书点画蚕头燕尾、浑朴稚拙的特征，具有很强的装饰性。在形态上与楷书相比有易于书写的一面，与篆书相比有较易辨识的一面，得到人们普遍的喜爱。这些都是选择隶书作为书法练习的优势。

书写者在书写过程中对隶书点画特点的注意有助于培养观察力、注意力。隶书是书写者最初练习时的首选。

3. 楷书

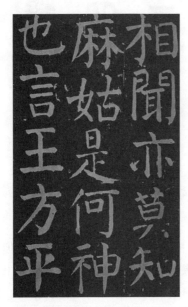
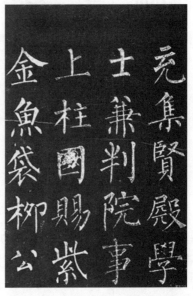

图 20-17 颜真卿《麻姑仙坛记》（楷书）　　　图 20-18 柳公权《玄秘塔》（楷书）

楷书是汉字形体演变的最后一个环节，也就是今天通行的正体字。汉代就已经出现了楷化的萌芽。三国时期，由于钟繇的贡献，楷书逐渐成形。两晋南北朝时期，楷书书体勃兴。隋唐时期，楷书达到鼎盛。楷书的用笔富于变化，极具复杂性，这也意味着线条变化的丰富性。楷书形体方正谨严，和谐适度，其用笔、结构均讲究严格的法度，对书写者眼、心、手三位一体的艺术素质和表现力要求极高。楷书确立了书法实用和审美统一的典范，成为一种最普及和最具有使用价值的书体。

楷书的特点是字体好辨认，与书写者生活中常见的字体最为接近。但楷书是最晚形成的字体，它的笔画较为复杂，我们都知道的"永"字八法就是对楷书笔画的最精练的总结。楷书起笔、运笔、收笔的过程充满了变化。如"撇"画和"捺"画，在一画之中就有三个动作的细微变化，毛笔掌握得不好，就很难把这样的变化表现出来。

在书法心理治疗中，可以在书写者具备初步的书写技能后进行楷书练习，特别是结合诵读进行练习，效果更好。

4. 行书

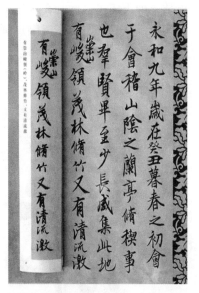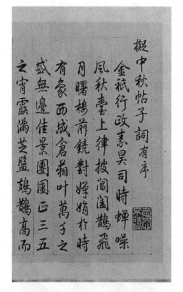

图 20-19 王羲之《兰亭序》（行书）　　图 20-20 王献之《中秋帖》（行书）

　　行书是一种书体，并非字体。行书最大的特点是连笔和省笔，但并不用或少用草化符号，较多地保留正体字的可识性结构，从而达到既简易快速书写又通俗易识的实用目的，便于文字信息的交流。行书具有强大的表现力，还在于它冲破了汉字的空间规范，强化笔画的书写时序，注重连续运动和变化，具有丰富的内涵意蕴和鲜明的自由创作意识。

　　正是因为行书具有以上特征，使得行书具有较强的个人色彩和个性特征，特别适合抒发情意。《兰亭序》《祭侄文稿》《黄州寒食帖》——历史上公认的三大书法名篇皆是行书作品。但是，由于行书运笔流畅自然，行笔较快，所以也不易掌握，有看着容易、写起来难的特点。在书法心理治疗活动中，如果来访者对行书感兴趣，治疗师可以指导来访者临摹行书优秀作品，也可以鼓励其自行创作，这样对书写者的情绪有很好的纾解排遣作用。

　　5. 草书

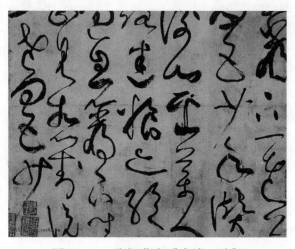

图 20-21　张旭草书《古诗四首》

在隶书通行的时候，草书作为一种更加简便、利于书写的书体在汉代普遍使用，草书符号是篆书隶化和篆书草化交融的结果。草书并非是一种正体字，而是在快速书写需求下的一套文字符号，具有相对独立性。草书的省笔和连笔，强化和丰富了汉字点画符号的线条表现能力，是草书审美意义的关键所在，但这也造成了草书的字体难以辨认，实用性较为薄弱的特征。

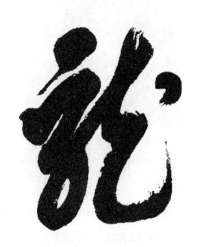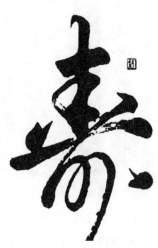

图 20-22　草书"龙"字　　　　图 20-23　草书"寿"字

在生活中我们会发现有一些特定的字，在特定环境中运用行草的写法，如"龙""寿"等字，可以说这种特殊性已为社会各阶层普遍接受，并带有社会生活的文化内涵。人们在书写时对这样的字也会有特殊的心理反应，可以结合心理治疗的需要灵活运用，也会起到一定的作用。

在书法练习时，有这样一种说法—应从楷书学习开始。楷书虽然是最易辨认的书体，但从书写和文字发展的角度来说，却是比较难掌握的一种书体。特别是楷书发展到唐朝，笔画、间架结构的变化已近乎完美，所以对初学者而言，在驾驭毛笔尚且不熟练时，就要求其运用毛笔表现楷书的复杂笔画是有相当难度的。每一种书体都有它的特点，也就会有不同的效果，不在于哪一种先学哪一种后学，而在于哪一种书体符合书写者的学习水平、兴趣习惯或审美情趣，这些都是要根据书写者的实际情况来选择的。

来访者根据自己的喜好进行书体选择。在选择时可按性情—书体匹配原则，也可按性情—书体互补原则，书体、字体和字的大小的选择与来访者自身有着密切关系，是值得治疗师关注的因素。

五种书体各有特色，在书写活动中要根据书写者的自身情况，以及我们对书写者所要改善的问题进行选择。如果是以沟通交流障碍为主的问题，最好选择容易识辨的楷书进行书写，这样便于诵读及最后阶段的讨论。如果单纯是以注意力集中为主要障碍的书写者，应选择篆书书写内容，这样可以更好地使书写者专注。行书与草书对书写者情绪宣泄有一定的作用。书写时字的大小也会对书写者产生一定的作用。小楷在书写时运用的肢体动作较小，属于巧控性动作，在书写中属于静的一类；在写中楷字时，运动涉及手、腕、肘等部位，属于移动性动作；大楷或者榜书由于字体较大，书写者在书写时不但要运用手、腕、肘等部位，还要运用肩、背、腰甚至全身的力量。古人在描述大楷或者榜书的书写时，有"须尽全身之力"的说法，因为其动作幅度较大，是一种具有动态特点的书写。

八、书写姿势

书写姿势对书写活动很重要。书法艺术工具的特殊性对书写姿势有一定的要求。古人对书写姿势要求很严格，除了具有表演性质的书法活动外，在一般的书写时，要求动作要自然，身体端正；书写者正对桌面，把书写材料放在桌子的中间；其座椅与桌子的距离应远近适当，以书写者体正肩平为宜，不能有任何歧斜侧坐的姿势；为了避免身体俯曲或歧斜的情况，两臂可放在桌上，书写时左手按纸，右手执笔，形成直角，头稍前倾，胸部与桌距离约 10 厘米。这样在书写时，内脏与肺部可以充分地进行常态活动。至于写大字时，就需要悬肘悬腕，必须采取站立的姿势。

九、书写动作

古人云："执笔无定法。"自古以来，有很多教人执笔的方法。正确的执笔姿势有利于毛笔书写的掌握，但对于一般人来说，只要做到"指实"、"掌虚"和"腕竖"即可。此外，还可以要求书写者在书写过程中悬腕、悬肘，肘、腕悬起时，也有利于书写者掌握正确的书写姿势。

1. 执笔的位置

书法书写时执笔的高低，要因书体的类别而有所分别。楷书字形居方而求端正，书写时用笔的幅度有一定的局限，笔尖的活动范围不大，所以执笔可以偏低，以达到字形精确和稳重的形态。行、草两体在书写动作上的发挥性比楷书高，因此笔的活动范围增大，尤其以草书的自由度更高。执笔的高低程度也会因人而异，执笔的高、中、低只是相对而言，还要由个体凭借自身的书写经验和习惯做出适当的调整和配合才能达到最好的效果。

2. 执笔和运笔的动作

执笔与运笔是书法运作时最重要的两项动作。执笔指的是如何以手指掌握笔的部位和特性以准备和进行书写。它可以是静态的，如在讲解执笔方法时的示范活动；同时它也可以是动态的，如在书写过程中握笔的方式和细微肌控的变化。运笔指的是书写者在运用手指掌握毛笔时，其用手、臂、腕和肩带动毛笔运行的动作及方法。

运笔的概念基本上是针对毛笔的动态移动原则和方法而言。执笔和运笔两者之间的关系非常密切，彼此相依，缺一不可。对书写者而言，执笔与运笔所代表的是对动作要求上的性质和幅度。

3. 指、掌、腕动作的协调

在书法运作过程中，书写者的指、掌和腕的个别运动及相互协调都是极为重的动作，三者的作用与毛笔笔管之间的配合也是书写行为中极为重要的问题。在我国的古代书论中，对这三者之间关系的论述主要有"指实、掌虚和腕竖"之说，这三点说明了古人对运笔过程中手的各部位的活动要求。"指实"是指手指捏握笔管要用力，但又不能过分用力，因为手指握管过紧，会丧失手指前后左右运动的余地，甚至影响手部或者腕部开展运动配合书写动作。"掌虚"是指手掌不能紧贴笔管，掌与管之间要有一定距离，而这个"虚"又可以达到不同程度，如刘有定所说"掌心虚如握卵"，说明掌心可以"虚"到只有小小的空间。"腕竖"是指在书写时，手腕直立与桌面形成一定的角度，是一种较为合理而自然的握笔方式。

十、笔法

书法的重要技能之一就是笔法，笔法中的提、顿动作又是书法练习中的重中之重，也是毛笔书写与硬笔书写最重要的区别。这与宣纸柔软易洇的特点相关，正是由于宣纸的吸水性才使得书法的笔墨变化丰富，从而形成了书法艺术灵活多变的现象。在宣纸上书写的难度远远大于在普通硬纸上书写，需要书写者在书写过程中自己进行调整，包括笔上墨汁的多少，以及提笔的轻重。这时候就需要书写者通过感觉去衡量一个最佳的度，在这个衡量的过程中，书写者就要面对问题、解决问题，想办法把字写好。在这个过程中有对认知的理解、寻找并分析失败的原因，也有感知觉的运用，观察、注意的运用，甚至还有社会化行为的练习，学会向周围的人求助，求教怎样才能写好等行为反应的发生。用宣纸书写不但增加了难度，而且使书法心理治疗活动更加丰富了。

对于特殊人群如智障、自闭症儿童来说，多数都存在着精细动作欠缺，认知理解能力不足的现象，对于执笔的要求，不要作为重点。即便是对正常人群的书写者过于强调执笔，有时候也会影响书写者的书写兴趣。那么，怎么来解决执笔问题呢？执笔强调笔杆竖直，要求执笔时手指与笔毛相距四五厘米。强调笔杆竖直，书写者就无法按照平常用硬笔写字的执笔法执笔，在寻找舒适方便的写字姿势的过程中，再因势利导教会书写者正确的执笔方法，这样效果会较好。如果书写者执笔方法不规范，只要不影响书写效果，就不要过多纠正，毕竟我们不是在培养书法家，书写的方法只是一个过程。

1. 执笔方法

用大拇指和食指紧握笔管，中指紧靠食指下边，帮助食指钩住笔管，无名指的第一节抵住笔管外，小指紧贴在无名指下边加以挟助，但不接触笔管，不抠手心，做到指实、掌虚、腕悬、管直。悬腕能使笔锋正而四面势全，指实则筋肉平均，落墨有力，掌虚、管直就能运转自如。写大楷字握笔要高一些，五指握笔的地方，从拇指到笔尖保持约 3 寸的距离较合适；写小楷字握笔要低一些，这样运笔较稳，但不要太低，太低不便展开。

2. 运笔要求

在毛笔书写过程中，由于笔毛柔软的特性，产生了运笔的要求。运笔也是软笔书写与硬笔书写的一个重要的区别。凡是笔尖坚硬的书写工具都不存在运笔问题。而毛笔的笔尖是由多根兽毛组成，需要书写者运用一定的方法进行书写，才能达到毛笔书写的审美要求，古人认为这样写出的笔画才会刚健有力，这就是通常所说的运笔。在运笔的过程中，每一笔的规律是：在进行笔画书写之前，要向相反方向做一定的动作，也就是人们常说的"欲左先右，欲右先左"。这样字的笔画不是直接出现，而是在蓄积了一定的力量之后再出现，这与出拳的人在打出拳头以前要先将自己的手臂收回来以蓄积力量是一样的道理。书法技能的要求是运笔中锋，可以正侧并用，强调起笔和收笔的动作。如楷书就要求起笔和收笔时要藏锋，逆锋起笔，这样书写才能使笔画看起来有力量。在书写心理上的要求是，运笔时要把全部精神集中到毛笔尖上，才能达到全神贯注、意在笔先的境界。

3. 运笔练习

对初学者来说，正确掌握执笔方法之后，就可以开始运笔的练习，在纸上画横线和竖线，练习在中锋顺笔的情况下写出粗细一致的笔道。

4. 画线要求

从纸的左边画一横线到右边，在画的过程中不能停止，落笔后要停顿一下，收笔时要停顿一下，再慢慢抬笔，横要写得粗细一致，要直。一张纸从上到下写满横线，线与线之间，留出均匀的空隙。写完横线，可接着写竖线，要求同上。书写者掌握画线以后，可继续练习画圆（书写者练习毛笔在不同角度时所形成的一致性笔道）。

画圆时要求在纸的最大范围内画圆，不停笔逐渐画到纸的中心（如射击用的靶子）。如书写者已能掌握以上练习内容，就可以正式进入书法心理治疗的过程。

第三节 注 意 事 项

一、书法教学性治疗辅导中的注意事项

1. 重视书法治疗中的记录

治疗记录可以为我们的分析提供一手资料，其他诸如照片、录像以及学生的作品等影音资料作为动态资料，有助于我们在研究中更好地把握学生的变化。以下为每次书法心理治疗活动的文字记录（表20-3）。

表20-3 书法心理治疗记录表

姓名：张某 性别：女 年龄：12 日期：××月××日 治疗师：胡某	
记录	分析
注意力：书写过程中注意力集中情况较好，可以连续书写 8～10 分钟	通过训练，学生已经具备一定的注意能力
视觉观察：在临摹阶段观察力不足，表现在笔画的粗细与字帖差异很大，有丢、落笔面的现象	临写时观察力不足，可能与其视觉对信息的接收量不足有关，字的笔画较为复杂，信息量大使学生的观察产生困难
行为：能够在辅导教师的指导下进行活动，偶尔有自言自语、发出声音的现象，基本能够配合活动	学生在接受辅导教师，以及新的活动场地行为上有进步；学生的适应性有所提高
情绪反应：在放松阶段不能轻轻闭眼、放松，在书写过程中有放松的表现，未出现愉快感	学生还存在紧张情绪
交流：能够回答简单问题，没有目光对视	学生的人际交往能力还有待提高

书写能力：学生在描摹字帖时，能够按照字帖的示范进行，基本能把笔画表现清晰；能够进行握笔、蘸墨、捺笔动作	学生的精细动作能力有提高，认知记忆能力有一定提高
书法技能：能够在辅导教师的提示下完成书写任务	学生具备初步的毛笔书写能力

记录说明：

注意力：注意力集中时间长短；注意力集中品质。

视觉观察：集中、转移。

行为：过多小动作、叫嚷、发出无意义声音、自言自语、顺从与合作、拒绝和反抗。

情绪反应：平静、愉悦、冲动、焦虑、愤怒。

交流：目光对视、对话应答。

书写能力：书写动作掌握（握笔、蘸墨、捺笔）；使用毛笔（轻、重、提、顿、行笔、运笔）；书法技能（笔画书写、书体掌握）。

根据以上观察结果进行分析，不把学生的书写技能的提高或者书法作品的水平作为分析的重点，而是将分析的重点放在书法心理治疗活动与学生心理、行为变化之间的关系上。学生在书法活动中的正性的变化与提高说明了书法心理治疗的作用，没有改变或者提高不显著，辅导教师就要从心理治疗与行为矫正的角度来分析原因所在，是由学生自身的症状还是由书法活动的策略不当影响了治疗效果。如自闭症儿童自言自语现象或者某些刻板行为，如果是在逐渐减轻，就可以认为是治疗效果在起作用，如果没有减少或者更加严重，我们就要重新检查治疗方案与学生是否匹配、实流的环节是否有误，分析其原因。当然，在心理治疗过程中，特别是自闭症儿重，有些行为是由病理原因引起的，我们不能要求其完全消失，心理干预的作用是减少这些行为的发生。

2. 重视辅导在书法中的价值

在书法教学辅导中，要尽量根据每一位学生的不同特点，选择适当的书法练习教材，引起学生练习书法的兴趣，引导他们主动进入书写练习阶段，并循序渐进，帮助学生逐渐发展到稳定情绪。辅导教师在书法教学中，除了要求学生了解写字的实用功能和美感表达外，还应该注重书写过程对学生所产生的澄心静虑、提高注意力等操作效果。

3. 注意书法教学活动的实施

书法书写活动固然可以稳定学生情绪，提高注意力，但是书写的过程毕竟较为枯燥，如果教学内容不能引起学生的兴趣，书法学习活动的效果也将大打折扣。因此，在课程的设置和教材的安排上，要适应学生的情况，要按照学生的理解程度和书写能力安排，应尽量简单化、多元化、趣味化。

由于理解和认知能力的局限，特殊儿童在书法教学辅导的过程中与普通儿童有很大区别。在字体选择上，可以先写隶书，大小为中楷。隶书笔画简单，横画中的波折特点鲜明，有利于锻炼学生的观察力和注意力，且易于辨认诵读。楷书的笔画变化较为丰富，特别是"永字八法"中的点画细微变化，学生在书写时较难掌握，但是楷书易于识辨，有利于诵读环节的进行。篆书辨识困难，但笔画最为简单，起笔与收笔笔画粗细一致，但正是这一特点使得学生在书写时投入更多的观察与注意，可以作为学生注意力的专题练习。

二、治疗时间及疗程

1. 每次练习的时间及字数

每次活动时间以 35～40 分钟为宜，书写 20 字左右即可，以保证学生精力充沛，注意力集中。时间过长，学生疲惫也会影响治疗效果。但是如果学生对书写或者讨论有兴趣，也可延长时间，灵活处理。

2. 疗程

如果是毛笔书法零基础者，疗程至少半年。如果是心理障碍者，则根据心理障碍的性质与程度，具体商定。

适应证与适应证如下。

（一）适应证

（1）书法与儿童心理发展。实验对照研究证明：书法练习对儿童个性的成长具有积极的作用；书法练习对情绪智力的某些成分会产生积极的促进作用。研究结果表明：书法练习对多元智力中的数学智力、语言智力、运动智力、音乐智力和内省智力具有促进作用。

（2）对多动综合征的治疗。对多动症儿童进行书法心理治疗也具有明显的疗效。经过书法心理治疗以后，多动症儿童极大地减少了多余活动，能够专注于自己的任务，情绪趋于稳定平静。

（3）对智障儿童的治疗。书法适用于对轻度智障儿童进行书法心理治疗。由于书法负荷能够增减信息处理能力，当信息量不断增加时，既提高了书写者的短时记忆能力，也提高了注意集中和注意转移能力，从而使智障儿童对汉字的认知能力得到改善和提高。

（4）对孤独症儿童的治疗。

书法训练能够有效改善孤独症儿童一般的负性行为，提高其注意力，减少其负性行为的活动量，提高情绪活动的稳定性和抑制冲动行为的能力；长期书法训练能有效地提高孤独症儿童的人际交往能力，提高他们对集体活动的兴趣。在书法练习作业得到辅导教师的鼓励和表扬时，其逐渐感受到正性的情感体验，逐渐喜欢进行书法活动，从书法活动中得到乐趣，这些都充分显示了书法心理治疗对孤独症儿童有积极的干预作用。

（5）对高血压病患者的治疗。书法活动通过调节患者的情绪、心理和生理而降低血压的情况。书法活动使患者缓解了紧张情绪，其焦虑、恐惧、不安心情得以消除，同时引发了心率和血压的相继下降。由于心率和血压的变化有互动关系，心率变慢时促进了血压的下降。

对血压来说，书法活动对收缩压的影响大于对舒张压的影响。不过，书法心理治疗的时间在治疗效果上起着重要作用。只有长时间坚持书法活动训练才能对原发性高血压病症取得更有效的治疗效果。

（6）对糖尿病患者的治疗。通过书法活动，患者可以缓解紧张情绪，降低焦虑水平，保持心情放松、平静，从而改善了病情，血糖趋于平稳。

（7）对神经症患者的治疗。书法书写活动能使患者较快进入平静和松弛状态，既可缓解异常的情绪反应，也可调节躯体生理的不适反应，从而打破患者异常情绪反应和各种躯体不适反应的恶性循环，有利于神经症患者病情的康复。

（8）对精神分裂症患者的治疗。书法心理治疗对精神分裂症患者确有治疗效果，特别是对其阴性症状治疗效果更为明显。

（9）对老年痴呆症患者的治疗。书法心理治疗对改善老年痴呆患者认知记忆功能以及视觉—动作协调的操作功能有帮助。总之，多方面的研究证明，书法心理治疗对多种身心疾病和心理异常有显著疗效，是值得推广和发展的、具有中国文化特征的心理治疗手段。

第二十一章　汉字自由联想心理分析

第一节　基本理论

一、汉字的性质及特点

（一）汉字的性质

1. 文字的分类

世界上的文字根据它的符号代表语言中什么样的单位，以及它跟语言是不是发生直接的联系这一标准，可以分为表形文字、表意文字、表音文字三大类型。

2. 汉字的性质

汉字属于表意体系的文字。但由于汉字脱胎于古代的象形文字，不少汉字也有一定的表形文字性质。

（二）汉字的一般特点

汉字的形体符号是由图画到象形、由象形到象意、由象意到点线方块经历了四个发展阶段。图画、象形、象意三个阶段的文字传统上称为古文字。点线方块阶段的文字称为现行汉字。现行汉字在记录汉语时，它是一个完全自足的体系。

1. 汉字的科学特点

（1）字形节省、排列灵活，有利于信息的贮藏。汉字由形、音、意构成。在字形上，是由八种基本笔画构成的平面结构，呈方形。占有宽和高的两度空间。汉字的这种形态点使汉字具有字形节省、排列灵活和有利于信息的贮藏三大特点。

（2）汉字音节结构简单，对汉语有很强的适应性。在字音上，每个汉字读一个音节，汉字笔画和形状对读音没有制约作用。汉语元音占优势，一般是辅音与元音结合发音，结尾辅音也很有限，所以汉字的音节结构简单。

汉语是以意义单音节词为基础的。由于汉语词汇的发展是由单音词占优势向双音词、多音节占优势发展，汉字原先记录的词就是语素。因此，增加新词可以不增加新字，很适应汉语词汇的迅速发展。

（3）汉字以形示义，有利于对汉语书面语言的理解。汉字是世界上使用历史最久的意音文字，其主要特点之一是"以形示义"，它的形与义联系紧密，使用它可以"因形而索义"。汉字中的象形字、指事字和会意字都是"以形示义"，人们可以"因形而索义"。也就是说汉字的大多数其字形本身有意义，形声有提示意义的作用。汉字中的形声字有其内在的规律性，汉字是理性文字，有自身的逻辑。

（4）汉字个性突出。汉字相互间能够保持有效的形体区别。每一个汉字各有稳固的组形形态，形体近似的也能区别开来，如"戊、戌、戍"等。由于这种特点，将不再产生大批的新字。这样有效地控制了汉字字数的使用，形成了一个高频次的常用字汇。新的统计是 3500 个常用字，7000 个通用字，这几乎覆盖了汉语用字的 100%。

2. 汉字的美学特点

（1）字形美。现行汉字字形匀称，笔画、笔顺、笔势、间架结构有章可循，方正契阔，可大可小，有构架的艺术美。

结构美：汉字有左（中）右、上（中）下、包含（镶嵌）和杂合四大类结构，反映汉字能全面反映空间结构的美学价值。特别是汉字书法不仅仅展现字形美感，还能有效地体现结构之美感。

汉语语音具有音乐性：汉字元音上的优势，使汉语语音成为最富于音乐美的语言。汉语不仅讲究声律，还讲究排比，其高低起伏的声调形成了优美的旋律。汉语以音节为基本单位，音节之间界限十分清晰，非常有利于表现鲜明和谐的节奏。单音节词、双音节词、多音节词通过不同的排列组合，形成参差不齐，错落有致的结构，更增添了有声语言的美感。汉字的音乐性使汉语语言形成了对联、诗歌、辞赋、散文等文学体裁，在汉语词汇中形成双声、叠韵、复选词语、一字格、二字格、三字格、四字格和多字格等。

（2）汉字的整体性和内部平衡律。汉字不论笔画多少，都只占有同样大小的一个方块面积，因而任何一个字，它的组成部分的结构高度与宽度和笔画的繁简成正比例，笔画繁复的，高度和宽度就大些；相反，高度和宽度就小些。汉字的这种特点既表现了汉字的整体性又反映了汉字的内部平衡规律。

（3）汉字的复杂性。汉字结构复杂是世界上独一无二的，一是标音的字和不标音的字在形式上没有区别；二是形声字的偏旁安排无固定；三是方块字在笔画和结构上要求平衡；四是汉字字形在相互替代上生困惑；五是同一个义符结构可位移；六是同一汉字有多种写法；七是汉字形体和结构近似性易混淆。

（三）汉字的心理学效应

1. 汉字的构成反映了先民造字的心理过程

汉代学者把汉字的构成和使用方式归纳成六种类型，总称六书。为象形、指事、会意、形声、转注、假借。"六书"中属于造字法的只有象形、会意和形声三种。

六书作为汉字构造的系统理论，具有浓厚的心理学效应，每一个汉字从起源到演变都附着了明显的心理思维痕迹。这也是为什么汉字能用于心理分析的一大原因。

2. 汉字携带有先民的文化心理基因

中华民族传统文化中，汉字本身就是一种文化，而且其他传统文化大都要通过汉字与汉语来表达。汉字离合分拆游戏就能解说人的心理，为人解惑，都源于汉字本身携带有丰富的先人遗传下来的心理信息。也就是说今人借助汉字和汉语能与古人共情。

3. 汉字本身的构造与排列组合反映先民思维

汉字的构造是先民思维的产物，由于汉字的笔画、结构、音形义特征，而能反映先民的思维特点。用现代认知心理学的模式识别理论，每一个汉字代表着一种思维模式，而人们常用的上数百个或上千个汉字，就代表人们掌握了如此多的思维方式，从而让人们的思维更加活跃、更加广润。

4. 汉字引发联想与想象

安子介先生认为：汉字是沿着"观念化哲学化的进路发展起来的。"在他的英文巨著《解开汉字之谜》中将军５８８８个汉字都有依照这种"观念化的方法"一一解释了。他由此得出"汉字是拼形文字，能使人联想，联想是一切发明之母。"他还宣告："汉字是中国的第五大发明。"他预测的"２１世纪将是汉字发挥威力的时代"已经被证明。

汉字的产生本是联想的产物，汉字产生后又为新的联想提供了条件。

5. 汉字的游戏与智力开发功能

汉字游戏有描红、拆字、拼字、对联、汉字接龙等诸多游戏方式。这对于儿童学习汉字与开发智力有益。

从汉字联想心理学的实践来看，汉字能够开发智力主要在于以下原因：

第一，汉字具有象形特征，学习和接触汉字就能引发人的形象思维。由于每天与汉字打交道，使得大脑的形象思维能力不断得到锻炼，使得具有较好的形象思维能力。

第二，汉字结构具有整体性和可拆分性，每一个汉字都是一个整体，不同的汉字之间其形体具有差别；每一个汉字又可以分成不同的部分。因学习和使用汉字就必须要自觉或不自觉地运用能逻辑分析和比较分析，然后进行整体综合。就又是一种锻炼人脑思维的方法。

第三，汉字是一种写意文字，看到汉字的形不断能理解其意义，而且还可能联想出其他的意义，这就给人一种创造性思维的空间。

第四，汉字具有相当的美学意义，一个人在接触汉字的过程中，就能欣赏到美感，对人的心理健康将是一种有利的影响，这对开发智力也是有好处的。

所以说学习与接触汉字能够提高人的思维效率，能开发和增强人的智慧。

二、汉字自由联想心理分析的理论依据

（一）联想与潜意识

1. 联想与联想测验

联想是由一事物想到另一事物的过程。包括由当前感知的事物想起另一有关事物。与

汉字联想心理学有关的是自由联想和控制联想。控制联想是事物有限制的联想，这种限制包括同义与反义、部分和整体等规则。自由联想是与控制联想相对应的一种联想，是对事物不受限制的联想。

联想测验是以了解被试者的想象、理解和人格等心理特征为目的的一种心理测验。被试者（接受心理测验的人）采用与主试者（主持心理测验的专业工作者）试题中有联系的另外的内容，来回答主试者提出的问题。通常是口试测验，也可笔试测验。如果被试者采用任意方面的内容来回答主试者的问题有联系的内容，这种测验叫做自由联想测验。测验时如果主试要求被试者对回答的内容加以限制（如要求以反义或同义回答）来进行回答，这种测验就叫控制联想测验。

2. 无意识与潜意识

无意识这个词有两个含义。无意识通常是指不知不觉、没有意识到的心理活动。它不同言语、词和文字相联系，不能用言语表述。在无意识支配下，采取的自己没有觉知的行为，称为无意识行为。无意识作为精神分析的基本概念，多称作潜意识或下意识。

3. 什么是自由联想汉字

自由联想汉字即是在自由联想状态下，人意识到并写（或说）出的单个或一组汉字。它与人的内部言语有关，并受人的个性心理特征的影响。

自由联想汉字心理分析是通过对人自由联想的一组汉字的处理和分析，来推断人的潜意识、心理状态以及个性心理特征的一种心理分析方法。

（二）日常生活中有关字词的无意识联想

人们在日常生活中，经常会出现一些小的失误，如偶然说错了话（口误），写错了字（笔误），忘记了一些熟人的名字或某些小事等。这是有关字词的联想心理学问题，口误、笔误实质上是字词的无意识联想，而遗忘了人名、地名则是字词联想出现了障碍。

这种字词联想的出现（或障碍）现象几乎人人都有过，但谁也没有注意这里面有什么特殊意义。弗洛伊德运用心理分析原理，尤其是无意识原理，观察并分析了这些现象，发现这些不为人们注意的小事并非偶然，都有一定的规律性。他认为一切事件和现象都有它的前因后果。不管这些事件或现象表面看来多么复杂，多么不可理解，实际上，其中都有必然的发生规律。他认为，人的各种心理现象，有的外表看来好像是偶然的，实际上都有意识不到的动机。换言之，它们为一些隐蔽的愿望所决定。

（三）心理语言学的依据

1. 儿童言语形成与汉语发展的相似性

正常儿童在11、12个月开始出现"单字词"，这些单字词能逐步表示儿童的愿望、情绪或观察到的事物。从第二年的终末开始，出现"双词句"，继而出现完全句，接着逐渐掌握语法结构。可以说儿童对语言的形成比较能说明简单的文字与思维和心理的关系。作为成人，有理由更会用简单的词句来表达自己的愿望、情绪和心理等。成人的对话语言中常常就有这样的情况。

有意思的是，汉语的发展过程与儿童言语的发展有着惊人的类似。古代汉语绝大多数是单音节的，即多是单字词。现代汉语逐渐出现了"双字词"，当今，随着科学技术和语言科学的发展，语言越来越丰富。三字词、多字词会越来越多。尽管如此，人们还是习惯于使用言简意赅的字词。

儿童语言与汉语的发展就像是内部言语向外部言语的转化过程。内部言语是一种简缩的言语，外部言语是一种展开的言语。内部言语通过内部说话向外部言语过渡。可以形象地说，儿童语言是我们的内部言语，而成人语言就是我们中国人的外部言语；对于中华民族来说，古代汉语是内部言语，现代汉语则是我们的外部言语。当今中国人所进行的一切言语活动就是语言心理学中的内部说话。它成为古代汉语与发展中的现代汉语的一种过渡形式。譬如我们分析当今社会的一些流行字词，我们就能分析与判断当今社会性的某些社会心理现象。

内心世界中伴随思维的内部言语，主要是由一些单个的或者双音节的字词所组成。这些字词在一定的条件下是可以意识到的，即通过我们的有意识的联想去获得它们。

联想到心理测验的方法，有许多测验就是用一种问答的对话形式来达到了解人的心理状态的目的。通过上述心理语言学的提示：我们认为童言无忌，也许用儿童说话的方式来了解成人的心理是可能的，譬如采用联想一些单个汉字的方法，这些汉字就有可能反映我们的一些本能的愿望和潜意识的心理。

2. 汉字的理性和观念

安子介先生认为汉字是沿着观念化哲学化进路发展起来的，汉字的根是在"观念"，"观念"是"浮动"着的思想。汉字的字义是浮动着的，这才使汉字具有引起联想的特点。汉字的观念化表明汉字在象形形成过程中除了按照理性的形式涵盖了字义外，还融进了富有联想特征的心理意义。这是汉字能够发展为文字游戏和拆字术的基础，也是通过联想汉字了解潜意识的理论依据。

（四）自由联想汉字心理分析的基本假设

自由联想汉字心理分析是在吸收了弗洛伊德以来的心理分析理论、汉语语言心理学理论以及认知心理学理论的基础上，形成的一种新的心理分析理论与方法。其假说有以下几点：

1. 承认人有无意识的心理活动

人的一些活动可在意识以外进行，自己不能理解这些活动的原因，尤其是病态的行为。

2. 意识活动与无意识活动的相互转化

我们认为，有意识的活动或者学习行为可以增加列意识活动的内容，并导致这部分无意识活动的加强。无意识活动的加强伴有潜意识能量的积聚。由于无意识活动的加强及其潜意识能量的积聚，反过来又会影响意识活动和外显行为。在人脑中有许许多多的无意识活动，那些得到加强的无意识活动，其积聚的潜意识能量较多，它们就像一些获得足够势能的自由电子，突破无意识中心的约束，而撞入意识之中。

如果这种无意识大量、持续地进入意识领域，就能使人产生相应的行为动机或意识活动。当一个人的无意识活动对意识活动产生重大影响或持续影响时，我们就可以通过适当的方法对其进行观察和分析。荣格的词联想法，根据病人对刺激词的反映时间和内容来判断病人的精神状态。这实际上是在检查病人的潜意识活动。

3. 人的整个意识和无意识活动或称思维活动都是借助内部言语来进行的

可以设想，人在进行意识活动时，需要提取各种信息资料。按照认知心理学理论，人的信息编码呈网络结构。网络中有许多节点。我们把这种结点称为中心语言库。当人需要用到某一资料信息时，必须首先开启有关的中心语言库，而开启这些中心语言库的钥匙可称为中心语言（可用计算机学的命令语言来形容）。这些中心语言绝大部分是从该中心语言库中推选出来的、最能代表该资料信息的某个或某些字词。这些中心语言具有势能，它们在被调用时获得的势能就增加，不被调用，势能将有所减少。当某一中心语言经常被调用，则获得的势能有较多的增长。一旦意识处于相对自由的状态，它们将能被我们的意识捕捉到。而那些不常用到的中心语言由于所获得的势能较少，其不易突破无意识，因而一般不易被我们的意识所觉察。比如经常见面的熟人很容易叫出他的名字，久不见面的熟人，可能一下子想不起他叫什么。

一个完整的信息以网络编码后，就形成一个子系统，它们分别被上一级的中心语言所控制。因而依次有高级中心语言、中级中心语言和低级中心语言。这些中心语言可能就是内部言语中的字词，但不是内部言语中的全部字词。

4. 人的思维信息（包括心理活动）都是由特定的中心语言所控制

尽管从总体来讲这些中心语言都是特定的，但是，同一事件可以选用不同的特定的中心语言。因此，不同的个人，对同一事件所选定的中心语言可能不同。而且，人的无意识活动千变万化。对于一个具体的个人来说，如果像荣格词的联想测验方法，仅用经测验者主观选定的一些词作为刺激，去引发和检查病人的无意识活动，就如大海捞针，或者就像俗语"捡了芝麻，丢了西瓜"，不能得到意义更大的东西。也就是说可能因此使很多重要的潜意识内容由于缺乏刺激而使它们不能被意识出来。我们如果对荣格词的联想测验作些改进，变控制联想为自由联想，虽不能测定反应时间，但有可能暴露联想者的大部分的潜意识活动。

5. 意识活动有休眠状态或能被主观制约

无意识活动则没有休眠状态，也就是不能为人的主观所控制。在意识活动占优势时，无意识活动则被意识活动抑制或掩盖；意识活动休眠或受到主观抑制时（如睡眠、催眠、自由联想状态等），无意识活动明显加强或暴露，如睡眠时的梦即是无意识活动的典型例子。这时人若集中注意，运用自由联想的方法，可以了解潜意识活动的内容。

6. 汉字携带心理信息

汉字具有音、形、义三方面的意义，尤其形体结构在世界文字体系中独树一帜。不但可以离合分拆，而且还有引发想象，产生艺术心理反应。汉字经过活化（经过自由联想）以后，携带有个人特有的心理信息。这些信息经过对汉字音、形、义的分析处理，可以推测联想者的心理特征。

7. 人的个性心理特征及全部的心理活动受无意识和意识活动的支配

了解人的无意识和意识活动的主要内容就能分析人的个性心理特征的心理状态。人的无意识和意识活动可以通过分析人的内部言语得到，自由联想汉字反映内部言语，所以我们能够通过自由联想汉字分析人的无意识和意识活动，同时可以判断其个性心理特征及其心理状态。

8. 人在向外界展现自己的时候，对自己的心理表现有化装作用

在自由联想汉字中也有化装作用存在，这种化装作用是通过汉字的象征、字形的分拆和离合、字的谐音以及自由联想汉字之间的排列组合等方式来实现的。

（五）自由联想汉字的刺激及其制约因素

1. 自由联想汉字的刺激

按照联想理论，任何联想必须存在着刺激，汉字自由联想的刺激是什么呢？

荣格首创了词的联想试验，方法是拿一组词作为刺激物，控查联想者的反应，看他由此想到什么词，并记录从给出每个刺激词到联想到一个新词的反应时间。荣格根据这两点来判断联想者的心理特征。所以称之为词的控制联想测验。

汉字自由联想没有规定的刺激物。作自由联想汉字时，联想者不能受任何主客观条件的约束，比如不能事先规定去想哪一方面的汉字，也不要把当前见到、听到的人物或事物的名称写下来。由于汉字自由联想是在集中注意下进行的，此时联想者最主要的意识活动就是去联想汉字。刻意去想汉字，这就是重要的刺激信号。然而这只是抽象的刺激，人脑应当存在比较具体的刺激物。

（1）生物本能的欲望。人作为一个高级生物，必然存在本能的欲望，这些欲望时隐时现，当人集中注意力去联想时作为思维的媒介——汉字时，人的本能观念就可能暴露出来，成为联想的刺激。本能欲望的刺激在掩饰性较低的人身上较明显，另外，具有心理障碍的联想者则这种刺激较强烈。

（2）言语器官的动觉刺激。自由联想汉字因为没有外界给定的刺激，刺激只能来自体内。根据我们以往的经验，在联想汉字时，首先尝试着言语器官默默发声，常常先感觉到发音器官如声带似有动感，这种内部声音产生后，头脑中方才闪现出字形。这表明人在联想汉字时，可能有声音记忆机制的参与，这种假设是符合记忆的基本原理的。记忆是听觉器官、视觉器官和其他器官（包括运动器官如手等）综合作用的结果。回忆同样需要这些器官的参与。人要将长时记忆的内容提取出来，必须先将长时记忆的内容转入到短时记忆系统。而短时记忆多数情况下是以听觉形式进行编码的。另外，从人类语言的发展规律看，也是先有声音语言，后有文字语言。儿童语言的形成与发展即是如此。

我们还设想人体内有一种伴随情绪的声音曲谱，当人联想汉字时，由于处于一种安静的状态，我们自己的内心可以监听到曲谱的主要部分，并能用相近声音的汉字记录它，从而成为我们联想汉字的刺激。

声音成为汉字联想的刺激在各种心理状态下均可发生，以人比较情绪化时较为显著。

（3）潜意识的刺激作用。人具有潜意识是大多数人承认的事实，潜意识有时足以影响和支配人的无意识行为。当一个人脑中有一些被压抑的潜意识或存在比较强烈的潜意识

时，它们常常能突破人的潜抑作用进入意识。自由联想是潜意识进入意识的较好环境，因为此时人的思维活动比较简单，水平也较低。

潜意识成为汉字自由联想的刺激多发生在人们存在心理问题或有心理和精神障碍的情况下。

（4）元刺激。人的全部思维活动，都必须以"词"作为思维的刺激物。这种作为思维刺激物的字词，本身携带了足够的能量，它们是一些"毛遂自荐"的家伙，根本不需要激活剂，它们自己激活自己。这种无需环境刺激而自我激活的现象称为元刺激。零刺激多见于人的思维范围比较狭窄或者某些主题思维比较强烈的情况下。因而多发生于心理障碍的联想者身上。

2. 制约自由联想汉字形成的因素

由于有刺激才会有联想，相应的字词能否被意识并写出来在很大程度上还受下列因素的影响：

（1）个性心理特征。人是有感情的动物，每个人都有自己的好恶。这种好恶成为我们对环境作出亲和与排斥选择的标准。

假设每个人都有一把个性心理特征的筛子，当联想汉字时，这把筛子对刺激或对刚要联想的汉字起过滤作用。使得联想出来的汉字部分受个性筛的影响。当然，这把筛子比较脆弱，它能防御正常心理状态下来自自身的冲击力，但不能抵抗心理、精神障碍时体内的冲击力。当个性筛被暂时破坏时，这种联想的过滤作用被解除，这时起作用的仅为内部潜意识的刺激的作用。

个性心理筛的作用，使我们能通过分析联想汉字对正常人的个性进行测量。

（2）联想环境的影响。自由联想汉字的主要刺激是来自联想者自身，但是，联想者是置身于外界环境之中的，这就或多或少地受到外界环境的影响，特别是联想刚开始时，联想者的内部刺激尚未产生，这时最容易受到联想环境的暗示。若联想环境因素复杂而变化，则影响更大。通过实验研究观察到，联想者受环境暗示性影响的程度约占20%。如果联想的环境吵闹，就很难使人进入自由联想状态，此时写出的汉字也就不能说是自由联想的结果。

三、汉字自由联想心理分析的由来及研究应用

（一）汉字自由联想心理方法的发现

1987年，马恩祥医生就读于上海医科大学。1988年，他在与同学师建国、周华强等人玩写字速度游戏时发现，不仅各人写字的速度快慢有差异，而且从所写汉字的象征意义上看，还反映出了各人不同的性格特征。此后，他又与同事、朋友、熟人、生人等等，玩了同样的游戏，都意外地得到了同样的结果。

（二）对汉字自由联想心理分析的专业性研究

自20世纪90年代以来，为了验证汉字自由联想心理分析的可靠性，马恩祥组织了有同学周华强、师建国以及精神医学专家陈汝定、祝家胜，儿童保健专家曹幸、心理护理专

家张德芳、易学研究者雷成家和计算机程序编制专家罗勇等的研究团队。

开展了对小学、初中、高中生进行了比较性汉字自由联想实验研究，通过对古诗集的资料回顾性研究，运用汉字自由联想心理分析理论对古代诗情负性表征进行了研究；也对中国古代测（拆）字集进行了汉字自由联想心理分析研究。还通过与 SCL-90 对照研究的方法，在心理测验与心理咨询中进行应用性研究。

先后分别发表了《团体自由联想汉字心理实验研究》《诗词负性情绪及心理表征研究》《自由联想汉字心理分析——辅助门诊诊断性会谈的方法》《汉字自由联想心理分析在临产孕妇心理调查中的应用》《古代测字 280 例心理分析》等论文。

结合应用性研究，还对常用的一、二级常用汉字（8000 左右），按照现代心理学的精神分析、认知心理学及语言心理学的方法进行数据化处理，编制了弗奥汉字自由联想心理测量系统。并获得了国家计算机著作权证书。

（三）汉字自由联想心理分析的初步应用

目前汉字自由联想心理分析的理论与方法主要应用于心理测评、心理咨询与心理治疗，以及儿童汉字益智游戏和汉字心理研究等方面。其中汉字测评中可以通过自由联想汉字来了解人的字商及其汉字思维特点，同时通过汉字自由联想测评来筛查心理问题的方向与原因。

第二节　基本操作

一、汉字自由联想方法

（一）联想工具与步骤

1. 联想工具

用于联想汉字的工具是一张汉字联想卡，卡中除了可填写联想者一般情况的项目外，留有可填写 30 个汉字的空格。

2. 联想步骤

（1）分析者介绍汉字联想心理分析的方法、意义及具体联想指导语。

（2）嘱联想者将汉字联想卡一般项目填好。

（3）遵照指导语集中主意，使大脑安静下来。

（4）连续联想 30 个单字，并将其填写词表中。

（5）分析者（或联想者）记录联想开始和结束时间。

3. 联想指导语

汉字联想心理分析是一种检测人的潜意识（或无意识）内容的一种心理分析技术。这些潜意识的内容有些可能被分析已经意识到，有些还不一定能意识到。通过分析者和联想者共同对联想词表进行分析来判断联想者的潜意识及其心理的健康状况。在联想前及联想中要求集中注意力，不能思考其他任何问题，要抱有愿意挖掘自己潜意识的积极态度。联想时，一次只能想一个字。要求一旦想到某一个字时，立即将它填入词表。联想过程中不能有意识地检查前面已经填写了哪些字，要连续联想，直到30汉字空格全部填满。中间不能中断联想，比如说，不能想几个字后再停不来思考一些其他的问题，或者与分析者谈话或提问。对于联想汉字不能有任何主观限制，只要想到什么字，就应毫不犹豫地记录下来，不要考虑这些字是否符合自己的意愿，比如，不能规定自己只写人名、地名等某一方面的汉字。联想中尽可能缩短联想时间，一般5～10分钟，但超过这个时限也是允许的。

4. 联想要求

（1）联想中，每次只能联想单个汉字，不能是词组或句子。

（2）不能填写由眼、耳等感官感觉到的当前事物或人物名称。

（3）自由联想的特点是没有规则和方向性的联想，联想时应能海阔天空，任意想象。

（4）不能进行控制联想，如不能只按地名、人名或称呼等进行联想。

（5）字迹工整，易于辨认。

（二）分析步骤

1. 联想词表的逻辑检查与核对

逻辑检查的内容主要有：词表的一般项目填写是否完整、正确；联想词的数量是否达到要求；联想词的书写是否清晰；联想的内容是否符合联想要求。

1）不合乎要求的联想

例一：某人联想的汉字如下：

四　川　武　汉　仙　桃　职　业

道　德　自　我　联　想　读　卖　买

能　够　手　术　愿　意　休　息

此人绝大多数联想是词组，如地名就有四川、武汉、仙桃，固定词组有职业、道德、自我、联想、能够、手术、愿意、休息等。另外，也未达到联想30个汉字的要求。因而是一次不合格的联想。解决办法是重新进行一次联想。

例二：某人联想的汉字如下：

好　坏　多　少　上　中　下　你　我　他

大　小　前　后　左　右　东　西　南　北

冷　热　雨　晴　雪　树　光　电　水　饭

此人联想主要采取按汉字的相对意义进行联想，这属于控制联想的一种，如上—下，多—少，大—小等。因而其联想也不合乎要求。

2）合乎要求的联想

例一：某人联想的汉字如下：

办　长　忙　师　别　实　活　做　唯　想

力　全　悬　学　玩　自　领　多　无　重
号　远　花　用　养　争　杂　看　房　条

此人的联想从字与字之间的关系看，之间无明显的联想联系，因而是一个合乎要求的联想。

例二：某人联想的汉字如下：

北　中　四　线　字　地　手　我　人　晕
婚　水　跨　书　只　考　鞋　风　灰　紫
星　指　飞　桥　野　全　快　并　学　语

此人的联想从汉字看，之间缺少联系，也可认为是合乎要求的联想。

2. 联想缘由与注音

（1）请联想者解释每个汉字的联想是如何想到的。

（2）给每个联想字注音。注音有 2 种方式，一种是按汉语拼音注音，另一种按地方方言注音。

3. 将联想汉字进行分类分析

（1）按不同方式将汉字进行分类处理。

（2）找同音、同形字。

（3）找自然词组。

（4）按解释的取向分类。一般来说，每个联想者联想结束后，总能找出一些理由对他想到的多数汉字作出合乎自己意识思维的解释，这种要求联想者自己对联想的汉字的动机和原因以及对字音、形、义的解释称为联想汉字的意识分析法。如果分析者按照汉字联想心理分析理论，撇开联想者对联想汉字的自我解释，进行独立分析，则称之为联想汉字的无意识分析法。

意识分析法与无意识分析法是按照联想者与分析者朴素的解释与规范的解释进行他们分析结果尽管有很大差异，但联想者的自我解释对于分析者的进一步分析将是一种重要的参考信息，不能忽视联想者的自我解释。

（5）不同方式的排列与组合。比如可以按联想汉字的音节律断句、标点及反复诵读。

4. 自由联想汉字的分析方法

（1）按照联想条件分。

自由联想法：即联想者不受任何联想条件的限制。只要想到某词就立即把它记录下来。这里汉字联想心理分析的最主要的联想方法，它主要用于对联想者缺乏了解的情况，指导联想者的主题潜意识。

控制联想法：即对联想各种有一定的控制。按照控制条件的不同可分为以下几种：①主题联想法。譬如联想者主要想探求自己的儿时遮蔽性记忆和儿时挫折经验。他可以在联想前的若干天或联想前的几分钟冥思苦想儿时经历的种种事件，并按照时间顺序进行思索，然后在联想前确定一个意念"我一定要想把握自己的儿时"内容，然后进入联想状态。由此可知主题联想法主要是确定自己要了解的一个主要内容，然后进入联想。词的控制联想法。这种词的控制联想法不完全同于荣格的词的联想。这里是运用从联想者自由状态下联想单字中重点，选择一些单字作为刺激词来探求联想者的反应，包括再次联想到的词或事件，这种方法主要用于深入分析联想者的潜意识尤其是在确定了主题潜意识之后寻找产生主题潜意识的原因。②扩充联想法。即用被试上一次联想出来的词作为刺激，来引发被试的联想。然后对被试的联想词进行分析并做出解释。如由联想者自己将单字扩充成符合自己心理愿望的词组进一步扩充成句，组合成文。以揭示联想者的主题潜意识，这种方法对文化程度高的人有一定的意义。

（2）按照汉语语言学分类。可分为：词性分析法、词意（义）分析法、音韵分析法、字形（结构）分析法。此项内容将在后面的章节作专门介绍。

（3）按照认知心理学分类。可分为语义分析法、命题表征分析法、脚本结构分析法。

（4）按照精神病学分类。可分为症状分析法（字联、音联、情绪词、自我感觉及指向词、攻击与退避）。

（5）按运筹学分类。可分为排列法和组合法。将被试联想出来的汉字自然排列都有一定的规律，这些规律反映了被试的某些心理特征。分析者按照一定的方法找出这些排列，并作出解释的过程称作排列分析法。将被试联想出的汉字按照一定的方法进行组合，然后作出解释，这种分析方法称作组合分析法。

（6）按照是否与联想者共同分析。可分为单向分析法与双向分析法。单向分析即是由分析者就被试的联想内容主观地作出解释。双向分析是由被试同分析者共同对被试的联想内容进行分析讨论，共同作出分析判断。

（7）其他方法。①对联想时间的控制可以采用反应时分析法。即分析被试联想一组汉字，或给出一个刺激后，到被试作出反应所花费的时间。根据所花时间的长短来判断被试的心理状态。②比较分析法：即对联想者不同时间联想的内容进行比较分析。③直觉分析法。按照分析者的直觉经验来作出分析与判断。③情景参考分析法。参考联想者联想时的环境和各种背景进行分析判断。如结合受试者的言语、表情、姿态、行为举止以及联想者周围的环境条件等。

汉字自由联想卡

姓名：		性别：		年龄：		民族：	
文化程度：		职业：		婚姻状况：			
工作单位：				联系方式：			
通信地址：				邮箱：			
开始联想时间：　时　　分　　秒							
将联想汉字填写到以下方格中							
1		2		3		4		5	
1		2		3		4		5	

6	7	8	9	10
11	12	13	14	15
16	17	18	19	20
21	22	23	24	25
26	27	28	29	30

结束时间：　　时　　分　　秒　　填写日期：　　年　　月　　日

联想要求

（1）联想中，每次只能联想单个汉字，不能是词组或句子。

（2）不能填写由眼、耳等感官感觉到的当前事物或人物名称。

（3）自由联想的特点是没有规则和方向性的联想，联想时能海阔天空，任意想象。

（4）不能进行控制联想，如不能只按地名、人名或称呼等进行联想。

（5）联想过程中，不要有意识地对前面所做的联想汉字进行检查与阅读。

（6）字迹工整，易于辨认。

二、常用的分析方法

（一）词性分析法

单个汉字多数能独立成词。将联想出来的汉字按词性归类。汉语的词类分实词和虚词，实词有名词、动词、形容词、数词、量词、代词，一般表示具体概念；虚词有介词、助词、连词、叹词，它们一般不表示具体概念。联想字的词性与人的个性（气质、性格）有较为密切的关系。

1.联想名词与心理

名词表示人或事物的名称，可进一步分为人物名词、时间名词、处所名词、方位名词（上、下、前、后、东、南、西、北、左、右、里、外、中、间、内、旁十六个）。名词反映人对事物的观察与记忆能力。联想名词较多的人，一般具有形象思维的特征，记忆能力较强，但思维敏捷度较差。

联想人物名词较多的人，如联想人名或姓氏有三至五个或以上，多表明此人注重人际交往，或者人际关系较好。如果出现的人名，他们之间有一些共同的特征，则这些特征正是联想者所需要的。喜欢联想伟人的名字的人，表现了联想者对名人的崇拜；喜欢联想歌星名字的人，一定是个追星族或者是个音乐爱好者；喜欢联想熟悉异性名字的人，要么对异性有强烈的兴趣，若联想字词中表现择偶意愿，则潜意识是想在其中选择一位意中人。如果出现家人的名字，表示对家人的喜爱，如许多女性在联想中，常常出现丈夫或子女的名字。如果出现个别的人名，则有二种可能，一种是在整个联想字词中，未表现出有人际冲突心理，另一种则是与此人关系密切的表现。联想自己名字的人，具有强烈的自我意识，可能是一个以自我为中心的人。

联想方位名词较多的人，一般有较强的空间定位能力，走起路来或外出旅游不太可能迷失方向和道路。在思维上，这种人考虑问题比较全面，不会忽视问题的某些方面。

联想时间名词的人，如果联想词中表现出的成就动机高，则是对时间看得非常重要的人。

联想地名较多的人，有浓厚的旅游兴趣；有的则表现为对地理方面的能力较强。这种人记忆能力一般较好。而联想一般意义的地理名词，如"天、星、山、海、湖、河"等，特别是同时联想"梦、思或想"等字，多表明此人富于幻想和想象，反映人对外界事物有强烈的好奇心。联想"梦"字还反映人的暗示性强。

联想某些身体器官的名词，如"心、手、足、指"等，一般表明此人的思维方向是内指的，对自己的身体过于关注，多表示内向的性格特征。联想"心、脑"等字一般表示此人喜欢思考的个性特征。

联想"天、山、树"等字词，从心理行为上看，是一种仰头思维倾向，表明有一种期待的心理，或处于一种美好的想象之中。如有爱情体验时就常常联想"树"字。而联想"地、河、水、洞"等字词，则是低头思考的心理行为特征。多见于有抑郁、苦闷、自责、退缩等心理。

联想自然风景名词较多的人，对自然的兴趣浓厚，而且心胸比较开阔。

联想历史知识词汇比较多的人，自然是对历史感兴趣。

联想颜色词汇较多的人，一般对色彩有较强的分辨力。而联想某一色彩字的人，一般有与此色彩有关的心理或情绪。如联想"红"字，在一般人表现为一种积极的情绪或焦虑的情绪。对有些女性，联想"红"字，若同时联想有"经、痛"等字，则可能正处在经期或有月经不调和由月经引起的心身疾患。联想"黑"字，可能有恐惧心理。联想"蓝"字，若同时联想有"海、梦"等字，则表示有幻想和想象心理。

联想"家"字的人，家庭观念比较强，多见于女性、儿童联想者。

2. 联想动词与心理

动词表示行动变化，共有八类。联想动词可反映人的行为、决心与志向。联想动词较多的人，一般具有抽象思维的特征，思维比较活跃，性格活泼好动。

联想"看、写、读"等字词，一般表示对学习有强烈的兴趣，成就动机高。联想"说、讲"等字词，特别同时联想有"话、语、言"等字词，表明是一个健谈、多话的人。有时也表示性格直率、主动，但有时不够稳重。而联想"看、视、听、想、思"等字词，一般表示此人注重倾听和思考，个性比较稳重和深沉。

联想"睡、眠"表明此人比较疲劳，或者喜欢睡觉，个性上常常不愿意思考、有些懒惰，多见于比较肥胖的人。

联想情绪动词，如"爱、恨、喜、忧、苦、闷、烦、燥、悲、恐"等字词，则表现有相应的负性情绪和心理。如我们常听人说："烦，烦死人了！"联想"爱"字，特别是与"树"字同时出现，多表明联想者有爱情体验。

联想象类动词，如"象、似、如"等字词，此人可能是一个形象思维为主的人，喜欢用事物来说明概念，而不善于用概念来说明概念。也常常表示喜欢对事物进行比较，因而比较善于找出事物之间的共同与不同特点。

联想"是"字的人，多数有顺从心理和依赖心理；而联想"否、不"字的人，排斥心理和抵抗心理比较突出。

联想"有"字，一般是一个积极情绪，而联想"无、空、没"字多数是一个消极的情绪。

联想使令动词和助动词，多表示心中正在决策某件事情。

联想使令动词"使、令、让"等字词，一般表示有一个主观的心理意愿；这个期望可能与要求别人做什么事情有关。

联想"敢、肯、愿"等助动词，一般表明有做某件事的意愿。联想"应、该、要"等表示必要性的助动词，多表示自己在决策某件事中有矛盾的思想，也是说明有多个方案形成，但有一种方案正逐渐占优势。

联想"能、会、行"等表示可能性的助动词，多表示此人潜意识中对做某事抱有相当的自信心，所决定干的事很可能干成。

联想趋向动词，如"来、去、上、下、进、出、回、过"等，一般表示对个人的命运与前途的关注，有时也表示对某人的期待心理。

3. 联想形容词、副词与心理

形容词表示性质或状态，如红、绿等。形容词有时可用作动词。联想形容词、副词与人的概与判断能力有关。联想形容词较多的人，也是以抽象思维为主。而且此人的能力较强，文学修养较好。

副词表示程度、范围、时间、频率、否定或者语气。联想副词多表示潜意识对某个问题的判断心理。

联想"最、很、极、太、更、稍、略"等程度副词，常常表示潜意识中对某件事情的比较性评价。有时显示个性成分中有些做作的倾向，这种人对自己的评价往往过高。

联想"都、只、仅"等范围副词，表示人对某个问题有绝对性的评价。有时显示个性有些倔强，看问题比较简单和绝对化。

联想"刚、已、曾"等时间副词，表示潜意识中对某个问题已有着重，但仍有重新思考的倾向。有时显示联想者做事比较慎重的个性。

联想"再、又、屡"等频率副词，多表示自己对某个问题已做出判断，但有来自环境的思维干扰信息，此时联想者的潜意识表现出排斥心理，多表明联想者的判断有偏差，其决策应重新进行考虑。有时表明联想者是一个优柔寡断的人。

联想"不、别、勿、莫、甭"等否定副词，多表示有排斥和反抗心理。而联想"没、未"等字时，则表示有解释和说明的心理，多见于受委屈的情绪状态。

联想"必、准、确、然"等语气副词，表示潜意识对某件事后果的判断心理。多见于自信心理强和办事果断的人。

联想"就、才、也、还"等关联副词，表示有转折的心理，多见于对某事不满的一种心态。

4. 联想代词与心理

代词是指代人物、行动、性状、数量、程度等。人称代词反映人的自我意识、人际交往兴趣和人际关系状态。

联想人称代词"我"字，一般显示此人有强烈的自我意识，是一个以自我为中心的人，或自我评价过高，有时可达狂妄程度。这种人支配欲望较强，依赖心理少。虽"我"字未出现，但出现了自己的名字中的任何一个字时，也是自我意识强的表现；如果"我"字与自己的名字同时出现，则说明自我意识特别强烈。连续几次联想测验中均不出现"我"字或自己名字的人，一般表明自我意识不强。

"我、你、他（她）"同时联想的人，一般表明对人际关系持平衡观念，这种人尊重他人，能平等待人，又能保持个人的人格尊严。

联想"你、他"，同时又未联想自己名字的人，一般不是一个自我中心的人，有时表现出对他人的依赖心理。

联想异性的"他（她）"，表示对异性的关注。

联想"这、那"等指示代词和"谁、哪、怎"等疑问代词，多表示此人有焦虑和烦躁的情绪。联想疑问词有时也表示思维存在困惑，一种无可奈何的心理。疑问词出现过多，联想者有可能存在较严重的心理障碍。

5. 联想数词与心理

表示数目，有时也有强调多少、零乱等修辞作用。活用的数词还可以表示"好些"意思。联想数词较多的人，对数学或数字感兴趣。多见于在银行和从事会计工作的联想者。

6. 联想介词与心理

介词表示处所方向、时间、状态、方式、目的、对象关联、比较、被动等。联想介词一般表示潜意识事件的原因和方向。

联想"从、自、往、朝、向、到、在、于"等字词，就常常用来表示潜意识中事件的原因。

联想"以、按、依"等字词，提示潜意识中事件应遵循的原则。

联想"把、同、跟、比"等字词，表示潜意识事件与何事关联或者与何事比较。

联想"被"（被动副词），多强调联想者潜意识中有压抑心理，或者被某些力量或条件所限制。

7. 联想助词和叹词与心理

联想助词表示情感与情绪状态。联想"的、着"，还表示联想者潜意识中有不切实际的想法。

联想"了、呢、嘛、啊、吧"等语气助词，表示有比较典型的女性心理，个性中有些娇揉做作，喜欢装腔作势。如果是女性则比较喜欢撒娇作态，易逗男人喜欢。

叹词表示感叹声、呼应声和某种音响，如唉、咦、哟、哼等。联想这些词时，多表示人有与叹词相一致的情绪和心理。

总之，词意分析法就是将联想字词按词所代表的事物或事件的内容进行归类，如学习内容的词，家庭内容的词，工作方面的词，某一特定心理方面的词。一般来说，如果联想汉字中某一内容的字词占优势，则反映该内容所代表的潜意识比较明显。

（二）排列组合分析法

该法运用数学中的排列组合及汉语的词序等原理，把 30 个汉字组合成有一定意义的词组或意群，以分析人的潜意识及心理特征。

1. 基本原理

（1）事物的系统性和整体性原理。按照系统论和整体论，任何事物的表现都是系统和整体性的表现，尽管事物在表现时会受到一些条件的约束和限制，这种约束和限制有时也会影响它的正常表现，但事物总会以适当的方式来整体地表现它自身，这就需要我们了解它们的那些适当表现方式，而这种适当表现方式对于某些人来讲，他们认为是事物的一些个别现象，并进一步认为这些个别现象是不足以表现事物的整体特征的。我们认为，即使是事物的个别现象，但只要了解到这些个别现象与事物的联系规律，也能从"个别现象"中找出事物带有规律性的特点。譬如某些事物在一个时空场合表现出一个个别现象，而在另一个时空场合又表现另一个个别现象。若我们把两个时空的间隔搬掉，则可以了解到事物的两个个别现象，把这两个个别现象进行排列组合就能反映每一个个别现象所不能反映的事物的某些整体特征。

自由联想出来的汉字，表面看起来是一个一个独立的、无意义关联的汉字群。但按系统论和整体论来看，它们之间也一定是通过大脑的思维作用，按一定规律排列与组合起来的汉字集合。这种汉字集合若按一定的方法进行重排与重组，则会再现它们各自所代表的原始信息。

（2）词序原理。

汉语的词序是比较严格的，充分利用词序是思维深化的表现。汉字是结构独立、封闭，而功能模糊和开放，其意义的概括性高，因而它能灵活地与其他汉字组合成词、成句；汉字富于联想意义，具有观念化哲学化的优点，因而处于不同的位置，其意义也就不同。如果自由联想汉字的过程是一个潜力意识层面整体思维的反映过程，则联想的汉字应表现出一定的词序性。联想汉字意义与前后左右的联想汉字意义相关联。

（3）汉语思维的人文性理论。

西方语言与汉语语言在语言组织、表达、理解上采取了两种迥异的组织战略。从人文性上讲，西方语言是"以形统神"，即将句子的句法、语义信息都交代在裸露的丰满的形态变化上，句子的理解策略也是以定式动词和它的句法特征（及物、不及物）来控制格局，规定句界。句中所有重要的词都必须出现。如果把这种语言中的词排列在一起，词与词之间很难发生意义联系。汉语则是"以神统形"策略，其句子的句法、语义信息都是隐藏的。句首连续出现的主脑成分和句中边疆出现的动词都没有结构标记，句子在句法上的限制不清楚，重要的词项又往往可以人详我略。因此如果说西方语言的一句话是视点上固定、形态上自足、关系上完整的一句话，那么汉语的一句话则是视点上流动、形态上松共用散、内容上完整的一句话，即一件事。所以汉语首先是重意会的语言，汉语组合往往采取提取意义支点的方法，语义、语用的因素大于西方语言意义上的"句法"因素，像"恢复疲劳""打扫卫生""吃食堂""养病""救火"等搭配在语法上悖理，在语义上却很清楚。在确定的上下文中，提取意义支点的意会组合更是生动多样。汉语的"名法"规则控制能力弱，往往只要提供一定的语义条件、环境因素，某些"句法"规则就会让步。汉语的字活动能量很大，互相结合没有形态成分的约束，弹性很大。西方语言依靠词类的层次就可以控制关系，语义关系对应。而汉语的词像一种多面功能的螺丝钉，可以左转右转，以达意为主。

汉语书面语尚能不讲形态结构，那么内部言语就更可以不讲句法结构了。联想汉字在某种意义上是内部言语的表现形式，因而其一定的排列与组合就能反映一定的心理意义。

2. 排列组合的方式

根据现有的研究，联想汉字的排列与组合方式可能是下列五个方面：

（1）优势思维论。

人自由联想汉字，就是一种汉字的提取过程，这也是对汉字的自由回忆。按照记忆理论，只有那些十分熟悉的汉字才有可能被意识到。对于一个处于自由联想状态下的人来说，什么汉字才是最为熟悉的呢？我们知道，自由联想的状态对于意识来讲，实际上并不是一个无拘无束的状态，它是一个注意力集中于汉字联想的状态。也就是说，大脑除了尽可能地去想汉字外，其他什么也不能去想。此时意识中几乎没有什么其他的思维。但按潜意识理论，意识思维相对静止，潜意识照常活动。那么，联想时的潜意识活动内容的强弱就决定了联想汉字的内容。只有那些在潜意识中活动剧烈的或者活动频繁的、主要的潜意识，才有机会突破潜意识，进入意识，而被联想到。

一个存在的问题是：我们规定被试每次只能联想一个汉字，不能是词组和句子。汉语是单音节的，而表达汉语意义的必须是词，尽管有许多汉字本身就是词，但是有大量的汉语词是双音节和多音节的。也就是说每次联想一个汉字妨碍了对汉语词的联想表达。此时他只能从所想表达的词中选出一个字来，然而，人的潜意识一旦过于强烈，它就必然想方设法地去表露。特别是当人被某个主题潜意识严重干扰时，他的潜意识思维受这个中心思维的限制，而跳不出这个狭小的圈子。所以，在经过了一个时段的联想后，又回到原来想要表达的那个词上，把尚未联想出的那个音节写出来。这种联想在汉字联想的表现形式上必然表现出词的音节在空间上的分离。这就需要我们把它重新组合在一起进行分析，这样才能了解到潜意识中本来的想法。实际上，规定一次只能联想一个汉字，也是为了检验哪些词是属于优势思维的工具，属于优势思维工具的词，它具有持之以恒的冲击力，具有不达目的，决不罢休的气势，所以它才有打破联想条件的控制，顽强地和完整地表现出来。而那些不属于优势思维的词，它只要有一个音节被联想到，就失去了它的全部气势，其他的音节则不可能被联想出来。

优势思维论简单地讲，就是当出现优势思维时，那些充当思维的工具——词，是潜意识中记忆最清晰的字，也由于潜意识思维中它们被经常使用，使得它们所获得的活化能量最高，因而它们最有能力突破潜意识的控制、最容易被回忆出来。

（2）掩饰理论。从优势理论中谈到，双音节和多音节词联想时常常表现为时空上的间隔，那是因为受联想条件的控制。在掩饰论来看，上述现象是人潜意识有意掩饰的结果。当人的一些观念和行为与他所认识到的社会道德和行为规范不相一致时，常常表现为有意识的压抑和掩饰。潜意识的原则是享乐原则，它要表现，这种意识与潜意识的冲突结果，使得联想汉字时把词分开联想，以达到心理的表露，从而求得一种宣泄后的快感。

（3）象征理论。象征实际上也是一种掩饰，这种掩饰不是通过词在联想中的音节空间间隔，而是通过象征手法来实现。我们知道，事物对人来说可以产生联想，因而有许多的事物就有了象征性的意义。精神分析学派对事物的象征有很多的说明。汉语的词除了有它所代表的事物和意义所产生的象征意义外，汉字本身的构成形态也具有一定的象征意义。当一个人有某种观念和行为动机时，它可以用词直接来表达，然而更多的是用象征来表达，在那些文化修养较高的人皆是如此。象征在性心理方面表现更为突出。

（4）同类集合理论。物以群聚，在自然界，一类物体集中在一起，其生长和生命力显得比较旺盛。在人的思维中，也有类似的倾向。如我们的思维，就有定势。定势实际也是一种群聚现象。自由联想汉字尽管要避免受某一条件的控制，但定势的影响肯定是存在的。即是说联想出来的汉字，在排列和组合上有同类集合倾向。当某一思维占优势或人有某一典型的个性特征时，则联想出来的汉字在意义或形态上一定有某种共同特性。

（5）继发联想论。汉字联想卡上，有每排6个空格，共5行。这种排列方式对被试者有空间视觉作用。当联想汉字时，指导语提示被试者联想过程中不要有意识地去检查和审视前面已联想了什么汉字。但由于眼的余光作用，被试者可能受前面或者上面的联想汉字的影响，使那些汉字成为一种联想的刺激。特别是当这些汉字是优势思维中的内容，或者是某个词的一个音节，或者有定势的干扰，更是如此。

由于受继发联想的影响，联想的汉字排列，不仅仅只有被试联想时的初始方式，还应该有与其联想心理相一致的其他方式。

3. 分析方法

选取各种排列和组合的主题。一般按照汉字联想心理分析的应用范围和被试表现突出的情绪和心理确定选题。主要有思维、个性心理特征、性心理、情绪状态、主题潜意识、心理障碍等。

30字的汉字联想表设计为每排6字，共5排（或每排5字，共6排），这实际是一个矩阵。联想汉字的原始字序，是一种重要的自然排列，由于时间因素的作用（联想的前后），前字可能是后字的刺激物，由于空间因素的作用（即联想时的无意视觉），上一字可能是下一字的刺激。对原始排列进行横向和纵向组合，找出汉字排列的韵律。

（1）分类排列。即按字词的类别进行分类排列。

（2）意义组合。根据各种排列和组合的主题，通过正向搜寻和反向寻找有意义的组合，并把它们排列起来进行分析。

（3）断句法。古汉语和对联常常是没有标点的，但人们照样能正确断句。如今仍然有通过对文章的断句与标点来考察学生的语言能力。这些说明，汉语语言的断句有一定的语法规则。假定自由联想汉字是人的一种潜意识的写作活动，那么其联想出的一组汉字应该是有主题的，同时也是遵循语法规则的。因而通过断句，能够反映人的潜意识内容。又由于内部言语与现代汉语的书面语言或口头语言是不相同的，所以要正确断句是比较困难的，必须进行反复尝试，同时与联想者进行交流，还要结合其他分析方法进行判断。

（4）寻找联想内容转折点方法。根据我们的经验，许多联想者联想的汉字有一定的规律性，即某一方面的内容联想字出现一组后，即转换一个联想方向，联想 30 个汉字，有的转换好几个方向。根据这种转换的界限，来进行排列分析。

（三）音韵分析法

吴洁敏在《汉语节奏的周期及层次》（《中国语文》1993 年 2 期）一文中，通过对汉语诗文及口语的考察，探讨了汉语节奏周期模式和三大节律层次，从而肯定了汉语的七种节奏形式，揭示了汉语的节奏规律。语流中语音的对立因素呈周期性组合的结果，便形成了语言的节奏。汉语节奏模式有往复型、回环型和对立型三种。汉语节奏周期又可分为三大层次：由音节周期组成汉语的音步节奏单元，由音步周期组成汉语的基本节奏单元，由基本节奏周期组成节奏群。并同时证实作者所归纳的汉语平仄律、音顿律、声韵律、重轻律、长短律、扬挫律、快慢律是有根据的。

汉字一字一个音节，其发音由声母和韵母组成。汉字读音还分成阴平、阳平、上声和去声四个声调。不同读音和不同声调的汉字排列在一起，组成了声调和音韵的起伏、跌宕。根据联想汉字声调的高低和音韵的落差来判断联想者的心境、情感及情绪，或者判断联想者的气质与文学修养，称作音韵分析法。

1. 基本原理

（1）声音与个性及情绪的关系。每个人都知道，不同性格特点的人，说话的声音大小是有明显区别的。性格文静的人说话轻言细语；性格豪放的人说话声大如雷；性格斯文的人说话慢吞吞的；脾气急躁的人，说话像炸鞭那样快。女性讲话的声音悠扬婉转，充分表现出女性温柔如水的个性；男子讲话声音洪亮有力，表现了男子的阳刚之气。人在镇静时，讲话有条有理；在紧张时，讲话则结结巴巴。口吃被认为是一种心理疾患，并可以通过行为疗法治疗。从紧张时说话的结结巴巴到口吃病患者，这实际上是一种声音的重叠，有似于诗词中的迭字和汉字联想心理分析中讨论到的字联音联。诗词中的叠字对声音具有强调作用，能起到作音缭绕的效应，能引起人的情感共鸣。迭字的出现多见于有负性情绪心理的诗词中，迭字与负性情绪和心理有一定的联系。字联和音联在汉字联想心理分析中肯定属于一种情绪心理的障碍。另外，从中国文学的几种形式来看，愈是讲究声音的平仄，高低和韵律的文体，愈能表达人的情感。如诗、词、曲不但讲究平仄、而且讲究押韵，字要按一定的声律进行排列。所以诗词曲吟唱起来，总是感到越读越有味道。常常能引起读者的情感共鸣。这些都说明声音与情绪和心理有非常密切的关系。

（2）自由联想可能是对汉字声音的回忆。自由联想汉字是在集中注意下进行的一种思维活动，它主要受潜意识的支配，或者说反映的主要是潜意识的东西。因此，联想不仅是意识流的涌出，也应该是声音流的传送。最有可能的是两者互相融合的产物。首先，在人类原始时代，原本没有文字，甚至没有语言，人类表达情感和情绪的重要方式之一，就是靠发出不同的声音来实现的。这一点不但可以通过分析小儿的发音得到证明；也可以从某些叹词和象声字的发音得到证明。其次，在联想时，是把大脑出现的汉字写下来，此时他意识里不可能首先考虑汉字的意义，很可能是对声音的回忆。声音再进一步与汉字的形和意义相联系。我在自由联想汉字的刺激一节中专门谈到言语运动器官的动觉刺激观点。读者可以回过头去再看一看，就会知道声音与情绪心理的关系。最后，语言信息的提取而受情感的支配。有什么样的情感情绪，就会有什么样的内部言语信息引发出来。如同一语言信息可以用发音不同的汉字来表达，此时联想什么汉字就取决于此时此刻的主导心境和情绪了。这种联想方式也就增加了语言的情绪感染力。

（3）每种个性、情感或情绪都有一种相对应的情绪声谱。编者通过广播曾经听到这样一个故事：从前有一位伟大的音乐家写了一首名曲。而当代一位生物化学家找到了一种蛋白质的氨基酸结构，经过某种处理，发现该名曲的乐谱与该氨基酸的结构有着惊人的一致。不管上述说法有多少真实性，但有一种观点是不容置疑的，即音乐是无需翻译的语言。如一个啼哭的婴儿，听到催眠曲就会停止哭泣，进入安静或睡眠状态。还有的人，听到悲哀的音乐，会情不自禁地失声痛哭，听到曲调激昂的音乐，就会兴高采烈。这说明人类对音乐有着一定的天然理解力。音乐是按照一定的声音组合起来的，它同时也是用来表达情感的。如果一定的声音组合反映一定的情绪心理，那么一定的情绪心理也可以用一定的声音组合来表现。我们把这种能表现特定的情绪心理的声音流，称作情绪声谱，而且不同的人其某一相同情绪有基本一致的情绪声谱。所以分析联想汉字的声音排列，可以判断人的情绪和个性心理特征。

2. 分析方法

（1）对联想汉字注音。注音最好由联想者自己来进行，也可是分析者来注音。对每一个汉字注上汉语拼音和声调。注上音后，再将声母和韵母进行分类统计，确定主要的声母和韵母的构成。下一步是将每个字标上平仄符号，然后分别统计平声和仄声的构成及其排列。

"平声平道莫低昂，上声高呼猛烈强，去声分明哀远道，入声短促急收藏"。从古人概括四声特点可以看出：四声引起呼吸器官的不同运动，这种不同运动通过刺激中枢神经系统，进一步影响和调节情绪和心理反应。如运动员在比赛时，常常作深呼吸，以调整紧张的情绪。一个平声字，如不愉快时发拟声字"唉、啊"，心理上会感到舒服一些、轻松一些。平声字"唉、啊"，发声既不能低，声音还必须拖得较长，使气流从肺中缓缓排出，肺脏气体残留极少，有一吐为快的感觉，从而把胸中的怨气、怒气、闷气尽情宣泄出来。这也说明感叹词（唉、啊、呜、呼、哀、哉等）为什么绝大多数是平声字。上声字，声音高亢，呼吸短促，干净利落，呼吸肌和肺产生强烈而连续的紧张，使人呈现出兴奋的状态。去声字发音由高到低，发音器官由兴奋到抑制。去声字，发音器官的这种从加强到减弱的反反复复，反射到中枢，引起情绪反应的波动，有如听到某句话后紧锁眉头的感觉。如一个大人工作时常讨厌小孩在身边吵闹，最常说的一个字就是"去去"，这个去字就表达了大人心烦无奈的心态。如念"上上签"就有此种感觉。入声字相迭，发声短促急收，肺部吐气不顺，残余气体增多，使人感到呼吸不畅、胸闷，恰似一种应急的状态。如念"下下签"，就有一种不祥的紧张情绪表现出来。

（2）确定声韵的节律结构。首先分析平仄的参差排列，并通过对联想汉字的反复诵读来判断声韵节律。声韵节律一般有以下几种。

第一，一字律结构。多见于单音节词，通常是虚词。如"但、正、又、渐、更、恰、甚、乍、尚、况、且、纵"等，"对、望、看、念、叹、算、料、想、怕、问、忆"等，这些字大多数是去声字。

第二，二字律结构。多见于可以组成双音节词的字相连。常为"平仄"和"平平"两种格式。

第三，三字律结构。多见于可以组成三音节词的字在一起。常为"平平仄""平仄仄""仄平平"格式。节奏为上一下二或上二下一。

第四，多字律结构。不太多见。即由多个单音节字组成的，之间有一定联系的字群。常见于词样的声韵节律中。

（3）确定韵律的表现形式。联想汉字的声韵律可以分为诗韵、词韵、曲韵和散韵四种。诗韵表现为联想汉字间节律整齐，音韵连贯，一般是多字律结构；词韵表现为联想汉字的音韵参差，声音起伏、跌宕、气势宽阔。多是混合的字律结构。如一字律、二字律、三字律和多字律交替出现。散韵声音之间完全不连贯，无音韵的起伏。

（4）对联想的字进行有限的调整删增。使音韵符合整个联想汉字的音韵节律。

（四）症状分析法

1. 联想重复的分析

在汉字自由联想之前的指导语中已说明，联想者要联想30个汉字，即暗示了联想字中不能有相同的汉字，但实际上，有相当一部分人联想时出现了相同的汉字，这种出现相同汉字的联想现象我们称为"字联"。而出现字形不同但字音相同的现象称着"音联"。字联与音联这实际是一种联想的"重复"

（1）重复的作用分析。从对各种语言现象的研究可以发现，重复具有3个方面的基本作用。

重复是一种情绪的感性或理性的强调：重复在各种语言现象中十分普遍。歌曲是声音重复最多的一种语言；诗歌的节奏、尾韵、头韵和内部和应也都是声音的重复，这些感性的重复使人的情绪受到强烈震撼。但完整的的词或词组的重复则既是理性形式也是感性形式的一部分。我们知道，重复如何帮助我们记忆，而广告和宣传又如何依赖重复来说服我们相信那些往往是不真实的事物。教师们很快会发现，他们不得不把某句话说上好几遍，才能使全班每一个学生听懂。在异常愤怒、高兴或沮丧的时候，我们也爱重复自己的话，而那些从来没有学会谈话艺术的人则总是因为重复过多而令人恼火。在所有这些情景中，词语的重复都是用于强调的。在口语中，单个词的重复非常普遍，这也是用于强调。

重复有催眠和暗示作用：巫术咒语大量运用重复。在许多民间故事中，某件事要做或要说三遍或七遍；理智发展程度决定了宗教仪式与原始巫术多少有些相似之处，前者将重复大量应用于各种场合的祷告，祈祷轮、念珠以及三令五申的教规。重复在我们生活中较原始和情感部分起着重大的作用。在世界上形形色色的文化中，巫术咒语几乎一律具有重复性。假如别人温和地重复呼唤我们的名字，我们会很坦然；而假如别人用敌意或讥讽的口气重复叫我们的名字，我们就会感到惶恐不安。重复一个词，我们就像获得了控制它的力量；许多乏味的谈话者喜欢重复他们认为的绝妙好辞；儿童常常以成人所不能忍耐的执着劲儿，重复他们所学过的生词。赌咒的习惯，尤其是当它变成一种失去强调作用的习惯时，就可能会具有一些如此的原始意味。重复除了强调外还有一些催眠的效果。许多古代的歌谣都有一个貌似无意义，但暗含丰富隐义的叠句。

重复能引起情绪的联想：乐曲以多种方式处理同一个词，因而常常增加，偶尔极大地增加重复的运用，通常我们并不觉得讨厌，反而觉得它很美，觉得丰富了情感经验。重复还有引起我们对情感联想。

（2）联想重复的心理意义。重复多见于抒情色彩较浓的通俗文学语言材料和语言艺术，如歌曲、早期诗歌、非常简单的通俗诗歌、歌谣、童话、咒语、宗教语言及散文等；罕见于较为复杂、自觉、理智，以及远远脱离歌曲和仪式的诗作及其他语言材料。由此看来，重复具有较多的原始色彩和情感色彩。联想汉字中出现重复，也可能与联想者处于较强的情感环境有关，考虑到重复的作用，联想出现重复，很有可能是联想者的思维被情感因素所困扰，反复思考某一问题所致，是心理不平衡或出现障碍的表现。我们在从事汉字联想心理分析过程中发现，字联或音联出现一对，多数有轻度的心理不平衡；出现两对则有明显的心理障碍；出现三对常常表现为较为严重的精神障碍。

（3）同音字分析。读音相同，而形体、意义不同的一组字叫同音字。普通话只有21个声母，38个韵母，4个声调，依声韵配合规律拼成400多个音节，配以四声总共不超过1300个音节。如此有限的音节要表达世界上最丰富、最发达的汉语词汇，势必造成大量的同音词。联想汉字之所以出现同音字，可能是前一个音节的声音成为以后的联想刺激，也可能是人的潜意识试图强调某个音节或强调同音字中的某个字所代表的意义。看同音字是否代表特定的心理意义，还要分析同音字的有关信息。

属于大量的同音字范围，还是属于有少量的同音字范围。若属于有少量同音字的范围，则与心理问题的关联性较大；若属于有大量的同音字范围，在排除了音节声音刺激引发联想的可能性后，才能考虑心理问题的可能性。

联想同音字的使用频率和词序。若前一个联想的同音字属于低使用频率的同音字，则这个同音字所代表的意义很可能与心理问题有关；若前一个联想的同音字频率较高，不能断定这些同音字所代表的心理意义就一定与心理问题有关。

同音字所代表的意义。联想汉字中同音字的一个或多个所代表的意义属于心理问题的范围，则同音字与心理问题有关。

同音字声音与情绪的对应性。同音字的声音低沉或高亢，多表示有负性情绪，同音字声音平和，是没有不良情绪的征兆。

我们分析同音字时，要参考联想者自己的看法，即我们所说的同音字，在联想者看来不一定是同音字，也许联想者不懂普通话，只会方言。普通话中是同音字，方言中不一定是同音字。

（4）同形字分析。联想中出现同形字，肯定是联想不正常的一种表现。分析同形字也有同音字的一些心理表现特征，这里不再重复。同形字的分析要注意以下几点。

同形字反映心理问题的意义在于它所代表的意义，这个意义可能是词本身的意义，也可能是词的联想意义或象征意义等，这就要结合联想汉字的其他分析方法来加以综合的判断。

同形字中有一种多音多义的表现，这就要求分析者对联想者作进一步的询问，他在联想中，是否意识到所联想的同形字的不同读音。如果没有意识到不是多音字，则可认为这个字是真正的同形字。否则，应做同形多音字对待。

在分析同形字时，追问联想者在联想后是否意识到他联想了同一个字，如果意识到，那他对这种现象是如何解释的。这种询问有利于对心理问题的程度作出判断。在分析字联时要注意：在联想时不能让联想者有意识地检查是否再现了重字，如果有意识检查，则可能不出现字联或音联。另外，也不能完全闭目联想，这样大大地失去了对已联想汉字的无意识注意（检查），可能导致字联或音联过分增多，从而使症状缩小或扩大。

（5）联想情绪词和感觉词。情绪词。凡在联想出来的汉字中直接出现情绪词，多表示有与该情绪词相关的情绪特征。

自我感觉词。联想中出现感觉词如痛、热、冷、饿等，往往有相关的自我感觉。如女性有："疼""痛"并同时联想有"经""红"等字多表示有月经不调的表现。也就是说，联想有感觉不适意义的感觉词，多数表示此人有某一方面的心身疾病或慢性病。

联想消极行为动词或贬义词。如有自杀念头、死亡焦虑或恐惧，有仇恨他人心理的联想者，多联想一些具有消极意义的字词，如有关"死"的委婉字：殒、殇、卒、折、夭、逝、没、终沉、亡、故、暝、命等。

联想指向词、攻击与退避词。联想中如果指向词是针对自身，多表示此人是内向的性格；反之如果外指，则多表示此人是外向为主的性格特征。联想词中出现攻击词较多的人，多具有较强的攻击性，办事也比较主动，出现错误或遇到困难时，常常找客观原因；反之，联想词中出现退避意义的词，则多表示此人内向，且多有自责心理。

（五）汉字数理信息分析

根据汉字与思维的关系理论，一个人联想的一组汉字的数理信息与他的个性心理特征有关。作者引入《汉字信息字典》中汉字的有关数理信息，分别建立各类人群的正常参考值范围，并以此来评价个体或某一群体联想者的个性或群体心理特征。

主要分析指标为笔画数、部件、汉字频级、义项、构词能力及理据性进行统计分析。还利用高等数学方法，将汉字的物象进行等级分类分析，包括性象征等级进行计算机自动化分析，来探讨联想汉字的数理心理特征。

三、汉字的象征

（一）汉字的象征意义分析

1. 汉字象征的特点

象征词语的最大特点，是通过具体事物的形态习性特征来表示一种抽象的意义，或者说，象征词语往往通过客观事物的特点来象征主观心理。汉语的象征词主要通过借物喻义或借声（语音）取义来表示象征意义。具体说，汉语象征词不达意的象征意义往往通过客观事物自身所具有的习性特征，然后根据事物间的相互联系构成联想意义，这种联想意义与中华民族传统的文化思想相契合，因而就能反映人的思想观念和心理特征。有些象征词语是由于人们长期使用，而产生固定和公认的象征意义，如王国维的"红豆生南国，此物最相思"的诗句，而用"红豆"象征爱情。因而"红豆"这个词便有了爱情的象征。汉语的象征词除了在传达信息中表示表层的词汇意义的语法意义外，同时还隐含着深层的象征意义并且是更重要的传达信息的方式。

2.常用汉字的一般象征意义

（1）"岁寒三友"。松、竹、梅被誉为"岁寒三友"，由于大部分植物在严寒的冬天枝叶枯落，唯有松、竹翠绿长青，而梅花在冬天独放，这种不畏风雪严寒的习性特征来象征人的坚强高洁的品格。联想这三个汉字的人，具有对这种品质的崇敬心理，多表示胸怀坦荡，志气远大。

（2）"四灵"。龙、凤、麒麟、龟四种动物自古被称为"四灵"。在今天，龙、凤、麒麟仍象征吉祥和顺，联想此类汉字表明联想者对生活的一种美好愿望。龟在当今，由于"龟孙子""乌龟王八"等贬义意义的影响，联想此字多数表明有不顺心的事，特别是婚姻方面的问题出现时，有可能联想到它。

（3）花卉词。

牡丹：自古被人们誉为"花后""国色天香"，它象征富贵、荣华、幸福。联想到它，一般表示对未来的美好期望。

菊：因此在秋末冬初时开放，具有凌霜耐寒，清香飘逸等特性，常象征为高雅纯洁、清丽而含铁骨之气等到高贵品性。青年男子联想此字多数是对意中人（尤其是事业女性者）的期望或赞许。

兰：由于多生长于空谷山岩，风姿潇洒飘逸，其花淡雅幽香。常象征高雅、纯洁的品格。联想此字多表明对女性品质的期望或赞许。

莲：又称荷花。因有其"出污泥而不染""中通外直，香远益清"等特点，古人誉之花之君子。常象征纯洁、正直、清雅、谦虚等品性。

联想花卉词多表示对女性的赞美或期望，常与爱情事件相关，也可表示对知识男性的一种期望或赞许。

（4）水果词。

桃：象征长寿，老年联想此字，表明对现实生活满意。"桃"与"逃"谐音，青年人联想此字多表明生活中遇到不利的环境，也有的与爱情婚姻有关。

梨：其花洁白而清得，常以梨花象征女子的清白纯洁。"梨"与"离"谐音，已婚男女联想此字，多表明婚姻潜伏着危机。

橘：瓣多而香甜，象征家庭和睦幸福。联想此字，表明对家庭生活的重视。

动物词。

（5）动物象征词。

a.象征勇猛、雄威、力量、高远的词语。

狮、虎、豹：联想此类字多表示对男子的期望和赞许，常与爱情事件有关；牛以力大著称，象征踏实、吃苦耐劳等到优良品德。

鹏、马：鹏也象征前程远大，马以快跑著称，象征前程远大，加倍努力，联想此类字，表明志气宏大，成就动机较高。

鹰、雕：有"翱翔长空"之誉，象征勇猛、高瞻远瞩等含义。联想此类字表明志向远大。

鸿鹄：又名天鹅，因飞得很高很远，常象征志向高远，联想此字，可反映志向，也可反映成就动机。

b.象征温驯和平的词。

羊：象征温顺、软弱，也可象征"吉祥"，联想此字常是对软弱男子印象的投射。

猫：对主人常表现出媚态，象征温顺。男孩联想此字以表达对女孩的印象，此字是女孩常常联想的字，一是表示女孩子喜欢此种动物，有时也表示对不稳重男孩的印象投射。

兔：象征温顺和俏皮，是男孩女孩都有喜欢联想的字，较少有贬义的意义。

c.象征凶恶、狠毒、狡猾、可恶、不祥的词。

豺、狼：象征凶狠、贪婪、没良心等。联想此类字一般表明有人际关系问题，有时也表示有反抗心理和反社会的心态。

蛇、蝎：象征狠毒心肠；狐狸：象征狡猾多疑。联想此类词多表明有人际关系问题，且有憎恨的心理。

鸦：象征不祥。联想此字多表明联想者感到有不利的事情发生。

鸳鸯：象征爱情。联想此字多表明有恋爱期望或爱情体验。

鼠、蝇、蚊：使人感到恶心，象征鄙视。联想此类汉字表明人有不良情绪。

d.象征笨拙、愚蠢的词：熊、猪、驴象征笨拙、愚蠢。青年女性联想此类字表明对追求的男性评价不高，如指恋爱的对象，则爱情将出现危机。

植物词：

蒿、艾等：因此味臭，多象征卑鄙小人或奸妄之人。

荆、棘、蒺藜等：因其多刺，也被人们厌恶，往往象征艰难。联想此类字表明人生坎坷。

（6）气象词。风、雨、暴、雷、霜等象征困难和考验，男孩联想此类字多表明战胜不利环境的信念。女孩联想此字，有相当一部分表明胆量小。潮、波、涛等也象征困难和考验象征不平的人生道路。联想此类字也是对困难有一定认识的表现。

（7）颜色词。

黄：在古代，黄色象征神圣，皇权、高贵、庄严等，了解这些象征意义的人联想到它，可能是持肯定态度的自我评价，有很强的自信；在当今，黄有色情的象征，联想此字的人，有时表明对性的渴望。

红：象征幸福、喜庆、吉祥、欢乐、热烈；也象征兴旺、发达、顺利、成功、福利、成就和运气好等。联想此字是良好心理的表现，但女性联想它，要排除月经不调对心理的影响。红也是性观念的象征，多象征美貌女子。红有时也象征嫉妒和羡慕，联想此字也可能是自卑的表现。

绿：象征春天、青春、和平、希望、安全、幸运、恬静、新鲜等。联想此字，多数情况是对生活有一种美好的评价；有时则是一种喜欢安静环境的表示。绿有时也有下贱、低微、不名誉的象征。如戴"绿帽子"，联想此字，有时可能与爱情婚姻问题有关。

黑：往往象征刚毅、严正、憨直、深沉、神秘等褒义。了解此种象征的人联想它常常是一种正直和智慧个性的表现；黑也有象征黑暗、死亡、恐怖等，联想到它时，有时也是胆小或对环境恐惧的表现；黑也有邪恶、阴险和狠毒的象征，联想到它时，有时也表示人的反抗心理和反社会倾向，有时表示人的不正常情绪或心理。

白：常象征纯洁，年青人联想到它常常是爱美的表现；"白"也往往象征凶丧，成年人联想到它，常常是担忧长辈将出现变故。

（8）数词，数词在中国古代文化中有吉凶褒贬的神秘意义色彩，这种神秘观念也受阴阳五行理论的影响。古人把十以内的数分成两大数列：一、三、五、七、九为阳，具有为天、为刚、为夫的象征意义；偶数二、四、六、八、十为阴，具有为地、为柔、为妻的象征意义。联想汉字中出现数词，在排除联想者对数的观念表达心理外，才能考虑它的象征意义。联想数词，多为对数词象征所指意义的期望心理。"一"多象征决心已定；"二""两"或"双"，多象征爱情。"三"和"四"的象征意义多为贬义；"六"象征吉祥和顺利；"七"象征神秘；"八"象征吉利和发财。"九"象征吉祥和持久；"十"象征完美。"百、千、万"象征富有。

3. 汉字性象征分析

（1）生殖崇拜是性象征产生的原始动力。越来越多的考古发掘证明，人类文化史上曾存在着一个旷持日久的生殖崇拜期。在中国新石器时代，辽宁红山大型文化祭坛，无头孕妇陶像也突出地表现出生殖部位特征，夸张着人类旺盛的生命力。在宝鸡发现的晚期仰韶文化遗址中，发现了造型逼真的男性生殖器官模型、而一些原始岩画中，也生动地描绘出两性交媾、性特征十分鲜明的人物形象，显示着人类追求生命的迷狂精神。

在中国上古文化里、天地万物的产生都是崇尚生命的文化。初民对生殖器官的崇拜，不是色情泛滥，更不是疯狂的淫荡，而是一种生命意志的强烈体验，反映着人类自身的生产一种的繁衍。尼采说："真正的生命即通过生殖、通过性的神秘而延续的总体生命。所以对希腊人来说，性的象征本身是可敬的象征，是全部古代虔敬所包含的真正的深刻意义。生殖、怀孕和生育行为中的每个细节都唤起最崇高最庄严的情感。"

（2）象征文化是性象征形成的基础。按照符号学派的意见，人类使用的所有文化符号都是象征符号。而象征中又发为不自觉的象征与自觉的象征。从生殖崇拜文化发展来看，生殖崇拜发展的第一阶段是使用不自觉的象征方法，意义与形象有一种不假思索的联系；通过赤裸裸的性器官和性交媾的迷狂仪式，宣泄生命的激情，反映直接的生殖崇拜内容。但在生殖文化的第二阶段里，形式与意味不再是直接的统一，意味与形式渐渐分离，意味间接地寻找形式，形式曲折地传达着意味。随着人类文明对野蛮的胜利，人类的性本能与性行为被看成是淫邪与罪恶，文明把生殖文化逼进了一个狭小的表现天地，生命的表现只能付诸艺术、宗教、哲学、文学等隐蔽的形式，原始生殖崇拜的意味经过文明的不断提纯和伪装，成为集体无意识的形式。性的伪装不等于性的消逝，生命意志的伪装也不等于生命意志的泯灭；被掩饰的事实在抑制中积蓄力量，而生命的顽强力量也正在于它总是突破文明的禁锢和限制表现出来。从这个意义上说，在文明社会里，人类性意识并未因文明的抑制而削弱，相反，它却以抑制的方式而加强，生命本能的欲望只是文明人所能接受的形式肯定下来，由自然的生命本能转化成文化的生命本能，自然的性符号转化成文化的性符号。

（3）精神分析理论与实践对性象征的分析。弗洛伊德认为，文明是建立在对原始生命本能压抑基础上的，文明是以克制生命冲动为代价的。那么潜意识便成了被压抑的生命自由活动的区域，这样意识与潜意识的冲突事实上也成了原始生命本能与文明的冲突。

弗洛伊德在分析正常人和病人的梦时，发现在梦中表示性和性行为的象征很广泛。他因此认为，梦是人类伪装的记忆，也是潜意识活动最频繁、最集中的地方。他认为，在梦中存在着最为普遍的性的联想、性的象征和性的语言。虽然性器官和性行为为数有限，但作为性器官和性行为象征的事物，则多不胜数。男性生殖器官在梦中的象征有：数目字"三"象征整个生殖器，长形物件如手杖、伞、竹杆，穿刺物如刀、枪、炮，某些工具如犁、锤子，出水的器物如水龙头、泉水，可拉长的东西如可伸缩的笔，高举的器物如气球、飞机等。女性生殖器在梦中的象征有：空间、容纳性的器物如缸、箱子、珠宝盒、口袋、船、车、房间等。各种材料如木、纸、布等象征女人。光滑的墙壁象征男人，有凉台、棚架的房屋则象征女人。桃子、苹果象征女人的乳房，森林、丛竹等象征阴毛。糖果象征性交的快感。有节奏的动作如跳舞、登高动作如上梯、登山等象征性交。由水中出来或投入象征分娩。

虽然，弗洛伊德曾把元素和梦的解释之间的固定关系说成是象征的关系，但上面所讲的象征在实际释梦时，并不是固定不变的，不能简单地对号入座像机械地翻译电码一样。两性所用的象征和象征所代表的性器官和性活动，在梦中可以互换，要照梦中具体情况及梦者的联想来决定其意义，

（4）汉字的性象征意义。

a. 中国历史上的生殖崇拜物。

蛙：为原始的女阴的象征物。从表象上看，蛙的肚腹和孕妇的肚腹形状相似，一样浑圆而膨大。考古和民俗材料证明，女娲应为蛙。人们现在仍然把孩子称作"娃子"，这个意义正是由蛙引发而来的。在动物为蛙，在人为娃，二者在生殖繁育上的意义是一致的。

虎：为原始的女性生殖象征物。它与蛙作为女阴象征物比，已由一般的女阴象征物的崇拜，转移到对女性生命力内涵的崇拜。

龙：为原始的男性生殖象征物。它是由蛇形引申出来的，因此，蛇才是真正的男性生殖象征物。蛇虽然象征男性生殖器官为主，但也有象征女性的意义。龙在诗中的特殊用意都有是指性与爱情，如李商隐的诗中有"紫凤放娇""赤龙狂舞"不都是男女性生活的隐喻吗？青年人结婚时，人们常祝"龙凤呈祥"里的龙凤也是男女的象征，而且有性的象征意义。

鱼：为女性性的象征，"鱼跃龙门"的神话故事，隐含了男女性活动的象征意义。还有常把好女色的男子比喻为"腻猫找鱼腥"，鱼在这里就有女性性的象征。

b. 古代的性象征词。

云与雨：云雨是天地交泰的自然现象，民俗用来隐喻男女媾合。云雨是中国古老的性

交隐语。

山与泽：在古人生殖崇拜观念是，自然之物无一不体现出生命的现象。山与泽（溪谷）都有生殖器官的象征意义。

猪：猪在中国上古文化中具有贪色淫欲的深刻含义。《西游记》中猪八戒作为好色贪欲的形象，当取义于猪的原型。

狐狸：狐狸在中国文化中也是一种象征性爱的动物。

水：在古代有性爱禁忌的象征意义。水有放纵的特性，水的恣意泛滥就是淫欲的纵横。《说文》谓："淫，水大也。"现在也有对放荡妇人称作"水性扬花"的，即说明了水的象征意义。

葫芦：葫芦的外形浑圆饱满，这同孕妇高高隆起的腹部相似，中空又能引起子宫的联想，多子就是多子多孙的象征了，因而是女性生殖器的象征。中国神话中有许多关于葫芦生子的故事，像《孟姜女》《葫芦娃》等。不少地方葫芦是婚礼必备的象征物。

花卉、植物：中国母系社会还用花卉、植物纹样来象征女性生殖器官。

c. 具有性象征的汉字。

阴、阳：是性爱的象征词。中国文化称男人的生殖器为阳具，称妇人的生殖器为阴户。"合阴阳"就有性交的隐喻。

精与气：精与气的原始意义都是性行为的隐喻。且气是精液的象征物。

天、地：天为男子的象征，地为女子的象征。天地交合即象征性的活动意义。

泰："泰"的本义是"天地交而万物通"，"天地交泰"。而在《周易》思维中，天地交泰的模型正是根源于男女交媾的模型。岳父又称为泰山，也表明了泰字与婚姻的关系。从"泰"字的构成来也有性的象征意义，"泰"可拆成"春""水"，可联想为春天的"太阳（日）掉到了水"中。春天是万物生发的季节，这象征着性交的时机；太阳为阳，月亮为阴，显然，太阳就有了男子有象征意义；水在前面已说过，有爱情的禁忌喻义，中国且有把女人形容温柔如水。"泰"不正是男女交合的形象吗？

饮、食：具有性活动的隐意。食与色是人的两个根本属性，《孟子. 告子上》谓："食、色、性也。"《礼记·礼运》："饮食男女，人之大欲鄢。"这表明食与性是两种不同的本能，但彼此间又有密切的联系。在许多文学作品中，常常把饮食、饥渴、饱作为性、性欲望或性欲得到满足的隐喻。现代心理学名词即有常说"性饥渴"。

春：具有性的象征意义。人们常常把女子思念男子喻为"春心欲动""春心荡漾"。

上述所列事物和汉字，在联想汉字中也具有性的象征；另外，弗洛伊德所说的梦中的事物，反映这些事物的汉字也具有性的象征；还有那些具有性活动动作意义的字词（如射、入、出、伸等）、性活动中具有感觉意义的字词（如紧、疼、痛、滑、胀等）都是性的象征词。

四、汉字的结构和形态美学分析

从结构和形态美学上看，主要有对称结构美和不规则结构美之分。结构美感还受空间方向的影响。因而我们也将汉字按结构的对称性和空间方向来分类。

1. 对称结构

（1）上下结构。如志、肯、字、朵等。上下结构的美学心理意义，在于使人产生时间纵向的联想和上下人际关系的想象。若联想上下结构汉字占优势的人，一般比较看重上下级关第，在思维活动中，比较注重时间取向，分析决策能尽可能地考虑事物的前后因果关系，但往往不够重视现时的条件和影响。上下结构中有一类品字结构的汉字，如晶、森、焱、鑫。由同一部件进行三角形的重叠组成，是一种最为稳定的结构，品字结构能引起较广泛的美感，它们象征热烈、丰富和坚不可摧。

（2）上中下结构。如奚、薯、罴、晕等。在许多方面类似于上下结构。但联想此种结构汉字占优势的人，在时间的考虑上是平衡的，他不但考虑到了以前和将来，而且还考虑到了现时对事物的重要影响，不足是没有注意时间与空间的平衡。联想上下或上中下结构占优势的人，均有较强的进取心，有主动性。

（3）左右结构。如铎、顿、杜、法等。左右结构的美学心理意义在于：联想者追求的是一种平衡和平等的思维关系。联想此类汉字占优势的人，对环境因素比较注重，比较在乎别人的看法和评价，自信似乎不足。

（4）左中右结构。如谢、狱、辨、树等。联想此类汉字占优势的人，追求空间的完全平衡，把自己和他人放在同等的地位上，既对人尊重，又有自信心。人际关系一般较好。对过去的事情不太计较，常凭着感觉走。

联想上述对称结构占优势的人，持中庸和谐的哲学观念。一般只追求一个方面的平衡，对事物的思维讲究对称性，但思维存在不完全性的缺陷。

2. 非对称结构

（1）独体字结构。汉字由笔画组成部件，再由部件组成字。由一个部件组成的汉字称独体字，如一、丁、丈、万等；由两个以上部件组成的汉字称合体字，上述对称结构的汉字都是合体字。《汉字信息字典》中基本汉字 7785 个，独体字共 323 个，占 4.15%。我国古代，独体字叫文，合体字叫字。六书中的象形字、指事字是独体字，会意字、形声字是合体字。现代汉字的独体字与合体字是从古代发展而来的，便又有所不同。现代汉字的独体字多数来自古代象形字和指事字。

由于独体字是最小单位的完全不规则结构，因而联想独体字占一定的趋势，表明该联想者的思维有典型的不对称性，思维结构不规则，无一定模式可循。这种思维具有较强的创造性和独特性。表现在个性上，许多人表现为性格古怪，办事不讲规则。又由于独体字以象形和指事字为主，也反映联想者有较强的形象思维能力。

（2）全包容结构。如团、困、因、囚等。全包围结构反映思维结构的封闭性，思维中注重事物的完整性。这种人常常注重小节，办事谨慎，有恒心，讲规则，追求完美，但往往比较保守。

（3）部分包容结构。包括上包容，如同、向等；左包容，如区、匡等；下包容，如凶、函、画等。这类字反映联想者思维结构部分的封闭性。上包容字象征联想者的思维注重事物的基础；左包容的联想者主要关重未来事物的影响；下包容的联想者更注重对空间的深层思考。上包容和左包容的联想者的思维还有一个特征，就是先划定思维的范围。然后再作思考；下包容的联想者，往往先作思维内容的思考，然后再来确定思维的范围。联想包容结构汉字的人，不太注重思维的平衡性。

（4）嵌套结构。如巫、乘等。嵌套结构的汉字就象框架，联想这类汉字的人，思维逻辑性强，办事讲层次和平衡。

五、汉字观念的分析

（一）观念的分类

按安子介先生的分法，汉字的观念共分13类：

数：表示数的多少、大小、范围单位等观念，如一、二、三，半、单、甲等。

人：与人的相关概念和行为有关的观念，如身体器官、称呼、说明身份等。

意：与人情感、心理有关的观念。如情、理、应、思、觉等。

比：表示比较的观念，如大、小、红、白、优、劣等。

联：表示事物之间关第的观念。如上、下、或、再、跟等。

时：反映时间观念的汉字，如年、月、即、才、始等。

空：反映空间观念的汉字，如家、店、田、宇等。

力：反映人类能力和力量观念的汉字，如产、制、拉、斗等。

动：反映人行为和动作观念的汉字，如起、知、想、吃等。

向：表示方位观念的汉字，如东、南、近、先、左、右等。

物：表示事物的汉字，如电、货、石、木等。

状：表示事物现状和态势观念的汉字，如急、乱、昌等。

其他：

（二）分析步骤与方法

1. 分析步骤

（1）确定汉字代表的观念。

（2）分类统计。计算出各类观念的比重。

（3）分析联想者近期的主导观念。

（4）联想者民族传统观念分析

2. 几种主要的观念

（1）中庸观念。汉民族受儒家思想的影响，形成了中和、和谐的观念，主张为人处世不偏不倚、公正和谐的公允态度，反对"过犹不及"或固执一端而失之于偏激、片面的思想作法。

表示和谐意义的字词。汉语中有大量反映汉民族重视和谐价值观的汉字或词，如和、谐、睦、好、恰、畅、顺、谦、悦、蔼、善、婉、劝、合、议、解、温、宽、亲、柔、协、随、融、可、平等，也可由上述"和"等组成的词来反映，和气、言和、和谈、和蔼、谋和、和平等。

表示和谐意义的组合结构。在联想汉字的组合中，如果对称结构的汉字占优势，或对偶词多，则表明联想者具有明显的中庸和谐的观念。

（2）辩证观念。汉民族自远古时代就产生了辩证观念，并逐渐形成了传统的辩证思想。辩证观念孕育了汉民族凡事讲成双成对，重视均衡的心理特点，这反映在联想汉字上，表现为联想节奏上的意义相反或相对结构，以至出现较多的反义词组和对立词组。高低、大小、有无、真假、多少、善恶、贵贱、出入等。如果联想中只出现对立词中的一极，不能反映联想者有辩证观念。

六、自由联想汉字与个性

（一）需要与联想汉字的关系

1. 生理需要

人们在联想汉字的过程中，一般直接反映需要的内容，或是通过象征来表达需要。

（1）食欲。一个人处于饥饿状态时，常常联想到"吃""饿"字，或食物的名称。在缺水时，常常联想"渴""喝""水"字或饮料的名称。在非饥饿状态时，仍有一些人联想到"吃""喝"或食物和饮料的名称。这是食欲较强或见于好吃零食的人，多见于年轻的女孩和肥胖体格的人。

（2）性欲。在汉字联想中，某些人常常联想到"性"字，其中一些人承认是与性活动有关，而其中另一些人则强烈地加以否认。有些人尽管不直接联想"性"，而是通过一些性的象征词来反映。有些已婚的男女，联想出的性象征词特别多，这多是夫妻性生活不和谐的表现。

（3）安全感。凡缺乏安全感而怀恐惧的人，在联想汉字的时候，可能直接写出"惊""恐""怕"等代表恐惧意义的汉字。如果是因为自己的过错而心怀恐惧的人，则联想的汉字中表现出明显的焦虑与自责心理。

2. 心理需要

（1）爱与被爱。有强烈爱与被爱需要的人，联想的汉字中常常有"爱""情"字及爱或被爱人的姓或名。当一个人联想出的汉字中表现有强烈的性生理需要时，往往不表现出爱的需要；而当一个有配偶的人，联想汉字中表现出强烈的性生理需要，并且表现出对配偶的情感需要，则表明夫妻感情好。多见于初恋的情人和两地分居的夫妇；若只表现出性生理需要而不表现对配偶的情感兴趣，则表明夫妻感情较差。若只表现爱的需要，而不表现性生理的需要时，多见于生活在一起，性生活和谐，彼此有良好的情感关系的夫妻。

另一种就是上下辈人的爱的关系，即依恋情节。一般的上下辈之间往往有较深刻的爱，如子女依恋父母，兄弟、姐妹之间的依恋，朋友之间的友谊等，这种友爱往往是通过联想依恋的人名或称谓表示出来。

也有一些年轻人在联想中不出现父母、兄弟、姐妹的名字或称谓，并同时表现有焦虑、敌对、反抗的心理情绪，角色观念不清晰，即为母爱缺乏的表现。

爱的需要未得到满足的人，联想汉字在音韵上，声调比较低沉、无高低变化，反复吟后，使人产生孤独感。有时直接写出"孤独"的词来。

（2）优势动机。联想汉字能反映人的优势动机，基于下述假设：即一个人在一段时间内，意识到的最深刻的动机才能转化为潜意识，只有转化到潜意识的动机才是人的优势动机。联想汉字是反映人的潜意识，因而表现出来的动机即为人的优势动机。这种动机是比较稳定的动机。分析方法可用"三句话不离本行"的俗语来形容，即按照词的分类法来分析。若某一行为的词占有一定优势，而且这种优势与相应的情绪对应。

从汉字联想中找出的优势动机可以反映一个人的兴趣所在。

（3）事业心。事业心也就是一个人对于成就的需要。一个人在联想汉字时，如学习、所从事专业、或某一科学领域等方面的词汇都比较多，且联想汉字的整体音律是积极向上的，而不是一种萎靡的曲调。则此人的事业心是强的。一个专业人员联想的汉字完全不出现与本专业相关的词汇，表明此人对本专业缺乏足够的兴趣。如果同时也不出现其他专业的词汇，则表明此人是一个事业心不够强烈的人。

七、性格特征与联想汉字的关系

（一）自我意识与自我中心

自我意识是人的意识的一个重要特征，是指人对于自己以及周围事物关系的一种认识，也是人认识自己和对待自己的统一。

汉字联想心理分析的自我意识与自我中心是指一个人在潜意识中是否突出地表现自我。如突出表现自我，则是一个自我意识强的人或是一个以自我为中心的人。这种人在联想汉字时，常常出现"我"等第一人称代词，或出现自己的姓名，有时出现与姓名同音的字词。

（二）性别角色的认同

联想汉字判断性别角色的认同主要依据中国的阴阳学说。事物有阴阳之分，我国古人将世界上的万事万物都归属于阴阳两大类：男为阳，女为阴，某些事物为阳，某些事物为阴。我们可以找出某些汉字属于阳，某些汉字属于阴。如在联想汉字上，男人所选的字其音多高亢、激昂（阳），女人选字音多悠扬婉转（阴）；男人多选武器攻击词（阳），女人多选颜色词和语气词（阴）。男人与女人表现出显著的不同

（三）个性倾向性

在联想汉字中，内倾型的人多选身体器官、房屋、家具名称及地名；联想"思""想"等汉字，他们联想的汉字涉及范围较窄，名词多，形容词、动词较少；联想出的汉字音韵调低沉，曲调缺少变化。外倾型的人则多选外界环境名词，联想出的汉字具有抽象意义的词较多，动词、形容词较多；词间的音韵高亢，曲调变化较大，联想的汉字涉及范围较宽，联想某一具体事物的名词较少。

（四）观念与兴趣

一个人在联想汉字中，如果家庭成员和亲属的称谓比较多，同时联想汉字的整体韵调显得比较庄重，则表示此人重亲情，传统观念比较重。已婚的男女联想"家"字，同时出

现对子女的称谓，或出现子女的名字的配偶的名字，则是一个家庭观念比较重的人。如果是未成年人或未婚的人出现长辈的称谓和哥姐的称呼，除了说明家庭观念外，有可能是依赖心理比较重的缘故。一个人联想汉字中人的姓和名较多，则是一个重视人际交往的人，男性多数讲义气。体育名词出现较多，多见于男性，表明此人是一个爱好体育运动的人。联想汉字中出现"美""伟""英""俊"等字，多数爱美观念强烈。

联想汉字中，直接表达需要和愿望的汉字较多，除了反映需要和愿望强烈的意思意外，多为诚实、直率的个性，考虑问题比较单纯。在这方面，女性多于男性。联想汉字不暴露需要与愿望，有的人还有意识地运用控制联想的方法，企图掩饰自己的心理，多见于不轻易相信他人、暗示性低，或傲慢、狡猾的人。这方面，男性多于女性。

八、观念、能力、思维与联想汉字的关系

（一）观念与气质

一个人联想汉字中，阳性词、动词较多，联想词整体韵调高亢豪迈，声调无大的起伏变化，多数人是孤傲气质的人。一个人的联想汉字阴性词、事物名词多，联想词整体韵调，悠扬婉转，则是一个城府较深的人。联想词整体韵调无起伏变化，名词占绝对优势，多数是一个刻板气质的人。

一个人的联想汉字，自然景物词、形容词较多，且意境深远，富有诗情画意，则此人的文学修养较好。一个人的联想汉字中出现"德""仁""和"等汉字，同时不出现如"打""杀""枪""棍"等攻击性词汇，联想词整体语气平和，则为人友善、品行修养较好。如果一具人联想汉字中的攻击性词汇较多，而联想词整体韵调无焦虑表现，多见于男性，此人多是一个具好斗气质的人；如果有焦虑表现，则可能是有人际关系障碍。如果一个人联想词中出现低级趣味词，甚至有淫秽词，则此人的品行修养较差，多见于青少年男性。

联想的汉字中虚词、语气词较多，多是一个扭捏作态的人，遇事不太讲究实际，十分的做作。这方面女性比较常见。联想"梦""海""天空""深"等字词较多的人，多富于幻想。而联想"思""想""问"，或判断词较多的人，多是喜欢思考的人。联想字词中，既不表现成就动机，又不表现幻想和思考的特征，而表现娱乐的兴趣，同时联想汉字中对生理的需要表现较为突出，这种人多是持享乐观念的人。

（二）能力

联想词中同时表现有成就动机、自我意识强，抽象思维占优势，多是一个整体能力很强的人。联想词涉及范围宽，词形的不同结构分布以杂合结构为主，或分布平衡，多是一个整体能力很强的人。在词性上，联想动词和形容词占绝对优势的人，一般整体能力较强。联想的字不易组合成词，也不能成为具有对称意义的词，如组成同义的反义词，或归于同一类事物，这种人能力也较强。如果某一方面的词汇出现占绝对优势，则表明此人文该方面的能力较强。如果一个联想的词已经表现出一定的能力，而且联想速度快，则此人反应敏捷，做事果断，有主见；反之，一个人联想的汉字又未表现一定的能力，联想速度

又慢，此人不是有心理障碍的话，就是一个反应迟钝、办事拖拉、缺乏主见的人。如果联想汉字表现了较强的能力，但反应速度较慢，则是一个办事慎重的人。

（三）思维类型及其特征

联想汉字是如何与心理行为建立联系的呢？这就是思维。因为任何心理和行为之前，都必然存在与心理行为相一致的思维。联想汉字的特征与思维有着十分密切的关系。根据研究，不同的思维类型，在联想汉字中有各自不同的表现。

1. 抽象思维与形象思维的区别

（1）从联想汉字的词性上看，具体事物的名词少，而形容词、副词及动词比较多。

（2）从联想汉字的音韵节律上看，音韵节律单调而散乱，彼此之间无明显联系和过渡。也就是说无押韵趋势。

（3）从思维的方向性看，反映以我为中心的思维字词比较多。

（4）从联想汉字的字形结构看，杂合结构的字较多，左右结构的字较少。

（5）从联想汉字的意义看，两极词（如上下、左右、前后等）较少，一般不作对称性联想。

（6）联想字词之间的意义比较分散，没有中心，字与字之间无明显的联系。要么出现单字词，要么出现双字或多字词的词素（词中的一个音节字），很少出现词组。

（7）一般不太容易受环境的干扰。即使受到干扰，也只是反映环境影响的结果，而不是环境的本身。也就是说只产生对具体事物的联想，而不是联觉。譬如，受试者在书写字词时，看到了环境现场中的电扇，此时，受试者若写出"电"或"电扇"，则是形象思维的表现，若写出"凉"或"冷"字，则是抽象思维的表现。

（8）人际关系字词较少，有对事物持否定态度的字词。

（9）在性格上偏向外倾。

2. 思维中心的分析

有3种情况：一是无中心思维。在正常情况下，这种人智商高，但做事缺乏目标性；二是单中心性思维。一般来说，这种人能力较差，期望值低，兴趣不广泛，缺乏灵活性，具有不同程度的心理障碍。三是多中心思维。这种人兴趣广泛，目标泛化，不专一，多中心，平等看待几个中心内容，不分主次。这种人适应能力较强，但很少能成为特殊有用的人才。如果是心理障碍者，常常是被几个问题所困扰。

3. 幻想与现实性思维

幻想性思维为主的人，联想的汉字中虚词多，词义虚无。能引起幻想的带有神秘莫测的字比较多。如海、风、云、思、梦、山、天、森林等。现实性思维为主的人，联想的汉字中实词比较多，虚词比较少。联想的汉字大多有确切的含义。

4. 专业性思维

"专业"二字这里是指受试者的职业或受试者在某一方面的特殊兴趣。

联想汉字中若出现与受试者职业有关的字词，表明其专业意识比较强，成就动机比较高。

对某一方面的字词比较多，即可断定被试对那一方面有较强烈的兴趣。如：情爱方面的字词多一般有爱情兴趣；学、读、写等字词较多，一般有浓厚的学习兴趣；文学艺术方面的字词较多，一般表明以文学艺术的特殊爱好。

5. 思维的敏捷性

联想的字词音韵和谐、明快、顺畅者，表明其人的思维敏捷；反之，则敏捷性较差。

6. 病理性思维

（1）不能完成汉字联想所规定的字数。

（2）联想速度慢。

（3）出现同形字或同音字。

（4）联想汉字中有直接表现负性情绪的字词。

（5）联想出的字词与被试的文化程度不相称，反映出来的智力有低下的表现。

（6）联想出的字词与被试的文化程度不相称，反映出来的智力有低下的表现。

九、其他分析方法

（一）寻找中心词法

世界上的万事万物都是有中心的。一个人联想出的一组汉字同样也是有中心的，这个中心就是以某些主体的词为代表的，像某一首诗或词都有一个或几个韵调，一组汉字的韵调也是如此。确定了哪些汉字是中心词，要判断其主体内容就不难了。

（二）反应时法

荣格关于词的联想方法，就是一种反应时法，它是根据联想者在一定的刺激条件下，联想一组汉字或一个汉字所花费的时间来计算的。

（三）词的控制联想

其方法一是分析者根据联想者联想前的主诉来选择刺激词；二是根据分析者事先选好的刺激词表，这种词可以进行分级设计；三是以联想者上一次的联想记号作为刺激词来引发联想者对汉字的联想。

（四）时差分析法

即将联想者两次或数次不同时间的联想作对比分析。人的气质和性格一般是比较稳定的，那么几次联想的结果在排除其他心理因素的影响后，其基本表征应该一致。在心理治疗前后进行时差分析，可以观察其心理疾患的转归或者深入了解一个人心理疾病的原因。

第三节　注意事项

一、使用汉字自由联想心理分析几个要求

（一）厘清汉字自由联想心理分析的学科性质

汉字联想心理分析既是一门理论心理学又是一门心理方法学，并且属于心理分析或精神分析的范畴。假如我们从不同的出发点看待汉字联想心理分析，则有以下几种含义。

（1）从心理评估的角度，可以把汉字联想心理分析学看作是一种心理测验方法，它不但可以用来测验个体的个性心理特征，而且可用于团体心理特征的评定。

（2）从认知心理学的角度，汉字联想心理分析可用于研究人类思维、语言掌握的手段和工具。

（3）从行为评价的角度，则重点放在社会方面。认为汉字联想心理分析也能评价社会群体的态度。社会倾向性、行为特征与效果等。

（4）从精神分析的角度，汉字联想心理分析可以发现某些人格和心理异常，当这些异常与思维的关系密切时尤其如此。汉字联想心理分析同时还能起到治疗某些心理、行为异常的作用。这是汉字联想心理分析存在与发展的最主要理由。

（二）了解汉字自由联想心理分析的特点

1. 中国特色

它是中国人自己的心理分析方法。汉字具有数千年的历史，心理分析依据汉字这个媒介，极大地适应了广大中国人的文化特点。而且，汉字在世界上具有最多的使用人口，因此自由联想汉字心理分析的适用范围广，并易为广大华语人群所接受。

2. 联想方法简单

与其他心理测验方法相比，自由联想汉字心理分析方法更为简便易行。自由联想汉字心理分析的联想简单，只要求自由回忆几十个汉字，不像有些心理测验问卷问题繁杂，费时较多，有些人难以一次完成，从而影响测验结果。

3. 联想内容广阔

荣格词的联想测验只能用很少的词去探查病人的潜意识反映，得到的信息有限。自由联想汉字心理分析是在荣格词的联想测验上的进一步发展，它吸收了荣格词的联想方法中对联想词的潜意识倾向的分析，使我们能了解到联想者的心理。同时它采用了弗洛伊德自由联想的方法，使联想者的潜意识活动不受限制地得到表露，避免了荣格词的联想测验用同一种刺激去观察联想者的反映，不去充分考虑联想者的个体差异。因而，自由联想汉字心理分析充分考虑了联想者的个体差异，符合心理是个复杂多变的特点。

4. 应用灵活

荣格词的联想测验主要是针对病人的一种心理测验方法。自由联想汉字心理分析方法不仅可以用于病人，更重要的是用于正常人的心理检测，这就便于我们发现那些处于正常与非正常人之间的一些临界人群，因而能用于精神病的早期发现。这对于心理障碍和精神病的预防和治疗将有积极的意义。

5. 可反复使用

有些心理测验量表在同一个人身上，一般只能使用一、二次，多次使用后往往效度大为降低。其原因是被试者知道该怎样回答，该回答什么，不该回答什么。可产生抵抗心理。自由联想汉字中，联想者很难从一组表面看来毫无意义的单个汉字中探知其蕴藏的心理意义，因而一般不会产生典型的抗拒心理。

（三）自由联想汉字心理分析的研究方法

自由联想汉字心理分析能否成为一门真正的科学，除了要求它本身具有客观规律性之外，还必须有科学的方法来获得这些客观世界的规律性知识。心理学家的任务在于观察、说明心理现象，在于预测并且控制人的心理活动或行为。心理学的研究方法一是要结合研究领域的实际。二是要吸收和采取最新科学技术成果。三是要尽可能地运用多种方法来进行心理学的研究。

（四）关于分析者、联想者和联想环境

1. 分析者的素质

作为一个专业的分析者，必须具备下列基本条件。

（1）良好的心理素质。

自由联想汉字心理分析技术属于心理测验与心理咨询、治疗的范畴。作为分析者必须具备心理学专业人员应有的各种品质。有研究认为，缺乏理解和兴趣、攻击性、不诚实、权威主义是最不适宜咨询工作的品质。卡尔·罗达斯提出了咨询（治疗）的若干关键关键，包括坦诚纯正，设身处地理解，无条件的积极尊重求访者三大原则，以及社会性的敏感，客观中立性，尊重个别差异，自我理解等。泰勒认为："咨询者最重要的品质是那种使其能够接受并理解他人的基本态度"。这里涉及咨询者本身的心理健康水平，要求他具有安全感，信赖感和进行交流的勇气。研究还发现，焦虑的、缺乏安全感的咨询者更倾向于采用防卫性姿态，他们担心求询者的拒绝与不满，所以宁愿取悦于对方而不是帮助对方，但这样做的结果却常常是帮了倒忙。卡克霍夫在 1966 年指出，只有当咨询（治疗）家本人是在有效的生活时，他们的工作才会富有成效。

自由联想汉字心理分析是通过分析解释一组联想汉字，来复制联想者心理的过程。因而要求分析者还要有良好的抽象思维和形象思维能力，要有丰富的想象力和创造力。

（2）具有心理学、精神医学知识的坚实基础。主要涉及心理学基础知识、变态心理学、临床心理学、社会心理学、特殊人群心理学、心理咨询与治疗方法的知识以及精神医学的基础知识。另外，社会学、教育学方面的知识也是极为重要的。

（3）具有广博的知识。

要有汉语语言学知识，尤其汉语文字学、音韵学以及文学方面的修养。同时要掌握汉字的本义、读音；了解汉字的隐意、象征等。还具有丰富的社会实际知识，娴熟的语言技能。人们的心理问题与处理都必须依据特定的社会文化背景，而社会的人群具有多样性，包括不同的民族、地位、习俗。只有具体把握这些条件才能做到有的放矢。

（4）高尚良好的职业道德。真诚、平等、友好地对待一切人，尊重维护求询者的权益，保守其个人的隐私，绝不利用对方谋取自身的个人利益，努力钻研业务技术水平。

2. 联想者的心理准备

（1）联想者必须以真诚合作的态度接受分析，任何对分析方法持怀疑和不信任的人不宜接受分析。我们在进行自由联想汉字心理分析时，曾遇到一些接受分析的人。他们首

先不按联想要求，采用一种伪装的形式，故意组织一组汉字要你分析，然后对分析结果横加否定。比如，有这样一个人，把一首古诗拆散，并拼装成一个前后无固定联系的一组单字，要我们分析，其分析结果当然不可能有效。然而，这并不是方法本身不科学，而是联想者对分析者的有意捉弄，是一种不合作的态度。不过，对持不合作态度的联想者，其写出的汉字有一定的规律性。多数能被分析者发现。

（2）联想汉字前必须尽可能地安静并集中注意。即是联想者联想前的思维要降到最低限度，通俗地讲，是什么问题也不思考，譬如可集中思想，集意念于脐部，闭目自守使大脑安静下来。

（3）联想者联想前要认真仔细阅读和理解联想的一般要求，了解自由联想汉字心理分析方法的意义和用途。同时对可能暴露出的隐私和心理问题有足够的思想准备。否则会影响到随后的分析与咨询过程。

3. 联想的环境要求

最佳的联想环境是在心理咨询室内。室内简单朴素，整洁安静，温暖舒适；要使联想者有安全感，并能相对保密；尽量减少对联想者产生环境刺激的条件。一般将咨询室分成两间，中间用隔音透明玻璃分隔。里间作联想室，外间作候诊间。联想室内放一张桌子，两张椅子，联想者与分析者隔桌而坐。墙上挂一石英钟，使联想者坐下来后不能看见它。

二、治疗时间与疗程

汉字自由联想心理分析从来访者进行汉字自由联想，到结果分析及与来访者互动交流，一次 20 ～ 30 分钟。如果以汉字自由联想作为门诊咨询，可以结合访谈法进行。

具体使用次数可以是单次使用，也可以多次使用，其疗程可以结合咨询的疗程来确定。

三、适应证与禁忌证

汉字自由联想心理分析技术作为容纳了投射分析技术、认知分析技术具有广泛的适应证，可以在每次面对面咨询中应用，把汉字自由联想心理分析当作投射分析的工具，也可以作为来访者心理变化过程的一个动态监测工具。还可以作为心理评估的工具加以应用。

关于禁忌证，不适合文盲及非汉语言的来访者应用。

附1：汉字自由联想心理分析系统

可参见湖北阳明心理研究院官网（网址：www.yangmingpsy.org.cn）"心理测验指南"专栏。

附　对汉字联想心理分析的早期评价

也就是我发现汉字联想心理分析并在复旦大学讲演后，陆续收到一些同学的来信，其中有些对我的汉字联想心理分析表示了一些看法，现摘录如下，作为早期社会的一个方面的评价。

例一，钱某某　1988年12月25日来信说："我是复旦大学学生，上次你到复旦来开讲座，我未能听到，但听我寝室同学说十分精彩。我想您的分析很有意思。"

例二，史某某　复旦大学学生。1988年11月11日来信说："天气虽然冷，但那天晚上偶然在3106教室听到你们的研究成果，顿觉耳目一新。相信这种心理分析方法能开拓我国的心理学领域。"随信附上一份汉字联想表要我分析。在我寄出分析结果后不久，即1988年12月30日，该同学又来信说："对于你的分析，我相信是以一种认真的、负责的、科学的态度对待这件事。这种精神对于搞学问、科研工作尤为重要。我认为，你（对我）的判断大部分是正确的。我想仅仅从个人所写出的几十个字就能判断一个人的大部分心理状况，是一件非常伟大、非常有意义且重要的事情。"

例三，邹某某　复旦大学少年班学员。1988年12月24日来信说："对你的分析，90%的可以接受。其中使我惊奇的是你分析我对经济行业有兴趣，也许这个思想在我潜意识里早已存在，可我脑海中琢磨它才是一个月的时间。我是化学系无机专业的学生，由于明年毕业分配不十分景气，我正盘算毕业后远涉重洋，拿到学位后自办企业。"

例四，谢某某　上海外贸学院学生。1989年1月16日来信说："我曾有幸看到您给同学分析性格心理的信，对此我们寝室的几位同学都很感兴趣，我觉得你给我同学分析得挺对得上号的，也感到您的分析挺可信的。"

例五，陈某某　复旦大学学生。1988年12月27日来信说："恰在圣诞节之前收到您的来信，非常高兴。您做了圣诞老人，这是最好的圣诞礼物。谢谢您！你的判断对极了，我想至少是90%的准确，我室友们说完全符合。"

例六，阚某某　复旦大学学生。1988年12月27日来信说："上次听了你和周华强在复旦的讲座很受教益。汉字自由联想法相当简便实用。正如你所说的，其实可以写出来后自己分析，但我认为这种方法所能抵达及分析出的潜意识层次范围较为有限，这种方法固有的局限例如信息不多、单向性、联想的质量、分析者的主观性、不能随时反馈交流（指通信分析方式）等都限制了其所能达到的深层。我对精神分析也很有兴趣，我觉得这种方法有不少可以改进之处。"

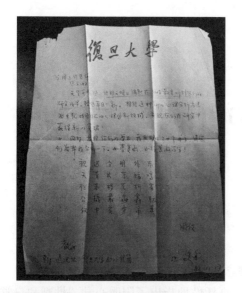

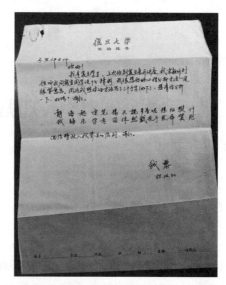

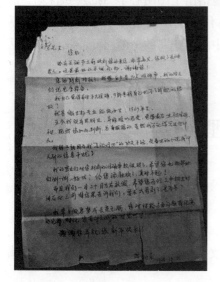

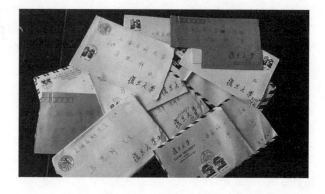

第二十二章　心学认知疗法

阳明心学凝聚着中国传统文化的核心理念。习近平在《与时俱进的浙江精神》一文中，把王阳明与东汉伟大的哲学家王充并列，概括性地指出了阳明心学"批判和自觉"的思想品质。2014 年全国"两会"期间，在参与贵州省代表团审议政府工作报告时的讲话中，习近平作出了"王阳明的心学正是中国传统文化中的精华"的论断。而心学认知疗法正是将心学思想用于心理治疗的具体应用。

第一节　基本理论

一、心学的基本观点

（一）心即理

在王阳明心学中，"心即理"是"知行合一""致良知""万物一体"等观念的逻辑起点。

1. "心即理"基础意涵

其一是"万善之源"。"心即理"即善体，此善体乃是持续不断输送善之源头，此善体必发用流行以滋养万类、善化四方。这个善体是"心"与"理"的组合，"理"本是善体，"心"只有去除私欲之蔽而"纯乎天理"方为至善本体，这意味着"心即理"内含了"心需要纯化"。

其二是"自善自信"。"心即理"之为善体，乃天之所命，故为自善；人之于善体，此心自觉、谨守、挺立，故自信其善；人之于"善体"，必"一心于理"并践行之，所以是自行其善。自善自信必由"心"起，"一心于天理"方能自善自信，"心"必须时时刻刻主于"理"便是自善自信，而"心主于理以防私欲"是一种心理活动。

其三是"心定善恶"。"心即理"是善体，即"心纯乎理"者，故"心"若非纯乎理，则非善体，因而人行为正邪之判断应以此"心"为据；"心"乃意念发动者，因而判断行为之善恶须视"心"是否合"理"。

其四是"圣凡之鉴"。"心即理"既为善体，自然成一标杆，一把尺子，一个人是否圣人，需以"心即理"为鉴，"心纯乎理"者为圣，反之则凡；因而圣人不以金之多寡论，而以金之纯杂论，纯者为圣，杂者为凡。人是否圣凡乃以其"心"是否"纯乎天理"为准，若"心"非纯乎天理则不可，哪怕微有瑕疵，因而"心即理"之为圣凡标准，意味着"心"必须致力于"纯乎天理"的功夫。

其五是"收礼归心"。"心即理"，"礼"即"理"，"礼"即被升华为形上观念；由于"心即理"，因而"礼"被收归于"心"，从而使"礼"内在化、主体化，由约束转为自主，由他律转为自律，"礼"由此而成为主体自觉之德行。所谓"人而不仁，如礼何"。"心"必须先完成一个"纯化自我"的心理活动，从而使"理"成为"心之本体"。

其六是"实有其事"。"心即理"虽反身向内求"理"，然并非孤坐呆立、空疏寂灭，而是持守、彰显、挺立善体，因而必见诸实事；"理"即明德，明德即亲民，亲民即为民众做实事，因而"心即理"必实有其事。所谓"必有事焉"。

如此看来，"心即理"是由具有觉知、主宰能力的"心"与综合所有善德的"理"组合而成的至善本体，此至善本体可直接展示为万善之源、自善自信、心定善恶、圣凡之鉴、收礼归心、实有其事等六个面相，从而成为一种善化四方的道德本体。

2. "心即理"的构造模式

"心即理"的结构可表述为如下形式。

（1）理在心中，但并非时时同一，"心可善可恶"。阳明认为，由于私欲的影响，"心"必然表现为"人心"，且人心"不当理"。阳明说："'无私心'即是'当理'。未'当理'，便是私心。"由"心"判断人的行为是否"当理"，就不会将"不当理"的行为许为"当理"，因为如果行为出于"私心"，无论其成就多么宏伟，都是"不当理"。

既然判断事功是否"当理"，需要回到"心"，也就是考察事功者的动机，动机纯乎"理"，则非霸业，如果出于私心，则是霸业。

（2）"以'理'为准则，'人心''道心'频繁换位"。"心"可呈现为两种性质不同的状态。

心即理要求以"心"作为评判事功是否合"理"的标准，而出于"私心"则"不当理"，出于"道心"才"当理"，那么，"心"虽然是一，而且本无昧，但由于私欲的影响，这个"心"便呈现为"人心"。

阳明说："心一也。未杂于人谓之道心，杂以人伪谓之人心。人心之得其正者即道心，道心之失其正者即人心，初非有二心也。"因此，"心"可以表现为两种性质不同的"心"，或者说"一心两面"。

阳明说："'率性之为道'便是'道心'"。但着些人的意思在，便是'人心'。'道心'本是无声无臭，故曰'微'。依着'人心'行去，便有许多不安稳处，故曰'惟危'。正是这个"危"字，生动而准确地描述了"心"游走于"正""邪"之间的特点。

既然"心"会表现为两种性质不同的面相，也就意味着在这两种性质不同的面相——"道心"与"人心"之间可以交替移动。

（3）"心"与"理"是两个内涵不同的观念形式。"理"虽然在"心"中了，但阳明认识到了"心"的特殊性和复杂性，"心"并非恻隐之心，亦即不直接是仁，不直接是"理"，"心"需要"纯乎天理"，才是"心体"。

阳明说："圣人之所以为圣，只是其心纯乎天理，而无人欲之杂。"即圣人之心若不纯是天理，便是凡人。既然圣人之"心"需要"纯乎天理"，才能成为圣人，这就说明，"心"并非时时刻刻"纯乎天理"，"心"与"理"之间是存在距离而不能直接等同的。

在阳明看来，人的好色、好利、好名之心平日里虽然潜而不显，但说明"心"有偏倚，"心"有了偏倚，便非天理。因而若要此"心"回到天理，就必须将私心彻底扫荡而无纤毫留滞，直至全体廓然。既然"心"需要将私欲扫荡才能回到"天理"，从而"心即理"，这说明"心即理"中的"心"与"理"内涵并非完全等同，"心"是可能被私欲侵蚀的观念形式，"理"则是晶莹剔透、圆融无碍的善体。

（4）"心"与"理"是熏染与被熏染的关系。"心"有"纯乎理"的必要，即"心"必须自觉地接受"理"的熏染而重回"善体"。王阳明认为，"心"具有知觉、融释能力，可判断、把握、吸收、消化"理"，"理"虽然是善体，虽然有熏染性，但不具有这种能动性，"理"的熏染性需要借助"心"来实现。

"心"是知者，"理"是被知者，"心"是能，"理"是所，"心"具有能动性，"理"能影响"心"但必须通过"心"的默许、容受来实现。这样，"心"之所以成为"本心"，乃是"心"主动融"理"于我，即通过"融释"除去私欲以达到"纯乎天理"而成为"善体"，所谓"夫心之本体，即 天理也。"亦即"心即理"。

"心"只要体知、内化了"理"，也就去除了人欲，去除了人欲，便是"心即理"。既然"心"是觉知、体证、内化者，"理"是被觉知、被体证、被内化者。

（5）"心"与"理"是发用与被发用的关系。在"心即理"中，"理"这个善体必须发用流行，所谓发用流行，也就是使这个善体落实于生活。但"理"不能自己发用流行，需要动能发动它，这个动能就是"心"。

"心"之于"天理"的发用流行表现的作用有三：一是发用行为的开启；二是发用内容的范围；三是发用性质的确定；此三者无不由"心"完成。

（6）"心即理"是由诸般道德构成的体系。"理"是儒家所有善德的总体，"心即理"之"理"，包括孝、悌、忠、信、仁、义等诸般道德，诸般道德之间可能发生冲突，比如"忠"与"孝"，这个情境下就需要对"孝""忠"进行协调。

3."心即理"的运行机制与方式

"心即理"的确是一种由各具性能的"心""理"所造就的结构系统。运行这种结构系统的动能是"心"。

（1）主一以弥合"心""理"之距离。

精一之学，"心""理"是一，但"心"因为受到私欲遮蔽而表现为"人心"，从而不能"一"，从而使"心""理"之间产生了距离，从而"理在心外"。正因为

"心""理"存在距离，所以必须弥合这种距离，使"理"回到"心"中，而弥合这种距离必须消除私欲，而消除私欲便是"心纯乎理"，方为"道心"，方为"心即理"。

（2）去除私欲以使"心"纯乎"天理"。"心"虽然只有一个，但会表现为"人心""道心"性质不同的两个面相，而"人心"是杂以人伪引起，这就意味着，"人心"如要转换为"道心"，就必须去除"人伪"。而去除"人伪"，"心"当然不能无动于衷，不能静止僵立，而是必须勇于承担责任，必须自觉地、智慧地"运行"以去除"人伪"。

博学、审问、慎思、明辨、笃行都是谨守心的工夫，谁来博学、审问、慎思、明辨、笃行？这种工夫的执行者也只有"心"自己。虽然圣人之心是天理，无需学习，但必须保养。

只有"尽吾心以求"，与"天理"的距离即便不能完全同一，也不会偏离太远。因而"心即理"的运行的实际上就是"心"的自我检讨、自我纯洁、自信其善。

（3）调适性情以合乎"天理"分限。阳明认为，人们遭遇喜、怒、哀、惧、爱、恶、欲"七情"时亦常常是如此，过者为多，不及者鲜少，但一旦过头便不是心之本体，因而必须调至适中方可。

王阳明说："喜、怒、哀、惧、爱、恶、欲，谓之七情。七者俱是人心合有的，但要认得良知明白……七情顺其自然之流行，皆是良知之用，不可分别善恶，但不可有所着；七情有着，俱谓之欲，俱为良知之蔽；然才有着时，良知亦自会觉，觉即蔽去，复其休矣！此处能勘得破，方是简易透彻功夫。"

（4）化解障蔽以使"天理"发用流行。"天理"（良知）必发用流行，或曰天理（明德）必须体现为生活（亲民）。"天理"（良知）发用流行必然是运动的，而发起、主宰此运动的是"心"。

在"理"发用流行的过程系列中，"心"居于绝对枢纽地位。一是清除发用流行前遮蔽"天理"的私欲，二是洞察"天理"发用流行道路上的荆棘，三是明确"天理"发用流行落实的目标。"天理"发用流行，意味着事事物物皆得其"理"，此"理"即"明德"，而"明德"必须诉诸"亲民"，因而"天理"发用流行的最终目标是"亲民"，所以不能无原则地发用流行。

（5）"天理"善性的滋养与保护。"天理"（良知）虽然是善体，但并不能永远晶莹剔透，并不能时时圆融无碍，而是需要全心滋养和持续保护的。而"天理"（良知）的滋养和保护，王阳明认为只有依赖于"心"，如果没有"心"，"天理"必会枯竭或丧失。

4. "心即理"的效应

"心即理"的意识形态特性进一步证明了其在阳明心学体系中的绝对核心地位。这从心即理的效应可见一斑。

（1）"心即理"与工夫之圆成。"心即理"是善体，是"心"对"理"的坚守，是"理"对"心"的熏染，所谓"一心于理"，意味着"心即理"亦是工夫。"心纯乎理"的工夫，才是真工夫。因此，王阳明所言工夫概无离"理"者。明白心即理，一是获得

"思虑"工夫，二是造就"戒慎恐惧"工夫，三是习得"宁静"工夫。

（2）"心即理"与才学之成就。成就自己的才学，对阳明而言，有一定的讲究，是必须以"理"为保障。只有他的"心"纯乎天理，依"理"而学，依"天理"运用其才，不仅可以成就其才，甚至可至"不器"而应付自如的境界。一个人的"心"如果被天理或良知所浸润、所武装，一切以天理或良知为最高标准，那么他无论是面对科举考试，还是面对读书都能建立起万物一体的心态，廓然大公，往来自由，哪有什么累不累呢？由此，"心即理"表现为治疗心态功能。

在阳明看来，"心即理"不仅可以化解因为"学"所导致的身心之累，更可以建立起理解"为学"的普遍模式和健康态度。

（3）"心即理"与能力之神化。王阳明认为，作为万善之源的"心即理"命题，蕴含了圣人之学精华，具有无穷的能量和智慧，因而掌握"心即理"，对于任何事情都能易如反掌地把握，都能随心所欲地处理，是解决任何难题的万能钥匙。如果普通人想像圣人那样无所不能，不是不可以，但必须做到"心即理"。

就是说，利害相攻、毁誉相制、得失相形、荣辱相缠、是非相倾、顾瞻牵滞等丑陋现象，无不出于私心，而剿灭私心可以通过"存天理"实现，"存天理"便需"心纯乎理"，也就是"心即理"。这样，"心即理"又一次显示了它的超级魔法。

总之，"心即理"是可以解决所有问题、所有困难、所有烦恼、所有疑惑的最有效的药方。

（二）心的意涵

心学的"心"到底是什么。作为一个复杂的概念，王阳明的"心"需要在不同意义上去加以理解。

在形而上学意义上，"心"与"天""本体"和其运行之道是同一的。因此，"心"与"天"一样广泛，一样具有权威。在更严格层面上——人的存在的层面上——"心"与"性"是同一的，即是所有人的普遍的和潜在的真实。心是所有人活动、动机、感情和感知的源泉。心事实上是不排除人的物质存在的一种统一。

在狭义的意义上，"心"是一种命令和控制人体的机能，或者说是人性的功能。它根源于本性，又以独特的存在形式将自己表现出来。心在这个存在方式上的首要特征是"统一"与"创造性"联系在一起，通过如此，普通的"天"和"性"的潜力即它们的统一与创造，就能完全被认识。

（1）心被等同于"天""地""性""命"。它在不同实质表现上是同一个心。一个人的"心"不仅仅是他的心，而在根源上是整个宇宙的"心"，宇宙万物的真实不仅仅是宇宙的一部分，而且是"心"的一部分，心体验并有益于理解真实作为真实。

（2）"心"在形而上学之意义上同于"气"。假如心是一个统一和创造的力量，它就一定是"气"本身的实质活动。心在它最狭窄的应用上的主要功能是"良知"。心之"良知"，即定义为心之本体，被称为"气"的实际运行。王阳明明确地说"气"就是性，性就是"气"。正如心与"性"同一，心同样也与"气"同一。

王阳明的心之统一和创造的两个维度表示如下图 22-1 所示：

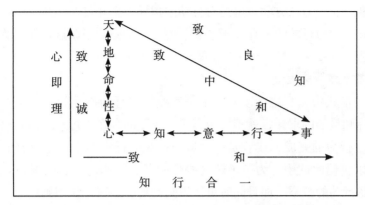

图 22-1　王阳明的心之统一和创造的两个维度

（3）心之本体是良知显现。在形而上学意义上心被理解为本体，心于是也被称为"良知本体"。但是什么是"良知本体"呢？王阳明正是在孟子这个原始的意义上来谈论"良知"的。所以他说："良知者，孟子所谓'是非之心，人皆有之'者也。是非之心，不待虑而知，不待学而能，是故谓之良知。"

（4）意是心之动和生之形。作为一个反应的过程，王阳明称心的实际创造的结果为"意"。心发动处就产生意。但是当心自我发动时，心保持其感知，于是心能知其发动于何处，这种活动的对象被称为"物"，更多的则是被称为"事"（事件或事态的一种状态），于是这种心之动，即对世界的反应和关联于世界的一种形式，是一种复杂的关系，并形成一个统一，这个统一因为心而成为可能。

心不仅在实质状况下统合于"意""念""物"，它与身体的实际感觉也是同一的，因为感觉的感受就是心的一种功能。与意相关的状态的实质就是特殊的事。

"意"是一种行动的实践和一种经验的发生。心能够区别好与坏，因此是决定和抉择的基础。"意"于是可以被认为是心的创造动力。

（三）知行合一

1. 什么是知和行

"知行合一"中的"知"，王阳明认为其包括两种含义，一是"良知"；二是"知者行之始，行者知之成"。此外，"知"也体现在明辨是非、区分善恶上，每个人都有良知，人和动物之间的最大区别就是，人能够有自我约束意识，知道该如何控制自身行为，并不是只会做出本能的反应，知道什么是该做的善事，什么是不该做的恶事。

"行"的含义也有两个，分别是个人主体意识、主体的实践活动，所谓个人主体意识，指的就是看到了好看的事物，看到事物的过程是"知"，而喜欢或者不喜欢就是"行"，再如冰箱里存放的东西，如果坏掉就会有异味，闻到异味的过程是"知"，不喜欢异味就是"行"，由此可以得知王阳明说的"行"，是站在主观角度的，而不是指客观角度。

2. 知行合一的辩证统一性

知与行的统一本身是心的统一和创造的表现。统一的基础就是"意"。一方面，它是心对事的创造性反应。另一方面，也是对行动的指导力量和目的。"意"本身表现心的统一与创造，因此，知与行的统一存在于"意"中。两个原则强调这种在"意"的形式中的心的统一和创造。

3. 知需要靠"意"来发动

在"意"的形式中，心之活动基本上是实践的和行动指导的，所以体现在"意"中的满足行为目标和目的的求知，就不能脱离于"意"的存在去理解。这将出现，求知或知一定始终有助于行为的完成，或者是一种道德特征的行为类型。它受欲望驱动去采取行动，并受指导以实现此欲望。为了了解这些行动即是美德，就必须理解"意"作为心之"发"，不仅是行动的欲望，而且同时也认识到行动即是善。认识到什么是善，就是希望达成认识到的善，或完成实质行为的善。所以王阳明说："未有知而不行者。知而不行，只是未知。"

在这个意义上，知很显然是心之动或"意"之发时的善的知识，知是一个人自我发现状态下对条件的反应。

正是在这个意义上，知与行潜在的和根源上是同一的：心之行的本质将决定行动的潜能，心将认识其善与恶。善将导致善行，恶将导致恶行，因为人们自然喜欢善并行动，然而，恶如果没有被认识到或心是模糊的，它同样会被喜爱并行动起来，否则，它将会被避免。

4. 心的创造性活动决定了知行必合一

知行的统一是可能的，心的这种方式的活动是本于心的创造性——心自然始终反应和表现其本性的活动。"意"在其发动的能力上，和"良知"在其判断善恶上，都是心的创造性方面。

从知与行潜在统一的这一观点出发，知是行之始，行是知之成，这是真实的。王阳明也说："知是行的主意，行是知的功夫。"行是知之始，知是行之成，同样也是真实的，因为问题中的知识始终是"良知"，它不可避免地关涉于行动，行动在"意"的意义上始终能要求心寻求行动的知识。因为知与行是心之活动的两个潜在方面，在认识此统一的实际过程中，知与行必须互为需要，互为条件，以便推动心的创造性发展，于是更多的行导致更多的知，更多的知导致更多的行，这会导致知的范围的扩大和更有效的行。

知行合一还有另一个创造性方面，即认识到什么是善并刺激行动是在对形势"应然"的认识。认识"应然"就是寻求去完成它。

知行合一必定要在心的根源的统一和它对形势的创造性反应中去理解。心的这个创造性反应是"意"，它是一种采取行动的驱动力量，在正常情况下能够自然形成心之"良知"的感知。"意"本身是现实行动和寻求知识以完成目标过程中的行动的基础。在这个过程中，知识没有被忽视，而是作为"意"之结果得到发展。

5. 心的实践性也决定了知行必合一

王阳明知行合一命题强调心是实践的和创造的冲动，以及作为完成形式和发展目标的指向行为。一个人必须敏感于他对关系或形势的真实感受，并在"意"的形式中，通过心的善恶（良知）判断之。于是产生德和善行。因此，对一个人来说仅仅在事与物寻求善是不可能的。善是内在的，必须同时通过心去体验，通过心去决定。所以当运用到事与物时，具体的行为方式将保证善的产生。

6. 知行合一的特征

对于"知行合一"，一般人的理解有许多。一是说到就要做到，二是知道了就去做，三是理论联系实际，四是"知"中有"行""行"中有"知""知行"交替并进。其实这四种说法均将"知""行"看作两事，与王阳明的本意不符。王阳明"知行合一"的本意是"知"与"行"是一件事。

"知行合一"有六个特征：

一是全神贯注。从外部来看，此时人是将全副生命都投入到当下。

二是谨慎恐惧。从内部来看，此时人始终保持一种小心谨慎的心态。

三是无思无虑。此时人只关注当下，心里没有其他多余的想法。

四是明觉精察。虽然此时人是无思无虑，但却是清醒明白，不是糊里糊涂。

五是觉察天理。此时人所觉察到的是合乎自然的道理。

六是各尽本分。虽然人在认识上有深浅之别，在时间上有长短之差，但只要都尽了自己生命之所有，都可以称得上是"知行合一"。

（四）致良知

王阳明在其 38 岁的时候提出了"知行合一"说。知行合一命题涵义丰富，可作为为教的方法，从提出之日起，它就不断地受到人们的质疑与批评，其中不仅有宗朱学者，甚至连王阳明的高徒与世友，也都为之困惑。因此，王阳明提倡身心上体履，用静坐的方式补充"知行合一"为教的不足。但王阳明发现许多学者在静坐时会产生思虑纷杂，不能强制禁绝的弊病。于是，王阳明在 50 岁居住于赣州时提出了致良知命题，目的是解决为教时的动静问题。

1. 致良知中致的涵义

王阳明是以至、极、尽之义来解释"致"字，也就是说，"致良知"就是扩充推行自己先天禀赋的，发见于日用之中的良知，使良知全体充拓得尽，得以充塞流行，无有亏缺障蔽。

王阳明的学生黄绾对此有一精辟的解释："予昔年与海内一二君子讲习，有以致知为至极其良知……致者，至也，至极其良知，使无亏缺障蔽。"

因此，致良知的基本意义是至极其良知，就是拓展自己的良知，将自己的良知扩充到底，把良知推广到人伦日用当中去。

这是致良知的至极义，也就是孟子所言的尽性，在《大学》里叫做致知，在这个意义上说，"致良知"的至极义就是从良知本体向良知发用的展开。

王阳明将"致"字工夫视为用力之最难处，他批评有些学生时说："近时同志亦已无不知有致良知之说，然能于此实用功者绝少，皆缘见得良知未真，又将致字看得太易了，是以多未有得力处。"

良知从本然之知走向明觉之知是以"致"字工夫（即行）为中介的，先天良知在"致"的工夫中不断地达到明觉的状态（即为主体自觉把握），而主体的"致"字工夫不断地消解良知的先天性，使其获得现实性，从而使自己能够自觉地把握良知，使良知成为实存诸己的德性。

2. 致良知中的良知所包含的意义

学者黄柏成认为致良知中的良知包含以下四个方面的意义：

一是天赋道德意识。即王阳明在《年谱》中有"见父自然知孝，见兄自然知弟，见孺子入井自然知恻隐，此便是良知，不假外求"的论述，其良知的此义得自孟子。

二是在实事中锻炼成的判断是非善恶的能力。就是所谓知善知恶是良知。知善知恶是说，发一念是善还是恶，自己的良知自会知得。在这里，良知是对意念进行监察的深层价值判断系统，是意念、欲望、情感等感性我之外的价值我。要使对意念的监察有效，良知自己首先得有一个价值标准，这个标准就是好善恶恶。

三是良知的意义是能思维的主体，即思想和知识的承担者，这个意义的良知又叫心之虚灵明觉。也就是说，良知的活动与代表宇宙万象的易同其广大，对良知的开掘拓展无止境。

四是良知是宇宙的具体而微的表现，这就是王阳明说的良知是造化的精灵，这个精灵生天生地，成鬼成帝，皆从此出。这个是王阳明达到上述第三个方面的含义的基础上，以良知为全部精神活动的主体之后而有的新的升华。他认为，人是天地的心，而人又以心为主宰，所以人的心，人的精神活动是宇宙的最高表现。

以上是从致良知的充拓义来看良知的具体意义，正如王阳明所言："吾良知二字，自龙场以后，便已不出此意。只是点此二字不出。"致良知是其一生思想的系统总结和升华。

这个学说一方面是指人应扩充自己的良知，扩充到最大限度；另一方面是指把良知所知实在地付诸行为中去，从内外两方面加强为善去恶的道德实践。

3. 良知学说的哲理蕴涵

从本体论层面看良知与性体心体一样既内在又超越。内在是指良知即天道天理在人心中的呈现，超越则谓良知即人生宇宙一切万有的形上根据。良知从本体界进入存在界则表现为实存生命的活泼创造生机，既为世界带来了无尽的价值，也使意义的建构成为可能。将良知视为人的天植灵根，更突出了儒家人性至善的一贯思想，不仅显示了其发动起用的积极动能，更能够维护生命本有的尊严和价值，要在使每一生命都活泼自由畅遂调适，从而更自觉地参与社会历史文化的创造活动。

良知在主体论层面上又表现为人的道德理智与道德情感。良知能够自知自身本然之善或心性本然之善。又自然地朗现为廓然大公的道德判断准则，并以道德律令的形式自然地、不容已地指导行为实现善。与康德认为道德情感不能通向自由意志不同，道德情感既是良知的重要显现方式或实现方法，也是上达本体境界或步入自由意志不可或缺的生命实践环节。良知从本体界与存在界转入主体界与实践界，则不能不特别强调"致良知"的工夫。致良知的目的乃是要实现生命的至善价值与至善意义，成就博大的人格气象和圆善的人生理想。既是人类安身立命的终极性归宿，也是人类最伟大的人性去蔽化改造工程。

（五）致良知为什么能治疗心理障碍

1. 中国道家认知疗法走向世界为传统文化心理治疗开辟了道路

张亚林教授创立的中国首家认知疗法被纳入《心理咨询与心理治疗技术操作规范》（国家"十一五"科技支撑计划项目），并且被选入到世界心理治疗大会为国际同行所认可。这为其他传统文化思想导入到心理治疗领域铺平了道路。致良知为核心的心学是在儒释道文化基础上发展起来的，跟儒家思想一脉相承并有所发展，更有可能发展为一个全新的心理咨询与心理治疗技术。

2. 心学是解决心理问题与心理成长的实践之学

阳明心学是实践之学，首先来源于阳明先生自己的亲自实践体验并由此而进一步有深刻的感悟。从现代心理学理论与方法来看阳明先生的出生及其后的个体心理发展，可以见到阳明先生是如何在社会环境的变化中，通过自身的努力来解决自己的心理问题与心理成长的。

阳明先生出生于官宦之家，虽然有一个不错的心理成长环境，但并非不存在心理问题。

据年谱记载，阳明先生五岁了才会说话，有一天在与其他孩子一起玩的时候遇到一僧人说"好过孩儿，可惜道破！"阳明先生的祖父领悟后更改了其姓名，后来就会说话了。从现代认知行为学理论来看，这是一个较为典型的问题儿童通过家庭成员的认知行为改变而影响到了孩子的心理，从而让孩子的心理行为问题得到解决。

阳明先生 11 岁时，就已认为世人视为理所当然的科考不是人生第一等事，人生第一等事应该是立志成圣成贤。

阳明先生 13 岁的时候，亲生母亲去世了。继母对他也不是很好，但阳明先生却仍然能尊重继母，阳明先生的社会支持系统并不理想，这必然构成对阳明先生的心理成长的挑战。

阳明先生 17 岁时在江西同道士"相与对坐"通宵达旦探讨养生问题，竟忘了当天晚上是他成婚入洞房的大喜之日，由于整夜未归，遭家人追寻，想必这也是一个重大的心理刺激事件。

阳明先生 21 岁时就学习朱子的格物，为了实践，他曾格了七日七夜的竹子，希望能够格出竹子之理，但换来的却是刻骨铭心的失败，自己更因此而病倒了。从此，开始改变了自己的看法。这次格竹某种意义上也是阳明先生遇到人生挫折。

阳明先生后来曾有过两次科举落第的人生失败经验，同时参加科考者或有人以此为羞耻，阳明则安慰他们说："世人以不得第为耻，吾以不得第动心为耻。"

阳明先生几次参加科举没有成功，从心理的客观性来说，挫折一定是有的，但阳明先生把挫折经历转化为正确的认知机遇，而很好地促进了心理的成长。

阳明先生 35 岁时因反对宦官刘瑾，被廷杖 40，还坐了牢，后被谪贬至贵州龙场当驿丞，途中还遭遇刘瑾派人追杀。到了龙场后，也面临恶劣的生存环境。这才让阳明先生

36岁时有了龙场悟道。

这一系列的心理困难、挑战，既说明阳明先生的成长过程中也发生过心理问题并都得到了较好的解决。而解决的最重要原因在于他本人的自我省察与感悟，还有家人朋友的社会支持等。

阳明先生后来更是自觉地将儒释道的哲学精华融为一体，发扬了陆象山的心学，从而成为心学集大成者。也正是他用心学的理论指导他的学生们解决求学与人生中的困惑，促进他们的人格修养。因此阳明心学的发展本身就来源于这些心学求学者的心理实践与成长感悟。

传统文化都是修养之学，更何况阳明心学集儒释道三种传统文化为一体，能治疗心理障碍、解决心理困惑就不足为奇了。

3. 心学为什么能预防和治疗心理障碍

王阳明的心学理论形成是和当时的社会心理文化环境之间紧密联系的，王阳明认为，如果想要治理社会，就首先需要关注人心。只有将人心和民意理顺，才能够实现天下的太平。

（1）心即理对于心理健康的作用。对于心理健康来说，阳明先生进一步阐述的心即理既是一种有效的理论，也是一个非常实用的心理治疗方法。第一，心与理的分离，就会让心失控。心在理则健康，心不在理则心会出现偏颇；第二，心融合了人心与道心，道心滑向人心，则人心多变，容易出现心理障碍；而人心回归道心，则不会受到人心繁杂的影响，心理健康就必然得到康复；第三，心定善恶，心善有利于健康，而心恶则会损害心理健康；第四，心自信自善。如果失却自信，则不能自善。就有可能就出现心理问题与障碍；第五，人们的心理障碍也是因为社会道德束缚，如果能用心之理的收礼归心之法，从而使"礼"内在化、主体化，由约束转为自主，由他律转为自律，"礼"由此而成为主体自觉之德行；第六，心即理遵循"实有其事"。"心即理"虽反身向内求"理"，然并非孤坐呆立、空疏寂灭，而是持守、彰显、挺立善体，因而必见诸实事。这样让人们理论联系实际，着眼于问题解决，也就不会让问题滞留而形成障碍。

所以，"心即理"即是指心方是"理"的主宰，舍此心外，没有"理"之存在。只有眼睛里的世界，没有真实的世界。

（2）良知学说对于心理健康的作用。良知学说是阳明一生为学的重要宗旨。良知说分为四个不同的层次：良知、致良知、良知教、良知说。

良知天赋，不学而能。如果人良知明白，心理便是健康。但人的私欲的膨胀会造成良知被遮蔽，以及人对自我或外部事物过分执着导致的偏颇，也会产生阻碍良知流行发用，蒙昧心体敞亮光明问题，从而产生心理障碍，或者阻碍心理成长，因而要致良知，化解私欲所造成的遮蔽，克制执着所导致的偏颇，恢复其心理的健康，促进心理的成长。致良知在促进心理成长上主要是防止成为小人，努力成长为君子贤人。

阳明的良知教作为一种生命的学问，已形成了一套完整的方法，目的在于启发心性，唤醒良知，帮助他人完善自我人格。最重要的则是如何以体认（悟）的方法证入超越性的道体，树立起先立乎其大的生命存在气象。因此，这种教法也可称为层层提升生命境界的成人教，当然更是直指心性本体的良知教，不能不说是人格完善的学问，生命教育的学问，关键是如何化除遮蔽良知的私欲，展现与天道相通的心性天理，恢复心灵的创造活力与生活实践活力。一个人需要人格健康，完全可以学习良知教。

良知学说则是主具观察良知、辨别良知和扩充良知的认知行为系统，从而帮助人们保持良知、扩充良知、完善自我人格、促进心理成长的一整套理论与方法体系。把握住了良知学说，也就掌握了维护和促进心理健康的法宝。

致良知就是将心注入当下，专注于此刻，专注于当下你有什么体会、你有什么经验、你有什么感受、你打算怎么做、你可以做些什么。在可能的地方创造，在必要的地方忍受。活在此时此地，感受从容快乐和平静。我们许多人的痛苦是活着的时候认为自己永远不会去死，当死亡来临时又觉得自己还没有活够。记住该记住的，忘记该忘记的，改变能改变的，接受不能改变的。阳光心态，尽人事，听天命。致良知是指通过反思，去除私欲，抵达良知，通过行动，唤醒良知。道德高尚，担当尽责。以良知代替私欲，就可以破除"心中贼"。

心中的贼来源于攀比，为了攀比，有了这个，还要那个；拥有之后，还会无止境地追求。这种攀比带来的压力，让我们的心无法安放。为了让心安定，我们又不断地向外抓取，希望通过抓取事业、感情、财富等来让自己有安全感。然而世界是无常变化的，我们越对感情、家庭、事业等产生依赖，就越会因为害怕失去而产生更多的不安全感。

焦虑症或者抑郁症患病率越来越高，怎么办？只能试着寻求心理医生的帮助，通过转移注意力，一开始有点效果，后来就不行了。其实根本问题在哪里？在心。他们需要的是心安，心安即强大。如何做到心安？

阳明心学提供给我们的是从本心上下手，而不是头痛医头，脚痛医脚，而是帮助我们认识到不必把外界的诽笑毁谤、个人的进退荣辱看得太重，面对世间纷纷扰扰可以努力做到无所牵扰、无所恐惧忧患、无所好乐愤懑，保持一种自在的心理状态。

面临的所有问题进行归类：哪些是该记住的？哪些是该忘记的？哪些是能改变的？哪些是不能改变的。记住该记住的，忘记该忘记的，改变能改变的，接受不能改变的。阳光心态，尽人事，听天命。

（3）知行合一对于心理健康的现实意义。当代的认知行为疗法用阳明心学的理论来概括，某个意义就是"知行合一"。阳明心学的知行合一，不仅仅是认知与行为的统一，而且这个认知还是正确认知、道德良知，这个知还具有伦理健康的意义。此外知行合一是能实现良知善的行动与阻止恶的行为自动化与形成习惯化。行为健康是最基本的心理健康。通过行为的自动化与习惯化来逐步巩固认知层面的健康。

总之，知行合一，"知"与"行"本来就是一回事的真理，知中有行，行中有知。知行不可分离，没有所谓的孰先孰后的问题。知是行之始，行是知之成，心学是实践的事情，如果你不能实践，你就还未知。王阳明心学是学做人，学真理，让自己的生命更精彩。

（4）阳明心学"欲望"与心理健康的关系。从阳明心学的观点来看，人的心理健康与否，取决于良知与私欲的平衡关系。私欲太过蒙蔽良知或泯灭良知，人格必然失去健康；或者良知与私欲缠斗不休，或者纠结不下，就可能导致心理失去平衡，最终导致心理出现障碍。通过致良知、化解私欲，就可以恢复心之本体的良知，从而恢复健康。

（5）阳明心学的人格修炼方法与过程。阳明先生的《教条示龙场诸生》完整给出了人格修养的全过程，他将其分为立志、勤学、改过、责善四个过程。任何复杂心理问题乃至心理障碍的解决，也不外乎这四个过程。因此，阳明心学的原理是可以解决人的某些心理健康问题与人格修养问题。

第二节　基本操作

心学认知疗法的实施分为 3 个阶段，第一阶段是心理问题或人格问题的心理分析与评估；第二阶段是心学观念觉察与认知观念调整；第三阶段是健康观念与行为训练强化。

心学认知疗法是马恩祥先生长在期的心理咨询与心理治疗实践经验中，把精神分析、认知心理学、行为心理学和传统文化心理学等现代心理咨询与治疗理论与方法进行整合的结果。特别是深受道家认知疗法的启发与影响下形成的。

一、心理问题或人格问题的心理分析与评估

从临床心理学的角度，要解决心理健康问题或者消除心理障碍，都得从临床信息的收集、分析与整理开始，也就是通常临床上所说的评估与诊断。心学认知疗法着眼于心理障碍与人格成长问题的解决，当然也需要遵循临床心理学解决实际问题的一般规律。而道家认知疗法作为最贴近现代心理治疗的传统文化心理技术，其技术操作逻辑自然就被嫁接到心学认知疗法的技术操作。心学认知疗法第一阶段对于心理问题或人格问题的心理分析与评估其实施，采用道家认知疗法基本操作的前三步，即评估目前的精神刺激因素（A）；调查价值系统（B）；分析心理冲突和应付方式（C）。当然具体内容需要结合心学认知疗法的特点加以补充与调整。

可参照本书 第十八章 中国道家认知疗法 相关章节内容操作。

二、心学观念认知觉察与认知观念调整

参照道家认知疗法的道家哲学思想的导入与实践步骤，心学观念认知觉察与认知观念调整阶段分为 4 个步聚：即心学学习与感悟；总结分析学习成果；心之本体觉察；自致良知。

（一）人人皆有良知，此心纯乎天理（感悟心之本体）

这一阶段是通过心学原著的学习，让来访者感悟到"人人皆有良知，此心纯乎天理"，主要是要理解阳明心学的"心即理"的观念，从而建立起解决自己心理问题的自信与相信。即相信自己的内心仍然是有良知的，只要认识到自己本心，让本心回归天性，即能让心理自然回归健康。

1.治疗时间

分个人单独自主学习与团体小组学习两种形式。学习周期 1 ~ 3 个月。学习时间可设置为每天学习一次、隔几天学习一次或每周学习一次；每次学习时间 30 ~ 50 分钟。

2.治疗目标

（1）领悟阳明先生心理成长过程中的人格修炼，从中获得榜样力量。

（2）系统掌握阳明心学的基本理论及方法，感悟让此心纯乎天理，积累治疗性顿悟的基础。

3.治疗（学习）内容与方法

（1）选读阳明心学原著：《王阳明传习录：叶圣陶校注版》。①通读原文，查看注释和译文。②至少再读一至两遍原文。③每两次学习至少写一篇心得体会（不少于300字），要结合自己的学习、工作与生活来写感悟。

（2）学习培训《心学认知疗法》。①由心学认知疗法培训讲师授课，系统学习心学认知疗法的基本理论与技术。②与培训或辅导老师或学习小组探讨交流心学认知疗法的理论与技术，掌握心学认知疗法的原理与应用。

（3）观看阳明心学相关视频。①央视：《王阳明》1 ~ 5 集（溺、困、悟、功、明）。②董平教授：《王阳明与心学》1 ~ 9 集。③央视百家讲坛：《五百年来王阳明》1 ~ 26 集。

（4）学习心得整理与感悟归纳。

统计分析　分析维度 心学原著学习进度；心得体会撰写数量与质量；心学观念感悟范围及感悟点。

交流分享　个案咨询与咨访双方交流；团体咨询小组互动交流。

学习成效评估　在咨询师指导下，来访者尝试对学习感悟成效做一次总体评估，并依据评估做进一步的补充学习或深度学习规划。

4.治疗要点

（1）在培训老师或咨询师的指导下制订好学习课表，按课表进行学习治疗。

（2）遵照各学习内容要求，认真进行学习，要学以致用，联系实际。

（3）建立自我治疗性学习笔记，促进治疗性感悟产生。心得体会由开始的300字，逐步扩展到不少于每篇600字。

（4）治疗性学习阶段，不要过于关注自己的问题，进入一个空杯状态来开展学习，只有在每次学习后做学习心得体会笔记时，才可以结合自己的心理问题进行联想。

（5）如果是在咨询指导下进行学习，可结合每半月一次的面访或线上咨询访谈，来促进对于心学自助性学习成效的巩固与提高。

（6）第一阶段的学习，积累了数十篇的学习心得体会，需要来访者自己或在咨询师的帮助下，进行整理、分析、提炼与归纳，帮助来访者找到适合自己心理问题与心理成长的解决办法。

（7）要重点评估来访者对阳明心学及心学认知疗法的掌握程度，而对于阳明心学与心学认知疗法的掌握，决定了后续治疗的深度及效果。学习感悟越深，后续治疗的依从性就越高，治疗的效果就越好。

（8）如果经评估，心学原著学习不够深入，领会不够透彻，则需要有针对性地选择一部分原著，在咨询师的指导下，重新进行深入学习，以求达到有所感悟。

（9）心之本体的觉察与调整是整个治疗的核心，是重点也是难点。要引导来访者学会领悟和顿悟的方法。

（二）不离欲不纵欲，欲望化为需要（需要与欲望觉察与调整）

1. 治疗时间

2～3次，每次50～60分钟。

2. 治疗目标

通过认知心之本体，识别内心善恶动机，辨别需要与欲望。

3. 内容和方法

此步骤是心学认知疗法的核心与关键之一。具体内容有以下几点。

（1）觉察自己的需要。

a. 什么是需要？需要是指人体组织系统中的一种缺乏、不平衡的状态。需要一般具有对象性、阶段性、社会制约性和独特性特征。人类个体需要的产生，受到诸多因素的影响，主要有生理状态、情境和认知水平。根据不同标准，需要可以划分为不同种类。

b. 需要的分类？按照需要的起源的角度划分为生物需要即自然需要和社会需要。①自然需要，即生理需要。主要是指维持人的生存所必需的衣、食、住、行等需要，有时也把这种需要叫作直接需要。②社会需要，主要是指商品交换、货币交换引起的需要。社会需要与自然需要是相对而言的，社会需要是指高度发达的商品经济社会中的需要。

按照需要所指向的对象不同划分为物质需要和精神需要。物质需要主要指个体对衣、食、住、行的需要，这种需要是人们生存的基础。个体这种需要指向社会的物质产品，并且以占有这些产品来获得满足。如对工作和劳动条件的需要，对日常生活必需品的需要，对住房和交通条件的需要等。精神需要主要指个体对一定的文化、艺术、科学知识、道德观念、政治信仰、宗教信仰、社会交往等活动的需求。例如，人们对事业理想的追求、知识的渴求、艺术的欣赏、爱的追求等表现为精神需要。这种需要的满足也要通过一定的文化、艺术产品以及一定的社会文化活动，如看话剧、看电视、听音乐会、参加某种宗教仪式、社交活动、运动会等以达到精神上的享受和满足。

从人类个体发展的角度看，需要是有层次的。由低到高的三个层次生存需要、享受需要、发展需要。生存需要是最基本的需要。人只有满足了自己的生存需要，才能维持自己的生命存在，才能实现其他需要。人的生存需要为"必要的需要""必需的需要"。享受需要是在人类生存需要基本满足的基础上，逐步发展起来的一种提高生活质量的需要。人的需要不应该仅仅是生存需要，而应该是享受需要和劳动创造的需要。发展需要是表现和发展自己生命力———体力和智力以及其他各种能力的需要。发展需要是人的最高层次的需要，马克思把它称之为"生活的第一需要"。

按人本主义理论观点分：①生理上的需要。这是人类维持自身生存的最基本要求，包括饥、渴、衣、住、行等方面的要求。如果这些需要得不到满足，人类的生存就成了问题。②安全上的需要。这是人类要求保障自身安全、摆脱事业和丧失财产威胁、避免职业病的侵袭、接触严酷的监督等方面的需要。③感情上的需要。这一层次的需要包括两个方面的内容，一是友爱的需要，即人人都需要伙伴之间、同事之间的关系融洽或保持友谊和忠诚；人人都希望得到爱情，希望爱别人，也渴望接受别人的爱。二是归属的需要，即人都有一种归属于一个群体的感情，希望成为群体中的一员，并相互关心和照顾。④尊重的需要。人人都希望自己有稳定的社会地位，要求个人的能力和成就得到社会的承认。尊重的需要又可分为内部尊重和外部尊重。内部尊重是指一个人希望在各种不同情境中有实力、能胜任、充满信心、能独立自主。⑤自我实现的需要。这是最高层次的需要，它是指实现个人理想、抱负，发挥个人的能力到最大程度，完成与自己的能力相称的一切事情的需要。

c.自我需要的觉察与识别。给来访者简单介绍需要的概念及后，让其在《个人需要及其等级自我识别评分表》中填写自己的各种具体需要，并指导给自己所列的需要归类并打分。

d.需要满足优先等级排序。对自己觉察到的需要进行分析，根据可实现满足的主客观条件，按优先能满足的项目进行排序。

e.制订需要满足实施计划，按计划开始行动。

个人需要及其等级自我识别评分表

姓名：　　　　　　　　　　　　　　　　　　填写日期：　　年　　月　　日

序号	具体需要	按起源分		按对象分		按层次分			按人本主义理论分								真切性		需要迫切性排序
		自然需要	社会需要	物质需要	精神需要	生存需要	享受需要	发展需要	生理需要	安全需要	归属与爱	尊重需要	认知需要	审美需要	自我实现	超越需要	真切	虚幻	
1																			
2																			
3																			
4																			
5																			
6																			
7																			
8																			
9																			
10																			
11																			
12																			
13																			
14																			
15																			
16																			
17																			
18																			
19																			
20																			
21																			
22																			
23																			
24																			
25																			
26																			
27																			
28																			
29																			
30																			

填写说明：1.逐项填写自己意识的需要名称，全部填写完成后，再逐一对照左边的栏目，在具体的需要类别上，给自己的需要打分。2.需要等级分为5级：1级为低；2级较低；3级中等；4级较高；5级高。

（2）辨别自己的欲望。

a. 欲望的概念。欲望是世界上所有动物最原始的、最基本的一种本能。从人的角度讲是心理到身体的一种渴望、满足，它是一切动物存在必不可少的需求。

从欲望的概念来看，欲望代表了人类动机的标准模式之一。长期以来，哲学家们通常将其与匮乏联系在一起，暗含了更强烈的动机，并包含着善恶、好坏在内的一切合理或者不合理的因素，以体现欲望的多元状态。与欲望类似，需要、需求本身也是一种缺乏的体现。不同的是，需要和需求是可以通过现实手段获得满足的。因此，需要和需求更多的是对物质世界的衡量，而欲望的实现则需要设立一个可以信奉的愿望或信念，我们称之为信仰。但仅有信仰是不够的，只有当信仰的对象与主体欲望发生相互作用时，欲望才有意义。

随着消费社会的出现，社会关系及日常生活方式被重新塑造，也改变着人们对欲望概念的认识维度，使人的需要和欲望更聚焦于现代商品经济中对物的依赖及其匮乏。在消费社会当中，欲望更真实地表现为由客观衡量标准产生的与自身需要相背离的主观内在的精神动力，它要求人们必须不断地控制自己的需求。

消费社会的欲望概念有两个明显特征：第一，欲望是缺乏的代名词，表现出自身所具有的不足，欲望想要获得某物，但这种不足又无法被填满；第二，欲望是一种情感动因，能够表达冲动、激情等与理性完全相反的含义。但欲望的匮乏并不一定是持续的，在消费社会中主体欲望的生成机制更注重欲望对界限的冲破和逾越，这构成了欲望有关积极的、生命力的内涵。

b. 欲望的分类。按欲望的性质，欲望可分为本欲、善欲、恶欲三种。

本欲，就是与生俱来的天赋欲望，属于自然生理属性，亦即我们说的本能、天性；人的本欲是单纯、混沌、自然的，当本欲没有与他人发生关系时，无所谓善恶。

善欲和恶欲则是后天形成的，它们必须体现在人与人的关系链上，具有社会道德属性。从人的发展角度来看，欲望代表了人自身内在的驱动力量。一方面，欲望可以作为维持人的动机的一种生命力的体现，这也是它具有吸引力的原因之一，因为欲望并不是一种有意识的精神状态，而是具有一定的正向激励作用。而具有正向激励作用的欲望则是善欲的根源；另一方面，欲望也可以作为破坏的力量展现出来，发挥负向作用，这也是欲望具有的令人厌恶的部分。而令人厌恶的欲望则是恶欲的根源。

本欲，这些欲望本身没有善恶之分，关键是采取什么方式去"要求美味"。靠诚实劳作获取美味，既非恶也非善；在自己享受美味的同时也分享给他人，这是善；为了自己吃到美味而去掠夺别人的，这是恶。善与恶体现于人际关系之中。

本欲是人类存在的前提，善欲是人类呈现美好一面的基础，而恶欲则是一切罪恶之源。这三种欲望合力缔造出一个纷纭复杂、善恶交织的世界。在天性中的善恶潜质向染性（现实生活中的人心）中善恶意念的转换过程中，我们清楚看到"自由意志"的重要作用，善恶的出现固然会受到客观环境的影响，但主要还是个人意志自由选择的结果。

概言之，人的天性即生存欲望，属于合理的生理需求，无善恶之分；但这些天性中的欲望，却是染性中善恶之源，因为天性中的欲望需要满足，而用来满足欲望的方式就决定了人的善恶。因此天性与染性虽然具有很大差异，但天性是染性的基础，染性是天性的发展，二者是根与苗的关系。

人欲，在线汉语词典注释为"人的欲望嗜好"。这种欲望是一种心智动物的人类所独有的，主要表现为占有、支配和控制等欲望。是基于个人自我中心状态下的，且有自然规律与道德伦理的欲望。朱熹认为："饮食者，天理也；要求美味，人欲也。"从这句来理解，人欲相对于物欲和私欲而言，那不符合道心驱使悟得的天理，而是人心生产出且违背天理的欲望。从现代心理学来看，同性恋、施虐狂与受虐狂就是属于典型的人欲表现。

国内心理学者朱美云先生按现代医学模式的维度，把欲望分为生理性与心理性欲望、心理性与社会性欲望两大类。

生理与心理性欲望：生欲、食欲、性欲、情欲、安全欲、健康欲、玩乐欲、寻求刺激欲、死欲。

心理性与社会欲望：成功欲、美欲、归属欲、独立欲、自由欲、依赖欲、未知欲、创造欲、助人欲、崇信欲、追求完美欲、亲社会欲。

按欲望的内容分为以下几种：

人的欲望归纳为 11 大类，即求生欲、求知欲、表现欲、舒适欲、社交欲、公平欲、成就欲、权力欲、健美欲、性欲、情欲。

求生欲：包括吃喝拉撒睡、自我保护、躲避风险、逃避罪责等。

求知欲：人总是乐于获取感兴趣的未知信息。

表现欲：通过展现自我，获得认可感、参与感和存在感等。

舒适欲：追求轻松、自由、舒畅、安逸和享乐等。

社交欲：渴望与他人建立联系，从而获得身份感、认同感和归属感等。

公平欲：以回报、咒骂、报复、法治等各种形式，寻求心理平衡、公平公正等。

成就欲：追求财富、名誉和地位等，渴望成功，渴望被尊重和肯定。

权力欲：渴望力量，渴望拥有领导力、支配力和影响力等。

健美欲：希望自身健康、漂亮，富有活力和魅力，永葆青春。

性欲：在繁殖本能驱使下，追求性吸引和性满足。

情欲：渴望爱情、亲情和友情等。

c.欲望观念认知调整操作。咨询师与来访者一起，对来访者觉察到的欲望进行逐一分析与讨论，对于觉察到的欲望，进行动机分析，哪些是合理的，哪些是当下暂时不合理的。哪些是对自己的心理有积极意义的，哪些对自己的心理有消极意义的。哪些可以转化为可满足的需要，哪些无法得到满足且可能会导致不良的情绪与行为。

来访者欲望认知改变操作表

姓名：									填写日期：　　年　　月　　日								
序号	自我觉察到的欲望	欲望的强度								按美与丑			按善与恶			欲望调整方向		
		低	中	高	从未被满足	偶尔被满足	一般	较常被满足	经常被满足	美	无关美丑	丑	本欲	善欲	恶欲	离欲	纵欲	不离不纵
1																		
2																		
3																		
4																		
5																		
6																		
7																		
8																		
9																		
10																		
11																		
12																		
13																		
14																		
15																		
16																		
17																		
18																		
19																		
20																		

说明：本表由咨询师掌握填写，在比较来访者的需要觉察表与欲望觉察表的基础上，与来访者进行互动沟通讨论，作为对来访者欲望的进一步认知分析，让来访者正确认知需要与欲望的联系与区别，将合理的欲望转化为需要，将不合理的需要当着当下的欲望来克治。

4. 治疗要点

（1）需要与欲望的常识性概念与专业性概念有所不同。常识中的欲望就等于需要，而心学认知疗法中的欲望与需要既有联系也有区别。来访者之所以会出现心理问题，往往是错把欲望当需要而加以强化满足，或者是把需要当欲望而加以故意排斥，从而引起意识与潜意识的冲突，超我与本我间的冲突，导致自我难以协调本我与超我。

（2）按阳明心学观点，人之所以出现心理障碍，也是私欲与良知之间的冲突，当私欲膨胀、遮蔽良知或泯灭良知，而良知又不甘心被打压，两者胶着不分上下，从而产生内心良知与私欲满足期待的剧烈冲突。如果良知与私欲的较量有压倒一方的结果，人的焦虑与抑郁情绪就会得到缓解。当然，最好的结果是良知战胜私欲，而不是私欲战胜良知，否则，尽管个人心理恢复了平衡，但也会损害到他人身心健康。

（3）治疗师自身应该透彻了解心学的基本理论观点，帮助来访者识别什么是合理的需要、什么是不切合实际的欲望，处理好良知与私欲的关系，避免让私欲遮蔽良知。

（4）这一步骤的内容很多，每次咨询以完成一个主题内容为主，在识别需要与欲望，处理欲望与需要的转化问题中，深刻领悟现代认知心理学与阳明心学的认知方法，利用传统心学文化与现代认知学原理来帮助来访者识别错误观念、转变认知观念、重建正确的新认知。

（三）致良知去私欲，勤学改过责善（致良知、省察克治、知行合一）

1. 治疗时间

周期至少 3～4 次，每次 50～60 分钟。

2.治疗目标

养成遇事"致良知、省察克治、知行合一"的行为习惯。

3.内容与方法

（1）"存天理，灭人欲"。既然良知存于人心中，为何还出现在了许许多多的恶人恶行，如何恢复本性，以更好地面对个人、家庭、社会，承担起建设更好的社会生活的义务，王阳明提出重要的方法途径乃为"存天理，灭人欲"。他讲："圣人述六经，只是要正人心，只是要存天理，去人欲。学者学圣人，不过是去人欲而存天理耳"。那么如何来"存天理，灭人欲"呢？对王而言，真正的学问只是向内用功，"求理于吾心，于吾心求良知"也就是致良知。

所谓"致"就是克去私欲对理之遮蔽，以复明心之天理。他认为一般的常人，在良知本性上虽然与圣人无异，但容易被私欲所遮蔽，"本来如圣人之心，如明镜，只是一个明，则随感而应，无物不照"。现在却变得镜不明，只能"磨镜而使之明，磨上用功，明了后也未废照"，"去其不正，以全其正"，从而达到"纯乎天理而无人欲之杂"的圣人境界。

（2）"省察刻治"。阳明先生认为，人易受各种私欲所蔽，因而在生活中就应时时将好色、好货、好名等私欲"逐一追究，搜寻出来，定要拔去病根，永不复起，方始终为快"，私念一有萌动，"即与克去，斩钉截铁，不可姑容他方便"，以达到防于未萌之先，而克于方萌之际。这就是他所谓的"省察刻治之攻"。在省察过程中，要时时进行，不论在静还是动"静时念念去人欲，存天理；动时念念去人欲，存天理。不管宁静不宁静，无时可间"。通过"减得一分人欲，便是复得一分天理"，最后达到其心"纯乎天理而无一毫人欲之私"的圣人境界。实际上要求人们时刻要内省慎独，不至于恶由微而著。

（3）知行合一。阳明先生提出"知行合一"的观点。其基础就在于"心外无理""心外无物""心物为一""心理为一"因而心外无学，如为学求理即需人在内在本心上做功夫，就把"知行合一"了。在他看来，两者实际上为同一过程的不同方面。他论述道"知是行的主意，行是知的功夫，知是行之始，行是知之成。若会得时没，只一个知，已自有行在；只一个行，已有知在"，圣学只一个功夫，知行不可分作两事（《传习录上》）。行中含知，两者不可分离。因而他主张在习行中学习知。"夫学问思辨行，皆所以为学，未有学而不行者也，如言学孝，则必服劳奉养，躬行孝道，然后谓之学，岂徒悬空口耳讲？而遂可以谓之学孝乎"，"食味之美恶必待入口而后知"，"路岐之险夷必待身亲履历而后知"（《答顾东桥书》）。

那么他所说的行到底是什么含义呢？他所讲的行不同于我们今天所讲的由意念的发动而作用于外在世界的个人或社会可见的实践活动，他既指表现于外被天理要求去实行的具体外在实践活动，也包括内心为摆脱私欲、提高道德修养的内在挣扎。他说："一念发动处便即是行了""好色属知，好好色属行，只见那好色时已自好了，不是见了后又立个心去好；闻恶臭属知，恶恶臭属行，只闻那恶臭时已自恶了，不是闻后别立个心去恶"。尽管行为的发生离不开人的动机，但把动机等同于行为就似乎有些问题了。

他分析道："今人学问，只因知行分作两件，故有一念发动，虽是不善，然却未曾行，确不去禁止。我今说个知行合一，正要人晓得，一念发动处便即是行了，发动处有不善，就将这不善的念克倒了，需要彻根彻底不使那一念不善潜伏在胸中，此是我立言的宗旨"。

他希望每个人每日三省自身，而努力避免恶事恶行，以达各守其分，万物一体的至高境界。但细细想来，欲等于行似会带来多种麻烦。一方面，会鼓励一些盲行。在阳明看来，没有必要做太多的事前独立考证，只需直接投入参与，在行中获知。我们知道一个事情的成功通常需要主观和客观条件的配合，仅有主观的愿望，没有客观条件的具备，有好心会办错事的。另一方面，会阻碍好方法技能的获得。当人为的把一些事物强行划入或为天理或为人欲的时候，大的政治社会，环境就使人不敢越雷池半步，实际上禁锢了思想，束缚了行为。

（4）为善去恶。致良知即依良知而行，这需要从两个方面去做：为善与去恶。当此事为是、为善时，便坚决地去行；当此事为非、为恶时，便坚决地不去行，这就是致良知。当此事为是、为善时，却不去行；当此事为非为恶时，却又去行，这就不是致良知，而是自蔽其良知、自伤其良知。致良知并非易事，需要找准切入口。

讲去恶时，王阳明认为仅是不去行恶不是致良知，必须在私欲恶念刚在心中萌发时即把它克除掉，这才是致良知。这里的致良知，关键在"知"字，即一旦知道此念头是不善的，马上把它给消灭掉。王阳明对这一点非常强调："必欲此心纯乎天理，而无一毫人欲之私，非防于未萌之先而克于方萌之际不能也。防于未萌之先而克于方萌之际，此正《中庸》'戒慎恐惧'、《大学》'格物致知'之功。舍此之外，无别功矣。"

那么，应当怎样除去心中的私欲恶念呢？王阳明说："良知只是个是非之心。是非只是个好恶。只好恶便尽了是非，只是非就尽了万事万变，也就是说，良知除了具有知是知非的功能外，它还是好善恶恶的。准确地说，良知的知是知非、是是非非功能正是良知的本质属性——好善恶恶的表现。因此，当心里产生私欲恶念时，只要顺从良知的是是非非、好善恶恶，不但立即就能觉察，还能克去不善之意而正心。只要如此，就能正确应对万事万物。

（5）去闲思杂虑。闲思杂虑，似乎既非善念，亦非恶念，但王阳明认为它们是根于私欲而来的，所以也应去掉。他说：（闲思杂虑）毕竟从好色、好名、好利等根上起，自寻其根便见。如汝心中决知是无有做劫盗的思虑，何也？以汝元无是心也。汝若于货色名利等心，一切皆如不做劫盗之心一般，都消灭了，光光只是心之本体，看有甚闲思虑？此便是寂然不动，便是未发之中，便是廓然大公。自然感而遂通，自然发而中节，自然物来顺应。一个人的闲思杂念皆由好利、好色而起。这里"寂然不动""未发之中""廓然大公"都是指良知本体的本然状态和性质，"感而遂通""发而中节""物来顺应"都是指良知本体的发用。所以，去掉一切不恰当的欲望、意见、思虑，才能致得良知本体。

明显的私欲，既然已经知道是私欲，就有办法去克除。但是闲思杂虑则比较难把握。

（6）去为善去恶之念。阳明说：为学工夫有浅深。初时若不着实用意去好善恶恶，如何能为普去恶？这着实用意，便是诚意。然不知心之本体原无一物，一向着意去好善恶恶，便又多了这分意思，便不是然大公。心在致良知之时，必须着意地为善去恶。特别是在开始阶段，不下一个很大的决心不可能致良知。到了致良知的后期，已经习惯于听从良知的猎挥时，这个着意为善去恶的念头也要一起去掉，良知本体才能真正呈现出来。因为良知的好善恶恶是其本性，它并不有意去好善恶恶，并不有意去作普除恶。

有了这个"有意，着意"，因其不是良知本体原本就有的，是人为的东西，所以，良知还是能呈现出它的本来面貌。王阳明曾告诉门人："心体上着不得一念留滞，就如眼里着不得些子尘沙。些子能得几多？满眼便昏天黑地了。"又说，"这一念不但是私念，便是好的念头亦着不得些子。如眼中放些金玉屑，眼亦开不得了。"

既然经过长期的锻炼而习惯于听从良知的指挥，不再顺从私欲，既然已经自觉自愿而不需一丝强迫自己，何不把那个着意为善去恶的"着意"之心去掉？去掉一切恶念、闲思杂虑和这份着意，剩下的就是善念，而且不是一般的善念，乃是至善。

4.治疗要点

这一阶段，是进一步通过学习与感悟心学，于事上练，并以专善之法，主动与人交往交流，来存养良知，驱除过分的私欲，因此要把日常生活上所遇到的大小事项结合起来，通过记日记，逐步养成"致良知、省察克治、知行合一"的行为习惯。

布置家庭作业：每天阅读一段自己先前摘录的《传习录去私欲集句》，并结合自己的心理治疗实际，将日常学习、工作与生活中的典型事件，进行省察克治，每天写200字以上的日记。

（四）立君子贤人志，勇气胸怀人格（践行人格修养之志）

1.人格境界的心理健康模型

心学认知疗法是一个通过遵循心学致良知与知行合一的认知行为相统一方法，不仅仅是要消除心理障碍，更重要的是要促进来访者的人格成长。因此，心学认知疗法的最高目标是促进心理成长。而传统文化观认为，要促进心理成长，需要的是一个从立志到勤学、不断改过和责善的过程。这正是阳明先生在《教条示龙场诸生》中的核心观点。

人的心灵品质可按适应社会生活所需要的品质分为勇气、胸怀、智慧和人格四个维度，4个维度的提升水平决定了人格所处的层次。依次为世人、能人、君子、贤人和伟人。依次构想，提出了"心灵品质与人生境界"的心理健康评估与促进模型。

人格境界的心理健康模型将心理健康分为ABCD四个等级，其中A级为心理平衡，是心理处于良好健康状态的等级；B级为存在某些心理问题，但人还能自我调控；C级是心理问题导致心理失去平衡，个人难以调控自己的心理，出现明显的负性情绪及部分躯体化症状，但社会角色仍然表现出健康状态。D级是心理明显出现障碍，社会功能存在缺失，社会角色失去健康。

调节心理，可以从人格修养上下功夫，从这个模型可以看出，如果人格境界能够不断提升，则心理健康的可能性就越大，同时，人格提升本身也可以预防与治疗心理障碍。世人如果出现心理障碍，将成为苦难人；能人出现心理障碍，苦难有时不是自己，而是将苦难施加到别人身上，成为一个祸害人；君子即使出现心理障碍，但行为大多尚能保持其角色健康；人格提升到贤人境界，则再也不会出现心理障碍。做贤人并不难，像贤妻良母就是最常见的贤德之人。而如果有奉献为社会的人格情怀，不仅仅拥有心理健康，还能拥有道德健康，这样的人格境界则是最为完美的。

2. 引导来访者确定自己的人格定位

首先让来访者为自己的四个方面的人格打分，最高分为 10 分，最低分为 1 分，依次给出人格、智慧、胸怀、勇气的分值。然后帮助来访者分析其评分的客观性，比较四个维度人格分的差异，最终确立自己需要在哪一方面或哪几方面做提升，从而让自己的人生境界逐步提升。

每个人都应该从普通人做起，短暂经历能人境界后要尽快提升到君子的人格境界上，在此继续努力，直到有贤人境界的自我意识。

心灵品质自我评分算法

品质维度	英文	无穷大	最低分	最高分	自评得分	备注
人格	Personality	无尚的	1	10		仁爱之心
智慧	Wisdom	无量的	1	10		中庸之道
胸怀	Bosom	无限的	1	10		平等待人
勇气	Courage	无畏的	1	10		修身齐家治国利天下
合计			4	40		自评总得分=四项（自评分×单维校正系数）之和÷40×100×总校正系数

3. 志于勤学、改过与责善

按照心学立志法，把定位好的阶段人生境界作为目标，努力钻研与学习，不断检查自省、改过责善良，从而实现在群体中的人格境界提升。

改过的治疗主要集中在去过分之私欲上。可通过诵读《传习录去私欲集句》，结合自己的欲望来对照检查，克治私欲，让人格不断提升。

4. 治疗要点

（1）要重新认知什么是志向，志向不只是事业中的一个个目标，而是要让"此心纯属乎天理，止于至善"。即志于良知，也就是树立"致良知、知行合一"之志。

（2）特别是要让来访者掌握好人格提升的方法。每天诵读《教条示龙场诸生》一遍，每天背诵，要对原文进行理解体验，并结合自己对需要与欲望的识别与理解进行对照检查反省，不断改进自己的需要，调整自己的欲望。最后，将每天的活动和自己的情绪与心学思想进行对照，然后思考两个问题：我之前为什么会有很多焦虑或者不高兴的情绪，我为什么有那些不如意或者痛苦，以前我是如何缓解痛苦的，与心学思想有哪些不同；现在，试着用心学思想去想去做，会有什么结果，尤其是眼前的生活，如何用心学思想去平衡自己的心理，减轻痛苦。

治疗师对每个人的日记均要认真阅读，找出减轻痛苦的方法，尤其是与心学相关的思想，与来访者共同分享并加以鼓励。

布置家庭作业：每天阅读一段《传习录去私欲集句》，并结合自己的心理治疗实际，将日常学习、工作与生活中的典型事件，进行省察克治，每天写 200 字以上的日记。

三、评估与强化疗效

1. 操作时间

50 ～ 60 分钟。

2. 治疗目标

评估治疗效果、总结实践经验，强化和巩固疗效。

3. 内容和方法

心学认知疗法是一种治疗手段，其近期目标是通过正确识别和处理需要与欲望的关系，通过致良知的方法来消心理除症状、治愈心理疾病。其远期目标是通过心学人格的提升来促进健康、预防心理疾病。可以通过来访者自我感受的陈述、症状自评量表的评估、生化指标的测定与综合评估进行在评估疗效的过程中，对已有的进步给予明确的肯定和鼓励，同时要了解原有的不适观念是否完全改变？致良知的认知行为调整措施是否落实？仍然布置家庭作业，日记可改为周记。每次复诊，不仅要评估疗效，更要强化心学认知观点、同时制订进一步的治疗目标。

4. 治疗要点

在反馈中，要询问来访者治疗效果怎样？为什么效果不好？是因为理解有误，还是未真正理解？或为什么效果好？是因为来访者的理解甚至比治疗师更为切实？总之，通过精神应激的评估、价值系统的排序、心理冲突的分析、应对方式的介绍以及心学思想的宣教，了解来访者哪些症状得到改善，还有哪些躯体症状、心理症状，针对来访者存在的问题，加以强化巩固。

四、注意事项

（一）治疗时间与疗程

心学认知疗法的步骤只是将道哲学思想的导入与实践，换成了心学观念认知觉察与认知观念调整。将道家认知疗法的前三步综合成心学认知疗法的第一阶段，即心理问题或人格问题的心理分析与评估；心学认知疗法的第二阶段与道家认知疗法的第四步（道家哲学思想的导入与实践）基本相似。但具体步骤与方法道家认知疗法有所不同，且治疗次数也明显有增加。第 1 阶段每周可安排 1 ～ 2 次，2 ～ 3 次完成；第二阶段是关键步骤（即导入 48 字心理保健诀），每周或半月安排一次，3 到 6 个月完成疗程。第三阶段同样参照道家认知疗法，用于评估疗效和强化疗效，可以隔 1 个月 1 次。因为一个新观念的强化，次数密集好些，然后需要一个消化吸收的过程。如因治疗需要，第二阶段和第三阶段的步骤可反复多次使用。以上步骤结束后，如果患者愿意，可以建议每个月或 3 个月来强化一次。

（二）适应证与禁忌证

同道家认知疗法一样，心学认知疗法也有一定的适应证。湖北阳明心理研究院有限的实践资料初步提示，其适应证是由于子女教育、婚姻家庭矛盾、人际关系冲突、工作压力等原因引的心理障碍与心理成长问题。

心学认知疗法的适用对象尚缺乏足够的案例支撑，需要进一步在实践中探索。但根据现有的案例看，对于有一定文化程度，且对心学有兴趣的神经症及人格障碍患者效果较为明显。由于心学认知疗法涉及善恶观念的认知，也涉及要克治私欲，对于有因各种道德伦理缺失错误或罪过并有忏悔改过之心的来访者，其效果更为显著。

至于适应证，根据心学省察克治的主要特点，对于患者较严重的抑郁症且有自杀倾向者，不宜采用。至于其他适应证，需要有深入的研究。

第二十三章 朱氏点通疗法

本章选编自《朱氏点通疗法》（由朱美云著、岳晓东作序）。该疗法获得过众多的好评，产生过广泛的影响。我国著名精神医学专家张继志称它是"十足的中国疗法"。中国科学技术协会主办的《大众科技报》誉之为是"世界的朱氏点通疗法"。该疗法的理论基础是心绪学，技术均来自朱美云长期心理咨询实践的总结。

第一节 基本理论

一、心绪观

（一）心绪的概念

心绪是心理网络的简称。心理是一种网络系统及结构。从狭义上讲，心绪是指心理病因的基本结构。从广义上讲，心绪是指人的心理结构（图23-1）。

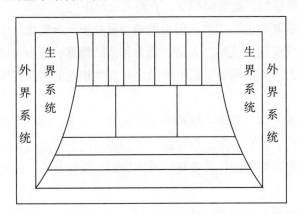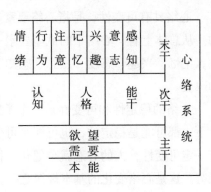

图 23-1 朱美云心绪图

（二）心绪的构成

心绪由主干、次干、末干和网络线四部分组成。各部分都有一些要素。这些心绪要素都交互影响着。

主干的要素有各种本能、需要、欲望等。因欲望最具代表性，所以主干各要素可统称为欲望。欲望是心络的核心要素。

次干的要素有人格、认知和能力。这里的人格是狭义的，即性格。这里的认知主要是指种种观念和思维模式等。能力包括自理能力、适应能力、生存能力、承受能力、耐受能力、应对能力、交际能力、竞争能力、创造能力等众多的与人的生存和发展密切相关的能力。

末干的要素有情绪与情感、行为、注意、记忆、兴趣、态度、意志、感知等。

其他则是由主干、次干、末干延伸出来的如植物神经般的网络线。网络线的要素主要有人际关系、种种压力和不适。

（三）心络的特性

心络具有动力性、传导性、稳定性、可变性、主观性、客观性等特性。

心络具有动力性，是指人的动力主要是源于心络。其中来自欲望的动力为一级动力，来自人格的动力、认知的动力、能力的动力、情绪或情感的动力、兴趣的动力为二级动力，来自具余其他心络要素的动力为三级动力。

心络具有传导性，是指心络的各部分及其要素都具有不同程度的传导性。表现为五个方面：一是心络某部分的要素发生变化，会使其他部分的某些要素发生变化。二是反应或变化在此，而根源或关键在彼，即反应或变化并不是问题的本身而只是问题的传导性反应。三是反应或变化多种而根源只是一种。四是变化或反应一种而根源多种。五是反应或变化有时会以躯体症状的形式出现。

心络具有稳定性，是指心络主要要素都具有一定的稳定性。其中欲望、认知、人格的稳定性最强，其次是能力、情感、行为、注意、记忆、兴趣、态度、感知、人际关系。稳定的程度和时间长短与心络内外因素相关。心络要素的稳定性，决定了它们都具有一定的排他性：凡符合自己欲求的、观点的、性格的、就赞同接受，否则就否定拒绝。

心络具有可变性，是指心络要素虽有相对的稳定性，但总的趋势是处于不断变化之中的。从总体上看，心络中的欲望要素一旦变化，认知、人格、能力和情绪情感、行为、注意、记忆、兴趣、态度、意志、感知、人际关系等要素都可能随之而发生相应的不同程度的改变。

心络的稳定性和可变性是一个矛盾统一体。整个心络或心络中的某一要素，在一定条件下，都可能是稳定的，也可能是可变的。没有一定的稳定性，人的心态就会紊乱，而没有一定可变性，人的心态就会僵化。稳定后可能变化，变化后可能稳定，周而复始，循环无穷。这是心络变化的基本规律之一。

心络具有主观性，是指心络的各部分及其要素都往往都是主观的、此一时彼一时的，很难用一个固定的客观的标准去衡量和界定，很难有唯一的结果，很难有一个固定不变的可以不断复制的模式。这种主观性和心络的可变性是互为因果、相辅相成的。

心络具有客观性，是指心络的各部分及其要素都具有相对一定的客观性。首先表现是：它们是客观存在的，尽管看不见，摸不着，变化无穷。还表现为在某种情况下，它们也有一定的"形态"，一定的规律，人们可用某种方式去把握、去控制，至少可以去体验和感受。这种客观性是和心络的稳定性互为因果、相辅相成的。

（四）心络的相邻系统

心络本身是一个相对完整的系统，但从人的心理状态这个大系统来看，它又只是一个子系统。与它相邻的，还有两个系统：生理系统和外界系统。心络系统会随时受到生理系统、外界系统这两个相邻系统的影响。当然，它也会对这两个相邻系统产生一定的影响。人的心理状态就是由心络和与之相邻的生理和外界这三个系统构成的。三者是相互作用相互影响的。

（五）心络呈现的"人系统"

心络给我们呈现出了一个完整的"心络系统"。同时，还给我们呈现出了一个全新的"人系统"："生理系统 + 心络系统 + 外界系统"的统一体。

人其实是"人系统"的产物，是"生理人 + 心理人 + 社会人"的统一体，是"系统人"（图23-2）。

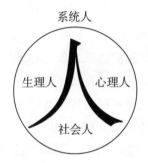

图 23-2　人是"生理人 + 心理人 + 社会人"的统一体

从功能的角度看，人都是一个"系统功能体"。系统功能体 ="生理功能 + 心理功能 + 社会功能"的统一体。

（六）心络的由来

编者在大量的心理咨询实践中发现：心理问题的原因往往都是复杂多样的；这复杂多样的病因都呈现出某种结构性。如果将其画出来，都会形成一张心理病因网络图。如：一个大学生老是心慌，心悸，发热，浑身不适，有时还尿频尿急。由此休学在家。曾多次去医院进行过"抢救"。多家医院检查的结果都是无躯体疾病。也去某医院精神科看过，被诊断为疑病症，服了不少药。还去一些心理咨询所咨询过。均无效果。作者经全面了解后认为，主要原因有：一是常有疑病感觉，二是喜欢对生理现象做疑病解释，三是特别容易接受负性暗示，思维方式习惯于趋向负性，四是过分关注自己的身体，五是缺乏很多基本的常识，六是严重缺乏人际交往，七是过分依赖母亲，八是非常害怕疾病，九是多种能力低，其中适应能力很低，十是缺乏相应的角色意识和责任感，惯于逃避现实。作者将这些病因之间的联系画出来，就会呈现出如下这样一种心理病因结构图：

每种心理问题的背后都存在着某种形式的病因结构。但不同的心理问题，其病因结构是不一样的。

每种心理问题的病因结构虽各有其特点，但都离不开一些基本的心理要素。如上例，就涉及到了欲望要素（想身体健康，不要生病）、人格要素（多疑、敏感、内向）、认知要素（总认为自己得了重病）、能力要素（适应能力、人际交往能力低）、情绪要素（忧虑担心的情绪重）、行为要素（行为退缩逃避现实）、注意要素（主要关注的是得了什么重病）、感知要素（有疑病感觉）等。

每种心理问题的病因结构虽各有其特点，但都离不开一个基本的结构。这种基本的结构便是心理网络，简称心络。是作者经过大量个案的反复研究、推敲和实践验证后逐步形成的。

二、心理病理观

心理问题与疾病，就心络系统而言，首先是心络中的某部分或多部分出了问题，其次是心络要素问题的传导性所致；就生理系统而言，是疾病因素、躯体状态、遗传因素、生化因素、理化因素、性别因素、年龄因素、长相身材因素等对心络影响的反应；就外界系统而言，是生活事件、社会事件、个人生活事件、社会文化因素等对心络影响的结果。

（一）是心络部分问题影响所致

（1）网络线部分出了问题。起初通常表现为心理压力大，然后表现为不适，如学习不适、工作不适等，再后就可能表现为人际关系问题等。

（2）末干部分出了问题。主要表现为情绪与情感问题、行为问题、注意问题、记忆问题、兴趣问题、态度问题、意志问题、感知问题等。

情绪问题通常表现为焦虑、愤怒、压抑、抑郁、冷漠、嫉妒、紧张、恐惧、悔恨、内疚、悲伤、委屈、抱怨、苦闷、疯狂、仇恨、急躁、烦恼、羞愧、对立、失望、绝望、担忧、消沉、寂寞、无聊、厌恶、厌倦、犹豫、困惑、惊惶、不安、沮丧、反感、不满、冲动、强迫等。

情感问题通常表现为情感高涨、情感低落、情感迟钝、情感淡漠、情感倒错、情感脆弱等。

行为问题通常表现为攻击、破坏、敌对、退缩、逃避、懒散、自伤、自杀、撒谎、赌博、酗酒、嫖娼、性虐、卖淫、吸毒等等。行为问题也包括各种惯有的日常行为问题、习惯问题、生活方式问题等。病理性的行为障碍通常有精神运动性兴奋和精神运动性抑制两大类。

意志问题，通常表现为自觉性、自律性差，没有恒心和毅力，缺乏坚定与果断，意志薄弱。病理性的意志障碍有意志增强、意志减退、意志缺失、病态疏懒等。

注意问题，通常表现为注意力不集中、注意力减退。病理性的注意障碍有注意增强、注意衰退、注意固定、注意狭窄、随境转移等。

记忆问题，通常表现为健忘、记忆减退。病理性的记忆障碍有记忆增强、记忆歪曲、错构和虚构等。

感知问题，通常表现为感觉、知觉失常和感知综合障碍。如感觉过敏、感觉迟钝、感觉倒错，又如幻觉、错觉、视物变形等。

兴趣问题，通常表现为兴趣缺乏、兴趣过浓、兴趣减退、兴趣丧失等。

态度问题，通常表现为态度消极、态度冷淡、态度对立、态度生硬、态度蛮横等。

（3）次干部分出了问题。主要表现为人格问题、认知问题和能力问题。

人格问题通常表现为过分自我中心、过分自尊、自负、狂妄、容易冲动，或自卑、胆怯、内向、孤僻、依赖、回避，或多疑、偏执、狭隘、强迫，喜欢嫉妒，惯于逆反等。严重者就成了"人格障碍"。

认知问题通常表现为认知偏差问题、认知乏据问题和认知障碍问题等。认知偏差问题表现为认知片面，或认知绝对化，或认知严重化或认知负性化等。认知乏据问题主要表现为认知无事实根据，或认知的事实根据错误，或认知完全是对事实的歪曲解读。认知障碍主要有思维障碍，含思维形式障碍（如思维奔逸、思维迟缓、思维松弛、思维贫乏等）和思维内容障碍（如妄想、超价观念和强迫观念）。

能力问题通常表现为自理能力、适应能力、承受能力、耐受能力、应对能力、交际能力等差。严重者表现为这些能力的缺乏或丧失。

（4）主干部分出了问题。主要表现为本能严重压抑或严重失控、欲望过多过高或过少过低、需要过分受阻或过分满足等。

（二）是心络要素传导影响所致

心络的任何部分出现问题，都可能导致对整个心络的程度不同的影响。从大量临床实践看，有些是心络中主干或次干或末干或网线问题的直接反应；有些是这些部分的问题的延伸或泛化；有些则是这些部分的问题的传导影响反应。在分析心理问题时，一定要将两者加以区别。

（三）是生理系统对心络影响所致

疾病因素可能导致心理问题的出现。当心脏患病后，就容易导致情绪不稳，易激惹甚至抑郁，也会导致注意力不集中，记忆力下降，尤其可能导致死亡恐惧。而当肾脏患病后，就容易导致精神萎靡，情感淡漠，甚至导致幻觉妄想等。

躯体因素可能导致心理问题的出现。如躯体处于虚弱状态或疲劳状态或饥饿状态或缺氧、缺血状态时，就可能出现一系列心理问题。

遗传因素可能导致心理问题的出现。如单基因显性遗传可导致躁郁症，单基因隐性遗传可导致精神分裂症。

生化因素可能导致心理问题的出现。如：5-羟色胺和儿茶酚胺的含量增高，都会导致兴奋，而降低都会导致抑郁；乙酰胆碱的含量增高会导致抑郁，而降低会导致兴奋。

理化因素可能导致心理问题的出现。如脑部受伤、高温、严寒、酒精或毒品滥用、食物或药物中毒、重金属中毒、一氧化碳中毒等会导致一系列心理问题。

性别因素可能导致心理问题的出现。如女性因有经期等易情绪化，因主具柔性而易自卑、依赖等，男性因男性荷尔蒙等易多恋泛爱，因主具刚性而易支配、专横等。

年龄因素可能导致心理问题的出现。如在青春期时情绪容易波动，而在更年期时往往会易激惹。又如男性在步入四十岁后易外遇，而女性在步入四十岁后易恐老。

长相身材因素可能导致心理问题的出现。如太丑太矮太胖的人易自卑，易导致体相障碍，而太靓太帅身材太好的人易自负，易患"自恋症"。

（四）是外界系统对心络影响所致

自然事件有地震、海啸、洪灾、风灾、冰雹、冻雨等一系列的自然灾害。

社会事件有战争、动乱、移民、通货膨胀、金融危机、社会变革等。

个人生活事件有失业下岗、经营亏损、离婚、丧亲、人际纠纷、财产诉讼、被盗被骗、交通事故、投资失败、被人诬陷或侵犯等。另外还包括过去的特殊经历，如早期的各种创伤性经历和各种幸运性经历。

社会文化因素有信仰问题、民族问题、道德问题、时尚问题、风俗问题等。

外界系统对心络影响的一大反应是自我与外界的不适应或不协调，即人与外界的失衡。

（五）心理问题存在主次症结

在多方面的呈一定结构性的症因中，都存在着主次"症结"。

主症结主要有由本能问题、需要问题和欲望问题凝聚而成的欲望结，简称欲结。次症结主要有认知结、人格结、能力结。末症结主要有情绪情感结（简称情结）、行为结、注意结、兴趣结、态度结、意志结等。网线结主要有人际结。

在主症结、次症结、末症结和网线结之间，存在着非常复杂的关系。因传导性，有时它们会出现互为症结的现象。正因为这些症结的存在及其相互影响，所以许许多多的心理问题，究其原因，是情绪或情感问题、行为问题、注意问题、记忆问题、兴趣问题、态度问题、意志问题、感知问题；再究其原因，却是认知问题、人格问题和能力问题；再深究其原因，则是欲望问题、需要问题及本能问题。从总的来看，则是由综合因素而凝成的"灵魂"问题。心理问题的最本质、最核心问题是"灵魂"问题。

需要注意的是，上述的主、次症结等，是从心络的角度，即从心理问题的总体原因上去看的。对于具体的案例而言，则不能简单地认为其主症结都是欲结，次症结都是认知结或人格结或能力结，末症结都是情绪情感结或行为结等。即不能这样去生搬硬套，而是要做具体的分析。如有的心理症的症结就可能仅是人格结，尽管这人格结主要是因某些欲望而形成的（如一个人处处都很要面子，强烈地追求自尊，并获得过很多理想状态的自尊，便最终形成了病态的死要面子的人格特质），但此时的问题的主症结是人格问题而不是欲望问题。

三、心理症分类观

（一）分类和识别原则

心络学的心理症分类观把所有心理问题与疾病都称为"心理症"。分类原则是症因为主，症状为辅。

"症"与"非症"的主要区别原则有三个：

第一，自我感觉，是否感到痛苦。

第二，在他人看来，是否正常。

第三，社会功能是否受影响。

只要感到痛苦者，就可视之为"症"。感觉不到痛苦，但在别人眼里，特别是在心理咨询师和精神科医生眼里的不正常者，也可视之为"症"。不管痛苦与否，也不管别人认为正常与否，只要社会功能受到一定影响，就可视之为"症"。

症的轻重以痛苦的程度和不正常的程度以及社会功能受影响的程度来分。一般可分为轻度、中度、重度、极重度。

（二）具体分类

主要分为四大类：心络症、心身症、心物症、心综症。

心络症是心络因素导致的。心身症是生理因素导致的。心物症是外界因素导致的心理。心综症是心络因素和生理因素及外界因素共同导致的。

1. 心络症

心络症是因心络因素导致的心理症。如果按两种分类，即单一性分类和多联性分类，则可分成若干种。

单一性分，主要有16类。其中5类（即"灵魂"症、欲望症、人格症、认知症、能力症）主要是根据症因来分的；另外11类（即情绪情感症、行为症、注意症、记忆症、兴趣症、态度症、意志症、感知症、压力症、不适症、人际症）则主要是根据症状来分的。

多联性分，即按心络中多个相互联系影响的方面来分，主要为5类：欲望综合症、人格综合症、认知综合症、能力综合症和心络综合症。欲望综合症是指情绪、行为、睡眠等一系列心理生理症状或问题主要是由欲望问题导致的。其他类推。多联性分类，是"症因和症状结合，以症因为主"的分类。在临床实践中，我们所面临的，绝大多数都是综合症，按上述完全单一性分类的心理症是很少的。

2. 心身症

主要有：躯体疾病心理症、机体需缺心理症、性别心理症、年龄心理症、理化生化心理症、体相不容症等。

3. 心物症

主要有：部分压力症、部分不适症。请看本章本节的压力症中的客观事件压力症、人际关系压力症、评价压力症、比较压力症、文化压力症，以及不适症中的社会不适症、地理不适症、气候不适症等。

4. 心综症

心综症是指因心络因素和生理因素及外界因素共同导致的心理症。

四、心理健康观

（一）心理健康的概念

心络学的心理健康观认为，心理健康应是多方面的系统性的健康，应是人心络和谐、心身和谐、心物和谐的统一。

心络和谐是指心络的各部分基本上都处于良好的状态以及整个心络系统都处于相对平衡的状态。心络和谐的人，有理性的追求，有适度的欲望，有良好的人格，有完善的认知，有相应的能力，有稳定的情绪，有适当的行为，有健全的意志，有正常的感知，有和谐的人缘，并能始终悦纳自己。

心身和谐是指心络系统与生理系统处于相互良性影响的状态。心身和谐的人，心态平和，处世乐观，善待身体，笑对生死，睡眠足够，饮食健康，运动适量，情趣多样，生活很有规律，不仅心理健康、躯体健康，而且两者还处于相互促进的状态之中。

心物和谐是指作为人的主体与作为外部世界的客体处于相对协调的状态，即主客协调的状态或"天人合一"的状态。心物和谐的人，能从容地面对现实，积极地应对现实，适度地超越现实，真正地悦纳现实，始终是现实的主人。

（二）心理健康的标准

作者根据自己的心理咨询实践和心络学的心络观，提出了以下"十六标准"。

（1）内心充实：在物质上或精神上始终有自己明确的理性的稳定的追求或依托。

（2）欲望适度：某种欲望的程度不过高也不过低、多种欲望的比例不矛盾不失衡。

（3）认知完善：认知相对真实、客观、准确、全面并具有积极性质。

（4）人格良好：人格的种种特质相对适度或平衡，和绝大多数人比都属于"常态"，并能与周围的人保持"人格相融"。

（5）能力皆备：人在所处环境中完全具备自己所充当角色应具备的相应能力。

（6）情绪稳定：情绪的强度适中，经常保持平静愉快的状态，即便有波动，其波幅也不大。

（7）行为适当：行为经常保持在恰当合理的"度"上。

（8）注意能动：注意的对象、程度、广度等能根据实际需要能动变化。

（9）记忆保持：记忆力得到了保持。即人对过去所见、所闻、所感知、所经历的事物在头脑中的保持与再现的能力得到了保持。

（10）兴趣浓厚：突出的喜好和热爱达到了很高的程度，很不容易失去和改变。

（11）态度积极：对人和事物的态度以正性为主。

（12）意志健全：有充分而适度的自觉性、自律性、果断性和坚韧性。

（13）感知正常：感觉、知觉正常，符合客观实际。

（14）人际和谐：有良好的人际关系。

（15）社会适应：能面对、接受、适应社会现实，并按社会的要求及认可的方式行事，即能与社会保持协调和谐的状态。

（16）躯体健康：人的身体在总体上处于其所在年龄阶段相对健康的状态。

第二节　基本技术

朱氏点通疗法的技术可概括为：调、推、点、修。即欲望调节、体验推拿、悟言点击、"灵魂"修塑。

一、欲望调节技术

欲望调节是根据欲望适度满足使人幸福、不能满足和过分满足使人痛苦的原理，对来访者欲望进行调节，以消除痛苦、促进心理健康的技术或方法。

欲望调节主要有六种，故被称为"欲望六调"技术，简称为"六调"：张欲、践欲、足欲、降欲、转欲、衡欲。

（一）张欲法

就是想办法扩张或激发来访者的欲望。

有些人的心理问题是因欲望缺失或低下或萎缩而造成的。如有些人表面是因一生庸碌、无所事事、无所作为而痛苦，实际是因一生没有明确的强烈的欲望，或是人们常说的"胸无大志"。尤其是那些具有空虚心理的人，常常是在百无聊赖的痛苦中打发着生命的时光。欲望是生命的活力，是行为的动因，是情感的内核，是幸福的源泉。当一个人的欲望萎缩或丧失时，生命就会枯萎，行为就会中止，情感就会淡漠，愉快就会消失。因此，就需要进行欲望的适度的、合理的刺激或张扬。

欲望扩张法的具体操作是多方面的：可以从其优势着手（优势扩张法）；可以从其兴趣入手（兴趣扩张法）；可以从其现实需要着手（需要扩张法）；也可以从其自我实现的终极目标方面出发（目标扩张法）。

（二）践欲法

就是想办法让来访者对其欲望付诸行动。

有些人的痛苦是因有强烈欲望但没有付诸行动或行动缺乏持久性、连续性而造成的。生活中有太多这样的痛苦者：他们有许多这样那样的打算或目标，但由于没有行动，或有行动而不能坚持，始终没有成功。对于这类来访者，就应该鼓励他们践行欲望。

（三）足欲法

就是想办法让来访者尽可能地满足其正当的或适度的基本的欲望。

欲望不能得到满足，这是痛苦的主要源泉。所以我们应该努力让来访者某些欲望得到一定的满足。完全不考虑欲望的满足，那是不明智的，也是反人性的，且是没有什么效果的。

足欲法主要有两种：一是现实满足法，二是心理满足法。

1. 现实满足法

就是想法让其某种正当的、适度的、基本的现实欲望得到满足。因为在现实生活中，有许多人的痛苦是因正当的或适度的或基本的欲望没得到满足而造成的。一旦满足，痛苦很快消除。

心理咨询师不仅应是一个具有丰富的心理学专业知识和临床咨询经验的引导者，而且也应是一个在人生及生活方面阅历丰富、一专多能、足智多谋的参谋者。如果要求更高的话，还应是一个具有一定社会影响的或社会关系资源的人物。甚至从某种意义上讲，真正高水平的心理咨询师，应是集心理学家、精神病学家、哲学家、思想家和医生、律师、牧师、社会活动家等于一身的复合型专家。因为这样，心理咨询师就能让来访者得到多方面的心理的和现实性的帮助，让他们的某些欲望得到实际的满足。所以，心理咨询师的努力永无止境。

2. 心理满足法

是指能让来访者在心理上获得某些东西，从而使某种心理需要得到满足。主要有 3 种：安慰法、文饰法、希望法。

（1）安慰法。无论情况怎样，都要让来访者的心理得到某种安慰。具体操作有 6 点：理解、同情、关注、关爱、支持、帮助。

（2）文饰法。无论情况怎样，都要让来访者的心理获得某种好的感觉。具体操作是：辩证地看问题，将某些现实或情况做正面的积极的解释，甚至可以适度地美化，从而使之心理得到某种好的感觉。

（3）希望法。无论情况怎样，都要让来访者感到有希望。具体操作是：发现并让来访者看到其实际存在的优势、特点、长处，或其他某种可能，然后分析和展望这些优势、特点、长处和某种可能的前景。不管实际有无希望，人只要有了希望，心理就会获得某种满足，而且往往就真的有了某种希望。作者曾经研究过希望，发现希望是人的生命力的核心，是人成功的一大关键，而没有希望的人是生命力极低的人，是命运注定的失败者。能真正给予来访者希望，使来访者能真正感到有希望，是心理咨询师的一大本领。

（4）降欲法。就是想办法让来访者在暂时无法满足欲望的情况下，适度地予以降低或淡化。很多人的欲望都是偏高偏强的、不太现实的，尽管以后或最终有可能达到，但目前无论如何也是无法达到的。这就必然使很多人痛苦。这时最理智、最有效的办法就是想办法降低或淡化其目前的欲望，主要有 4 种：低比法、知足法、退步法、尽力即行法。

低比法。就是想办法让来访者暂时与周围那些比他们差的人比较，或让他们与自己过去差的时候比较。要让人比出满意来、信心来和勇气来。

知足法。就是想办法让来访者暂时接受现实，满足现状。知足，不仅能消除痛苦，而且能带来快乐。

退步法。就是想办法让来访者暂时退后一步，或以退为进。有些人的痛苦在于其只知道前进，不知道暂停和后退。人生从总的方向来看，是需要不断前进的。但从某个阶段来看，有时是需要后退的。正确的选择是，能进能退，进退自如。

尽力即行法。就是让来访者在定下一个努力的目标后，根本不去管该目标能否实现，而只管尽最大的努力，最后不管是什么结果，都愉快地接受。一个人没有远大的目标不行。但这远大目标的实现是需要一个过程的。在这过程中，如果总想着目标是否能实现，就很可能导致其出现这样那样的焦虑、痛苦、怀疑和动摇不定。如果总是去尽最大的努力，且总是接受努力后的结果，就很可能早日达到目标，即便永远没有达到目标，也不会因此而痛苦。

转欲法。就是想办法让来访者的欲望从一个方面转向另一个方面，或者是实现欲望中心的转移。

有些人的痛苦是因欲望根本无法或不可能满足而造成的，而我们又无法让其降低，这时如果能巧妙地将他们的欲望转到其他方面，就可能有较理想的疗效。主要有3种：欲望新中心法、欲望补偿法、欲望暂停法。

欲望新中心法。就是想办法让来访者另立一个新的欲望中心或注意中心。人的欲望是很多的，其中有些欲望是主要的、处于中心地位的。哪些欲望是主要的、处于中心欲望的，完全是由人自己确定的，也是因情况而变化的。人的某种欲望一旦成为主要或处于中心地位时，人的心理能量就会向该处聚集，并表现为人的带主流性的一系列观念、一系列行为和一系列情感。所以，只要能实现主要欲望或中心欲望的转移，就能实现人的带主流性的一系列观念、行为和情感的转移，从而使人有效地摆脱由原来那些无法实现的欲望引起的一系列痛苦。

欲望补偿法。就是对无法满足的方面进行某些补偿性的满足。这种补偿性满足可称为次要满足或侧面满足。

欲望暂停法。就是暂时把不能实现的欲望搁置一边，等待时机成熟后再去实现，现在只争取去做点能做到的。有些欲望就是无法实现，但来访者就是不愿降低，且就是不愿转移。在这种情况下，我们就可以用此法。暂时搁置只是一种手段，目的还是让其转移欲望，或是让其在某些注意的转移中使欲望得到调整。

（四）衡欲法

就是想办法让来访者在追求欲望的顾此失彼中重新平衡欲望，使他们欲望之间的矛盾冲突得到协调，达到一种相对的平衡。

平衡的方式有：在总体方面，让一些欲望重新排列组合，分清主次；在局部方面，让某些欲望或降低、或抑制、或消除、或扩张、或突出、或换位、或变相等。

欲望调节的核心是足欲，张欲和转欲。降欲、衡欲和践欲，实际是满足欲望的三种变相手段，即是通过降低、平衡、实践的方式来达到某种欲望的满足。

二、体验推拿技术

体验，是指人亲身的经历、实践、体会、理解、感受等。推拿，即按摩。体验推拿，就是有意识地将来访者重新置于另外的某种或几种状态中，引导其产生某些体验，并让这些体验对其心理进行按摩。常用种类有七种，简称七推：

（一）另环境体验推拿

人总是生活在一定环境中的。不同的环境会给人不同的体验。当一定环境发生变化后，人就可能产生新的体验。这里所说的另环境包也含了一定的活动。另环境体验推拿就是将来访者置于另外的某种或几种特定环境中进行体验，使之心络的某些要素发生一定的变化。其种类无限。

（二）另情景体验推拿

人在不同的情景中，会有不同的体验。另情景体验推拿就是将来访者置于另外的某种或几种特定情景中进行体验，使之心络的某些要素发生一定的变化。其种类无限。

（三）另角度体验推拿

人在不同的角度，有不同的体验。换一个角度，就会有新的体验。另角度体验推拿就是将来访者置于另外的某个或某几个角度中进行体验，使之心络的某些要素发生一定的变化。其种类也较多。

（四）另角色体验推拿

每个人在不同的地方或时候，都扮演着一定的角色。但对某个人而言，他往往自觉不自觉地长期扮演着某个或某几个习惯性的角色。这种习惯性的角色，就会形成其一贯的认知、行为、态度等。如果让其扮演另外的某个或几个不同的角色，就会产生不同的体验。另角色体验推拿就是将来访者置于另外的某种或几种特定角色中进行体验，使之心络的某些要素发生一定的变化。种类很多，作者常用的有另身份角色体验和另情绪或情感角色体验。

（五）另方式体验推拿

人的生存或生活方式不同，其体验就不同。只要换一种方式，就会有新的体验。另方式体验推拿就是让来访者换一种或几种方式进行体验，使之心络的某些要素发生一定的变化。

种类也很多，作者常用的主要有 4 种：
另生活方式体验、另生存方式体验、另行为方式体验、另习惯方式体验。

（六）另认知体验推拿

不同的认知，会给人带来不同的体验。换一种认知，就能获得新的体验。另认知体验推拿就是让来访者换一种或几种认知进行体验，使之心络的某些要素发生一定的变化。形式也很多，笔者常用的主要有两种：另观念体验（过去编者曾把它称之为"选择观念疗法"）、另认知模式体验。

（七）另态度体验推拿

不同的态度，会给人带来不同的体验。换一种态度，就能获得新的体验。另态度体验推拿就是让来访者换一种或几种态度进行体验，使之心络的某些要素发生一定的变化。种类也太多。编者常用的有：冷静态度体验、平和态度体验、理解态度体验、宽容态度体验、总是友好态度体验、总是从零开始态度体验等。

三、悟言点击技术

悟言点击技术是建立在语言对人的心理有重要影响的基础上的。

悟言是指在治疗过程中来访者自己悟出的语言；也是指心理咨询师将来访者所领悟内容进行概括或提炼而成的语言；还指他人的但能使来访者有所感悟的语言。悟言可以是一句话或一段话甚至一个词。形式上可以是任意的。最关键的是，它于来访者的症状、病因和治疗要具有针对性。悟言类型：从形式上分，主要有口头类和书写类。从内容上分，主要有引导、指导类；激励、强化类；启示、警示类。

点击，是指反复地刺激或作用。

悟言点击，就是来访者在平时以及在即将面临某一问题时，反复说出或反复思考自己已领悟过或深刻感受过的悟言。主要有两方面含义：一是用悟言对症结进行反复的叩击，使症结不断受到冲击并逐步瓦解崩溃；二是让悟言反复作用于人的大脑，使之在意识和潜意识中留下深深的印迹，形成一种以悟言为核心的观念系统，或者说，使之渗透大脑皮质，形成大脑的一个条件反射系统或一个信息输入及输出的中心。

编者在实践中，主要应用了 3 种形式，简称为"三点"：早晚点击、日常点击、遇事点击。

四、"灵魂"修塑技术

这里所说的"灵魂"，不同于传统意义的灵魂。它是心络在生理系统和外界系统综合影响下以及在心络内部因素相互影响下而形成的一种无形的"精神实体"，在整体上近似于人们常说的精神。

心络系统＝欲望＋人格＋认知＋能力＋情绪情感＋行为＋意志＋兴趣＋……；"灵魂"系统＝心络系统＋生理系统＋外界系统。所以，"灵魂"修塑就是要对单一的心络系统和整体的"灵魂"系统进行重建或塑造。

主要有两大类：健康修塑，境界修塑，简称为"两修"。

（一）健康修塑

就是用心络学关于心理健康的十六标准对人的心络进行重建或塑造，以促进或达到人的身心健康。简称为健康修。

这十六条标准为：内心充实、欲望适度、人格良好、认知完善、能力皆备、情绪稳定、行为适当、注意能动、记忆保持、兴趣浓厚、态度积极、意志健全、感知正常、人际和谐、社会适应、躯体健康。所以，健康修也可称为"健康十六修"。

（二）境界修塑

就是用人类"灵魂"的十二种优秀元素对人的"灵魂"进行重建或塑造，使人的整体"灵魂"能升华到某个境界。简称境界修。

这里所说的境界，是指"灵魂"达到的某种状态，主要有快乐、崇高和神圣三种状态。这里所说的十二种优秀元素是：爱、善、和、真、恕、信、义、勇、忠、孝、康、勤。

所以也可说，境界修塑也可称为"境界十二修"。境界修塑就是要使人具有爱善和之心，真恕信之德，义勇忠之精神，孝康勤之品性。

第三节　基 本 操 作

朱氏点通疗法的治疗有两大理念：一为点准症结，反复则通；二为治表治本，标本兼治。有两大任务：一是消解症结；二是重新塑人（即治病塑人）。有两图应作：一是病因图，二是治疗图。其治疗运筹和操作如下：

一、把握症因，全面系统

（一）把握症状，全面系统
症状主要有心理症状，行为症状，生理症状。

1. 看有哪些心理症状

心理症状主要有：一为压力症状，表现为有较重的压力感；二为不适症状，表现为有较重的不适感；三为情绪症状，表现为有一定的情绪或情感反应，如有焦虑、紧张、烦恼、恐惧、低落、消沉、苦闷、抑郁、绝望、强迫、压抑、悲伤、仇恨、疯狂等；四为注意症状，表现为注意力不集中或注意减退等；五为记忆症状，表现为记忆力下降或记忆出现错误等；六为兴趣症状，表现为兴趣减退或不感兴趣等；七为态度症状，表现为态度消极或反常等；八为意志症状，表现为自觉性、自律性降低或自制力、坚持力下降；九为感知症状，表现为感觉过敏、迟钝、倒错或有错觉、幻觉等。

2. 看有哪些行为症状

行为症状主要有：人际交往开始减少或出现回避现象、学习被动或放弃、生活反常或混乱、工作消极或不能、攻击或逃避社会现实等。

3. 看有哪些生理症状

生理症状主要有：睡眠、饮食出现问题，躯体有种种不适反应或疾病反应，如头痛、头晕、心慌、胸闷、口干、便秘、腹泻、肢体无力或酸痛等。

在全面把握症状时，要注意有些症状是否是泛化的结果。

（二）把握症因，全面系统
主要症因有心络方面的、生理方面的、外界方面的。

1. 心络方面

心络方面的原因主要有欲望、认知、人格（性格）、能力、情绪情感、行为、注意、记忆、兴趣、态度、意志、感知、人际关系等因素。先请来访者填以下量表，然后根据所填的内容进行了解和核实，就能基本把握心络方面的原因。

点通心理症因自评量表（DT-2）

姓名代号：　　　性别：　　　年龄：　　　自评时间：　　年　　月　　日

有下面因素的就在下划线上里打分。轻1，重3，中2。无则不管。

1. 欲望：想的未满足_____、不想的摆脱不了_____、多种欲望不能平衡_____。

2. 性格：自卑_____、自负_____、依赖_____、急躁_____、暴躁_____、易冲动_____、敏感_____、多疑_____、固执_____、以自我为中心_____、很要面子_____、很在乎别人评价_____。

3. 能力：自理差_____、独立差_____、应对差_____、承受差_____、专业差_____、竞争差_____。

4. 认知：易往坏处想_____、易归因于别人_____、易归因于自己_____、易片面性_____、易绝对化_____、易夸大_____、易缩小_____、易严重化_____、自评与他评差距大_____。

5. 情绪：常低落_____、常兴奋_____、常焦虑_____、常害怕_____、常紧张_____、常生气_____、常怀恨_____、常苦闷_____、常悲伤_____、常压抑_____、常嫉妒_____、常内疚_____、常无聊_____、常绝望_____。

6. 行为：攻击_____、逃避_____、自闭_____、强迫_____、打人_____、毁物_____、反常_____、自伤_____、自杀_____。

7. 注意：不集中_____、太集中_____、减退_____、经常注意自己（有关问题_____、内心活动_____、身体感受_____）。

8. 记忆：不好_____、下降_____、易忘_____、增强_____、常记错_____、有把不相关的记在一起_____。

9. 兴趣：缺乏_____、较少_____、不浓_____、减退_____、太多_____、矛盾_____。

10. 态度：消极或悲观（对自己_____、对生活_____、对人生_____、对他人_____、对社会_____）。

11. 意志：怕苦_____、畏难_____、懒惰_____、自觉性差_____、自控性差_____、坚持性差_____、坚强性差_____。

12. 感知觉：有不安全感_____、有些感觉或知觉到的内容不符合客观事实_____、有幻听或错听_____、有幻视或错视_____、看东西变形或变远或变近_____。

13. 人际关系：朋友无或少_____、朋友关系不好_____、不想与人交往_____、想交往但怕交往_____、不知怎样交往_____、不易接受他人_____、不易接受自己_____。

续表

14.现实适应：不能适应现实（学习_____、工作_____、家庭_____、人际关系_____、有些事件_____、有些社会规则或文化_____、生活环境或习惯_____、气候_____）。
15.身体状态：有病_____、素质差_____、睡眠问题（失眠_____、贪睡_____、恶梦多_____、昼夜颠倒_____、总觉没睡或睡得差_____）、饮食问题（厌食_____、贪食_____、偏食_____、常吐_____）、缺乏运动_____、生活无规律_____。
16.社会功能状态：没有或不太正常（生活_____、学习_____、工作_____、社交_____）。

说明：此表是朱美云根据朱氏点通疗法的理论和技术创制而成的，旨在让求助者了解自己，让心理治疗者掌握情况，便于对因治疗、系统性治疗和功能性治疗。共16类120项。使用者可从这16类因素的得分中和各类子因素的得分中进行分析，从而做出症因诊断，并确定主、次症结。

2.生理方面

生理方面的原因主要有疾病因素、躯体状态、遗传因素、生化因素、理化因素、性别因素、年龄因素、长相身材因素等。

3.外界方面

外界方面的原因主要有自然事件、社会事件、个人生活事件、社会文化因素等。

无论是把握症状，还是把握症因，都要有全面的、系统的、因果的、变化的观点，都要从线到干、从果到因、从现象到本质，既能把握住问题的方方面面，又能把握住问题的来龙去脉，反对片面地、孤立地、纯现象地、一成不变地看待心理问题的症状和症因。

二、找到症结，点通症结

在全面把握症状和症因后，必须要做的工作就是要寻找症结和点通症结。

（一）怎样寻找症结

1.看症因的纵向及逆向关系

根据心络图，首先看是不是外界的某个或几个问题；第二看是不是生理的某个或几个问题；第三看是不是网络线中的人际关系问题；第四看是不是末干中的某项或几项问题；第五看是不是次干中的某项或几项的问题；第六看是不是主干中的欲望问题。最后，反过去从主干到次干、末干、网络线、生理、外界这样的顺序去看。这实际是由外到内、由内到外、由表及里、由里及表的方式。通过这样的方式，我们就可能从它们的纵向及其逆向的关系中找到主次症结。

2.看症因的横向及逆向关系

第一步，根据心络图，首先看是不是情绪情感问题，然后依次看是不是行为、注意、记忆、兴趣、态度、意志、感知的问题。此后反过去，从感知开始，依次看是不是意志、态度、兴趣、记忆、注意、行为、情绪情感的问题。

第二步，根据心络图，首先看是不是认知的问题，然后依次看是不是人格、能力的问题。此后反过去，从能力开始，依次看是不是人格、认知的问题。

这实际是由左到右、由右到左的方式。通过这样的方式，我们就可能从它们横向及其逆向的关系中找到主次症结。

3.看症因的网状及辐射关系

根据心络图，把所有因素看成是网状或经络的关系：它们有时是此因彼果，有时是互为因果；有时是纵向的互为因果，有时是横向的互为因果；有时是此因近果，有时是此因远果；有时是单一的直线关系，有时是复杂的辐射关系。

经过上述三个方面的寻找，我们就能发现心理症原因间的因果关系、表里关系以及错综复杂的经络关系，从中找到主次症结，从而形成心理病因网络图。

（二）怎样点通症结

1.用欲望调节、"灵魂"修塑等技术消除欲望结

通常方法是：首先要让来访者深刻地认识到欲望结怎样让其形成了心理症。第二要让来访者明了欲望调节的作用和意义。第三要指导来访者怎样具体地调节欲望（见欲望六调技术）。

2.用体验推拿、悟言点击等技术消除认知结、人格结、能力结、情结等

第一要让来访者深刻地认识到这某个或几个结怎样让其形成了心理症。第二要让来访者明了体验推拿、悟言点击等技术的作用和意义。第三要指导来访者怎样去具体地体验、推拿、感悟和点击。

需要指出的是，点通症结不是一件容易的事，而是需要一个反复或持续的过程，因这些结都不是一下就形成的。就如常言所说，冰冻三尺，非一日之寒。不明白这一点，就很难解开长期困扰药物治疗界和心理治疗界的困惑。药物治疗有时见效很快，但不能消除心理问题的原因，更不能消除症结，所以一吃药就有点效果，但最终就是不能治愈。心理治疗虽能消除心理问题的原因或症结，但往往不是一下就能消除的，所以就见效慢。所以点通治疗要强调点准症结，反复则通。

三、整体治疗，分步推进

治疗应有总的全局战略和具体的切入点和突破点，应有点有面、点面结合。因此心中应有一张具体可行的"整体治疗分进图"，简称治疗图。对于没有经验的心理咨询师来说，应先制作这样的治疗图，否则，治疗就可能是盲目的。

（一）确定治疗点、切入点和突破点

治疗点是都需要具体解决的问题。如：一个严重怕鬼，连白天都不敢独自待在家里的人，在治疗中就有这样一些需要解决的问题：怎样消除其长期以来有关"鬼"的刺激、其该怎样具体应对种种的"鬼"问题、各种各样的"鬼"现象是怎么回事、他所亲自见到的多种"鬼"实际是怎么回事、怎样消除其有关"鬼"的观念等。

切入点是容易进行又容易产生一定效果的部位。如前例，笔者就把"他所亲自见到的多种'鬼'实际是怎么回事"作为了切入点。笔者首先对他说，你所见到的"鬼"，实际都是你对鬼神恐惧的一种心理反应。这种恐惧可以使你把一切东西都变成你所恐惧的"鬼"。其实，真正的"鬼"是根本不存在的。然后，作者让其闭上眼睛，然后关掉咨询室的电灯，对他说，当你睁开眼睛后，你会看见咨询室的很远处有一个"死鬼"。当他睁开眼后，果然说看见了那"死鬼"。就在这时，编者拉开了电灯。事实证明，他所见到的"死鬼"是不存在的，但这"死鬼"确是他亲眼见到了的。类似的操作体验使他真正明白了所谓的"鬼"，确实就是他心中恐惧的反应。因为只要没有那种恐惧，就不会见到那种"鬼"。

找到切入点并进行切入性治疗后，有时就能解决问题，但很多情况是不能解决问题。因此，我们还需找到突破点。突破点就是能使问题得到迎刃而解之点或难以攻克之点。突破点有时就是症结，但有时也不是。如前例，其症结是信鬼，但其突破点却是"怎样消除其长期以来有关'鬼'的刺激"。关于"鬼"的各种刺激，已深深地渗入其大脑皮层，形成了有关"鬼"的条件反射。所以，即便其不信"鬼"了，其还是会怕"鬼"，成为一种强迫性的恐惧。所以，必须突破这点。如果有的心理咨询师一开始就进行脱敏治疗，也许也有效果，但来访者以后肯定还会怕"鬼"，因为其虽找到了突破点并有了突破性疗效，但没有消除信鬼这一症结。只要这个来访者信"鬼"，其就会一直怕"鬼"，且还会看见或遇到"鬼"。只有消除了症结，并消除了留在大脑皮质的刺激，该来访者才能摆脱怕"鬼"的恐惧。

（二）制订整体治疗方案

确定治疗点、切入点和突破点后，治疗的方向和步骤就可能较清晰了。但严谨的治疗有时还需有一个整体的方案。

在制订整体治疗方案后，就会自然地形成一张治疗图。有时是先有方案后有图，有时是先有图后有方案，不同的情况或不同的人就可能会有不同的情形。还有一种是已把方案融进了治疗图中，成了治疗图即方案，方案即治疗图。

（三）分步推进，灵活实施

在治疗点、切入点、突破点以及治疗方案或治疗图都确定后，接下来就是具体实施了。从实际情况看，可同时在几个治疗点进行，但大多数个案都是有先有后或有主有次地分步进行。有的个案，切入点只是一些边缘性的小问题，而有的则是很难解开的症结问题，甚至一开始就把突破点作为了切入点。是同时整体推进呢还是先后有序地分步推进抑或是绝对地各个击破？我们没有统一的答案，而主张灵活实施，一切都根据实际情况而定。就绝大多数的情况来看，往往是分步推进。

四、改善生理，协和外界

因为心络系统和生理系统及外界系统是紧密相关并互相影响的，所以在治疗时要求改善生理系统并协和外界系统。否则，疗效会被生理方面或外界方面引起的心理问题所淹没或抵消。

（一）改善生理

主要是指要求来访者要尽量改善生理状况，防止出现生理方面的问题。编者通常的做法是如下。

1. 要求其积极治病或防病

如果来访者有什么躯体疾病，编者会让来访者在明了生理因素将怎样影响心理的基础上，要求其积极治病。同时会根据来访者的具体情况，要求其积极防止生理疾病。如果来访者不去治病或老是不注意防病而导致不断生病，编者会建议其停止心理咨询或建议去另找他人咨询。

2. 要求其服药或减药或停药

在症状太严重时，编者会在讲明药物能完全或部分控制症状的基础上，要求其去医院精神科开药，并严格按医生的规定服药。如果其坚决不去开药或开后坚决不服药，编者会根据实际情况而决定是否接受其咨询。

在症状不太严重时，编者反对首先用药物进行治疗。如果其坚决要服药，编者会让来访者了解药物治疗和心理治疗的各自功用，而不致其只肯定什么而否定什么。

编者所遇到的情况是，有很多来访者是服了很多年药的，来咨询时也在服药。对这类来访者，当咨询后有一定效果时，编者会建议其在精神科医生的指导下适量地减药，逐步达到停药。尤其是在药物反应或副作用太明显时，编者更会这样建议。甚至在个别情况下，会强烈要求其减药或停药。如果其坚决不从，编者会停止对其进行治疗或咨询，因为在药物反应或副作用强烈时，心理咨询很难有效果。

3. 要求其睡眠适度、饮食合理、坚持锻炼、有规律地生活

来访者中，往往都有失眠、早醒、食欲不振、疲惫无力等生理症状，其中有些是心理问题的躯体化反应，而有些则是生活方式不良等自身因素造成的。不解决其生活方式不良等自身的问题，心理治疗或咨询的效果也会受到影响。

睡眠适度，就是要求其按时起睡，不能睡得太少，也不能睡得太多，成人一般在7～8小时，不得超过9小时和少于6小时。适度睡眠能有效改善其睡眠状况，使心理治疗效果显得快而明显。如果睡眠无度，不但难以产生疗效，而且还会由此产生新的心理问题。同时因人而异，每一个人的睡眠需要量是差异的，不能死搬硬套。

饮食合理，就是要求其不能过分地贪食、偏食、节食，尽量做到"什么都吃，什么都少吃"，争取清淡一些，杜绝零食，少吃辛辣食品，少喝冷冻饮料，决不醉酒。因为有些人的心理问题与不合理饮食有关，如过分节食或偏食的人往往食欲不好，因而精神不好，因而心里很烦。还因为有些人已把心理问题演变成了饮食问题，如有的人一心烦就贪食、酗酒或拼命吃零食。要求其合理饮食，一方面既是一种治疗，一方面又能避免其由饮食产生的心理问题。

坚持锻炼，能有效地调节其身心，从而使疗效更为显著。无数事实证明，任何运动，都能改善人的心理状态，尤其能改变人的情绪和心境。所以，不管来访者有无锻炼的习

惯，编者都会建议或要求其坚持锻炼。

有规律地生活，就是要求其起睡、饮食、锻炼等尽量有一定规律。谁都知道人体内有一个"生物钟"，而"生物钟"不能随便被打乱。编者认为，人体内也有一个"心理钟"，这个"心理钟"也不能随便被打乱。如果被打乱，人也会像"生物钟"被打乱一样，会出现诸多的不适。因为心理和生理每时每刻都是相互影响的。所以，在心理治疗或咨询时，编者总要建议或要求其有规律地生活。

（二）协和外界

主要是要求来访者在治疗期间要预防或回避一些较严重的现实问题或事件，尽量改善周围的关系。编者通常的做法是：

1.尽量不与重大的社会事件或重大的社会问题有关系

在治疗期间，如果来访者去参与某行业组织的全市性罢工活动，并遇到了许多麻烦，那对其进行的咨询或治疗就很难产生明显的疗效。经验告诉编者，对这样的来访者，在治疗期间，要么是要求其不要与那些事件或问题发生关系，要么是暂时停止咨询或治疗。

2.尽量避免发生重大的生活事件

在治疗期间，编者都要建议或要求来访者尽量避免发生另外的诉讼、失业、离婚、失恋、分居、迁移、出国、结婚、重要投资、高考或中考等重大生活事件，甚至会建议一些厌学恨学的学生请假或休学。因为这些生活事件本身都会给来访者带来一系列的心理问题。所以，此时的治疗与咨询很难很难有什么疗效，甚至会认为是咨询或治疗有问题。

3.尽量和家人、朋友、同事、同仁搞好关系

在治疗期间，编者有一个必做的事，就是要让来访者尽量与家人、朋友、同事、同仁搞好关系。一是因为，有好多问题都与这些人相关。二是因为，心理治疗或咨询都需要有一个良好的社会关系背景。三是因为，搞好这些关系本身就是一种很好的治疗。四是因为，疗效的一个重要体现就是其社会功能有所改善。

4.尽量争取有让人愉快的事情发生

在治疗期间，编者会密切注意来访者周围发生的事情，其中会密切注意其本人及其家人发生的一些让人愉快的事情。因为让人愉快的事情能有效地改善其心情或心态。不仅如此，编者还常常鼓励来访者促使这样的愉快事情发生。

五、信任配合，克己坚持

心理治疗，必须得到来访者的信任。常言说：信则灵。信任是产生疗效的核心和基础，是心理咨询师的法宝。从某种意义上讲，疗效源于信任，也是信任的结果。没有信任，任何治疗与咨询都可能事倍功半，甚至完全徒劳。正因为如此，凡是不相信心理治疗与咨询的、对心理咨询师缺乏信任的、不愿意治疗咨询或没有治疗咨询愿望而被劝来的或被骗来的来访者，编者都会婉拒。

心理治疗，必须得到来访者及其家人的配合。如果需要来访者回家后写下自己的感受或领悟，可他根本不写；如果需要其每天早晚坚持悟言点击，可他根本不做；如果需要其去某个地方做体验推拿，可他根本不去；如果需要其减药或停药，可他根本不减不停或谎

说自己已减已停；如果其需要一周一次咨询，可他一个月或两三个月甚至总是到了欲跳楼时才来一次；如果需要其去进行某种具有一定挑战性的体验，其本人同意可家人因溺爱等而反对；如果需要其改变混乱的生活方式，其本人也愿意可家人觉得没必要……那治疗或咨询的效果就无法得到保障。尤其是对青少年的治疗，家长的配合至关重要！编者的体会是，对青少年的治疗，实际上也是对家长的治疗，因为许多问题是由家长造成的；治青少年易，而治家长难！

心理治疗，必须想法让来访者学会或做到克己。心理治疗与咨询的过程，是来访者痛苦改变、艰难成长的过程。因为任何改变都是痛苦的，任何成长都是艰难的。心理咨询师除要学会有效地消除种种"阻抗"外，还要想法让来访者学会并尽量做到克己。第一种克己是让其努力承受改变或成长中的必然痛苦。当然前提是要让其明白改变或成长为什么会必然痛苦的道理。第二种克己是要其努力去接受和适应新的环境、新的角色、新的观念、新的行为、新的态度等。如果来访者做不到克已，仍是过去老一套，那你治疗或咨询的效果也无法得到保障。

心理治疗，必须想法让来访者坚持。前面讲过，心理症的原因是多方面的、错综复杂的，而且症结也不是一下能解开的，需要一定的过程，因此，其治疗或咨询必须要坚持。否则就会半途而废，甚至没有好的结果。凡是不能坚持的或以为一次或两三次就能完全解决其严重问题的来访者，最好一开始就婉拒或转介。

六、注意对象，灵活有效

使用该疗法要特别注意以下两点。

（一）适应证

该疗法的适应证是：因欲望、认知、性格、能力、注意、兴趣、意志、人际关系问题导致的焦虑症、抑郁症、恐惧症、强迫症。不适应因身体疾病、遗传、衰老、智障、脑损伤、感染、中毒、生化、理化等因素导致的心理疾病。

（二）适合者

该疗法的适合者是：愿接受对因治疗者、愿改变者、愿行动者、家人不反对者。反之为不适合者。

该疗法应用的基本原则是以下 2 种。

1. 灵活性

调、推、点、修四法要灵活应用：调需点推，推需点调，修需点推调。

2. 有效性

该疗法提倡：法无定法，有效即法。除点通四技外，只要有效，其他任何方法都要使用。

第二十四章 中医音乐疗法

音乐疗法是一种以心理治疗的理论和方法为基础，运用音乐特有的生理、心理效应，使求治者在音乐治疗师的共同参与下，通过各种专门设计的音乐行为，经历音乐体验，达到消除心理障碍、恢复或增进心身健康目的的治疗方法。

现代音乐治疗学是一门十分年轻的学科，1944年美国密歇根州立大学设立专门的音乐治疗课程来训练专业音乐治疗师，现代音乐治疗学得到了迅速的发展。1950年美国成立音乐疗法协会，标志着音乐治疗学作为一门新兴的学科正式诞生。中国的现代音乐治疗起步较晚，开始于20世纪80年代初期，但源于古典中医学整体观思想的音乐疗法和保健理论却源远流长。音通人心、乐和阴阳，音乐有益于身心健康，已经是自古以来的共识。中医音乐疗法集歌曲吟唱、演奏、聆听和舞蹈等多种表现形式为一体，并可结合其他疗法同时进行，内容丰富、形式多样。本节对中医音乐疗法进行系统的总结和阐述。

第一节 中医音乐疗法的起源

一、远古时期

中国音乐疗法的历史，可以回溯到遥远的古代。在距今七、八千年前的新石器时代出土文物研究中，发现一些描绘音乐舞蹈行为的图案，并可以意会到其中的保健治疗意义，如仰韶文化、马家窑文化、龙山文化等。

《吕氏春秋·古乐篇》云："昔陶唐之时……民气郁阏而滞着，筋骨瑟缩不达，故作舞以宣导之。"可见，原始歌舞实际就是一种音乐运动疗法，对纾解郁气、畅达筋脉、调理心身确有好处，而且容易普及施行。

二、春秋战国时期

随着中华古代文明的全面发展，中国音乐保健治疗的思想和方法也得到发展和完善，形成早期中医音乐疗法的思想体系。思想家孔子把音乐列入"六艺"，即礼、乐、射、御、书、数，并选编、整理出我国最早的民歌总集《诗经》。特别强调"乐"的教化作用，将"礼乐"或"礼乐兵刑"并称，提出对人的教育要"兴于诗，立于礼，成于乐"（《论语·泰伯》），把乐教作为完成诗教与礼教的最后手段，认为通过乐教才能完善人格。孔子还认为"安上治民，莫善于礼，移风易俗，莫善于乐"，把音乐作为陶冶性情和洗涤心灵的工具，通过音乐的作用来改变人的行为和习性。

秦国著名医家医和对音乐与健康的关系有过深刻的论述，据《春秋左传·昭公元年医和论乐》记载："中声以降，五降之后不容弹矣。于是有繁手淫声，慆湮心耳，乃忘平和，君子弗听也。物亦如之，至于烦，乃舍也已，无以生疾。君子之近琴瑟，以仪节也，非以韬心也。天有六气，降生五味，发为五色，征为五声，淫生六疾。"认为听音乐、演奏音乐都必须有选择、有节制，才有益于身心，否则对身心不但无益反而有害。

《乐记》是我国最早、影响最大的音乐理论专著，为《礼记》的个篇章，是儒家重要典籍之一，相传为孔子再传弟子公孙尼子所作。汉成帝时，刘向校《礼记》辑得二十三篇，以十一篇编入《乐记》，这十一篇包括：乐本、乐论、乐礼、乐施、乐言、乐象、乐情、乐化、魏文侯篇、宾牟贾篇、师乙篇等。《乐记》对音乐理论进行系统的整理，把五音（角、徵、宫、商、羽）的理论确定下来，探究音乐的原本、音乐的产生与欣赏、音乐对社会与个人的作用，重视乐和礼的关系。《乐记》云："乐者乐也，琴瑟乐心，感物后动，审乐修德；乐以治心，血气以平。"从中可透视出音乐与心身调理的关系。

三、两汉魏晋时期

司马迁在《史记·乐书》中提出："调和五声以养万物""故乐行而伦清，耳目聪明，血气平和，移风易俗，天下皆宁。故曰'乐者乐也'。""故音乐者，所以动荡血脉，流通精神而和正心也。""是故君子反情以和其志，比类以成其行。"认为音乐具有通达血脉、振奋精神、防治身心疾病的作用，音"正"乐和才符合养生保健的规律，才能对人产生积极的影响。

东汉班固在《白虎通德，礼乐》中提出："闻角声莫不恻隐而慈者，闻徵声莫不喜养好施者，闻商声莫不刚断而立事者，闻羽声莫不深思而远虑者，闻宫声莫不温润而宽和者。"认为不同的音调对人产生不同的心理作用，会潜移默化地影响人们的思想和性情。

阮籍在《乐论》中指出："乐者，使人精神平和，衰气不入，天地交泰，远物来集，故谓之乐也。"认为音乐是一种能够让人精神安宁、身体健康的积极方法。

嵇康在《声无哀乐论》中说："躁静者，声之功也；哀乐者，情之主也。"在《琴赋并序》中说："若和平者听之，则怡养悦愉，淑穆玄真，恬虚乐古，弃事遗身。"认为人在听到不同曲调的音乐之后，会有不同的情感体会，这也是音乐能作用于人体，调节人的情绪状态的原因。他强调欣赏音乐要有平和的心绪，这样听音乐就能使人心情愉快，甚至达到恬淡虚无的境界。嵇康还在《养生论》中记载，西汉时的窦公年幼时不幸双目失明，整日郁郁寡欢，忧闷成疾。后来学会了弹琴，每遇不悦之事，即以琴抒怀，宣泄感情，调节心志，久之不但解除了病痛，还活到高寿。

四、隋唐至金元时期

《隋书》载："夫音本乎太始，而生于人心，随物感动，播于形气。形气既著，协于律吕，宫商克谐，名之为乐。乐者，乐也。圣人因百姓乐己之德，正之以六律，闻之以五声，咏之以九歌，舞之以八佾……礼定其象，乐平其心，外敬内和，合情饰貌，犹阴阳以成化，若日月以为明也。""教之以风赋，弘之以孝友，大礼与天地同节，大乐与天地同和，礼意风猷，乐情膏润。"

阐述了音与乐的由来及乐对人的教化作用，并说"大乐"是符合天地之道的，对人的身心有好的影响。

《晋书·乐志》中有："是以闻其宫声，使人温良而宽大；闻其商声，使人方廉而好义；闻其角声，使人恻隐而仁爱；闻其徵声，使人乐养而好施；闻其羽声，使人恭俭而好礼"。即通过"五音"可以把握人的性格与行为。

自唐宋以来，音乐治疗已广泛地应用于心理治疗。唐代诗人白居易酷爱音乐，曾有诗《好听琴》曰"本性好丝桐，心机闻即空，一声来耳里，万事离心中；清畅堪销疾，恬和好养蒙，尤宜听'三乐'，安慰白头翁。"诗句强调了音乐对人的心理调节功能。宋代文学家欧阳修在《欧阳文忠公集》中记载，他曾因忧伤政事，形体消瘦，屡进药物无效。后来，每天听古曲《宫声》数次，心情逐渐从忧郁、沉闷转为愉快、开朗。欧阳修深有感触地说："用药不如用乐矣。"真可谓"乐"到病除。

"金元四大家"之一的张子和在《儒门事亲》中提出"以针下之时便杂舞，忽笛鼓应之，以治人之忧而心痛者"，是用音乐治疗因悲伤过度而心痛的实例。他还提出"好乐者，与之笙笛"，强调要因人施治，提倡用音乐来娱乐精神、冲淡病痛。同为"金元四大家"的名医朱震亨则明确指出"乐者，亦为药也"，主张用音乐作为一种精神疗法，为患者解除痛苦。元代刘郁《西使记》中记载：丁巳岁年趣报达国（今巴格达）首领头痛，医不能治。一伶人作新琵琶七十二弦，听之立解。这是我国古代将音乐用于治疗疾病的明确记录。另外也有用音乐治疗儿科疾病的实例。明代儿科家万全治疗小儿喜睡，二目不能开，"令其全家中平日相与嬉戏者，取其小鼓小钱之物，在房中床前，唱舞以娱之，未半日，目开而平复也"。

五、明清时期

这一时期，音乐作为一种治疗手段受到了许多医家的重视。明代的张景岳对音乐疗法推崇备至，并对其治病机制研究颇深。他在《类经附翼》中对音乐疗法有专篇《律原》进行论述，提出音乐"遂以十二律为神物，真可以通天地而合神明"，即音乐可通过心理效应而起到养生康复的作用。明代龚居中提出"歌咏所以养性情。"意思是练习歌唱，可以陶冶心性，减少疾病。

明代李贽在《焚书·琴赋》中首先论证了："琴者心也，琴者吟也，所以吟其心也。人知口之吟，不知手之吟；知口之有声，而不知手亦有声也……同一琴也，以之弹于袁孝尼之前，声何夸也？以之弹于临绝之际，声何惨也？琴自一耳，心固殊也。心殊则手殊，手殊则声殊故蔡邕闻弦而知杀心，钟子听弦而知流水，师旷听弦而识南风之不竞，盖自然之道，得手应心，其妙固若此也。"

论述了音乐可以表现情感，音乐的创作过程就是人心内在情感外在流露的过程，操琴者当下的心情可由所演奏的琴声中流露出来，懂乐的人亦可由琴声中推断出操琴者当下的思想动态。

清代名家吴师机，尤其重视音乐疗法的作用。他在《理骈骈文》中赞曰："七情之病也，看花解闷，听曲消愁，有胜于服药者矣。"认为有节制地选听乐曲，有利于精神舒畅、机体健康和疾病康复。

明末清初著名医学家喻昌在《医门法律》中提出："《内经》本宫商角徵羽五音、呼笑歌哭呻五声，以参求五脏表里虚实之病。"

清代医书《医宗金鉴》载："声为音本，音以声生。声之余韵，音遂以名。角徵宫商，并羽五音。"论述音与声的关系，声是根本，因声而命名出音，不同的声冠以不同的音名，于是有了角、徵、宫、商、羽五音。"五声之变，变则病生，肝呼而急，心笑而雄，脾歌以浸，肺哭促声，肾呻低微。色克则凶。"论述五音在临床中的应用，通过五音、五声、五脏的对应关系，以诊断治疗五脏之表里虚实之证。"喜心所感，忻散之声。怒心所感，忿厉之声，哀心所感，悲嘶之声。乐心所感，舒缓之声。敬心所感，正肃之声。爱心所感，温和之声。"论述了音乐与情绪的对照关系，当人处于不同的情绪状态中时，对反映当下这种情绪的音乐更易于接受，即"同声相应""同气相求"，为音乐疗法的反治法提供了理论依据。

此外，清代医家徐灵胎《乐府传声》对音乐疗法的发展也起到了推动作用，在《乐记》《律历志》《太平经》《养生论》《论衡》等文献中也蕴涵着丰富的音乐治疗思想。这一阶段关于音乐与人体及疾病关系的论述为现代音乐治疗理论的发展提供了宝贵的借鉴，并为音乐治疗学理论体系的构建搭造了基础框架。

第二节　中医音乐疗法的基本理论及方法

近年来，随着人类医学模式的变化和对中医学的再认识，中医传统音乐疗法开始受到不少国内外音乐治疗学者的积极关注，并展开了研究，结合中医心理学的发展，取得了一定的临床效果，逐渐成为一个新的研究领域。音乐治疗具有卓著的情感及精神效应、联想效应和心身效应，是调节精神心理状态的最佳手段之一，是针对患者心理、在中医心理学理论指导下进行治疗的一系列方法。

一、中医心理学理论基础

中医心理学在传统中医基础理论指导下发展，渗透在情志养生、治未病观念及健康管理等方面，成为整体养生康复的重要组成部分。中医学的核心就是如何保存和提升人体内在的整体生命力，通过各种方式来调节心身状态，恢复和激活自我康复能力，来达到临床治疗疾病和克服功能障碍的目的。中医的核心整体观是心身一元整体观。中医的生命认识结构可以用"神（精神）—气（气血）—形（形体"三角来表达。（图 24-1）

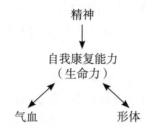

图 24-1   中医理论中的生命结构图

在上图中医心理学的核心二角结构当中，"精神"处于顶端的位置，是形和气的主宰控制者。《素问·宝命全形论》中将治神放于第一重要的位置，治神的概念是中医心理学的主要观点，在生命的自我康复体系中处于顶端的位置。

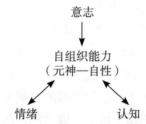

图 24-2   中医理论中的精神心理体系

中医所认识的精神心理体系，也可以用一个小三角结构来表达，"意志—认知—情志"中医心理三角理论（图 24-2），核心在于精神意识的自组织能力，如《内经》中所描述的"恬淡虚无"的境界，在此自性的状态之中，蕴含所有发生的可能性。与传统文化体系相连接，相当于道家"无极生太极"的状态，以及佛家"真空妙有"的真空状态，也就是出生之前的一片虚无而又实在的整体功能状态，这与生命、意识和宇宙的起源相关联，是一切发生的源头。一切精神心理的调摄，最终都要通过这个"恬淡虚无"的核心产生联系，是乃治神之道。

中医认为：人的精神意识有元神、识神两种，分藏于不同地方，其功能作用亦有差异。

"脑中为元神，心中为识神。元神者，无思无虑，自然虚灵也；识神者有思有虑，灵而不虚者也，此中妙谛，慧心可静参也"（《医学衷中参西录·人身神明诊》）。音乐的调节作用亦可以泛义为一种慧心参玩的形式。如果将元神理解为潜意识的话，那么识神就是显意识。有明确涵义的文字，处于觉醒的逻辑思维状态，是显意识（即识神）的典型表现；没有明确涵义的音乐，处于朦胧的非逻辑意识状态，是潜意识（即元神）的典型表现。语言需要在接受家庭、学校、社会的教育后，经过相当长的时间才能系统掌握。而音乐并不像语言那样困难和严格，属于另外一种意识信息感应通道。音乐更多作用于元神领域，开发原始的潜意识状态，能够启迪智慧、促进人的思维和心身发展，使人进入物我两忘的意境，重组意识，消除心理障碍。

二、中医音乐疗法的基本形式

中医音乐疗法是在中医理论基础上，根据宫、商、角、徵、羽（分别对应1、2、3、5、6）这五音表现为基础，以五音调式来分类，力求准确地符合五脏的生理节律和特性，结合五行对人体体质人格的分类，分别施乐，从而调节情绪、认知和意志，导引精神，促进人体脏腑功能和气血运行的正常协调。

1. 土乐

以宫调为基本，风格悠扬沉静、淳厚庄重，给人如"土"般宽厚结实的感觉，根据五音通五脏的理论，宫音入脾，对中医脾胃功能系统的作用比较明显。

2. 金乐

以商调为基本，风格高亢悲壮、铿锵雄伟、肃劲嘹亮，具有"金"之特性，根据五音通五脏的理论，商音入肺，对中医肺功能系统的作用比较明显。

3. 木乐

以角调为基本，风格悠扬、生机勃勃、生机盎然，曲调亲切爽朗，舒畅调达，具有"木"之特性，角音入肝，对中医肝功能系统的作用比较明显。

4. 火乐

以徵调为基本，旋律热烈欢快、活泼轻松，构成层次分明、情绪欢畅的感染气氛，具有"火"之特性，徵音入心，对中医心功能系统的作用比较明显。

5. 水乐

以羽调为基本，风格清纯、凄切哀怨、苍凉柔润，如天垂晶幕、行云流水，具有"水"之特性，羽音入肾，对中医肾功能系统的作用比较明显。

近现代以来，基于五行理论的音乐治疗有了初步的发展，按中国音乐学院编制的中国天韵五行音乐，五音调式和意境是比较符合中医五行理论的一套音乐，可以结合患者的不同体质或证型给予安排设置。该五行音乐每行分阴阳二韵，可用于辨证施治，兹简要介绍如下（表24-1）。

表 24-1　中国天韵五行音乐

理论依据	曲目	调式	意境	功效	适应证
肝属目，在音为角，在志为怒	玄天暖风	阳韵	春风和暖 阳光明媚 万物葱荣	补益肝气 散寒解郁	眩晕耳鸣 夜寐多梦 肢体麻木
	碧叶烟云	阴韵	春风清寒 绿叶青翠	清泻肝火 平肝潜阳	头晕胀痛 烦躁易怒 面红目赤 失眠多梦

续表

理论依据	曲目	调式	意境	功效	适应证
心属火，在音为徵，在志为喜	荷花映日	阳韵	夏日炎炎 荷花清香四溢	补益心阳 养心安神	心悸不安 胸闷气短 失眠多梦
	雨后彩虹	阴韵	雨后爽洁 彩虹明丽	清心降火 安神定志	心胸烦热 面红口渴
脾属土，在音为宫，在志为思	黄庭骄阳	阳韵	骄阳似火 湿气尽消	温中健脾 升阳益气	食少腹胀 神疲忧郁 腹泻 脏器下垂
	玉液还丹	阴韵	清泉润泽 清凉甘甜	清火和胃 清积导赤	胃脘胀痛 内火郁积
肺属金，在音为商，在志为忧	晚霞钟鼓	阳韵	晚霞满天 钟鼓振荡	补益肺气 宽胸固表	喘咳无力 自汗怕风
	秋风清露	阴韵	秋月清朗 清露寒爽	滋阴清热 润肺生津	干咳少痰 身心烦热
肾属水，在音为羽，在志为恐	伏阳朗照	阳韵	冬日正午 冰雪清寒 寒中见暖	温补肾阳 固精益气	腰膝酸软 畏寒肢冷 宫寒带下
	冰雪寒天	阴韵	冰雪清寒 天地纯净	清心降火 滋肾定志	心烦意乱 眩晕耳鸣 梦遗闭经

从整体观和辨证观出发，根据中医取类比象思维，简单分为阳性、阴性和中性三种，应用在心身康复音乐治疗中，导引调理人体心身功能状态，辨证施乐，移精变气，导气流畅，引神至和，恬淡虚无，心身康泰，临床也比较实用。以常规古琴音乐为例，如下：

阳性曲目：《弹琴》《归去来辞》《流水火梅花三弄》《渔樵对答》，阳主动，主升，色彩光明，情绪开朗，旋律流畅动感，有养阳行气、强壮功效。

中性曲目：《春晓吟》《莲心》《双鹤听泉》《玉树临风》，中主和，中正平和，阴阳平衡，自然无为，恬静安详，有养神和志、柔和功效。

阴性曲目：《碧涧流泉》《六祖偈言歌》《鸥鹭忘机》《文王操》，阴主静，主降，色彩宁静，抒情舒缓，旋律柔和委婉，有养阴益气、宁静功效。

三、中医音乐治疗的综合形式

《乐记·师乙》认为：音乐对人的行为思想和感情进行层层深入地揭示，按其对情绪抒发的程度和方式不同，分为诗、歌、舞三类，均是音乐最常结合，用以调节精神心理状态的形式。

1. 诗

指用歌词来表达志向，抒发感情的一类音乐。如古今的词牌、曲牌，《诗经》中的风、雅、颂，其曲调的情绪一般是固定的，而当诗词填入后，歌词的内容就能抒发感情，表达意愿，如《水调歌头》《小坡羊》等。

2. 歌

指用声音来表达志向、感情的一类音乐。重在旋律，如器乐曲《高山流水》《广陵散》等。歌吟疗法是以歌唱或吟咏为主要内容，从而达到调节情志、锻炼肺气等目的，以此来防病治病的一种方法。多用于胸闷气急、神情抑郁等病症。

3. 舞

指用动作配合诗或歌的旋律与节奏，来表达志向，抒发感情的一类动态行为的音乐活动。如大型乐舞《霓裳舞》，有其固定的音乐旋律和舞蹈动作的配合。包括舞蹈运动和观赏舞蹈两种具体方法，舞蹈运动可防治慢性关节病变，观赏舞蹈多用于郁病、嗜睡及肢残体弱者。

诗、歌、舞三者均发自于内心，对情感的抒发是层层深入、依次增强的。故《乐记·师乙》说：“故歌之为言也，长言之也。说之故言之，言之不足，故长言之，长言之不足，故嗟叹之，嗟叹之不足，故不知手之舞之，足之蹈之也。”诗词、歌曲、舞蹈也是人心身发展的需要。

第三节　五音经络疗法

一、五音经络治疗的原理

1. 以乐为药

从中医理论来说，可以“以乐为药”。（图24-3）

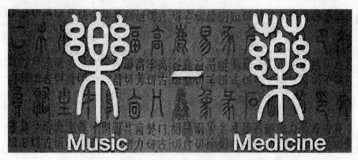

图24-3　汉字“乐”与“药”的篆体字形

看这个图片的左边呢是一个篆体的“乐”字，音乐的“乐”，右边是一个“药”字，医药的“药”，“药”字在“乐”字上面加了个草字头，它们之间的关系通过这个图片非常清晰的呈现了。“乐”和“药”二者之间的关系，从造字的顺序上肯定是先有简单的，那个"乐"后来又加了个草字头变成了药。再来看这两个字的读音，在中原，以及周边这些省份还是把这个"药"字读成了和"乐"字一样的音，都叫"乐"。比如说河南话以及山东话，这两个字都读成"乐""药、乐"是同源的，而且是先有"乐"后有"药"。春秋时期的《乐记》，它是对于音乐使用教育和研究的一本专著，它说："乐以治心，血气以平"。音乐作为药的先驱，是早就被应用了，而且音乐的作用最早就是用来治病的，因此音乐治疗是一个很古老并且源远流长的技术。

2. 五音调理情志及五脏

先秦时代的《黄帝内经》认为音乐与宇宙天地和人体气机是密切相通的，把五音引入医学领域，不但与人体内脏情志、人格密切联系，而且可以用来表征天地时空的变化。《灵枢·五音五味》有专章命题论述，把五音所属的人，从性质和部位上，分别说明它和脏腑阴阳经脉的密切关系，并指出在调治时应取的经脉。同时又列举五谷、五畜、五果和五味，配合五色、五时对于调和五脏及经脉之气各有重要作用（表24-2）。

《素问·阴阳应象大论》《素问·金匮真言论》把五音阶中宫、商、角、徵、羽与人的五脏（脾、肺、肝、心、肾）和五志（思、忧、怒、喜、恐）等生理、心理内容用五行学说有机地联系在一起，详细地提出："肝属木，在音为角，在志为怒；心属火，在音为徵，在志为喜；脾属土，在音为宫，在志为思；肺属金，在音为商，在志为忧；肾属水，在音为羽，在志为恐。"《灵枢·阴阳二十五人》中，根据五音多与少、偏与正等属性来深入辨析身心特点，是中医阴阳人格体质学说的源头，由此可以进一步指导选择合适类型的音乐，体现出辨证配乐的理论基础。

表24-2　五音与五行同构图

五行	五方	五脏	五音	五声	五味	五窍	五体	情志		
								五志	所伤	所制
木	东	肝	角	呼	酸	目	筋	怒	怒伤肝	悲胜怒
火	南	心	徵	笑	苦	舌	脉	喜	喜伤心	恐胜喜
土	中	脾	宫	歌	甘	口	肉	思	思伤脾	怒胜思
金	西	肺	商	哭	辛	鼻	皮	忧	忧伤肺	喜胜忧
水	北	肾	羽	呻	咸	耳	骨	恐	恐伤肾	思胜恐

中医五运六气学说，提出五音健运、太少相生。五运的十干各具阴阳，阳干为太，阴干为少。例如：甲己土宫音，阳土甲为太宫，阴土己为少宫，太为有余，少为不足。又如甲为阳土，阳土必生阴金乙，即太宫生少商；阴金必生阳水丙，即少商生太羽；阳水必生阴木丁，即太羽生少角；阴木必生阳火戊，即少角生太徵；阳火必生阴土己，即太徵生少宫。如此太少反复相生，则阴生于阳，阳生于阴，而不断地变化发展。应用五音来表征大自然时空变化的规律，成为"天人合一"学说的重要基石。

3. 音乐电针疏通经络

五音疗法源自于黄帝内经，《黄帝内经》还有一项重要的技术就是针灸，这两种技术如果结合，那就是中医走向现代化的一个实例。运用现代科技，把五音疗疾、体感振动与经络刺激相结合，形成五音经络疗法，疗效就更加显著了。把音乐微电流导入人体穴位，它就能够循经感传，起到与针灸刺激相类似的作用，但效果比普通的针灸还要好。由于经穴是电的良导络，音乐电流可以沿经络传导，形成"得气"的感觉。内经有云：气致而速效，气不致而无效。由于电流是一种强阳性的能量，所以疏通经络的效果远比针灸推拿按摩要强的多。由于音乐的载体是个波形，音乐的波形几乎无限丰富，这就导致了一个奇妙现象的发生，叫抗耐受。一银针扎到人体一个穴位上，一开始是有较强刺激作用的。但是用不了多久，人体可能就感受不到这种刺激了，因为人的身体自动的适应了，这种现象叫做耐受。耐受意味着疗效衰减，所以针灸师就要不断的"运针"，使它产生新的刺激，以维持疗效。当然针灸师会很辛苦，历代针灸家更是发展出了很多的复杂的手法以增强刺激的效果，但是手法再纷繁复杂，都不如音乐变化的那么丰富多彩。音乐与针灸结合可以使刺激不断变化，因此疗效一直能够保持在高水平。可以说音乐针灸找到了针灸师们梦寐以求的寻气、导气、守气的妙诀。

二、五音处方的组成规律

（一）中和之道

中和之道源于中国传统儒家文化的代表思想—中庸之道。儒家认为："不偏之谓中，不易之谓庸。"中者，天下之正道。庸者，天下之定理。"中"不是指中间，而是指适合，中庸之意就是要找到处理问题最适合的方法。中庸思维模式在社会交流的互动情境中，表现得最为明显。在交流中，一方面隐含了个人本身的自我感受，另一方面也隐含了外在给予的要求，还包括了人际互动的情境脉络。中庸思维可以通过对自我和外在情境的省察，对他人行为的感受，对自身行为的把握，使人在不同的情境中灵活地表现出不同的行为和面貌，因而促进个人适应能力的提高。中医调节处理对立二元世界的方法特征，可以提炼为一个"和"字，包括人与自然、社会生活，人与自身和外在的万事万物的关系。此外，在强调人与环境本是一个整体之余，更深刻地追求一种内在的和谐状态，一种人自身整体的和谐，以及人与自然环境和社会环境的和谐关系，在此种和谐的状态中获得幸福，实现人生的存在价值和意义。

和谐的本质，不是混合，而是和而不同，在差异性中找到协同点，比如在对立之中找到平衡点，经典太极图所表达的意思即是如此。动静本是对立不同的两种行为，中国传统文化则强调动静结合、动中求静，或静中求动、动静互根互用，积极进取之中自然稳重，在宁静中致远等。这与中医学理论中阴中求阳，阳中求阴的思想本质是一致的。

中医的中和之道，是对中国传统文化的忠实传承，对于处理矛盾对立双方的智慧演绎，是十分全面的。《乐记·乐论》认为："乐为天地之和"，中国传统音乐是表达"中和之道"的艺术，强调"中和之美"，所谓"滋味声色所以养人"，过度则易生病，平和可养生益寿。和谐、自然、不追求强烈的音乐，能够协调人与自然的关系，非常宜于治疗、平衡身心。

（二）情绪调节

中国传统音乐表达朦胧、超越的艺术意境，与人类精神心理世界紧密相连，其中音乐与情绪的相关性，是比较容易把握的，可以成为与西医学和现代音乐治疗学之间沟通交流的重要衔接点之一。中医认为七情过激能引起气机的过度变化，"怒则气上，恐则气下，惊则气乱，喜则气缓，忧则气聚，悲则气消，思则气结。"情绪过微能导致体内功能失衡，是引起情志疾病的主要因素。

中医认为人的各种情志之间具有相互滋生和相互制约的动态关系，针对情绪的过激变化，中医提出了情志相胜理论，《素问·阴阳应象大论》说："怒伤肝，悲胜怒；喜伤心，恐胜喜；思伤脾，怒胜思；忧伤肺，喜胜忧；恐伤肾，思胜恐。"当某种情绪过甚而致发病时，可以用另一种"相胜"的情志来"转移""制约"或"平衡"它，从而使过度的情绪得以调和。该法的要点在于情绪转移、制约和平衡，也可配合音乐、文学、美术等其他艺术形式来更好地实现。

例如，肝阳上亢类型高血压患者容易发怒，我们给予其商调式或悲伤色彩较浓的音乐聆听，如《小胡茄》《江河水》《汉宫秋月》《双声恨》和《病中吟》等，这些乐曲以悲情见长，凄切感人，有良好的制约愤怒和稳定血压作用。

如果是阴虚阳亢类型患者，还可以选择羽调的水乐，如《二泉映月》《寒江残雪》《平沙落雁》《潇湘水云》《小河淌水》等，这些乐曲有柔和、清润的特点，能导引精气、滋阴潜阳。

还可根据患者的心理特点，投其所好，安排一些欢乐愉快的乐曲，如《花好月圆》《喜洋洋》《瑶族舞曲》《喜相逢》《鸟投林》等，或升发调畅的音乐，如《光明行》《霸王卸甲》《战台风》《赛龙夺锦》等，或温厚中和的音乐，如《梅花三弄》《阳春白雪》《霓裳曲》《满庭芳》《忆多娇》等，使患者的愤怒情绪得以顺势转移、宣泄或抚慰，再施之以悲调乐曲，则亢阳兴奋的状态得到化解，气血恢复平衡，心中平和自然显现。

根据脑功能学，各种情绪产生于大脑中枢，它们之间相互作用，有微妙的复杂联系。情绪心理应激导致神经—内分泌—免疫调节网络功能失调，是产生各种身心疾病的重要原因之一。这与中医理论不谋而合：中医学的整体论和辨证观早就认识到人的各种情志不是孤立存在的，而是具有相互滋生和相互制约的动态关系。故中医情志理论的描述与人的状态相结合，更为直接和生动，并指导临床各种方法的运用。

（三）结合其他方法

1. 精神结构调整法

根据精神三角结构，我们将结合精神心理调节的音乐疗法分为三种类型：

（1）精神内守法：以调节意志为要，引导调治者进入和谐、安定、平静、喜悦的精神状态。中医认为，心为五脏六腑之主，心动则五脏六腑皆摇，肯定了心理因素对机体各脏器生理状况和过程的重要影响。"恬淡虚无，真气从之，精神内守，病安从来。"保持心理的平衡和对环境的适应性是减少疾病和加快身体康复的基本健康策略。内守之道，在于合一，专心致志，具体可以分为：回归法和积极法。

回归法：直接回归，集中在心理清净本体，克服心理障碍的方法。应用传统古典音乐，通过其合乎自然的节奏和意境，清净内在精神世界，达到"精神内守，真气从之"的状态，回归自性境界，契合本来圆满充足的大自然本性，舒缓那些引起内心不安和骚动的外界刺激，保持内心的平静，有节，不贪不纵，保持中和。清静归零，获得灵性，才能带动内在精神心理的正常运转，进而能面对和转化各种人生境遇带来的不良信息和能量，顺应变化，调节欲望，重组心理，克服种种心理障碍。

积极法：积极主动运用正面意识思维，克服心理障碍的方法。存思观想是指在意识训练时运用形象思维和良性意念的训练方法，专一地想象各种美好、祥和的景象、人物或人体内部脏器等。存思观想常见于中医和道家，把其作为意识训练的基础和修身齐物的关键，因为这种方法能有效激活正能量，达到引导人静，治病健身，调动和激发人体潜能的作用。古代存神观想方法很多，较流行的有载于《素问·利法论》的："存想辟疫法"；原载唐代孙思邈《备急千金要方》的"黄帝内视法"；见于《太上老君内视经》的"老君内视法"等，还有大量记载见于道藏。积极法思维意识应用，可以大大提高人体心理正能量，进而消除负面意识的思维，克服心理障碍。

（2）认知引导法：《素问·移精变气论》中说："古之治病，惟其移精变气，可祝由而已。"

所谓移精变气，就是移易精神，改变气机。《灵枢·贼风》："黄帝曰：其祝而已者，其故何也？岐伯曰：先巫者，因知百病之胜，先知其病之所从生者，可祝而已矣。"所谓"祝由"就是祈祷祝福，并告之疾病的来由，包含明示和暗示两种方法。

明示法：人的行为受信念、兴趣、态度等认知因素所支配，所以要改变当事人的不良行为，就必须先引导其认知的改变，转变不良的意识思维。

暗示法：采用语言或某种刺激物以含蓄、间接的方式对患者的心理状况施加影响，诱导患者接受某种信念，重建自信心，或改变其情绪和行为，使其情绪和行为朝向特定的方向变化。该法尤其适合于因疑心、误解、猜测、幻觉等所导致的心理障碍和文化因素相关的精神疾病。音乐的朦胧模糊意境，是非常好的非语言方式，适合进行暗示引导。

传统音乐，可以明示，也可以暗示。其和美之意境，能够调和阴阳、舒畅血脉，通流精神而和正心也，引导正常的思维形成，促使不良认知和行为得到纠正和改变。

（3）调节情欲法：通过调节情绪和欲望，来调畅气机，祛除心理障碍的方法。包含顺法和逆法两种类型。可见相关章节表述。

通过音乐的意境，一方面可以合其情意、顺遂其欲，另一方面也可以转其情意、平衡状态，两者均可疏导气机，促进整体平衡，达到心理康复。即根据患者的病情和情绪状态给予性质类同、感觉相近的音乐，或者性质不同的音乐类型，得到共鸣后，引导患者步向良好的心身状态。

2. 言语及运动导引法

结合导引、按摩等养生方法运用音乐辅助导引的方法，是最古老也是最容易为人所接受的方法之一。在优雅、恬静的音乐环境下，进行调心、调息、调形，通过养心安神、吐浊纳清，运行气血精气，炼意调神，增强定力，可以治疗精神心理疾患，尤其适合精神过度紧张，身心失调诸疾患者。包括两种方法：

一种是专门以音声导引，通经行气，祛病疗疾，如六字诀、念诵法、歌咏法、乐器演奏等；另一种是传统音乐与运动导引有机结合，主动运动如各种太极拳、易筋经、养生气功、保健功等，被动运动主要是按摩为主，在适合的音乐配合下，更容易使人进入放松的状态，提高疗效。

第四节　西方音乐治疗技术

一、接受式音乐治疗

美国 Temple 大学著名音乐治疗学家 Kenneth Bruscia 博士如此定义接受式音乐治疗：在接受式的体验中，来访者在聆听音乐的同时，以语言的方式、非语言的方式或者通过其他媒介对音乐产生反应。音乐可以是录制的、现场演奏的或者即兴演奏的，可以是由治疗师或来访者演奏的或创作的，也可以是从市场上购买的各种风格类型的音乐资料（例如古典音乐、摇滚乐、爵士乐、乡村音乐、宗教音乐或新世纪音乐）。聆听体验的焦点可以是在生理层面上、情绪层面上、理性层面上、审美层面上或者精神层面上的反应，而来访者的反应则是根据治疗目标来进行设计的（Bruscia，1998）。接受式音乐治疗有超过 20 种不同的方法。

二、再创造式音乐治疗

再创造式音乐治疗主要是以乐器演奏、演唱歌曲等音乐活动为手段的一种音乐治疗方法，一般包括演唱演奏和音乐技能学习。

根据音乐治疗活动的目的不同，分为过程取向和结果取向两类。过程取向是指音乐活动目的是非音乐的，来访者在演唱演奏和技能学习等音乐活动过程中，学习如何正确表达自己的情绪。在团体活动中，学习如何正确与他人相处。一些有社会交往障碍、害怕或回避与他人交往的来访者，在愉快轻松的音乐演奏活动中，开始学会融入集体，增加与他人的交流。结果取向是指音乐活动以音乐为目的，音乐治疗师帮助来访者克服自身生理或心理障碍，学习音乐技能，以获得音乐上的成功。在学习音乐技能的过程中，来访者需要体验不断克服困难、解决问题以及获得成功的喜悦感。随着音乐技能的不断学习，来访者可以增强学习动力和学习耐受力，并且把在音乐技能中养成的良好的学习习惯应用到其他方面。

再创造式音乐治疗广泛用于长期住院的治疗对象、精神病院、特教中心等。

三、即兴演奏式音乐治疗

即兴演奏式音乐治疗是音乐治疗三大技术方法之一。根据音乐治疗师不同的评估方法，即兴演奏式音乐治疗分为很多流派。音乐治疗学家 Kenneth Bruscia 博士将即兴演奏式音乐治疗分为 64 项技术，名为"实验性即兴演奏治疗"流派。Tony Wigram 将复杂的即兴演奏音乐治疗技术简化到 12 项。Nordoff–Robbins 创立了"创造性音乐治疗"流派，此流派是以心理学人本主义和存在主义为理论基础，主要适用于残疾儿童、儿童精神病人以及成年住院患者。英国著名音乐治疗学家 Juliet Alvin 在她的音乐治疗教学中融入"自由即兴演奏"方式，形成了以精神分析为基础的即兴演奏式音乐治疗新流派。

团体即兴演奏式音乐治疗的实施步骤：第一步，集体成员围成一个圆圈坐下，将乐器置于圆圈中心，让来访者先试演奏每种乐器，让他们了解每种乐器的声音和演奏方法，再让他们挑选乐器。在集体治疗中，通过来访者对乐器的选择及其在整个音乐中所占的位置，可以显示他的人格特征，他在社会及人际关系中的行为特点。第二步，根据治疗目标设定演奏标题。演奏可以是有标题的，也可以是无标题的。集体开始进行即兴发挥的乐器演奏，虽然大家是随心所欲地即兴演奏，但在整个音乐中形成的音响效果却迫使每一位演奏着不断地调整和改变自己演奏的节奏、旋律、速度等。第三步，演奏结束之后，音乐治疗师带领小组成员进行语言讨论。每位成员说出自己演奏的感受和对他人演奏的感受，并去寻找个体在小组演奏中的角色和自我日常生活中人际关系相处模式的联系，通过分析自我音乐来帮助来访者改变人际关系的角色。

个体即兴演奏式音乐治疗的目的是建立治疗师与来访者的治疗关系，治疗师通过来访者的即兴演奏音乐，帮助来访者宣泄情绪，表达自我。音乐可以是有标题的，例如"我的童年、我和妈妈"；也可以是无标题的，等演奏结束之后，由来访者给音乐起一个标题。每次演奏结束之后，治疗师和来访者都需要进行语言讨论，让来访者澄清和确定在音乐中所表达的情感，并对情感进行潜意识的分析。

在 Tony Wigram 的即兴演奏音乐治疗技术共包含 12 项，最基础的是镜像、模仿和复制三个技术。它们是即兴演奏中的共情技术，即音乐治疗师与来访者在音乐上、情绪表达上和身体语言上出现"回声"的效果，让来访者可以从治疗师的身上看到自己的行为。匹配是即兴演奏式音乐治疗最常使用的技术，音乐治疗师与来访者形成速度、力度、曲式结构等其他各种音乐元素上的一致性和匹配性的音乐。当来访者演奏的音乐非常随意或漂浮不定时，音乐治疗师可采用根基、抱持和容纳技术，制造一个稳定、容纳的音乐，为来访者的音乐起到一种类似"锚定"的作用。音乐是一种非言语的交流方式，对话技术在即兴演奏式音乐治疗中占有重要位置。在音乐创造的过程中，来访者通过乐器和音乐治疗时形成"对话"，可以有效地宣泄情绪，促进良好治疗关系的形成。

第五节　音乐治疗的临床应用

一、儿童领域的音乐治疗

智障儿童存在着正确的社会能力方面的困难。音乐活动，如演唱、节奏和音乐舞蹈都可以帮助儿童学习社会行为。在集体的音乐活动中，儿童可以学会合作、分享、遵守秩序等行为。音乐活动带来的愉悦感和安全感也可帮助儿童减少不正确的行为。智障儿童也存在运动技能发展迟滞的问题。伴随音乐的活动可以帮助儿童发展精细和粗大肌肉运动。例如儿童可以先跟随简单的节奏摇摆、点头或跺脚，然后发展为学习走、跑、跳等运动。而乐器的学习，例如钢琴和吉他，也能帮助儿童发展精细肌肉运动。智障儿童或存在不同程度的语言交流沟通障碍。音乐活动是一种学习沟通技能的途径，音乐治疗是利用音乐旋律、节奏、速度、音高、力度和歌词等帮助发展儿童的非语言表达性交流能力。而歌曲演唱又能扩大儿童语音的范围、提高音高辨别能力、提高语音的清晰度和语音的质量，特别是重复性的歌词和旋律可以帮助加强儿童对内容的记忆。智障儿童会存在注意力不集中、难以听从指令和目光接触障碍等问题。音乐治疗师可以运用音乐活动增强儿童的注意力集中能力。例如在团体活动中，音乐治疗师要求某一儿童听到鼓声响起时，开始演奏自己的旋律，以提高他的注意力集中能力。音乐治疗师将简单的指令融入歌曲之中，要儿童使用演唱的方式，帮助他们在音乐活动中学习听从指令。音乐治疗师可以通过有趣的音乐活动加入与儿童的目光接触，帮助他们学习正确的目光接触。音乐活动同样也可以教授知识概念。不同颜色的乐器帮助儿童学习颜色，不同旋律的音高帮助儿童学习高低的知识概念。一首好听又熟悉的旋律与学习知识内容的结合，可以帮助儿童记住相应的课本知识。有关动物的歌曲加动物的图片，可以有效地帮助儿童学习并记住动物的知识。

音乐的音区非常广，可以用来做听觉障碍儿童的训练方式。音乐是一种听觉刺激，由于声波是振动的，故也是一种触觉刺激。音乐治疗师使用乐器帮助听觉障碍儿童辨别声波振动，例如让他们通过抚摸钢琴或一些低音乐器来直接感受声波振动，让他们辨别声音的开始和结束，然后训练通过声波振动的速度分辨声音的高低。音乐的音区也能帮助听觉障碍儿童补充残余听力的使用。音乐的节奏和音调可以帮助听力障碍的儿童发展语言的音调和节奏。例如在教授元辅音单字"m"时，可以加入一些描写牛类的歌曲，帮助他们单子音调发音的学习。伴随着乐器节奏演奏的语言训练，可以有效地控制儿童语言的节奏。听觉障碍的儿童容易存在内向、胆怯等性格，往往人际交流方面存在一些困难。音乐活动是个集体的活动，儿童在愉快的音乐活动中可以促进合作性，学会遵守秩序、关注他人、听从指令以及分享等行为，可以有效地促进听觉障碍儿童发展社会交流能力。

儿童孤独症存在情感淡漠、语言发展障碍以及行为障碍三个方面的问题。音乐活动是一种有趣又愉悦的治疗方式，很多儿童孤独症患者对音乐有着很好的感受能力。音乐活动可以成为儿童对周围环境的意识以及人际反应的刺激物，然后音乐治疗师再进一步引发语言交流和目光接触。例如当儿童进入治疗室中，音乐治疗师可以用演奏乐器的方式，以音乐的声音模仿儿童的行为，逐步建立音乐和儿童之间的联系，然后再让儿童即兴演奏音乐表达自己的情感，最后与音乐治疗师形成非语言的交流。音乐治疗师也可教授儿童歌曲，让儿童通过歌曲的学习来进一步学习语言，掌握词汇和语言的节奏音调。

部分儿童存在学习障碍困难，包括空间感觉和方向感觉障碍。音乐治疗师可以采用包含空间感和方向感内容的歌曲，提升儿童的空间感和方向感。如演奏打击乐器如架子鼓之类，对儿童的空间感训练效果就很好。有些学习障碍的儿童存在数量感觉障碍，不能同时将注意力分散到一件以上的事情。音乐治疗师可以让儿童一边演奏乐器一边唱歌，同时训练他们的听、唱、看谱和演奏的协调能力。因为音乐的趣味性，也可以帮助学习障碍的儿童提升注意力时间和自我行为的控制力。

二、精神类疾病领域的音乐治疗

精神类疾病主要包括神经症、精神分裂症和情感性精神病。神经症包括神经衰弱、癔症、强迫症、焦虑症、恐惧症等。精神分裂症的临床症状主要是思维障碍、情感障碍、感知障碍、意识行为障碍等。情感性精神病分为抑郁症、躁狂症和双相型躁郁症。

由于一首熟悉的歌曲可以引发以前的回忆，因此利用音乐这种情感性的语言可以更加了解患者的情感和思想，帮助他们进行自我人格的内省。通过聆听和演唱歌曲并对歌词进行讨论，帮助患者正确表达自己的情感，促进他们的认知功能。小组成员可以即兴演奏和创作音乐，通过音乐与他人互动，在集体的音乐活动中练习和提高自我行为的控制能力，学习和提高与他人的合作能力、沟通交流能力。由于音乐具有强迫接受的特点，所以音乐活动可以迫使强迫症患者从强迫主观世界摆脱出来，回到现实世界。音乐也可以与舞蹈相结合。音乐治疗师让患者集体随音乐运动，可以有效地帮助恢复运动功能，增强与他人的联系。音乐还可以与美术相结合。音乐是绘画的情感表达的催化剂。来访者可以从聆听音乐绘画中表达自我情感，当团体一起完成一幅绘画时，小组成员之间需要学会协调个体差异性，共同合作。音乐亦可以与放松结合起来。音乐放松训练帮助来访者缓解焦虑、紧张的情绪，部分来访者可以在音乐放松训练之后加入音乐想象，用音乐唤起图像，使人想起美好的事物或场景，缓解来访者的紧张，使其将注意力集中在积极的想法和思想中。

三、老年性疾病领域的音乐治疗

脑中风是由于一部分脑血液供应突然中断所导致的一类疾病。受损部位的脑细胞得不到必要的血氧供给，就会死亡或受损伤（Wade，1985）。脑中风患者主要表现为认知功能、社会交往能力、生理功能以及社会情感方面的障碍。认知功能方面，患者会表现出无方位感、思维混乱、感觉迟钝等症状。社会交往能力方面，部分患者表现出语言、阅读和写字的障碍，语言障碍主要包括失语症、构音障碍、言语失用症。生理功能方面，最主要的症状是瘫痪，丧失对肢体运动的自主性控制，在力量、持久力、灵活性和协调力方面都有明显障碍。由于脑中风患者将面临由于身体残疾导致的情绪低落、焦虑等负性情绪，需要医护人员和家人给予及时干预。

音乐治疗师对于脑中风患者，主要是从以下几个方面进行针对性治疗。采用聆听音乐帮助他们现实定位，进行感官刺激，减少注意力分散。音乐旋律的记忆或者熟悉音乐所带来的往事回忆，可以帮助患者促进记忆力能力的提升或恢复。通过一些训练听觉的音乐活动，帮助患者通过对音乐音高、音色、时值等方面的识别，来提升感知觉能力。

音乐治疗师还可以使用歌曲演唱、歌曲留白填空等方式，帮助失语症和言语失用症的患者进行语言训练。在跟随音乐运动中，音乐治疗师将患者的运动训练加入音乐的各个元素，给予患者听觉指示信号，从而帮助患者更好地进行运动康复训练。通过治疗性乐器演奏，也能帮助患者训练精细肌肉和粗大肌肉的能力。

老年痴呆症是一种多重的认知障碍，症状包括长短时记忆障碍、语言功能障碍、粗大和精细运动控制障碍以及社会功能退化等。音乐治疗师通过音乐聆听帮助老年痴呆患者降低紧张、焦虑的情绪，跟随音乐运动可以帮助他们训练精细粗大运动功能，演唱歌曲可以帮助老年痴呆症患者提高和保持语言功能和记忆力。集体活动可以促进老人们的人际社交能力，增强他们的自信心，减少孤独感。在即兴演奏乐器中，可以增强老年痴呆症患者的感觉综合训练。音乐回忆是对于老年痴呆症患者很好的音乐治疗方式，音乐成为回忆的线路，通过音乐引导来访者回忆过去经历的事件，帮助来访者认识自己生活的意义和价值。

四、综合医院领域的音乐治疗

在综合医院领域，音乐治疗的主要目标是生理需要和心理需要。生理需要是指在临床广泛使用音乐疗法，主要用来镇痛、提高治疗过程中的疼痛耐受力和改善肌肉功能。音乐作为集中或分散注意力的刺激物常被用于临床镇痛中。由患者挑选出自己喜欢的商乐，音乐治疗师指导患者将注意力集中于音乐上，从而分散患者对疼痛的关注度（Davis，Gfeller，Thaut，1999）。音乐肌肉放松训练是接受式音乐治疗的重要技术之一，音乐治疗师训练患者在听音乐中，放松自己身体，经过长时间多次训练，音乐在中间就成为放松信号。在临床手术过程中，再一次播放这段音乐，患者就很容易放松自己的身体和情绪。音乐可以作为掩饰物，如在牙科治疗中常常使用大音量的声音来掩饰牙科室那些令人紧张和烦躁的机器声音。音乐也可以作为积极的环境刺激。对于患者来说，医院的环境是陌生和不适应的，当自己熟悉的音乐响起时，患者可以重新建立起控制杆和对环境的熟悉感。

心理需要也是综合医院领域一个重要的音乐治疗目标。长期住院的患者由于住院影响了日常生活和正常的作息时间，也打乱了与家人、朋友的相处，通过音乐活动，让患者有机会参与集体音乐游戏，增加他们之间的社会性互动，促进认知发展。由于疾病也会影响患者的肢体运动，伴随着音乐的乐器演奏和音乐运动，可以促进住院患者的身体活动。音乐一直以来都被认为是最能表达深层情感的工具。在临终护理机构，音乐治疗还是一个探索或表达对死亡感受的重要沟通途径，患者可以录制一张自己创作的歌曲，表达自己的情感，也是留给家人的离别礼物。

五、古代音疗治疗案例选读

中医"乐药同源"的观点指导了音乐治疗、音乐养生的临床实践，现举几例音乐疗病的案例如下。

（一）太子心病琴声化

西汉初的辞赋家枚乘，写了篇著名的《七发》，讲的是他假托楚太子病，吴客（医生）通过心理诊断与分析后，以精辟的道理、畅快的词语，配合音乐的启示，使太子意念远驰，痛快想象，身出透汗而病愈。《七发》不仅是一篇繁富优雅的文学佳品，也是一支心理治疗的美妙畅想曲。《七发》中的心理治疗从近到远，又从远到近，有七层说理：第一层是音乐的动听；第二层是饮食的可口；第三层是车马的名贵；第四层是游览的奢侈；第五层是打猎的壮观；第六层是长江观涛的情趣；第七层是要言妙道。这过程中包含了现代认知治疗、音乐治疗、旅游治疗、想象治疗、行为治疗等许多疗法的理念，现择其中一段关于音乐治疗的译文如下。

吴客说："现在太子的病，可以不用药石针灸，而用精深道理进行心理治疗。你不想听听吗？"太子说："我愿意听。"吴客说："龙门山的桐树，高达十丈还没有分枝。中心纹理盘曲，树根分布很广，上有千仞的高峰，下有百丈的深涧。急流逆波摇荡它，它的根半死半生。冬天的烈风霜雪刺激它，夏天的雷电打击它。早晨有鸟鸣，晚上有鸟宿。孤鸿在上面呼号，鹍鸡在下面哀叫。于是在秋冬之间，叫最精于弹琴的师挚砍下它来做成琴。用野茧的丝做弦，用孤子的带钩做隐，用九子寡母的耳珠做琴徽。叫师堂弹奏那名叫畅的曲子，叫伯牙来唱歌词。那歌词是这样：'麦芒尖尖啊野鸡晨飞，面向废墟啊背倚枯槐，道路穷绝啊溪流迂回。'鸟儿听了，拢起翅膀不再飞。野兽听了，垂下耳朵不想再走。虫蚁听了支起嘴巴不再前进。这是天下最感动人的歌声，太子，你能够勉强起来听听吗？"

吴客首先让他体会音乐的意境和歌曲的优美，转化其心境，是吴客治病的打门锤，以后再一步一步深入。太子心病的医治入手于音乐，还要综合心理治疗，才能全面奏效。现代的音乐治疗也多是配合其他治疗方式进行的。

（二）钲鼓痛击泻热毒

音乐治疗多是以优美旋律的感染或歌声哲理的感化，作用于理智、情操等方面，我们称为"王道治疗音乐"，但也有另外一种"霸道"音乐声响，通过发泄振荡作用于机体，使之产生某些效应而治病。如《辽史·耶律敌鲁传》记载：枢密使耶律斜轸妻有沉疴，易数医不能治。敌鲁视之曰："心有蓄热，非药石所及，当以意疗。因其聩，聒之使狂，用泄其毒则可。"于是令大击钲鼓于前。翌日果狂，叫呼怒骂，力极而止，遂愈。耶律敌鲁通过大击大擂行军的征鼓，制造令人难以忍受的噪声，激怒患者几欲发狂，即通过声音的震荡，使气得以发泄，怒气吐出而治病，符合"阳极而阴"的原理。

《苏州府志》载：明代医生陈光远路遇昏迷厥死的小儿，家人已准备将其安葬。陈光远看后，认为是水痘未发导致假死，于是叫家人将患儿卧于沙中，敲击金属发出声音，不久小儿果然苏醒。其原理是：五行学说中，土、金、水依次相胜，土（母）能生金（子），金（母）能生水（子）。所以，让小儿得到土气，通过声音振动，使金气疏通，金旺可生水，金响则水痘应声而出。

（三）欧阳修学琴愈病

宋代欧阳修，是著名的文学家和文坛领袖。他忧国忧民，直言敢谏，屡遭诬陷和贬官。但由于他政治上、文学上的才能为王朝所重视，贬官不久，又得到起用。在矛盾的仕途中，他曾患有严重的忧悒症，遍医无效，后来"退而闲居"，"学琴于孙友道滋，受官音数引，久而乐之，不知疾之在体矣"。欧阳修不仅自己深深得益于操琴玩曲。移易性情，而且还通过其切身体会，道出了"欲平其心，以养其疾"的心得，认为，抚琴可以听之以耳，应之以手，取其和者，道（导）其潭郁，写（泻）其忧思，感人之际，亦有至者。他的朋友杨置，因心情抑郁致病，欧阳修特地送给他一张琴，告诉他，用药物治疗不如以琴曲来寄托情怀和排造忧思并将其亲身经历及体会撰写了一篇《送杨置序》，这是我国古代用音乐进行心理治疗的范例之一。

主要参考文献

[1] 刘红宁 早寻兵 . 中医心理学 [M] 北京 : 中国中医药出版社，2019.

[2] 董湘玉 . 中医心理学 [M].3 版 . 北京 : 人民卫生出版社，2021.

[3] 陈邦贤 . 中国医学史 [M]. 北京 : 团结出版社，2011.

[4] 柴文举、蔡滨新 . 中医释梦 [M]. 北京 : 学苑出版社，2013.

[5] 陈金水 . 中医学 [M].9 版 . 北京 . 人民卫生出版社，2022.

[6] 张健真 . 微砭耳针对冠心病 PCI 术后伴焦虑抑郁状态患者影响的研究 [D]2021（04）：2021-03-16—2021-04-15.

[7] 曾小花 . 耳针配合情志护理在冠心病伴失眠患者中的应用 [J] 中国中医药现代远程教育 . 2022，20（23）.

[8] 焦玥 ，韩颖，周劲草 . 耳针疗法治疗失眠的系统评价和 Meta 分析 [J] 中国针灸 . 2022,42（10）.

[9] 中华人民共和国国家标准 . 针灸技术操作规范 [M]. 北京 : 中国质检出版社 中国标准出版社，2014.9.

[10] 郭争鸣 . 推拿按摩的心理与精神作用研究述评 [J]. 中国医药导报，2010，16（8）：115-116.

[11] 宁微，耿乃志，李俊毅 . 心悸治则治法探析 [J]. 亚太传统医药，2015，11（8）36-37.

[12] 李剑颖，吴大真 . 心悸的临床诊断与辨证施治 [J]. 中医临床研究，2011，3（8）95-96.

[13] 曹玉萍，张亚林 . 老庄哲学与心理健康维护 [J]. 临床心身疾病杂志，2006，12（2）：138-140.

[14] 葛荣晋 . 道家文化与现代文明 [M]. 北京 : 中国人民大学出版社，1991：10-30.

[15] 黄薛冰，张亚林，杨德森 .2001. 中国道家认知疗法对大学生心理健康的预防干预 [J]. 中国心理卫生杂志，15（4）：243-246.

[16] 李绍昆 . 中国的心理学界 [M]. 北京 : 商务印书馆,2003.

[17] 陆永品 . 庄子通释 [M]. 北京 : 经济管理出版社，2004.

[18] 王国强，张亚林，黄国平，等 . 合并道家认知疗法治疗早期高血压的随机对照研究 [J]. 中国临床心理学杂志，2007，15（3）：307，326-328.

[19] 王俊平，许晶 . 道家认知疗法治疗脑卒中后抑郁的临床研究 [M]. 中国行为医学科学，

2005，14（6）：490-491.

[20] 杨德森，张亚林，肖水源，等.中国道家认知疗法介绍 [J].中国神经精神疾病杂志，2002，28（2）：152-154.

[21] 杨德森.行为医学 [M]，2 版.长沙：湖南科技出版社，1998.

[22] 杨加青，赵兰民，买孝莲.中国道家认知疗法并用盐酸米安色林与单用盐酸米安色林治疗老年抑郁症的对照研究 [J].中国神经精神疾病杂志，2005，31（5）：333-335.

[23] 张清华.道德精华（第一册）：老子.鬼谷子.鹖子 [M].北京：时代文艺出版社，2003，3-98.

[24] 张亚林，郝伟.精神疾病的心理治疗基础 [M].//杨德森.基础精神病学.长沙：湖南科学技术出版社，1994.

[25] 张亚林，杨德森，曹玉萍，等.广泛性焦虑症患者的个性特征、行为模式及其可塑性研究 [J].中国行为医学科学，2001，10（5）：414-415.

[26] 张亚林，杨德森，肖泽萍，等.中国道家认知疗法治疗焦虑障碍 [J].中国心理卫生杂志，2000，14（1）：62.

[27] 张亚林，杨德森.中国道家认知疗法 ABCDE 技术简介 [J].中国心理卫生杂志，1998，12（3）：4.

[28] 张亚林，祖永建，曾文琦，等.精神挫折后不同人群应付方式的比较研究 [J].中国临床心理学杂志，1993，1（1）：21，36-38.

[29] 张亚林.中国道家认知疗法及其治疗焦虑障碍的效果评价 [D].长沙：湖南医科大学，1998.

[30] 张亚林.行为疗法 [M]2 版.贵州：贵州教育出版社，1999.

[31] 周敏娟，姚立旗，徐继海.道家思想对老人心理及主观幸福度影响 [J].中国心理卫生杂志，2002，16（3）175.

[32] 朱金富，杨德森，肖水源，等.道家认知疗法对冠心病患者纤溶激活系统的影响 [J].中国心理卫生杂志，2006，20（12）：824

[33] Johanson G.，Kurtz RS.道德经与心理治疗 [M]，张新立译，北京：中国轻工业出版社，2004.

[34] Rogers CR，Sanford CR. 1985. Client-centered Psychotherapy. //Kaplan H，Sadock B3，Comprehensivetook of Psychiatry. Baltimore：Willima Wilkins

[35] Yalin Zhang，YL Young DS，Li L，et al. Chinese taoist cognitive psychotherapy in the treatment ofgeneralized anxicty disorder in contemporary[J]. China Transcultural Psychiatry，2002，9（1）：115-129

[36] 陈丽云.华人文化与心理辅导模式探索 [M].北京：民族出版社，2002.

[37] 李心天.医学心理学 [M].北京：中国协和医科大学出版社，1998.

[38] 刘天君.禅定中的思维操作 [M].北京：人民体育出版社，1994.

[39] 刘天君.中医气功学 [M].北京：中国中医药出版社，2001.

[40] Corey G.心理咨询与心理治疗 [M].北京：中国轻工业出版社，2000.

[41] Renvenstorf D.自我催眠 [M].北京：中国轻工业出版社，2007.

[42] 刘松涛，黄正国，顾康乐，等.以流畅规范和谐为目标的无障碍医院管理研究 [J].中国医

院 2006，5（5）：50-52.

[43] 戴建平，廖继尧 . 以病人为中心，深化医院改革 [J]. 中国医院管理，1998，2（3）：9-11.

[44] 马恩祥，杨学华 . 无障碍医院建设推动民营医院健康发展 [J]. 医药导报，2008，4（11）.

[45] 马恩祥，张德芳，胡贻黔 . 把脉中小民营医疗：无障碍医院思想探索 [M]. 北京：中医古籍出版社，2012.

[46] 马恩祥 . 现代医院管理模式：无障碍管理 [M]. 武汉：湖北科学技术出版社，2014.

[47] 马恩祥 . 医疗服务再造："产品"化方案初探 [M]. 武汉：湖北科学技术出版社，2016.

[48] 马恩祥 . 医院职业化管理探索与实践 [M]. 武汉：湖北科学技术出版社，2017.

[49] 钟友彬，张坚学，康成俊 . 认知领悟疗法 [M]. 北京：人民卫生出版社，2012.

[50] 胡斌 . 书法心理治疗 [M]. 广州：暨南大学出版社，2012.

[51] 杨春晓 . 孙本杰，中国古代书法心理学思想概论 [J]. 书法艺术，1996（5）：20.

[52] 高尚仁 . 书法心理治疗 [M]. 香港：香港大学出版社，2000.

[53] 李荆广，李春凯，周斌 . 书法练习促进心理积极改变的实证研究述评 [J]. 心理科学，2009，32（3）：721-723.

[54] 何炳武 . 中国书法思想史 [M]. 西安：陕西人民出版社，2008.

[55] 曹日昌 . 普通心理学（上下）[M]. 北京：人民教育出版社，1979.

[56] J. 皮亚杰 B. 英海尔德 . 儿童心理学 [M]. 北京：商务印书馆，1980.

[57] 车文博 . 弗洛伊德主义原著选辑 [M]. 沈阳：辽宁人民出版社，1988.

[58] 约瑟夫 . 洛斯奈 . 精神分析入门：150 个问题的解说与释疑 [M]. 天津：百花文艺出版社，1987.1

[59] 弗洛姆 . 梦的精神分析 [M]. 北京：光明日报出版社，1988.

[60] 钟友彬 . 中国心理分析：认识领悟疗法 [M]. 沈阳：辽宁人民出版社，1988.

[61] 殷杰 . 中华美学发展论略 [M]. 武汉：华中师范大学出版社，1995.

[62] 邱正明 . 审美心理学 [M]. 上海：复旦大学出版社，1993.

[63] 李格非 . 汉语大字典（简编本）[M]. 武汉：湖北辞书出版社，1996.

[64]《说文解字：最新整理全注全译本》编委会 . 说文解字：最新全注全译本 [M]. 北京：中国书店，2011.

[65] 广东、广西、湖南、河南辞源修订组 . 辞源 [M]. 北京：商务印书馆，1979.

[66] 上海交通大学汉字编写组 上海汉语拼音文字研究组 . 汉字信息字典 [M]. 北京：科学技术出版社，1988.

[67] 何九盈 胡双宝 张猛 . 中国汉字文化大观 [M]. 北京：北京大学出版社 .1995.

[68] 安子介 . 解开汉字之谜（上下）[M]. 香港：瑞福有限公司，1990.

[69] 黄建中，胡培俊 . 汉字学通论 [M]. 武汉：华中师范大学出版社，1990.

[70] 吕景和 . 汉字构意字典 [M]. 哈尔滨：黑龙江人民出版社，1990.

[71] 向思鑫 . 汉语联想字典 [M]. 北京：新华出版社，1994.

[72] 王宁 . 通用规范汉字字典 [M]. 北京：商务印书馆，2013.

[73] 张拱贵 王聚元 . 汉语叠音词词典 [M]. 南京：南京大学出版社，1997

[74] 王世伟 . 趣味汉字字典 [M]. 上海：上海辞书出版社，1997.

[75] 邓家智 . 汉语字典新编 [M]. 长沙：湖南出版社，1993.

[76] 刘志成 . 汉字学 [M]. 成都：天地出版社，2014.

[77] 王凤阳 . 汉字学 [M]. 长春：吉林文史出版社，1989.

[78] 张其昀 . 汉字学基础 [M]. 北京：中国社会科学出版社，2005.

[79] 连登岗 . 基础汉字学教程 [M]. 北京：中央广播电视大学出版社，2011.

[80] 龙异腾 . 基础汉字学 [M]. 成都：巴蜀书社，2002.

[81] 黄育华 温如昌 . 字解中华（上下）[M]. 郑州：中州古籍出版社，2013.

[82] 萧启宏 . 汉字通易经 [M]. 北京：东方出版社，1999.

[83] 姚淦铭 . 汉字心理学 [M]. 南宁：广西教育出版社，2001.

[84] 马恩祥 . 汉字自由联想心理分析：辅助心理诊断性会谈的有效方法 [J]. 美国中华心身医学杂志，1997，1（3）：188-189.

[85] 马恩祥 . 团体自由回忆汉字心理实验研究 [J]. 美国中华心身医学杂志，1998，2（1）：51-52.

[86] 马恩祥 陈汝定 祝家胜 . 诗词负性情绪及心理表征研究 [J]. 美国中华心身医学杂志，1998，2（2）：120-121.

[87] 张德芳 . 汉字自由联想心理分析在临产孕妇心理调查中的应用 [J]. 咸宁学院学报（医学版），2011，25（06）：140-143.

[88] 张建英 姚本先 . 大学生汉字自由联想的性别差异的实验研究 [J]. 人类工效学 . 2012，18（02）.

[89] 李承贵 . "心即理"的奥义 [J]. 社会科学战线，：，2021.（10）.

[90] 李承贵 . "心即理"的构造与运行 [J].《学术界》（月刊），2020.8（267）.

[91] 李承贵 . "心即理"的效应——兼及"心即理"的意识形态特性 [J]. 社会科学研究，2021.3.

[92] 李承贵 . "心即理"何以成为阳明心学的基石——王阳明对"心即理"的传承与论证 [J]. 贵阳学院学报（社会科学版）（双月刊），2020.12，15（6）.

[93] 王天歌 . "致良知"与"心态秩序"：王阳明 与费孝通思想之相通及其当下启示 [J]. 河北学刊，2022.5，42（3）.

[94] 张新民 . 本体与方法：王阳明心学思想形成与发展的两个向度——以"龙场悟道"为中心 [J]. 南京晓庄学院学报，2017.7（4）.

[95] 李兆健 郑直 . 禅学与心理治疗 [J]. 上海精神医学，2009，21（4）.

[96] 黄松涛 . 传承古代心理思想，滋养学生健康心灵——以王阳明心学为例浅析 [D]. 内蒙古通辽市第一中学（北校区）：内蒙古通辽市第一中学（北校区）.

[97] 邵友伟 . 从"立志"到"致良知"——王阳明道德修养的工夫进路 [J]. 理论界，2022（2）.

[98] 郑家青 马士力 . 从"知行合一"到"事上磨炼"——阳明心学的积极心理健康教育内涵 [J]. 学术空间，2017（7）.

[99] 张实龙 . 从"知行合一"视域看王阳明的"心即理" [J]. 浙江万里学院学报，2018.7，31（4）.

[100] 张兴 . 从孟子"良知"到《大学》"诚意""致知"——论王阳明"致良知"思想的来源与内涵 [J]. 山东省社会主义学院学报，2022（3）.

[101] 步小东 . 存在视域下王阳明致良知思想的心理研究——以"四句教"为线索 [D]. 吉林大学：吉林大学，2022.

[102] 姚新中 隋婷婷 . 当代社会心理学视域下的知行合一 [J]. 江苏社会科学，2020（1）.

[103] 陈友华 曹云鹤 . 高欲望社会：表现形式、形成机制及其社会后果——以当代中国青年群体为分析中心 [J]. 江海学刊，2021.5.

[104] 朱美云 . 关于欲望与需要及本能的区别 [R].

[105] 刘悦笛 . 孔子"欲仁"、孟子"欲善"与荀子"欲情" ——从当今西方伦理学"欲望论"观儒家"欲"论分殊 [J]. 先秦儒学研，2021（3）.

[106] 方尔加 . 论王阳明的"知行合一"说 [J]. 宝鸡师院学报（哲学社会科学版），1989（3）.

[107] 成中英 . 王阳明研究 [J]. 阳明学刊（第五辑）.

[108] 严春友 . 一个没有欲望的人是否会有美感？——论欲望、功利、道德与美的关系 [J]. 吕梁学院学报，12（4）：6-15.

[109] 张新民 . 儒家圣人思想境域的正法眼藏—王阳明的良知与致良知学说及其现代意义① [J]. 阳明学刊（第三辑），.

[110] 张景，张海英 . 生存欲望是一切善恶之源——对中国古代善恶之源论争的反思 [J]. 华中科技大学学报，2021，35（5）.

[111] 康雅琼 . 数字社会中欲望的重构与反思 [J]. 武汉大学学报，2022.11，75（6）.

[112] 刘芳 毛志荣 . 王守仁"知行合一"和"致良知"心学思想对 个人修养的现实意义 [J]. 大学（思政教研），2021.3（506）.

[113] 王修寰 . 王阳明"心即理"哲学内涵及文化价值 [D]. 湖南长沙：湖南交通职业技术学院 .

[114] 杨 柳 . 王阳明"知行合一"说的形成及其 基本内涵 [J]. 山西青年，2016.

[115] 霍娟娟 . 王阳明"知行合一"与"致良知"学说的演进解析 [J]. 产业与科技论坛，2021，20（11）.

[116] 刘光顺 . 王阳明的致良知学说 [J]. 理 论 界，2009.

[117] 晏双平 . 王阳明心学中的心理健康调节思想初探 [J]. 心理月刊，2019（2）.

[118] 李富强 . 王阳明致良知工夫论中的"自知""体认"向度 ——兼论致良知作为一种生活方式 [J]. 哲学评论 / 第 28 辑 .

[119] 朱贻强 . 王阳明致良知学说的 工夫次第论思想初探 [J]. 社会科学动态，2021.

[120] 黄百成 . 赵晶 . 王阳明致良知学说及其实践论内涵 [J]. 武 汉 理 工 大 学 学 报 （社会科学版），2010.12，23（6）.

[121] 任国庆 . 王振东 . 汪凤炎 . 为善去恶：王阳明的致良知之道 及其生活德育启示 [J]. 赣南师范大学学报，2021（5）.

[122] 张新民 . 西南边地士大夫社会的产生与精英思想的发展——兼论黔中阳明心学地域学形成的历史文化背景 [J]. 国际阳明学研究，.

[123] 仰海峰 . 消费社会中的欲望规划与身体规划 [J]. 社会科学辑刊，2022（5）：23-30.

[124] 单纯 . 心与思：王阳明致良知中知识论问题 [J]. 宋明新儒学研究，200（1）.

[125] 王启康 . 罗继才 . 需要的分类与发展问题的新探索 [J]. 教育心理研究，2006（2）.

[126] 陈秀娟 张妍 . 需要的概念分类及其在企业中的运用 [J]. 新学术，.

[127] 杜早华 . 需要与欲望关系辩正：一种哲学批判的考察方式 [J]. 南华大学学报（社会科学

版），2021.10，22（5）.

[128] 刘承宜，汪志胜，侯骏，等 . 阳明心学在运动医学与健康领域中的应用 [C]. // 刘承宜 .2022 年第七届广州运动与健康国际学术研讨会论文集 .

[129] 李建飞 . 阳明心学知行合一学说的思想探析 [J]. 品位·经典 .

[130] 严春友 . 一个没有欲望的人是否会有美感？——论欲望、功利、道德与美的关系 [J]. 吕梁学院学报，2022.8，12（4）.

[131] 康雅琼 . 数字社会中欲望的重构与反思 [J]. 武汉大学学报（哲学社会科学版），2022（6）：60-69.

[132] 舒曼 . 知行合一与心理健康 [J]. 南京师大学报（社会科学版），2020.

[133] 赖忠先 . 致良知的方法和步骤 ——王阳明德育思想探微 [J]. 中国德育，2007.8，2（8）.

[134] 蔚茶 . 致良知是一种伟大的力量 [J].《互联网周刊》，2022.

[135] 姚卫群 . 中西印古代哲学中的"欲望"观念 [J].《西南民族大学学报》（人文社会科学版），2022（2）.

[136] 傅锡洪 . 朱子的"心即理"及其与阳明的异同 [J].《中国哲学史》，2022（5）.

[137] 雷泳仁 . 习近平关于阳明心学重要论述探析 [J]. 绍兴文理学院学报 第 42 卷第 5 期 2022.

[138] 刘红宁 早寻兵 . 中医心理学 [M] 北京：中国中医药出版社 .2019.2.

[139] 董湘玉 . 中医心理学 [M]. 北京：人民卫生出版社 .2021.10（3 版）.

[140] 刘振寰 孙振华等 五音音乐振动理疗仪辅助治疗小儿痉挛型脑瘫 40 例临床观察 [J]. 中医儿科杂志 2022.1.